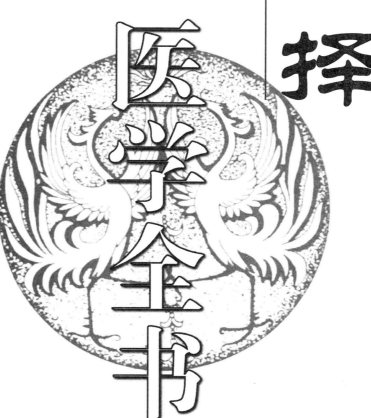

『十五』国家古籍整理重点图书

主编◎王象礼

陈无择

医学全书

唐宋金元名医全书大成

总主编◎胡国臣

中国中医药出版社

图书在版编目（CIP）数据

陈无择医学全书 / 王象礼主编 . —2 版 . —北京：中国中医药出版社，2015.2（2023.5 重印）

（唐宋金元名医全书大成）

ISBN 978-7-5132-2308-9

Ⅰ . ①陈…　Ⅱ . ①王…　Ⅲ . ①中国医药学—古籍—中国—宋代

Ⅳ . ① R2-52

中国版本图书馆 CIP 数据核字（2015）第 013713 号

中国中医药出版社出版

北京经济技术开发区科创十三街 31 号院二区 8 号楼

邮政编码　100176

传真　010-64405721

山东临沂新华印刷物流集团有限责任公司印刷

各地新华书店经销

开本 787×1092　1/16　印张 22.125　字数 480 千字

2015 年 2 月第 2 版　2023 年 5 月第 5 次印刷

书号　ISBN 978-7-5132-2308-9

定价　88.00 元

网址　www.cptcm.com

服 务 热 线　010-64405510

购 书 热 线　010-89535836

维 权 打 假　010-64405753

微信服务号　zgzyycbs

微商城网址　https://kdt.im/LIdUGr

官 方 微 博　http://e.weibo.com/cptcm

天猫旗舰店网址　https://zgzyycbs.tmall.com

如有印装质量问题请与本社出版部联系（010-64405510）

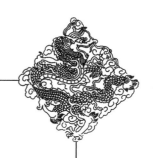

前　言

　　《唐宋金元名医全书大成》是集唐宋金元4个朝代22位著名医学家医学著作而成的丛书。唐宋金元时期是中国封建社会发展中的鼎盛时期,国家统一,经济繁荣,科学文化发展迅猛,中医药学也同时得到巨大的发展。在继承古代医学成就的基础上,学术争鸣,新的学派不断涌现,使中医药学特别是在方剂学及临床各科都有长足的发展,为后世中医药学的发展奠定了坚实的基础,并做出了巨大贡献。

　　唐宋金元时期是继承与发扬中医药学的最佳时期,呈现出一派继承不泥古、发扬不离宗的空前学术繁荣景象。学术的争鸣,学派的创立,有力地推动了中医药学的迅猛发展。一是伤寒学派:以研究张仲景的《伤寒论》为指归,各自从不同角度用不同方法进行研究和发挥。如唐代医家孙思邈创制了"方证同条,比类相附"的研究方法,以揭示六经辨证的规律,更重视太阳病桂枝、麻黄、青龙三法的运用;朱肱重视经络的作用,著《南阳活人书》,称曰:"治伤寒须先识经络,不识经络,触途冥行,不知邪气之所在。"其又重视病与证的鉴别诊断,同时强调脉与证合参以辨阴阳表里;庞安时曾著《伤寒总病论》,强调冬伤于寒杀厉之气,即发病为伤寒,春发为温病,夏发为暑病,长夏发为湿病,于八节可为中风,又强调人的体质强弱、宿病之寒热、地域之高低南北、气候季节等对伤寒发病与转归的影响;许叔微对《伤寒论》的八纲辨证最有研究,著有《伤寒百证歌》《伤寒发微论》《伤寒九十论》等;成无己是注解《伤寒论》的第一家,著有《注解伤寒论》《伤寒明理论》,其注释以经释论,重视对伤寒症状的鉴别,其于定体、分形、析证、明理,颇有独到见解。综上诸家对伤寒学的研究,对外感热病的辨证论治体系的发展,具有深远的影响。二是寒凉学派:以刘完素为代表强调"六气皆能化火",治病善用寒凉,促进了病机学说的发展,著有《素问玄机原病式》《医方精要宣明论》《三消论》等,为攻邪派及养阴派学说的形成奠定了基础。三是补土学派:是以李东垣为代表,师承了张元素的脏腑辨证学说,专注脾胃的研究,创立了著名的"脾胃内伤,百病由生"的理论,提出了升阳泻火、甘温除热之法,创立了补中益气汤、升阳益胃汤等名方;其弟子王好古在其学术思想的基础上又提出了阴证学说,罗天益又揭示了脾胃与其他四脏以及营卫津液的关系,并重视三焦分治。这都丰富了中医学的脏腑学说,推动了脏腑病机、辨证治疗的发展。四是攻邪学派:以张子和为代表,强调邪留则正伤,邪去则正安之理,治病以攻击病邪为首任,提出了汗、吐、下三法,充实和发展了中医辨证论治体系。五是滋阴学派:以朱丹溪为代表,强调"阳常有余,阴常不足"论,治疗以滋阴降火为主,强调保存阴气对人体健康的重要意义,其"相火论"成为后来温补学派诸家论命门之火的理论依据。

方剂学在唐宋金元时期得到了空前的发展,官修民著纷纷面世,是方剂学发展史上内容最为丰富,观点最为新颖,理论最为系统的时期。尤其是唐代著名医学家孙思邈的巨著——《备急千金要方》凡三十卷,计233门,收载方剂约5300首,广泛搜集和保存了前代医家的大量方剂及当时流传于民间的许多有效良方;而其后的《千金翼方》中又有不少补充,使许多名方得以流传后世。宋代林亿赞之为:"上极文字之初,下迄有隋之世,或经或方,无不采撷,集诸家之秘要,去众说之所未至……厚德过于千金,遗法传于百代。"还有唐代王焘所著的《外台秘要》,凡四十卷,计1104门,其资料丰富,条理分明,方法严谨,体例统一,对所引用理论,以及6000余首医方等都一一注明原始出处和来源等,并注明校勘正误,唐以前医方赖《外台秘要》得以保存者甚多。宋代则出现了国家官修的大型方书,有《太平圣惠方》,全书为一百卷,1670门,收方16834首,为现存的第一部国家官修的方书。还有《圣济总录》《太平惠民和剂局方》。同时这一时期医家方书辈出,有陈无择的《三因极一病证方论》,载方1500余首,按"三因"和病证归类,强调了审证求因而施治。钱乙在《小儿药证直诀》一书中化裁和创制了许多治疗小儿疾病的新方。严用和强调不能概以古方治今病,结合自己30余年的临床经验将古人有效方剂总结而著成《济生方》《济生续方》,载方450首。许叔微的《普济本事方》选方300余首。金元四大家的学术思想更丰富了方剂学的内容,如刘完素创制具寒凉派特色的代表方剂桂苓甘露饮、益元散等;张子和创制的具有攻下特点的代表方剂三圣散、禹功散等;李东垣创制的具有补土派特点的代表方剂补中益气汤、升阳益胃汤等;朱丹溪创制的具有滋阴派特色的代表方剂大补阴丸、虎潜丸等,至今仍是临床医生常用的治疗方剂。总之,这一时期的方书为后世方剂学的发展作出了巨大的贡献。

妇科学在唐代得到了长足的发展,特别是孙思邈所著《备急千金要方》,把妇产一门列入卷首,并强调妇科必须另立一科的必要性,其曰:"妇人之别有方者,以其胎妊、生产、崩伤之异故也,是以妇人之病,比之男子十倍难疗……所以别立方也。"并以540余首方药对求子、妊娠、产难、胞衣不出、月经、带下、杂病等证候予以治疗。同时对难产、产后护理也作了精辟论述。宋代产科已发展为在太医局设置的九科中的独立专科,同时妇产科专著不断面世,尤其是陈自明的《妇人大全良方》,为当时妇产科的代表作。全书分8门,总260余论,系统论述了调经、众疾、求嗣、胎教、妊娠、坐月、难产、产后等病证的病因与治疗。对妇产科的发展影响颇大。金元四大家对妇产科各有独到之处，如刘河间对女子"不月"之治疗，提出"先泻心火，血自下也"。其还十分重视女性不同年龄阶段的生理特点，并强调肾、肝、脾三脏的作用，对当今研究女性青春、育龄、更年期都具有十分重要的意义。张子和对妇人精血不足，认为"当补之以食，大忌有毒之药，偏盛而成夭阏"。李东垣治妇科经、带疾病，以补脾益气、升阳摄血、升阳除湿等法，收效卓著。朱丹溪对妇科病强调"滋阴降火"，反对滥用辛热，对胎前病提出"清热养血"法，以黄芩、白术为安胎圣药，至今对临床仍具有指导意义。

儿科学的独立发展，始于晋唐而盛于宋。唐宋时期儿科已为独立之科，称为少小科或小方脉科。唐·孙思邈在《备急千金要方》中载有儿科用方320首，并强调胎教、胎养。王焘的《外台秘要》中，"小儿诸疾"专卷，分86门，着重论述了小儿初生调护、喂养、保育以及惊悸、夜啼、中风、咳嗽、天行、伤寒等，载方400首。宋时专著日益增多，特别是北宋儿科专家钱乙，在《小儿药证直诀》中，明析儿科生理病理特点，发展了儿科诊断方法，确立儿科五脏辨证纲领。南宋刘昉的《幼幼新书》是现存的宋代儿科巨著，全书40卷，包括病源形色、禀受诸病、惊风急慢、斑疹麻痘以及眼目耳鼻、口唇、齿诸条，对痈疽、外伤尤为重视。金元四大家对儿科亦有不同创见，丰富了儿科内容。

外科学在唐宋金元时期有了很大发展，有多家专著或方论，但主要是陈自明的《外科精要》，强调外疡的整体疗法，创托里排脓诸方至今仍为医家所宗。及朱丹溪的《外科精要发挥》，特别是危亦林的《世医得效方》中，有关外科方面的内容非常丰富，其中有关正骨的篇章，可谓当代比较成熟的创伤外科学。

骨伤科学在唐宋金元时期的发展，集中反映在唐·蔺道人的《理伤续断方》中，特别是元代危亦林的《世医得效方》，其在《正骨兼金镞》里，充分反映了元代骨伤科的治疗水平，其对治疗损伤骨关节，要用草乌散使之"麻倒不识痛，或用刀割开，或用剪剪去骨锋者，以手整顿骨节归原……或用凿凿开取出，后用盐汤或盐水与服立醒。"并强调"服后麻不倒，可加曼陀罗花……若其人如酒醉，即不可加药。"在骨折的诊断技术和闭合复位手法上，其对关节脱臼的复位方面，除一般关节复位外，特别对髋关节脱臼创造性地提出了悬吊复位法。其最为突出的贡献为脊柱骨折悬吊复位法，这一创见在世界骨伤科学史上也是罕见的。

在这一时期，其他临床各科也都有所发展，特别是在养生学方面，有很多论述，尤其是孙思邈，不但在其著作中有很多有关养生的论述及养生方法，而且自己就活到了百岁以上。

唐宋金元时期是中医药学发展的昌盛时期,是中医药学派创立的关键时期,为后世中医药学发展奠定了坚实基础。为了让后人了解唐宋金元名医的成长过程,以及各位医家的学术思想,特编撰了《唐宋金元名医全书大成》。

全书共收录了22位医家,集成20册医学全书(钱乙、刘昉两位医家为一册,庞安时、朱肱两位医家为一册),其中唐代3位医家,两宋时期9位医家,金元时期10位医家。收录原则:收入医家的全部存世著作;对该医家有争议的著作,当考镜源流,分辨正伪,尽量做到正本清源;在正本清源的基础上,对其弟子收集其遗论整理而成又确能反映其学术思想的亦可收入。

本书为国家新闻出版总署"十五"重点规划图书之一,在编写和论证过程中得到了国家中医药管理局李振吉副局长、洪净副司长,中国中医研究院医史文献研究所马继兴教授、余瀛鳌教授、李经纬教授,上海中医药大学严世芸教授,北京中医药大学鲁兆麟教授的指导帮助,在此表示衷心感谢。

本书由于作者较多,工程量较大,不足之处在所难免,望各位专家及读者多多指教。

《唐宋金元名医全书大成》编委会

校注说明

　　《陈无择医学全书》是宋代医家陈无择医学著作全集，集中反映和体现了陈氏的学术思想和临床经验。根据此次整理校注工作细则的要求，除了附刊相对流传较少的陈氏《三因司天方》一书外，还特别附刊了陈无择弟子王硕的《易简方》一书，以全面体现陈氏的学术思想和临证经验的全貌及其流传影响，具体校注方法介绍如下：

　　一、关于校注版本

　　日本冈西为人氏编《宋以前医籍考》第二十一类、经方（南宋）之第九、三因极一病证方论中着重提到的一个宋刊本如下：

　　[滂喜斋藏书记] 卷二　宋刻三因极一病证方论十八卷一函十二册宋陈言无择编。前有自序，每半叶十三行，行二十三字。此本卷一至九卷，十四至十六，精椠可爱。余六卷，麻沙本，似元人覆刻，盖以二本合成者也。武林高氏、长洲汪氏，皆经收藏。卷末二叶补钞。墨笔记云："雍正七年仲夏，影述古堂珍藏宋本补全"不知谁笔。眉端有以别本校其异同，墨迹甚古，当是明以前人笔也。

　　附藏印：弜□乔、屮𠕋、庋书楼、默庵、奕叶书香五印在卷第十三之末、水月真𠕋、锡山余氏二印在第十卷首。以上七印朱文甚古。古杭瑞南高士深藏书记、武林高深甫妙贾楼藏书、妙赏楼藏、高氏鉴定宋刻板书、五岳真形、汪士钟印、艺芸主人、长洲汪骏昌藏、骏昌雅庭、吴中汪四。

　　本次校勘《三因极一病证方论》所用的底本即冈西为人氏所提及的这个版本的影印件（日本オリエント出版社 2001 年 8 月 1 日出版发行的《东方医学善本丛刊》的第四册）。按《滂喜斋藏书记》的作者系潘祖荫（？ -1890），江苏吴县人。其旁校本主要有人民卫生出版社 1957 年 8 月横排铅印本、四库全书本及今人陆振平校本等。《三因司天方》的底本系清嘉庆二年丁巳（1797）问芝堂刻本，旁校本为国家图书馆（北海）所藏之清·缪之模朱墨笔抄本（索书号 131356），及成都中医药大学所藏之旧抄本（书号为 CDTCM00048023）各一部；《易简方》的底本系清光绪二十四年戊戌（1898）孙诒让刻本，校本为刘时觉《永嘉医派研究》所附之《易简方》等。

二、校注语以简洁、明了为原则，不做烦琐考证。

三、凡底本与校本内容不同，而底本较优或接近者，仍保持底本原貌。凡底本与校本内容不同，而难定优劣者，出具校语，不改原文。凡底本与校本内容不同，而以文理、医理衡量校本优于底本，或底本系明显讹误者，径改原文，出具校语。

四、对于明显的讹误字、异体字、古今字予以径改。对于书中少数不甚统一的病名、药名等略作化齐。比如肾着、肾著统一为肾著，芒硝、芒消统一为芒消等。个别难懂的字，给出简要训释。

五、由于本书系宋配元的底本，其中宋版部分多用"圆"字，而元版部分多用"丸"字。为使前后统一，此次校注一律改做"圆"字。

六、书中"右为剉散"、"右件（药）"之"右"一律改为"上"字。

编校者 2004 年 7 月
于山西省中医药研究院

全 书 总 目

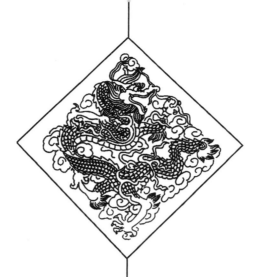

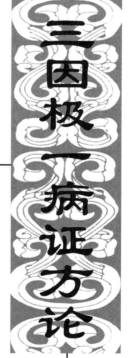

三因极一病证方论

宋·陈无择 著

余绍兴辛巳①为叶表弟桷伯材集方六卷，前叙阴阳病脉证，次及所因之说，集注《脉经》，类分八十一门，方若干道，题曰《依源指治》。伯材在行朝，得书欲托贵人刊行，未几下世遂已。淳熙甲午②复与友人汤致德远、庆德夫，论及医事之要无出三因，辨因之初无逾脉息。遂举《脉经》曰关前一分，人命之主。左为人迎，右为气口。盖以人迎候外因，气口候内因。其不应人迎、气口，皆不内外因。傥识三因，病无余蕴。故曰医事之要无出此也。因编集应用诸方，类分一百八十门，得方一千五十余道，题曰《三因极一病源论粹》。或曰现行医方山积，便可指示，何用此为？殊不知晋汉所集，不识时宜。或诠次溷淆，或附会杂揉。古文简脱，章旨不明。俗书无经，性理乖误。庸辈妄用，无验有伤。不削繁芜，罔知枢要。乃辨论前人所不了义，庶几开古贤之蹊径，为进学之栀橹，使夫见月忘指可也，于是乎书。

青田鹤溪陈言无择序

---

① 绍兴辛巳：即南宋高宗绍兴31年，公元1161年。
② 淳熙甲午：即南宋孝宗淳熙元年，公元1174年。

三因极一病证方论总目

────────

① 总论脉式：底本无"式"字，据本书正文补。

② 五脏：底本作"叙"，据本书正文改。

―――――――

① 大黄龙圆：底本"圆"作"汤"，据本书正文改。

② 兼中：此2字原脱，据本书正文补。

③ 叙：底本无此字，据本书正文补。

④ 大料：原脱，据本书正文加。

⑤ 料简三阴并合脚气：底本下有"证兼治法"4字，是合并二目为一，今据本书正文予以分立。

⑥ 木瓜牛膝圆：底本"圆"作"煎"，据本书正文改。

———————

① 桂枝汤：原作"太阳经桂枝汤"，据本书目录之通例删"太阳经"3字，下同。另外属简称导致目录与正文不合之处，亦径改原文而不再出注。

② 麻黄桂枝各半汤：底本作"麻黄散"，据本书正文改。

③ 格法：此2字底本无，据本书正文补。

————————————

① 五运时气：原作“运气”，据本书正文改。

② 论：原作“例”，据本书正文改。

③ 民：此字原脱，据本书正文补。

④ 苏：底本作“酥”，据本书正文改。

⑤ 入瘟家令不相染着法：底本作“入瘟家法”，据本书正文补“令不相染着”5字。

---

① 追魂汤：原作"追魂散"，据本书正文
改。

————————

① 散聚汤：底本作"大散聚汤"，据本书正文改。

---

　① 桂枝栝楼根汤：原作"桂枝汤"，据本书正文改。

①　狂证论：底本作“狂证治”，据本书正文改。

――――――――

① 脉例：原本无此2字，据本书正文补。

② 托里散：原本下有"神异膏"一目，正文中未见，因据删。

---

① 治十三种丁：原作"十三肿丁方"，据本书正文改。

② 薏苡仁附子败酱散：原作"薏苡附子散、败酱散"系两方，今据本书正文改。

③ 加味四君子汤：原本下有"紫府八公圆"一目，正文中未见，因据删。

④ 疮疥：原作"疮疡"，据本书正文具体内容改。

⑤ 昨叶荷草散：原作"昨荷叶草散"，据本书正文改。

_____

① 香栾皮汤：原本"栾"作"药"，据本
书正文改。

---

　① 西岳莲华峰神传齿药方：原作"四岳神传方"，据本书正文改。

　② 常用齿药：原作"常用揩牙药"，据本书正文改。

　③ 圆：原作"膏"，据本书正文改。

---

① 芎劳当归加芍药汤：原作“芎劳加芍药汤”，据本书正文改。

② 抵圣汤：原作“底圣汤”，据本书正文改。

---

① 圆：原作"煎"，据本书正文改。

三因极一病证方论总目终

---

① 鹿茸地黄圆：原本无，据本书正文补。

卷之一

脉经序

学医之道，须知五科七事。五科者，脉病证治及其所因；七事者，所因中复分为三，博约之说，于斯见矣。脉为医门之先，虽流注一身，其理微妙，广大配天地，变化合阴阳，六气纬虚，五行丽地，无不揆度。是以圣人示教，有精微气象之论；后贤述作，为《太素》、《难经》之文。仲景类集于前，叔和诠次于后，非不昭著。六朝有高阳生者，剽窃作歌诀，刘元宾从而解之，遂使雪曲应稀，巴歌和众，经文溺于覆瓿，正道翳于诐辞，良可叹息。今乃料简要义，别白讨论，分人迎气口，以辨内外因；列表里九道，以叙感伤病。六经不昧，五脏昭然，识病推因，如指诸掌，类明条备，文略义详，倘能留神，则思过半矣。

学诊例

凡欲诊脉，先调自气，压取病人脉①息，以候其迟数，过与不及，所谓以我医彼，智与神会，则莫之敢违。

凡诊脉，须先识脉息两字。脉者，血也；息者，气也。脉不自动，为气使然，所谓长则气治，短则气病也。

凡诊，须识人迎、气口，以辨内外因，其不与人迎、气口相应，为不内外因，所谓关前一分，人命之主。

凡诊，须先识五脏六经本脉，然后方识病脉。岁主脏害，气候逆传，阴阳有

时，与脉为期，此之谓也。

凡诊，须认取二十四字名状，与关前一分相符；推说证状，与病者相应，使无差忒，庶可依源治疗。

总论脉式

经云：诊法②常以平旦，阴气未动，阳气未散，饮食未进，经脉未盛，络脉调匀，气血未乱③，乃可诊有过之脉。或有作为，当停宁食顷，俟定乃诊，师亦如之。

释曰：停宁俟定，即不拘于平旦。况仓卒病生，岂待平旦，学者知之。

经云：切脉动静，而视精明，察五色，观五脏有余不足，六腑强弱，形之盛衰，可以参决死生之分。

释曰：切脉动静者，以脉之潮会，必归于寸口。三部诊之，左关前一分为人迎，以候六淫，为外所因；右关前一分为气口，以候七情，为内所因；推其所自，用背经常，为不内外因。三因虽分，犹乃未备，是以前哲类分二十四字，所谓七表八里九道。七表者，浮芤滑实弦紧洪；八里者，微沉缓涩迟伏濡弱；九道者，细数动虚促结代革散。虽名状不同，证候差

---

① 脉：原脱，据四库本补。
② 诊法：二字原脱，据《素问·脉要精微论篇第十七》补。
③ 气血未乱：四字原脱，据四库本及《素问·脉要精微论篇第十七》补。

别，皆以人迎、气口一分而推之，与三部相应而说证。故《脉赞》曰：关前一分，人命之主，左为人迎，右为气口，神门决断，两在关后。而汉论亦曰：人迎紧盛伤于寒。以此推明，若人迎浮盛则伤风，虚弱沉细为暑湿，皆外所因；喜则散，怒则激，忧涩思结，悲紧恐沉惊动，皆内所因。看与何部相应，即知何经何脏受病，方乃不失病机也。其如诊按表里，名义情状，姑如后说。但经中所述，谓脉者血之府也，长则气治，短则气病，数则烦心，大则病进。文藻虽雅，义理难寻，动静之辞，有博有约。博则二十四字，不滥丝毫；约则浮沉迟数，总括纪纲。故知浮为风为虚，沉为湿为实，迟为寒为冷，数为热为燥。风湿寒热属于外，虚实冷燥属于内，内外既分，三因颖别，学者宜详览，不可惮烦也。

经中所谓视精明者，盖五脏精明聚于目，精全则目明，神定则视审，审视不了，则精明败矣；直视上视，眩瞑眊瞑，皆可兼脉而论病状也。

所谓察五色者，乃气之华也，赤欲如帛裹朱，不欲如赭；白欲如白璧之泽，不欲如垩；青欲如苍玉之泽，不欲如蓝；黄欲如罗裹雄黄，不欲如黄土；黑欲如漆重泽，不欲如炭。五色精败，寿不久矣。

所谓观五脏有余不足者，候之五声。五声者，脏之音，中之守也。中盛则气胜，中衰则气弱。故声如从室中言者，是气之涩也；言微终日乃复言者，是气之夺也[1]，谵妄不避善恶，神明之乱也；郑声言语[2] 不相续，阴阳失守也。故曰得守者生，失守者死。

所谓六腑强弱，以候形之盛衰。头者精明之府，头倾视深，精神夺矣；背者胸中之府，背曲肩随，府[3] 将坏矣；腰者肾之府，转摇不能，肾将惫矣；膝者筋之府，屈伸不能，筋将惫矣；骨者髓之府也，行则振掉，骨将惫矣。仓廪不藏者，肠胃不固也；水泉不止者，膀胱不藏也。得强者生，失强者死。此等证状，医者要门，在脉难明，惟证易辨。是故圣智备论垂教，学者宜兼明之，不可忽也。

三部分位

三部从鱼际至高骨得一寸，名曰寸口；从寸口至尺，名曰尺泽，故曰尺中；寸后尺前名曰关，阳出阴入，以关为界。又云：阴得尺内一寸，阳得寸内九分，从寸口入六分为关分，从关分又入六分为尺分，故三部共得一寸九分。

六经所属

心部在左手寸口，属手少阴经，与小肠手太阳经合。

肝部在左手关上，属足厥阴经，与胆足少阳经合。

肾部在左手尺中，属足少阴经，与膀胱足太阳经合。

肺部在右手寸口，属手太阴经，与大肠手阳明经合。

脾部在右手关上，属足太阴经，与胃足阳明经合。

右肾在右手尺中，属手厥阴心包经，与三焦手少阳经合。

手少阴之脉起于心中，出属心系，下膈，络小肠；其支者，从心系上侠咽，系目；其直者，复从心系却上肺，出腋下，下循臑内后廉，行太阴心主之后，下肘内

---

① 也：原脱，据四库本及《素问·脉要精微论篇第十七》补。

② 语：原作"意"，据四库本改。

③ 府：原作"胸"，据《素问·脉要精微论篇第十七》改。

廉，循臂内后廉，抵掌后兑骨之端，入掌内廉，循小指之内出其端。

手太阳之脉起于小指之端，循手外侧上腕，出踝中，直上循臂骨下廉，出肩解，绕肩胛，交肩上，入缺盆，络心，循咽，下膈，抵胃，属小肠；其支别者，从缺盆循颈，上颊，至目兑眦，却入耳中；其支者，别颊上頔，抵鼻至目内眦。

足厥阴之脉起于大指丛①毛之际，上循足跗上廉，去内踝一寸，上踝八寸，交出太阴之后，上腘内廉，循股，入阴毛中，环阴器，抵小腹，侠胃属肝，络胆，上贯膈，布胁肋，循喉咙之后，上入颃颡，连目系，上出额，与督脉会于巅；其支从目系下颊里，环唇内；其支复从肝别贯膈，上注肺。

足少阳之脉起于目兑眦，上抵头角，下耳后，循颈行手少阳之脉前，至肩上，却交出少阳之后，入缺盆；其支别者，从耳中出走耳前，至目兑眦后；其支别者，自兑眦下大迎，合手少阳，抵②于頔，下交颊车，下颈，合缺盆，下胸中，贯膈，络肝，属胆，循胁里出气街，绕毛际，横入髀厌中；直者，从缺盆下腋，循胸，过季胁，下合髀厌中，以下循髀③阳，出膝外廉，下外辅骨之前，直下抵绝骨之端，下出外踝之前，循足跗上，入小指次指之间；其支者，从跗上入大指，循歧骨内，出其端，还贯入爪甲，出三毛。

足少阴之脉起于小指之下，斜趋足心，出然谷之下，循内踝之后，别入跟中，上腨内，出腘内廉，上股内后廉，贯脊，属肾，络膀胱；其直者，从肾上贯肝膈，入肺中，循喉咙，侠舌本；其支从肺出，络心，注胸中。

足太阳之脉起于目内眦，上额，交巅上；其支别者，从巅至耳上角；其直行者，从巅入络脑，还出，别下项，循肩膊

内，侠脊，抵腰中，入循膂，络肾，属膀胱；其支别者，从腰中，下贯臀，入腘中，其支别者，从髆内左右别下贯胛，侠脊内，过髀枢，循髀外后廉，下合腘中，下贯腨内，出外踝之后，循京骨至小指外侧端。

手太阴之脉起于中焦，下络大肠，还循胃口，上膈，属肺，从肺系横出腋下，下循臑内，行少阴心主之前，下肘中，循臂内上骨下廉，入寸口，上鱼，循鱼际出大指之端；其支者，从腕后直出次指内廉，出其端。

手阳明之脉起于大指次指之端，循指上廉，出合谷两骨④之间，上入两筋之中，循臂上廉，入肘外廉，循臑内前廉，上肩，出髃骨⑤之前廉，上出柱骨之会上，下入缺盆，络肺，下膈，属大肠；其支者，从缺盆上颈，贯颊，下入齿缝中，还出，侠口，交人中，左之右，右之左，上侠鼻孔。

足太阴之脉起于大指之端，循指内侧白肉际，过核⑥骨后，上内踝前廉，上踹内⑦循胻骨后，交出厥阴之前，上循膝股内前廉，入腹，属脾，络胃，上膈，侠咽，连舌本，散舌下；其支者，复从胃

① 丛：原作"聚"，据《灵枢·经脉第十》改。

② 抵：原脱，据四库本及《灵枢》补。

③ 髀：下原衍"太"字，据《灵枢·经脉第十》删。

④ 骨：原作"肩"，据《灵枢·经脉第十》改。

⑤ 骨：原作"肩"，据《灵枢·经脉第十》改。

⑥ 核：原作"窍"，据《灵枢·经脉第十》改。

⑦ 踹内：原作"臑肉"，据《灵枢·经脉第十》改。

别上膈，注心中。

足阳明之脉起于鼻，交頞中，下循鼻外，入上齿中，还出侠口，环唇，下交承浆，却循颐后下廉，出大迎，循颊车，上耳前，过客主人，循发际，至额颅；其支者，从大① 迎前，下人迎，循喉咙，入缺盆，下膈，属胃，络脾；其直行者，从缺盆下乳内廉，下侠脐，入气街② 中；其支者，起胃下口，循腹里③ 下，至气街中而合，以下髀关，抵伏兔下，入膝膑中，下循胻外廉，下足跗，入中指内间；其支者，下膝三寸而别，以下入大指间，出其端。

手厥阴之脉起于胸中，出属心包，下膈，历络三焦；其支者，循胸，出胁，下腋三寸，上抵腋下，下循臑内，行太阴少阴之间，入肘内，下臂，行两筋之间，入掌中，循中指，出其端；其支者，从掌中，循小指次指，出其端。

手少阳④ 之脉起于小指次指之端，上出两指之间，循手⑤ 表腕，出臂外两骨之间，上贯肘，循臑外，上肩，交出足少阳之后，入缺盆，交膻中，散络心包，下膈，循⑥ 属三焦；其支者，从膻中上，出缺盆，上项，侠耳后，直上出耳上角，以屈下颊，至𩪊；其支者，从耳后入耳中，却出，至目锐眦。

五脏所属

左寸，外以候心，内以候膻中。右寸，外以候肺，内以候胸中。

左关，外以候肝，内以候膈中。右关，外以候脾，内以候胃脘。

左尺，外以候肾，内以候腹中。右尺，外以候心主，内以候腰。

释曰：六脏，六腑，十二经络，候之无逾三部。要之，前布六经，乃候淫邪外入，自经络而及于脏；后说六脏，乃候情意内郁，自脏腑出而应于经。内外所因，颖然明白，学诊之道，当自此始。外因虽自经络而入，必及于脏，须识五脏部位；内因郁满于中，必应于经，亦须徇经说证，不可偏局。故经云：上竟上，胸喉中事也；下竟下，腰足中事也。不可不通。

五脏本脉体

人之脉者，乃血之隧道也，非气使则不能行，故血为脉，气为息，脉息之名，自是而分。呼吸者，气之橐籥；动应者，血之波澜。其经以身寸度之，计十六丈二尺。一呼，脉再动，一吸，脉再动；呼吸定息，脉五动；闰以太息，则六动。一动一寸，故一息脉行六寸，十息六尺，百息六丈，二百息十二丈，七十息四丈二尺，计二百七十息，漏水下二刻，尽十六丈二尺，营周一身。百刻之中，得五十营。故曰：脉行阳二十五度，行阴二十五度也。息者以呼吸定之，一日计一万三千五百息，呼吸进退，既迟于脉，故八息三分三毫三厘，方行一寸，八十三息三分三毫行一尺，八百三十三息三分行一丈，八千三百三十三息行十丈，余六丈二尺，计五千一百六十七息，通计一万三千五百息，方行尽十六丈二尺，经络气周于一身，一日

---

① 大：原作"人"，据《灵枢·经脉第十》改。

② 街：原作"充"，据四库本及《灵枢·经脉第十》改，下同。

③ 里：原作"裹"，据四库本及《灵枢·经脉第十》改。

④ 阳：原作"阴"，据《灵枢·经脉第十》改。

⑤ 手：原作"出"，据四库本及《灵枢·经脉第十》改。

⑥ 循：原作"遍"，据《灵枢·经脉第十》改。

一夜大会于风府者是也。脉属阴，阴行速，犹太阴一月一周天；息属阳，阳行迟，犹太阳一岁一周天，如是则应天常度。故春肝脉弦细而长，夏心脉浮大而洪，长夏脾脉软大而缓，秋肺脉浮涩而短，冬肾脉沉濡而滑。各以其时而候旺相休囚，脉息无不及太过之患，故曰平人。平人常气禀于胃，必以胃气为本，取其资成也。合本脏气三分，微似弦洪缓涩沉，则为平脉。若真脏脉见，则不佳矣。广如后说。

六经本脉体

六经所以分手足阴阳者，以足为本，手为标。如足厥阴风木肝，与足少阳相火胆为表里，同在一处；足太阴湿土脾，与足阳明燥金胃；足少阴君火肾，与足太阳寒水膀胱，皆相附近。至于手三阴三阳，相去颇远。盖足阴阳本乎地，奠方有常；手阴阳法乎天，变化无定。足为常度，手为揆度，体常尽变，故为奇度，奇常揆度，其道一也。足厥阴肝脉，在左关上，弦细而长；足少阴肾脉，在左尺中，沉濡而滑；足太阴脾脉，在右关上，沉软而缓；足少阳胆脉，在左关上，弦大而浮；足阳明胃脉，在右关上，浮长而涩；足太阳膀胱脉，在左尺中，洪滑而长；手厥阴心主包络，在右尺中，沉弦而数[1]；手少阴心脉，在左寸口，洪而微实；手太阴肺脉，在右寸口，涩短而浮；手少阳三焦脉，在右尺中，洪散而急；手阳明大肠脉，在右寸口，浮短而滑；手太阳小肠脉，在左寸口，洪大而紧。此手足阴阳六经脉体。及其消息盈虚，则化理不住；运动密移，与天地参同。彼春之暖，为夏之暑；彼秋之忿，为冬之怒；四变之动，脉与之应者，乃气候之至脉也。故《要论》云：厥阴之至其脉弦一云沉短而数，少阴之至其脉钩一云紧细而微，太阴之至其脉沉一云紧大而长，少阳之至大而浮一云乍疏乍数乍短乍长，阳明之至短而涩一云浮大而短，太阳之至大而长。本脉至脉，虽识体状，又须推寻六气交变，南政北政，司天在泉，少阴之脉，应与不应。如《要论》所诠，乙庚丙辛丁壬戊癸金水木火四运者，皆曰北政。少阴在泉，故寸不应。甲己土运，德流四政，譬如巡狩而居南面北，谓之南政。少阴在天，故寸亦不应。若北政厥阴在泉，则右不应；太阴在泉，则左不应。若南政厥阴司天，则右不应；太阴司天，则左不应。诸不应者，反其诊则见矣，此乃常度。合不应而反应，是谓太过；应而不应，是谓不及，皆为外淫所因。所以欲知少阴应否者，以君火为万物资始，不可不知。此且以一岁而论之，若细推寻，当以日论，精微之道，不可不知。若岁主藏害，自当揆度平治，不能反隅，则不复也。

五脏传变病脉

右手关前一分为气口者，以候脏气郁发，与胃气兼并，过与不及，乘克传变也。以内气郁发，食气入胃，淫精于脉，自胃口出，故候于气口。以五脏皆禀气于胃，胃者，五脏之本，脏气不能自致于手太阴，必因胃气而至。邪气胜，胃气衰，故病甚；胃气绝，真脏独见，则死。

假如春肝脉，弦多胃少，曰肝病，但弦，无胃气，曰死；若其乘克，春虽有胃气，而有涩脉见，则秋必病；涩甚，则今病。夏心脉，洪多胃少，曰心病，但洪，无胃气，曰死；如乘克见微沉，则冬病；沉甚，则今病。秋肺脉，涩多胃少，曰肺病；但涩，无胃气，曰死；秋见洪，为夏

---

① 数：原作"敦"，据四库本、人卫本改。

病；洪甚，为今病。冬肾脉，沉多胃少，曰肾病；但沉，无胃气，曰死；冬见濡，为长夏病，濡甚，为今病。长夏脾脉，濡多胃少，曰脾病；但濡，无胃气，曰死；长夏见弦脉，为春病；弦甚，为今病。

又如春肝脉，合弦细而长，太过则实强，令人善怒，忽忽眩冒癫疾；不及则微虚，令人胸痛引背，两胁胠满。夏心脉，合洪而微实，太过则来去皆盛，令人身热肤痛，为浸淫；不及则来不盛去反盛，令人烦心，上咳唾，下气泄。秋肺脉，合浮而短涩，太过则中坚傍虚，令人逆气背痛，愠愠然；不及则毛而微，令人呼吸少气，上咯血，下喘声。冬肾脉，合沉而紧实，太过则如弹石，令人解㑊，脊脉痛，少气，不欲言；不及则其去如数，令人心悬如饥，眇①中清，脊中痛，少腹满，小便变。长夏脾脉，当沉而濡长，太过则如水之流，令人四肢不举；不及则如鸟之喙，令人九窍不通，名曰重强。太过不及，脉之大要，迫近而微，不可失机。

又人之五脏，配木火土金水，以养魂神意魄志，生怒喜思忧恐。故因怒则魂门弛张，木气奋激，肺金乘之，脉必弦涩；因喜则神廷融泄，火气赫羲，肾水乘之，脉必沉散；因思则意舍不宁，土气凝结，肝木乘之，脉必弦弱；因忧则魄户不闭，金气涩聚，心火乘之，脉必洪短；因恐则志室不遂，水气旋却，脾土乘之，脉必沉缓。此盖五情动不以正，侮所不胜，既不慕德，反②能胜而乘之，侮反受邪，此之谓也。其病有五，五五二十五变。若其能所传授，胜克流变，又当详而论之。故经曰：五脏受气于其能生，传之于其所胜；气舍于其所生，死于其所不胜。如肝受气于心，传于脾，气舍于肾，至肺而死；心受气于脾③，传于肺④，气舍于肝，至肾而死；脾受气于肺，传于肾，气

舍于心，至肝而死；肺受气于肾，传于肝，气舍于脾，至心而死；肾受气于肝，传于心，气舍于肺，至脾而死。则知肝死于肺，候于秋，庚笃辛死，余皆仿此。又如甲乙主寅卯，丙丁主巳午，庚辛主申酉，壬癸主亥子，戊己主辰戌丑未。一日一夜五分，则可以占死者之早暮，此病之次也；然卒发者不必治于传，或其传化不以次，不以次入者；忧恐怒喜思，令不得以其次，故令人有大病矣。此五脏传变之大要，学者幸留神焉。

六经中伤病脉

左手关前一分为人迎者，以候寒暑燥湿风热中伤于人，其邪咸自脉络而入，以迎纳之，故曰人迎。前哲方论，谓太阳为诸阳主气，凡感外邪，例自太阳始，此考寻经意，似若不然。风喜伤肝，寒喜伤肾，暑喜伤心包，湿喜伤脾，热伤心，燥伤肺，以暑热一气，燥湿同源，故不别论。以类推之，风当自少阳入，湿当自阳明入，暑当自三焦入，寒却自太阳入。故经曰：阴为之主，阳与之正，别于阳者，知病从来，此之谓也。诸⑤太阳伤寒，生⑥左手尺中与人迎皆浮紧而盛。浮者，足太阳脉也；紧者，伤寒脉也；盛者，病进也。其证头项强，腰脊痛，无汗恶寒，不恶风。足⑦阳明伤湿，右手关上与人迎皆涩细而长。涩者，足阳明脉也；细

①　眇：原作"眇"，据《素问·玉机真藏论篇第十九》改。
②　反：下原衍"谓"字，据四库本删。
③　脾：原作"肺"，据四库本改。
④　肺：原作"脾"，据四库本改。
⑤　诸：人卫本同。四库本作"足"。
⑥　生：四库本同。人卫本作"主"。底本眉批"别本无此字"。
⑦　足：原脱，据四库本补。

者，伤湿脉也；长者，病袭也。其证关节疼痛，重痹而弱，小便涩秘，大便飧泄。足① 少阳伤风，左手关上与人迎皆弦浮而散。弦者，足少阳脉也；浮者，伤风脉也；散者，病至也。其证身热恶风，自汗项强，筋缓②。手少阳伤暑，右手尺中与人迎皆洪虚而数。洪者，手少阳脉也；虚者，伤暑也；数者，病增也。其证身热恶寒，头痛，状如伤寒，烦渴。足太阴伤湿，右手关上与人迎皆濡细而沉。濡者，足太阴脉也；细者，湿脉也；沉者，病着也。其证身重脚弱，关节烦疼，冷痹胀满。足少阴伤寒，左尺中与人迎皆沉紧而数。沉者，足少③ 阴脉也；紧者，寒脉也；数者，病传也。其证口燥舌干而渴，背恶寒，反发热倦怠。足厥阴伤风，左关上与人迎皆弦弱而急。弦者，厥阴脉也；弱者，风脉也；急者，病变也。其证自汗恶风而倦，小腹急痛。手厥阴心包伤暑，在右尺中与人迎皆沉弱而缓。沉者，心包脉也；弱者，伤暑也；缓者，病倦也。其证往来寒热，状如痎疟，烦渴眩晕，背寒面垢，此乃分布六经，感伤外邪，除燥热外，叙此四气，以为宗兆。若其传变，自当依六经别论所伤，随经说证，对证施治。或燥热伤心肺，亦当依经推明理例调治。如四气兼并，六经交错，亦当随其脉证，审处别白，或先或后，或合或并，在络在经，入表入里，四时之动，脉与之应，气候以时，自与脉期。微妙在脉，不可不察；察之有纪，从阴阳始；始之有经，从阴阳生，此之谓也。

五用乖违病脉

察脉必以人迎气口分内外所因者，乃学诊之要道也。所以《脉赞》云：关前一分，人命之主。然既有三因，固不可尽，详而考之，于理自备。且如疲极筋力，尽神度量，饮食饥饱，叫呼走气，房室劳逸，及金疮踒折，虎狼毒虫，鬼疰客忤，畏压溺等，外非六淫，内非七情，内外不收，必属不内不外。虽汉论曰：人迎紧盛伤于寒，气口紧盛伤于食。殊不知饮食入胃，能助发宿蕴，其所以应于气口者，正由七情郁发，因食助见，本非宿食能应气口。且如宿食脉，有浮大而微涩者，有数而滑实者。在阴则涩，在阳则滑。宿食不化，脉则沉紧；宿食成痕，脉则沉重。此等名证，皆曰伤胃，胃何关于气口耶？其如疲极筋力，其脉弦数而实。筋痛则动，皆伤肝也；凝思则滑，神耗则散，皆伤心也；弦诵耗气，脉濡而弱，叫呼走气，脉散而急，皆伤肺也；房劳失精，两尺浮散，男子遗精，女子半产，弦大而革，皆伤肾也。上件明文，气口何与？况脏寒蛔厥，脉自微浮，及为紧滑；胃虚不食，其脉必缓，亦有微濡；五饮停伏，浮细而滑；久蓄沉积，沉细而软；形虚自汗，脉皆微濡；挥霍变乱，脉自沉伏；僵仆坠下，脉则细滑；踒折伤损，瘀血在内，疝痕癥癖，五内作痛，脉皆弦紧；中寒癥结，脉则迟涩；五积六聚，食饮痰气，伏留不散，隧道节滞，脉皆促结；三消热中，尺中洪大；癫狂神乱，关上洪疾；气实脉沉，血实脉滑，气血相搏，脉亦沉实。妇人妊娠，脉则和滑；遁尸尸疰，脉沉而不至寸，或三部紧急；鬼祟附着，脉两手乍大乍小，乍短乍长。阳邪来见，脉则浮洪；阴邪来见，脉则沉紧。鬼疰客忤，三部皆滑，洪大袅袅，沉沉泽泽，但与证不相附者，皆五尸鬼邪遁疰之所为也。如诊得此等脉证，虽与人迎气口相

---

① 足：原脱，据四库本补。
② 缓：原作"满"，据四库本改。
③ 少：原作"以"，据四库本改。

应，亦当分数推寻。三因交结，四句料简，所谓单内单外，不内不外，亦内亦外，亦不内外。脉理微妙，艺能难精，学然后知不足，教然后知困，此之谓也。然形于朕兆，堕于数义，未有不学而能者，未有学而不成者，学者宜留心焉。又如忽见异像，惊惑眩乱，脉多失序；急虚卒中，五脏闭绝，脉不往来；譬如堕溺，脉不可察，与夫金疮踒折，顿走血气，脉亦无准。学者当看外证，不必拘脉。

脉偶名状

浮者，按之不足，举之有余。与人迎相应，则风寒在经；与气口相应，则荣血虚损。

沉者，举之不足，按之有余。与人迎相应，则寒伏阴经；与气口相应，则血凝腹脏。

迟者，应动极缓，按之尽牢。与人迎相应，则湿寒凝滞；与气口相应，则虚冷沉积。

数者，去来促急，一息数至。与人迎相应，则风燥热烦；与气口相应，则阴虚阳盛。

虚者，迟大而软，按之豁然。与人迎相应，则经络伤暑；与气口相应，则荣卫走本。

实者，按举有力，不疾不迟。与人迎相应，则风寒贯经；与气口相应，则气血壅脉。

缓者，浮大而软，去来微迟。与人迎相应，则风热入脏；与气口相应，则怒极伤筋。

紧者，动转无常，如纫单线。与人迎相应，则经络伤寒；与气口相应，则脏腑作痛。

洪者，来之至大，去之且长。与人迎相应，则寒壅诸阳；与气口相应，则气攻百脉。

细者，指下寻之，来往如线。与人迎相应，则诸经中湿；与气口相应，则五脏凝涩。

滑者，往来流利，有如贯珠。与人迎相应，则风痰潮溢；与气口相应，则涎饮凝滞。

涩者，参伍不调，如雨沾沙。与人迎相应，则风湿寒痹；与气口相应，则津汗血枯。

弦者，端紧径急，如张弓弦。与人迎相应，则风走注痛；与气口相应，则饮积溢疼。

弱者，按之欲绝，轻软无力。与人迎相应，则风湿缓纵；与气口相应，则筋绝痿弛。

结者，往来迟缓，时止更来。与人迎相应，则阴散阳生；与气口相应，则积阻气节。

促者，往来急数，时止复来。与人迎相应，则痰壅阳经；与气口相应，则积留胃腑。

芤者，中空傍实，如按慈葱。与人迎相应，则邪壅吐衄；与气口相应，则荣虚妄行。

微者，极细而软，似有若无。与人迎相应，则风暑自汗；与气口相应，则微阳脱泄。

动者，在关如豆，厥厥不行。与人迎相应，则寒疼冷痛；与气口相应，则心惊胆寒。

伏者，沉隐不出，着骨乃得。与人迎相应，则寒湿痼闭；与气口相应，则凝思滞神。

长者，往来流利，出于① 三关。与人迎相应，则微邪自愈；与气口相应，则

_____

① 于：四库本同。人卫本作“入”。

脏气平治。

短者，按举似数，不及本部。与人迎相应，则邪闭经脉；与气口相应，则积遏脏气。

濡者，按之不见，轻手乃得。与人迎相应，则寒湿散漫；与气口相应，则飧泄缓弱。

革者，沉伏实大，如按鼓皮。与人迎相应，则中风着湿；与气口相应，则半产脱精。

散者，有阳无阴，按之满指。与人迎相应，则淫邪脱泄；与气口相应，则精血败耗。

代者，脏绝中止，余脏代动，无问内外所因，得此必死。

七表病脉

浮为在表，为风（应人迎），为气（应气口），为热，为痛，为呕，为胀，为痞，为喘，为厥，为内结，为满不食。浮大为鼻塞，浮缓为不仁，浮大长为风眩癫疾，浮滑疾为宿食，浮大而涩为宿食滞气，浮短为肺伤诸气，浮滑为饮、为走刺，浮细而滑为伤饮，浮滑疾紧，为百合病，浮数大便坚、小便数，浮紧为淋、为癃闭。

芤为脱血①，寸芤为吐血，微芤为衄血，关芤为大便出血，尺芤为下焦虚、小便出血。

滑为吐，为满，为咳，为热，为伏痰，为宿食，为蓄血，为经闭，为鬼疰，为血气俱实。滑散为瘫缓，滑数为结热，滑实为胃热，和滑为妊娠，滑而大小不均，必吐，为病进，为泄利，滑而浮大，小腹痛，溺则阴中痛，大便亦然。

实为热，为呕，为痛，为气塞，为喘咳，为大便不禁。实紧为阴不胜阳，为胃寒，为腰痛。

弦为寒，为痛，为饮，为疟，为水气，为中虚，为厥逆，为拘急，为寒癖。弦紧，为恶寒，为疝瘕，为癖，为瘀血；双弦胁急痛；弦而钩为胁下刺痛；弦长为积，随左右上下。

紧为寒，为痛（头骨肉等），为咳，为喘，为满。浮紧为肺有水，紧滑为蛔动，为宿食，为逆吐，紧急为遁尸，紧数为寒热。

洪为胀，为满，为痛，为热，为烦。洪实为癫，洪紧为痈疽，为喘急，亦为胀，洪大为祟，洪浮为阳邪来见。

八里病脉

微为虚，为弱，为衄，为呕，为泄，为亡汗，为拘急。微弱为少气，为中寒。

沉为在里，为实，为水，为寒，为喘，为癥，为瘕。沉弱为寒热，沉细为少气，臂不能举，沉滑为风水、为下重，沉紧为上热下冷，沉重而直前绝者，为瘀血，沉重而中散，为寒食成癥，沉重不至寸，徘徊绝者为遁尸，沉紧为悬饮，沉迟为痼冷，沉重为伤暑发热。

缓为在下，为风，为寒，为弱，为痹，为疼，为不仁，为气不足，为眩晕。缓而滑为热中，缓而迟虚寒相搏，食冷则咽痛。

涩为少血，为亡汗，为气不足，为逆冷，为下痢，为心痛。涩而紧为痹，为寒湿。

迟为寒，为痛。迟而涩为癥瘕咽酸。

伏为霍乱，为疝瘕，为水气，为溏泄，为停痰，为宿食，为诸气上冲，为恶脓贯肌。

濡为虚，为痹，为自汗，为气弱，为

---

① 芤为脱血：四字原脱，人卫本同。据四库本补。

下重。濡而弱为内热外冷自汗，为小便难。

弱为虚，为风热，为自汗。

九道病脉

细为气血俱虚，为病在内，为积，为伤湿，为后泄，为寒，为神劳，为忧伤过度，为腹满。细而紧为癥瘕积聚，为刺痛。细而滑为僵仆，为发热，为呕吐。

数为热，为虚，为吐，为痛，为烦渴，为烦满。

动为痛，为惊，为挛，为泄，为恐。

虚为寒，为虚，为脚弱，为食不消化，为伤暑。

促，经并无文。

释曰：其促有五：一曰气，二曰血，三曰饮，四曰食，五曰痰。但脏热则脉数，以气血痰饮留滞不行则止促，止促非恶脉也。

结为痰，为饮，为血，为积，为气。

释曰：气寒脉缓则为结，数则为促，虽缓数不同，结亦当如促脉分别。可也。

散，经无文。

释曰：六腑气绝于外，则手足寒，上气；五脏气绝于内，则下利不禁，甚者不仁，其脉皆散，散则不聚，病亦危矣。

革为满，为急，为虚寒相搏，妇人半产漏下。

释曰：革者革也，固结不移之状。三部应之，皆危脉也。

代者，一脏绝，他脏代至。

释曰：代真死脉，不分三部，随应皆是。

如前所例，皆本圣经，学者当熟读，令心开眼明，识取体状，然后交络互织，所谓六经流注，五脏相传，各以部位推寻，使了然不昧。其如随病分门，诸脉证状，尤当参对审详之。如是精诚，方可为医者之万分；不尔则倚傍圣教，欺罔贤良，为含灵之巨贼，幸宜勉旃。

《三因极一病证方论》卷之一

卷之二

太医习业

国家以文武医入官，盖为养民设。未有不自学古而得之者，学古之道，虽别而同。为儒必读五经三史①，诸子百家，方称学者。医者之经，《素问》、《灵枢》是也；史书，即诸家本草是也；诸子，《难经》、《甲乙》、《太素》、《中藏》是也；百家，《鬼遗》、《龙树》、《金镞刺要》、《铜人》、《明堂》、《幼幼新书》、《产科保庆》② 等是也。儒者不读五经，何以明道德性命，仁义礼乐；医不读《灵》、《素》，何以知阴阳运变，德化政令。儒不读诸史，何以知人材贤否，得失兴亡；医不读本草，何以知名德性味，养生延年。儒不读诸子，何以知崇正卫教，学识醇疵；医不读《难》、《素》，何以知神圣工巧，妙理奥义。儒不读百家，何以知律历制度，休咎吉凶；医不读杂科，何以知脉穴骨空，奇病异证。然虽如是，犹未为博，况经史之外，又有文海类集，如汉之班、马，唐之韩、柳，及我大宋，文物最盛，难以概举，医文汉亦有张仲景、华佗，唐则有孙思邈、王冰等，动辄千百卷，其如本朝《太平圣惠》、《乘闲集效》③、《神功万全》④ 备见《崇文》、《名医别录》岂特汗牛充栋而已哉？使学者一览无遗，博则博矣，倘未能反约，则何以适从。予今所述，乃收拾诸经筋髓，其亦反约之道也。读医方者，当推上圣养民设教为意，庶不负于先觉也。

五科凡例

凡学医，必识五科七事。五科者，脉病证治，及其所因；七事者，所因复分为三。故因脉以识病，因病以辨证，随证以施治，则能事毕矣。故经曰：有是脉而无是诊者，非也。究明三因，内外不滥，参同脉证，尽善尽美。

凡学脉，须先识七表八里九道名体证状，了然分别，然后以关前一分应动相类，分别内外及不内外。又须知二十四脉，以四脉为宗，所谓浮沉迟数，分风寒暑湿，虚实冷热，交结诸脉，随部说证，不亦约乎。

凡审病，须先识名，所谓中伤寒暑风湿瘟疫时气，皆外所因；脏腑虚实，五劳六极，皆内所因；其如金疮踒折，虎狼毒

---

① 五经三史：人卫本同。四库本作"五经二十一史"。按，丹波元胤《中国医籍考》卷48 中有按曰："宋本及通行本，太医习业条作'五经诸史'，不载'二十一史'之语"。

② 《产科保庆》：即本书卷17 所提到的"李师圣序郭稽中《产科经验保庆集》二十一篇，凡十八方。"又名《产育保庆集》。

③ 《乘闲集效》：《宋秘书省续编到四库阙书目》（湘潭·叶德辉考证）中著录有"乘闲集效方一卷。辉按：《陈录》有《集效方》一卷，云李观氏集。"

④ 《神功万全》：底本眉批将"功"改作"巧"。按，《宋史·艺文志》著录有"刘元宝《神巧万全方》十二卷"，故底本的批改正确，可从。

虫，涉不内外。更有三因备具，各有其名，所谓名不正则言不顺，言不顺则事不成，学不可不备。

凡学审证，须知外病自经络入，随六经所出，井营输源经合各有穴道，起没流传，不可不别。内病自五脏郁发，证候各有部分，溢出诸脉，各有去处。所谓上竟上，头项胸喉中事也；下竟下，腹肚腰足中事也。

凡用药，须熟读本草，广看方书，雷公炮灸，随方过制，汗下补吐，轻重涩滑、燥润等性，量病浅深，饮服多寡，五德五味，七情八反，升合分两，朝代不同，一一备学，将欲对治，须识前后。故经曰：先去新病，病当在后。

凡治病，先须识因，不知其因，病源无目。其因有三，曰内，曰外，曰不内外。内则七情，外则六淫①，不内不外，乃背经常，《金匮》之言，实为要道。《巢氏病源》，具列一千八百余件，盖为示病名也，以此三条，病源都尽，不亦反约乎。

凡学医，既明五科，每科须识其要。脉有浮沉迟数，病有风劳气冷，证有虚实寒热，治有汗下补吐，若于三因推明，外曰寒热风湿，内曰喜怒忧思，不内外曰劳逸作强，各有证候，详而推之，若网在纲，有条不紊。

凡看古方类例，最是朝代沿革。升合分两差殊，若数味皆用分两，不足较也，第中间有用升合枚数，大段不同。升斗秤尺，本自积黍，黍自不可见，度量衡卒亦难明。今以《钱谱》推测，粗知梗概。

凡度者，分寸尺丈引。本以一黍之广为分，十分为寸，十寸为尺，十尺为丈，十丈为引。观今之尺数等不同，如周尺长八尺，京尺长一尺六寸，淮尺长一尺二寸，乐尺长一尺二寸五分，并以小尺为率，小尺既自三微起，却自可准。唐武德年，铸开元钱径八分，当十二钱半得一尺，排钱比之，十一个已及一尺，又不知唐用何尺。顾汉唐龠量，并用尺寸分布，尺寸如是不齐，将何凭据，博古君子，必有说矣。

凡量者，龠合升斗斛。本以黄钟龠容十二铢，合龠为合，重二十四铢。今以钱准，则六铢钱四个，比开元钱三个重，升斗斛皆累而成数。汉唐同用，至宋绍兴，升容千二百铢，则古文六铢钱二百个，开元二百二十个，以绍兴一升得汉五升，其余私用，不足计也。

凡衡者，铢两斤钧石。亦以黄钟龠所容重十二铢，两之为两，二十四铢为两，十六两为斤，三十斤为钧，四钧为石。每两则古文六铢钱四个、开元钱三个。至宋广秤，以开元钱十个为两，今之三两，得汉唐十两明矣。《千金》、《本草》，皆以古三两为今一两，以古三升为今一升，诸药类例，尤为难辨。且如半夏一升准五两，不知用何升何两。此修合制度之要务，不可不知。汉铜钱质如周钱，文曰半两，重如其文。孝文五年，钱益多而轻，乃更铸四铢，其文为半两，杂以铅铁锡，非淆杂为巧，则不得赢，而奸或盗，磨钱质取鋊。有司言钱轻重，请郡国铸五铢钱，周郭有质，令不得磨取鋊。则知汉以二半两钱为两，重十铢明矣，汉唐例以二十四铢为一两，抑未知修史人改作唐例，亦不可知。观《钱谱》汉无六铢钱，至唐方有，今以五铢钱十六个，正得开元钱十个重。又以六铢钱十二个，正得开元钱九个重。则知开元钱每个以重八铢。唐武德四年铸开元通宝，径八分，重二铢四累，积十钱为

---

① 内则七情，外则六淫：原本作"外则七情，内则六淫"，据四库本、人卫本改。

两，似难考据，明食货者，必有说焉。

按药书，汉方汤液，大剂三十余两，小剂十有余两，用水六升或七升，多煎取二升三升，并分三服。若以古龠量水七升，煎今之三十两，未淹得过；况散末药只服方寸刀圭匕，圆子如梧桐子大，极至三十粒，汤液岂得如此悬绝。又如风引汤，一剂计五十五两，每两只用三指撮，水三升，煮三沸，去滓温服一升。观其煮制，每只三指撮，未应料剂如此之多，此又可疑也。今以臆说，汉方当用半两钱二枚为一两，且以术附汤方较，若用汉两计一百八十铢，得开元钱二十二个半重，若分三服，已是今之七钱半重一服；若以唐方准计，三百三十六铢，得开元钱四十二个重，每服计今之十四钱重，大略可知；若以开元钱准得一百单五个重，分三服，每服计三十五钱重。此犹是小剂，况有大剂各件，两数之多者，未易概举。留心此道，幸少详焉。

凡古书所诠，不出脉病证治四科，而撰述家有不知此，多致显晦，文义重复。要当以四字类明之，四字者，即名体性用也。如脉，浮则为名，举有余按不足为体，为风为虚曰性，可补可汗曰用；如病，太阳伤风为名，感已啬啬为体，恶风自汗为性，传变经络为用；如证，太阳风证为名，头项疼腰脚痛为体，不与诸经滥为性，候其进退为用；如治，药桂则为名，出处形色为体，德味备缺为性，汗下补吐为用。以此推之，读《脉经》，看病源，推方证，节本草，皆用此法，无余蕴矣。

纪用备论

夫阴阳运五气，行乎天地之间，则神明为之纪，故有德化政令变眚之异；物类禀五行，孕于八方之内，则生灵赖其资，故有功能气味性用之殊。苟气运之失常，非药石则不疗，所谓功夺造化，恩备裁成者，无逾于药石也。故敷和、彰显、溽蒸、清洁、凄沧者，五气之德也；安魂、育神、益气、定魄、守志者，百药之功也；生荣、蕃茂、丰备、紧敛、清谧者，五气之化也；通润、悦怿、轻身、润泽、益精者，百药之能也；舒启、明曜、安静、劲切、凝肃者，五气之政也；开明、利脉、滑肤、坚肌、强骨者，百药之气也。风热湿燥寒者，五气之令也；酸苦甘辛咸者，百药之味也。顾兹气运，与万物虽种种不齐，其如成象效法，无相夺伦；一一主对，若合符契。至于胜复盛衰，不能相多；往来升降，不能相无；故各从其动而兴灾变，亦不相加也。于是有振发、销铄、骤注、肃杀、凛冽者，五气之变也；在药则有收敛、干焦、甜缓、敛涩、滋滑者，百药之性也。散落、燔焫、霜溃、苍陨、冰雪者，五气之眚也；在药则有虮衄、溢汗、呕吐、涎涌、泄利者，百药之用也。德化者气之祥，功能者药之良；政令者气之章，气味者药之芳。古之治法，遇岁主脏害，虽平治之不同，必以所胜而命之，故经曰：上淫于下，所胜平之，平天气也；下淫于内，所胜治之，治地气也。故司天之气，风淫所胜，平以辛凉；诸气在泉，风淫于内，治以辛凉，此之谓也。至于折抑主客，郁发胜复，治之亦莫越于功能气味，盖从其德化政令之所为也。今则不然，惟取其性用之所利，而治其灾变之所伤，寒者热之，热者寒之，温者清之，清者温之，散者收之，收者散之，滑者涩之，涩者滑之，燥者润之，急者缓之，坚者耎之，脆者柔之，衰者补之，强者泻之。故略去功能气味，随其性用，以备治法之总目，合和修治之大纲，备御灾变之要略尔。卫生明哲之士，当不拘于此也。夫五味各随其所喜攻，酸先入肝，苦先入心，甘先入脾，辛先入肺，咸先入肾，久而增气，则脏气偏胜，偏胜则有偏害，偏害则致偏绝，夭之由也。是以政理观化，药集商量。《服饵》云：药不具五味五气，而久服之，虽且获胜，久必暴夭，此之谓也。近世庸俗为治，使人单服附子，为害滋多，可不谨乎。

脏腑配天地论

韩子曰：形而上者谓之天，形而下者谓之地，介于其两间者谓之人。人受天地之中以生，莫不禀二气以成形。是以六气纬空，五行丽地，人则默而象之。故足厥阴肝居于巳，手厥阴右肾居于亥，巳亥为天地之门户，故风木化焉。足少阴肾居于子，手少阴心居于午，子午得天地之正中，故君火位焉。足太阴脾居于未，手太阴肺居于丑，丑未为归藏之标本，故湿土守焉。足少阳胆居于寅，手少阳三焦居于申，寅申握生化之始终，故相火丽焉。足阳明胃居于酉，手阳明大肠居于卯，卯酉为日月之道路，故燥金行焉。足太阳膀胱居于辰，手太阳小肠居于戌，辰戌为七政之魁罡，故寒水注焉。此三才应奉，二气相须，不刊之说，如指诸掌。至于五行六气，第相资生，亦莫不有自然之序。如厥阴风木生少阴君火，君火生太阴湿土，湿土生少阳相火，相火生阳明燥金，燥金生太阳寒水，顺天道而右旋，所谓运行也。或问君火生土，土复能生相火，火复生金，其义何在？此生成之道也。相火既已发焰，晕晕灰灭，非土不成，未见虚空能聚火，金在矿，非火不能煅出。所以《河图》火七居西室，金九居南室，盖互显其成能也，若以一性而推之，无所不备。故木焚则为火，绞则为水；石击则为火，镕则为水。洲潬之内，江河竞注；大

海之中，火光常起，此皆性之本有也，又何疑土中火、火中金。夫木火土金水，此乃常度，人皆知之；至于风暑湿燥寒，谓之揆度，鲜有能明其状者。故以木比风，以火比暑，以土比湿，以金比燥，以水比寒，仍以上下二气而配手足三阴三阳，则谓之奇度。又况五行各各不同，有正气，有太过，有不及。天地气化既然，人之脏腑亦然，感而为病，或外邪，或本气，或禀赋，必当推类，随三度而调之。非究心明道之士，孰能与此。

三因论

夫人禀天地阴阳而生者，盖天有六气，人以三阴三阳而上奉之；地有五行，人以五脏五腑而下应之。于是资生皮肉筋骨、精髓血脉、四肢九窍、毛发齿牙唇舌，总而成体，外则气血循环，流注经络，喜伤六淫；内则精神魂魄志意思，喜伤七情。六淫者，寒暑燥湿风热是；七情者，喜怒忧思悲恐惊是。若将护得宜，怡然安泰，役冒非理，百疴生焉。病诊既成，须寻所自，故前哲示教，谓之病源。经不云乎，治之极于一①者因得之，闭户塞牖，系之病者，数问其情②，以从其意。是欲知致病之本也。然六淫，天之常气，冒之则先自经络流入，内合于腑脏，为外所因；七情，人之常性，动之则先自脏腑郁发，外形于肢体，为内所因；其如饮食饥饱，叫呼伤气，尽神度量，疲极筋力，阴阳违逆，乃至虎狼毒虫，金疮踒折，疰忤附着，畏压溺等，有背常理，为不内外因。《金匮》有言：千般疢难，不越三条，以此详之，病源都尽。如欲救

---

① 一：原作"二"，据四库本改。
② 情：原作"经"，四库本、人卫本同。其书眉批"经，别本作情"，因据改。

疗，就中寻其类例，别其三因，或内外兼并，淫情交错；推其深浅，断以所因为病源，然后配合诸证，随因施治，药石针艾，无施不可。

外所因论

夫六淫者，寒暑燥湿风热是也。以暑热一气，燥湿同源，故《上经》收而为四，即冬伤寒，春温病；春伤风，夏飧泄；夏伤暑，秋痎疟；秋伤湿，冬咳嗽。此乃因四时而序者，若其触冒，则四气皆能交结以病人。且如温病，憎寒发热，不特拘伤寒也。冒风暑湿，皆有是证。但风散气，故有汗；暑消气，故倦怠；湿溢血，故重着。虽折伤诸证不同，经络传变咸尔，不可不知。飧泄亦然。经曰：寒甚为肠澼。又热湿久客肠胃，滑而下利，亦不止于伤风；痎疟诸证，亦以寒暑风湿互络而为病因，初不偏胜于暑也。咳论以微寒为咳，热在上焦咳为肺痿，厉风所吹，声嘶发咳，岂独拘于湿也。以是观之，则知四气本乎六化，六化本乎一气，以运变而分阴阳，反则为六淫。故经曰：阴为之主，阳与之正。逆之则为病，乃乱生化之常矣，乱① 常则天地四塞矣。治之必求其本，当随交络互织而推之。所谓风寒、风温、风湿、寒湿、湿温，五者为并；风湿寒、风湿温，二者为合；乘前四单，共十一变，倘有所伤，当如是而推之。又兼三阳经络亦有并合，能所简辨，甄别脉证，毫厘不滥，乃可论治。非通明淫化邪正之精微，其孰能与于此。

叙中风论

夫风为天地浩荡之气，正顺则能生长万物，偏邪则伤害品类，人或中邪风，鲜有不致毙者。故入脏则难愈，如其经络空虚而中伤者，为半身不遂，手脚瘫痪，涎

潮昏塞，口眼㖞斜，肌肤不仁，痹瘲挛僻。随其脏气，所为不同，或左或右，邪气反缓，正气反急，正气引邪，㖞僻不遂。盖风性紧暴，善行数变，其中人也卒，其眩人也晕，激人涎浮，昏人神乱，故推为百病长。圣人先此以示教，太医编集，所以首论中风也。然四气皆能中人，在证亦有缓纵、挛急、搐搦、痹瘲、奄忽不知人者，不可不以脉别。故论曰：寒热诸痹所有证候，皆如风状，须得脉别可也。要知脉浮则为风，紧则为寒，细则为湿，数则为热；外证走注自汗则为风，疼痛无汗则为寒，缓弱热顽则为暑，停着肿满则为湿。随其并合，尤宜历辨，唯详其所因，合以脉诊，在络在经，入腑入脏，依而调之，乃可为治。

五脏中风证

肝中风者，人迎并左关上脉浮而弦。在天为风，在地为木，在人脏为肝。肝虚，喜中风，为类相从，故脉应在左关。肝风之状，多汗恶风，色微苍，头目𥆧，左胁偏痛，嗜甘，如阻妇状，筋急挛痹不伸，诊在目，其色青。

心中风者，人迎与左寸口脉洪而浮。在天为热，在地为火，在人脏为心。心虚，因中邪风，乃子母相因，故脉应在左寸口。心风之状，多汗恶风，色微赤，翕翕发热，瘖不能言，欲饮食②，食则呕，诊在舌，其色赤③。

脾中风者，人迎与右关上脉浮而微

---

① 乱：原脱，据《素问·阴阳离合论篇第六》补。

② 欲饮食：原本作"饮欲食"，四库本作"饮"字。据人卫本改。

③ 赤：下原衍"焦"，据《素问·风论篇第四十二》删。

迟。在天为湿，在地为土，在人脏为脾。脾虚，因中风邪为胜克，故脉应在右关上。脾风之状，多汗恶风，色薄微黄①，四肢怠堕，皮肉瞤动，发热短气，不欲饮食，嗜卧如醉人，诊在唇，其色黄。

肺中风者，人迎与右寸口脉浮涩而短。在天为燥，在地为金，在人脏为肺。肺虚，因中邪风为乘克，故脉应在右手寸口。肺风之状，多汗恶风，色皓然白，口燥而喘，逆气肩息，身重背痛，面胀肿，昼差暮甚，诊在鼻，其色白。

肾中风者，人迎与左尺中脉浮而滑。在天为寒，在地为水，在人脏为肾。肾虚，因中邪风，为母子相感，故脉应在左尺中。肾风之状，多汗恶风，色如炲，面疣然浮肿，腰脊痛引小腹，隐曲不利，昏寝汗愈多，志意惶惑，诊在耳，其色黑。

胃中风者，人迎与两关上脉并浮而大。六腑无中风论，惟胃有者，以胃为脏海，纳五味以滋养五脏，虚而中邪风。故其状，额多汗，食饮不下，隔塞不通，腹善满，失衣则膜胀，张口肩息，心下淡淡，食寒则泄。

中风治法

生姜生附汤

治卒中风，涎潮昏塞不知人。并主瘀冷癖气，胸满呕沫，头痛，饮食不消。

大附子一枚，生，去皮脐，切作八片

上以水二碗，生姜一两切，同煎至一大盏，去滓，温冷服。一法，加沉香一钱。一法，加辰砂末少匕。凡中风，无问冷热虚实，皆可服。盖此药能正气消痰，散风神效。

白散子

治肝肾虚，为风所袭，卒中涎潮，昏塞不语，呕吐痰沫，头目眩晕，上实下

虚，真阳耗竭。兼治阴证伤寒，六脉沉伏，昏不知人。又治霍乱吐泻，饮食不进；及小便淋沥不通，眼赤口疮，咽喉冷痛。

大附子生，去皮脐　桂府滑石各半两　圆白半夏汤洗二十一次，三分

上为末。每服二钱，水二盏，姜七片，蜜半匙，煎七分，空腹冷服。霍乱，加藿香；小便不利，加木通、灯心、茅根煎。此药就有差互，亦无所苦。

红龙散

治中风，开关窍。

朱砂别研　五灵脂各半两　茯神去心中木　萆薢各一两　全蝎半两　脑麝各一钱，别研

上为末。每服二钱，酒调服。先服此，次服神异温风丹。

神异温风丹

治中风一切诸疾。

麻黄五两，不去节，择净，生用　人参　白术　干姜炮，各二两　茯神　附子炮，去皮脐　白胶香别研　甘草炙，各两半　乳香别研　全蝎炒，各一两

上将麻黄细剉，用水五升，熬去半，入蜜六两，又熬成膏，入前件药末，和圆如弹子大。每服一圆，温酒下，日三服。

排风汤

治风虚湿冷，邪气入脏，狂言妄语，精神错乱。肝风发则面青心闷，吐逆呕沫，胁满头眩，不闻人声，偏枯筋急，曲踡而卧；心风发则面赤，翕然而热，悲伤嗔怒，目张呼唤；脾风发则面黄，身体不仁，不能行步，饮食失味，梦寐颠倒，与亡人相随；肺风发则面白，咳逆，唾脓

---

① 色薄微黄：原作"薄黄"，据《素问·风论篇第四十二》改。

血，上气，奄然而极；肾风发则面黑，手足不随，腰痛，难以俯仰，冷痹骨疼。诸有此证，令人心惊，志意不定，恍惚多忘。服此汤安心定志，聪耳明目，通脏腑诸风疾悉主之。

白鲜皮　白术　芍药　桂心　芎䓖　当归　杏仁汤，去皮尖　防风去叉　甘草炙，各二两　独活　麻黄去节，汤　茯苓各三两

上判散。每服四钱，水盏半，姜七片，枣二枚，煎七分，去滓服。

小续命汤

治卒中风欲死，身体缓急，口目不正，舌强不能语，奄奄忽忽，神情闷死。诸风服之皆验，不令人虚。

麻黄去节，汤　防己崔氏《外台》不用人参　黄芩　桂心　甘草炙　白芍药　芎䓖各一两　杏仁一两，汤，去皮尖，炒　附子一枚，炮，去皮脐　防风两半

上为判散。每服四大钱，水一盏半，姜七片，枣二个，煎七分，去滓，不以时服取汗，随人虚实，与所中轻重。有人脚弱，服此六七剂得差。有风疹家，天阴节变，辄合服之，可以防瘖。一云恍惚，加茯神、远志；骨节疼，有热，去附子、芍药。《古今录验》有白术，无杏仁；《救急》无芎䓖、杏仁，止十味；《延年》无防风。一云遗失便利，产后失血，并老人小儿，用麻黄、桂心、甘草各二两。一法，治或歌哭，或笑语，无所不及，用麻黄三两，人参、桂枝、白术各二两，无防风、附子、生姜，有当归一两。

独活丹

治风懿不能言，四肢不收，手足觯曳。

白芍药　栝蒌根　独活　桂心各二两　甘草三两

上为判散。每服四钱匕。姜五片，水

二盏，煎六分，去滓，入生葛汁一合，和匀服。

三黄汤

治中风，手足拘挛，百节疼痛，烦热心乱，恶寒，不欲饮食。兼治贼风、偏风、猥退风、半身不遂、失瘖不言。

麻黄去节，汤，一两一分　黄芪半两　黄芩三分　独活一两

上为判散。每服四钱，水盏半，煎七分，去滓，不以时服，取汗为效。心热，加大黄半两；胀满，加枳实一分；气逆，加人参三分；心悸，加牡蛎三分；渴，加栝蒌根；寒，加附子一枚，炮熟入。

小竹沥汤

治中风涎潮，谵语昏塞，四肢缓纵不收。

秦艽去苗、土，判　防风去芦，判　附子炮，去皮脐　独活判，各一分

上水四盏，煎二盏，入生地黄汁、竹沥各半盏，煎三五沸，去滓，分四服，不拘时热服。病去以它药扶持，未知再作。

烧竹沥法

新竹截尺许长，用两砖对立，相去八寸，置竹在上，每截破作二片，仰安砖上，急着火，砖外两头，各置碗以盛沥。沥尽，以绢滤澄清，夏秋须沉冷水中，防沥酸。大热有风人，亦可单服，冷暖随人，勿过度，荆沥亦然。

独活散

治男子妇人气虚感风，或惊恐相乘，肝胆受邪，使上气不守正位，致头招摇，手足颤掉，渐成目昏。

独活　地骨皮　细辛　芎䓖　菊花防风去叉　甘草炙

上等分为末。每服三钱，水盏半，煎一盏，去滓，取六分清汁，入少竹沥，再煎，食后温，日两服。又法，不用独活，

有旋复花。

雄朱圆

治中风涎潮，咽膈作声，目瞑不开，口眼㖞斜，手足不随。但是一切风疾，并宜服之。

雄黄别研　辰砂　龙骨　麝香各一钱，别研　乌蛇酒浸，炙，去皮骨　白僵蚕生，去丝嘴　天南星生　白附子生，各半两

上为末，炼蜜圆，梧桐子大。如中风涎潮，牙关不开，先用大蒜一瓣，捣烂涂在两牙关外腮上，用豆淋酒化一圆，揩牙龈上即开，续用薄荷酒化下一圆。如丈夫风气，妇人血气，牙关紧急，只用豆淋酒化一圆揩牙；如头风目眩，暗风眼黑欲倒者，急嚼一二圆，薄荷汤下。

仁寿圆

治肝肾气虚，风冷所中，筋脉瞤动，口眼㖞斜。常服补肝元，行荣卫，养气血。

附子炮熟，去皮脐，一两　桂心　白茯苓　山茱萸　五味子　杜仲去皮，姜制，炒丝断　续断　枸杞子　熟地黄洗　巴戟去心　菟丝子酒浸湿，研　防风各一两半　牛膝酒浸，二两

上为末，蜜圆，梧子大。每三五十圆，温酒盐汤，食前任下。

铁弹圆

治男子妇人一切风疾，无问远近，瘫痪中风，口眼㖞斜，言语謇涩，手足颤曳，难以称举，或发搐搦，或如虫行，或失音不语，牙关紧急，脚不能行，身体顽麻，百节疼痛，精神不爽，头虚烦闷，夜卧不安，多涎，胸膈不利，口干眼涩，多困少力，如破伤风，身如角弓，口噤不开，作汗如油及洗，头风脑重，眉梁骨痛；卒中，不语迷闷；兼白癜风，遍身瘾疹，鼻多清涕，耳作蝉鸣，小儿惊风，天吊搐搦；妇人血风，手足烦热，夜多虚汗，头旋倒地，并皆治之。

白附子　没药别研　虎胫骨酒浸一宿，炙干　全蝎　乌头炮，去皮尖　麻黄不去节　自然铜烧存性，醋浸一宿，各一两　白花蛇酒浸，半两　辰砂别研，一分　五灵脂一分　木鳖子二十个，去皮别研，不入罗　脑麝各一分，别研　乳香柳木槌研，一分

上为末，蜜圆弹子大。用无灰酒一升，浸一圆，分二十服；伤风鼻塞，分三十服，空心临卧各一服；大风五圆可安。

活络通经圆

治半身不遂，口眼㖞斜，瘫痪诸风。通活经络，宣导凝滞。常服壮筋骨，助血脉，起偏废之疾，其效如神。

川乌头二两，一两生不去皮尖，一两炮去皮尖　草乌二两，制如上法　木鳖子三两三分，别研　班猫百个，去头足并翅，醋煮香熟，焙干　乌蛇酒浸，去皮骨，焙　白花蛇酒浸，去皮骨，焙　好墨火煅　白胶香各一两，别研　当归一两半　五灵脂三两三分

上为末，将木鳖子末醋研为膏，和黑豆末一斤，好醋拌，一两作十圆，以墨为衣。空心食前温酒、盐汤嚼下一圆。

乌药顺气散

治风气不顺，手脚偏枯，流注经络；并湿毒进袭，腿膝挛痹，筋骨疼痛。

乌药去木　麻黄去节，汤　橘皮各二两　甘草炙　川芎　枳壳麸炒，去瓤　桔梗　白僵蚕炒，去丝嘴　白芷各一两　白姜炮，半两

上为末。每服二钱匕，水一盏，姜三片，薄荷七叶，煎七分，空心服。治气，去薄荷，用枣子二枚同煎。

舒筋保安散

治左瘫右痪，筋脉拘挛，身体不遂，脚腿少力，干湿脚气；及湿滞经络，久不能去。宣导诸气。

干木瓜五两　草薢　五灵脂　牛膝酒浸　续断　白僵蚕炒去丝　松节　白芍药　乌药去木　天麻　威灵仙　黄芪　川当归　防风去叉　虎骨各一两

上用无灰酒一斗，浸上件药二七日，紧封扎，日数足，取药焙干，捣为细末。每服二钱，用浸药酒半盏调下，吃酒尽，用米汤调下。又方，添金毛狗脊一两，却将乳香、白胶香各一两同研，入干药末内。

松节散

治风寒冷湿搏于筋骨，使筋挛掣痛，行步艰难，但是诸筋挛缩疼痛，悉主之。

茯神中心木锉如米，一两　乳香一钱，研

上入银石器内，炒留两分性，为末。每服二钱，木瓜酒下。

芎桂散

治中风，四肢疼痛，及两足俱软，行履不便。

川乌头二两，切作片，水浸一宿，切作算子条，更以米泔浸一宿，不洗，日干，麸炒，微赤为度，干了秤　川芎一两半　桂心一两　甘草炙　干姜炮，各一分

上为末。每服二钱，温盐酒调下，日三服。

趁风膏

治中风，手足偏废不举。

穿山甲左瘫用左足，右瘫用右足　红海蛤如棋子者　川乌头大者生用，各二两

上为末。每用半两，捣烈葱白汁和成厚饼，约径一寸半，贴在所患一边脚中心，用旧帛裹紧缚定，于无风密室中椅子上坐，椅前用汤一盆，将贴药脚于汤内浸，仍用人扶病人，恐汗出不能支持。候汗出，即急去了药，汗欲出，身麻木，得汗周遍为妙。切宜避风，自然手足可举。如病未尽除，候半月二十日以后，再依此法用一次，自除根本。仍服治风补理药，忌口远欲以自养。

附子酒

治中风，风冷痰癖，胀满诸痹。

大附子一枚，去皮脐，切作四片

上用醇酒一升，春浸五日，夏三日，秋冬七日。每服一合，日二三服，以痹住为效。未知再作。

小黄芪酒

大治风虚痰癖，四肢偏枯，两脚弱，手不能上头；或小腹缩痛，胁下挛急，心下有伏水，胁下有积饮，夜梦悲愁不乐，恍惚善忘。此由风虚，五脏受邪所致。或久坐腰痛耳聋，卒起眼眩头重，或举体流肿疼痛，饮食恶冷，涩涩恶寒，胸中痰满，心下寒疝；及妇人产后余疾，风虚积冷不除。

黄芪　附子去皮脐　川椒去目并合口者　桂心　秦艽　牛膝　防风去叉　乌头《集验方》用山药　白术　川芎　独活　细辛去苗　甘草各三两　大黄　葛根　山茱萸　干姜各二两　当归二两半

上为锉散。少壮人，无熬炼，虚老人，微熬之，以绢袋盛，用清酒二斗渍之，春夏五日，秋冬七日。可先服食一合，不知，至四五合，日三服。此药攻痹尤佳，亦不令人吐闷。小热，宜冷饮食也；大虚，加苁蓉二两；下利，加女萎三两；多忘，加石斛、菖蒲、紫石英各二两；心下多水，加茯苓、人参各二两，山药三两。酒尽，可更以酒二斗，重渍滓服之；不尔，可曝滓，捣下筛，酒服方寸匕；不知，稍增之。服一剂，得力，令人耐寒冷。补虚，治诸风冷神妙。

仙酒方窦朝议经进

治大风及偏风一切风疾。延年益寿。

牛蒡根　牛膝各一斤　秦艽　鼠粘子

各二两　枸杞子炒，一斗　苍术蒸烂，二斤
防风　蚕砂各二两　大麻子炒，别研去壳，
一升　桔梗　羌活各二两

上为剉散。无灰酒二斗，净瓷器①
内浸，密封，七日开，开时不得对瓶口，
日进三服，每服一大盏，温服，常令面有
酒色，甚者不过一斗。忌面食并鱼肉动
风物。

料简类例

且人之冒风也，轻则为伤，重则为
中，盖风散气，动于阳，腠理开，故自汗
而恶风。其色诊，皆随脏气而言，六腑无
论，唯胃有中者，盖饮食所致。故孙真人
曰：新食竟取风，为胃风。疟论亦然。然
六腑经络邪既能中，岂不能中诸腑也。虽
曰转输，在大小肠则有胕胀，在胞则有转
戾，在胆则有摄缩，但文缺不论。或谓竟
中诸脏，故不论诸腑，此亦一说，故两存
之。诸方论中，所谓左瘫右痪者，盖邪气
中人，邪气反缓，正气即急，正气引邪，
喎僻不随。为②风懿者，以心肺间闭不
能言，但噫噫作声，盖肺气入心则能言，
邪中心肺，涎潮逼塞，故使然也。四肢缓
纵，为风痹者，以风散涎，注于关节，气
不能行，故使四肢不遂也。舌强不能言
者，以风入心脾经，心之别脉，系于舌
本，脾之脉络胃，侠咽，连舌本，散舌
下，风涎入其经络，故舌不转，而不能言
也。四肢拘挛者，以中风冷，邪气入于肝
脏，使诸筋挛急，屈不可伸也。风柔者，
以风热入于肝脏，使诸筋弛张，缓而不收
也。故经云：寒则挛急，热则弛张。风颤
者，以风入于肝脏经络，上气不守正位，
故使头招摇，而手足颤掉也。风痞者，以
风冷之气客于中，滞而不能发，故使口噤
不能言也，与前所谓涎塞心肺同候，此以
口噤为差耳。猥退风者，半身不遂，失音

不语，临事不前，亦偏中于心肺经所致
也。诸证类例，可推而治之。

不内外因中风凡例

凡因不内不外而致风中者，亦各从其
类也。如新沐中风，名曰首风；饮酒中
风，名曰漏风，又曰酒风；入房中风，名
曰内风，又曰劳风。治之各有方。

附子摩头散

治因沐头中风，多汗恶风，当先风一
日而病甚，头痛不可以出，至日则少愈，
名曰首风。

大附子一个，炮，去皮脐　盐等分

上二味为散。沐了，以方寸匕摩疢
上。令药力行。

麋衔汤

治因醉中风，恶风多汗，少气口干，
善渴，近衣则身热如火，临食则汗流如
浴，骨节懈惰，不欲自劳，名曰漏风。

泽泻　白术各一两　麋衔半两

上为末。每服二钱，酒饮任调下，食
前服。

附子汤

治房室竟中风，恶风多汗，汗出沾
衣，口干上渍，不能劳事，身体尽疼，名
曰内风。

附子生，去皮脐　人参各半两　茴香炒
茯苓　山药各一分　甘草炙　干姜炮，各
三分

上为剉散。每服四大钱，水二盏，姜
三片，盐少许，煎至七分，去滓，食
前服。

―――――――

① 净瓷器：原作"净瓷器"。四库本作
"净瓷"。据人卫本改。

② 为：原作"入"，四库本同。据人卫本
改。

叙中寒论

夫寒者，乃天地杀厉之气，在天为寒，在地为水，在人脏为肾，故寒喜中肾。肾中之，多使挛急疼痛，昏不知人，挟风则眩晕，兼湿则肿疼。治之唯宜温剂，不可吐下，皆逆也。然寒性虽喜归肾，五脏皆能中之，若中于经络之表则易散，入里则不消，与伤寒脉证无异，但轻重不同。其有本脏即中寒者，经论既载，不可不辨明也。详论在伤寒门。

五脏中寒证

肝中寒者，人迎与左关上脉紧而弦。肝虚中寒，乃母子相因，弦多则吉；但紧不弦，舌卷囊缩，为不利，故使本部脉，紧如切绳。肝中寒之状，其人洒洒恶寒，翕翕发热，熏然面赤，絷絷如有汗，胸中烦热，胁下挛急，足不得伸。

心中寒者，人迎与左寸口脉紧而洪。心虚中寒，贼邪相克，脉应本部，洪滑则吉；但紧，舌干焦，为不利。心中寒之状，其人如啖韭齑状；剧则心痛掣背，背痛掣心，犹如蛊疰，恶寒，四肢厥，自吐，少间，顷时复发，休作不已，昏塞不知人。

脾中寒者，人迎与右关上脉紧而沉细。脾虚中寒，寒邪乘克，脉应本部，长则吉；沉紧，唇揭，为不利。脾中寒之状，心腹䐜胀，四肢挛急，嗳噫不通，脏气不传，或秘或泄。

肺中寒者，人迎与右寸口脉紧而涩。肺虚中寒，母子相感，脉应本部，浮者为吉；但紧而涩，鼻干燥，为不利。肺中寒之状，喜吐浊涎，气短不能报息，洒洒而寒，吸吸而咳。

肾中寒者，人迎与左尺中脉沉紧而滑，肾虚中寒，寒喜中肾，以类相从，脉应本部，沉滑者吉；紧涩，耳轮黑，目睛眹，为不利。肾中寒之状，色黑气弱，吸吸少气，耳聋腰痛，膝下清，拘挛而疼，昏不知人。余例见伤寒门。

中寒治法

附子理中汤

治五脏中寒，口噤，四肢强直，失音不语。昔有武士守边，大雪，出帐外观瞻，忽然晕倒，时林继作随行医官，灌以此药两剂遂醒。

大附子炮，去皮脐　人参　干姜炮　甘草炙　白术各等分

上为剉散。每服四大钱，水一盏半，煎七分，去滓，不以时服；口噤，则斡开灌之。

干姜附子汤

治中寒，卒然晕倒，或吐逆涎沫，状如暗风，手脚挛搐，口噤，四肢厥冷，或复燥热。

干姜炮　附子炮，去皮脐，等分①

上为剉散。每服四钱，水盏半，煎七分，去滓，食前服。入肝加木瓜，入肺加桑白皮，入脾加术，入心加茯苓。随证加之。

叙中暑论

中暑，其脉阳弱而阴虚，微迟似芤。夫暑，在天为热，在地为火，在人脏为心，故暑喜归心。中之，使人噎闷，昏不知人。入肝，则眩晕顽痹；入脾，则昏睡不觉；入肺，则喘满痿躄；入肾，则消渴利小便。凡中暍死，治之切不得用冷，惟宜温养，得冷则死。道涂无汤，即以热土熨脐中，仍使更溺，概可见矣；若发其

---

①　等分：二字原脱，据路振平本补。

汗，则恶寒甚；加温针，则发热甚；下之，则淋甚，治之不可不谨。然伤暑中暍，其实一病，但轻重不同。新校正《要略》者乃云伤寒家别有暍病，非也。详论治法，见伤暑门。

中暑治法

大黄龙圆

治中暑眩晕，昏不知人；或身热，恶寒头痛，状如伤寒；或往来寒热，烦躁渴甚，呕吐泄泻。常服去暑毒，分利阴阳。

硫黄　消石各一两　雄黄通明者　滑石　白矾各半两　寒食面四两

上为末，滴水为圆，如梧子大。每服五圆至七圆，渐加至二十圆，新汲水下；昏塞不知人，则以水化开灌之。中暑忌得冷，此药却以冷水下之，乃热因寒用，疑者释之。

中暑凡例

中暑闷倒，急扶在阴凉处，切不可与冷，当以布巾衣物等蘸热汤熨脐中及气海，续以汤淋布上，令彻脐腹，暖即渐惺；如仓卒无汤处，掬道上热土于脐，以多为佳，冷即易。古法，道涂无汤，即掬热土于脐上，仍拨开作窝子，令人更溺于其中以代汤，续与解暑毒药，如白虎、竹叶石膏汤。凡觉中暑，急嚼生姜一大块，冷水送下；如已迷乱闷，嚼大蒜一大瓣，冷水送下；如不能嚼，即用水研灌之立醒；路中仓卒无水，渴甚，急嚼生葱二寸许，津同咽，可抵饮水二升。

叙中湿论

中湿者，脉沉而细微缓，以湿溢人肌，肌浮，脉则沉细。夫湿者，在天为雨，在地为土，在人脏为脾，故湿喜归脾，脾虚喜中湿，故曰湿流关节。中之，

多使人膜胀，四肢关节疼痛而烦，久则浮肿喘满，昏不知人。挟风，则眩晕呕哕；兼寒，则挛拳掣痛。治之不得猛发汗及灼艾，泄泻惟利小便为佳。故论云：治湿不利小便，非其治也。大汗大下皆死，详论治法，见伤暑门。

中湿治法

白术酒

治中湿，口噤，不知人。

白术半两。

上酒三盏，煎一盏，顿服；不能饮酒，以水代之，日三夜一。

四气兼中证论

风寒暑湿，本乎一气，性中相同，用中相背，风寒既能中五脏，暑湿其可不论。方论有肝著，其人常欲蹈其胸上，未苦时，但欲饮热；脾著，四肢浮肿，身重如石，不能自反身；肾著，身重，腰中冷，如坐水中，形如水状，反不渴，小便自利，食饮如故，心肺不见明文，恐文简脱，难以臆补。或云：湿唯中足三阴，故不及心肺。然五脏有本病，并乘克胜克，相感相因而得之，假如风中肝为本病，中脾为胜克，中肺为乘克，中心为相因，中肾为相感，则无所不通。谓湿不及心肺，未为确论，故缺以俟明哲。暑病亦然。况六淫均被，四气皆能中人。中风则有汗，脉必浮弦，恶风走注；中寒则无汗，脉必紧数，恶寒疼痛；中暑则昏愦面垢，脉必虚缓，倦怠；中湿则重著，脉必轻缓，四肢历节疼痛，皆能交络互织，所谓风寒、风湿、风温、寒湿、湿温等，当以人迎脉证别之，令无差误。更有七情内忤，亦能涎潮昏塞，手足弹曳，一如中风，不可例作六淫气治，其至夭枉。及素蓄痰涎，随气上厥，使人眩晕，昏不知人，半身不

遂，口眼㖞斜，手足軃曳者。故有中气中痰之别，犹当详辨，毋使混滥。除外所因方见于此。后内所因各见本门。

四气兼中治法

附子汤

治五脏中风寒，手足不仁，口面㖞斜，昏晕失音，眼目眴动，牙车紧急，不得转动。

附子炮，去皮脐　桂心各半两　细辛去苗　防风去叉　人参　干姜炮，各六钱

上为剉散。每服四钱，水一盏半，姜五片，枣一枚，煎七分，去滓，食前服；或为末，酒调二钱服。

防风汤

治中风挟暑，卒然晕倒，面青黑，四肢缓弱，喜呻欠，口㖞斜，四肢不仁，好笑。

防风去叉　泽泻　桂心　杏仁麸炒，去皮尖　干姜炮　甘草炙，各等分

上为剉散。每服四钱，水一盏半，煎七分，去滓，食前服。

生附白术汤

治中风湿，昏闷恍惚，胀满身重，手足缓纵，絷絷自汗，失音不语，便利不禁。

附子生，去皮脐　干姜各半两　白术一两　甘草一分，炙

上为剉散。每服四钱，水盏半，煎七分，去滓，食前服。

附子麻黄汤

治寒湿所中，昏晕缓弱，或腰背强急，口㖞，语声混浊，心腹膜胀，气上喘，不能转动。

附子炮，去皮脐　麻黄去节，汤　白术　干姜　甘草炙　人参等分

上为剉散。每服四钱，水盏半，煎七分，去滓，食前服。

苓术汤

治冒暑遭雨，暑湿郁发，四肢不仁，半身不遂，骨节离解，缓弱不收，或入浴晕倒，口眼㖞斜，手足軃曳，皆湿温类也。

附子炮，去皮脐　茯苓　白术　干姜炮　泽泻　桂心等分

上为剉散。每服四钱，水盏半，煎至七分，去滓，食前服。

《三因极一病证方论》卷之二

卷之三

叙痹论

夫风湿寒三气杂至，合而为痹。虽曰合痹，其用自殊。风胜则为行痹，寒胜则为痛痹，湿胜则为着痹。三气袭人经络，入于筋脉、皮肉、肌骨，久而不已，则入五脏。凡使人烦满，喘而吐者，是痹客于肺；烦心上气，嗌干恐噫，厥胀满者，是痹客于心；多饮，数小便，小腹痛如怀妊，夜卧则惊者，是痹客于肝；善胀，尻以代踵①，脊以代头者，是痹客于肾；四肢解惰，发咳呕沫，上为大塞者，是痹客于脾。又有肠痹者，数饮而小便不利，中气喘急，时发飧泄。又胞痹者，小腹按之内痛，若沃以汤，涩于小便，上为清涕。又六腑各有俞，风寒湿中其俞，而食饮应之，故循俞而入，各舍其腑。治之，随其腑俞，以施针灸之法，仍服逐风湿寒发散等药，则病自愈。大抵痹之为病，寒多则痛，风多则行，湿多则着；在骨则重而不举，在脉则血凝不流，在筋则屈而不伸，在肉则不仁，在皮则寒，逢寒则急，逢热则纵。又有血痹，以类相从，附于此门，外有支饮作痹，见痰饮门。

合痹治法

附子汤

治风湿寒痹，骨节疼痛，皮肤不仁，肌肉重着，四肢缓纵。

附子生，去皮脐　白芍药　桂心　甘草　白茯苓　人参各三分　白术一两

上为㕮散。每服四钱，水三盏，煎七分，去滓，食前服。

黄芪五物汤②

治尊荣人骨弱肌重，因疲劳汗出，卧不时动摇，加以微风，遂作血痹，脉当阴阳俱微，尺中少紧，身体如风痹状。

黄芪　芍药　桂心各等分

上为㕮散。每服四大钱，水二盏，姜五片，枣三枚，煎七分，去滓，食前服。

黄芪酒

治风湿寒痹，举体肿满，疼痹不仁，饮食恶冷，涩涩③　恶寒，胸中痰满，心下塞。方见中风门

历节叙论④

夫历节，疼痛不可屈伸，身体魁瘰，其肿如脱，其痛如掣，流注骨节，短气自汗，头眩，温温欲吐者，皆以风湿寒相搏而成。其痛如掣者，为寒多；肿满如脱者，为湿多；历节黄汗出者，为风多。顾《病源》所载，饮酒当风，汗出入水，遂成斯疾。原其所因，虽涉风湿寒，又有饮酒之说，自属不内外因。亦有不能饮酒而

---

① 踵：原作"肿"，据四库本改。
② 黄芪五物汤：四库本、人卫本同。《金匮要略》卷上作"黄芪桂枝五物汤"。
③ 涩涩：人卫本同。四库本作"啬啬"。
④ 历节叙论：底本作"历节论"，据本书总目改。

患此者，要当推求所因，分其先后轻重为治。久而不治，令人骨节蹉跌，变为癫病，不可不知。

历节治法

芍药知母汤①

治诸肢节疼痛，身体魁瘰，脚肿如脱，头眩短气，温温欲吐。

桂心　知母　防风各四两　芍药　甘草炙　麻黄去节　附子炮，去皮脐，各三两

上为剉散。每服四钱，水一盏半，姜五片，煎七分，去滓，空腹服。一法，有白术、川芎、杏仁、半夏。

乌头汤

治病历节，痛不可屈伸。

乌头五枚，剉，以蜜二升煎取一升，去乌头　甘草炙　麻黄去节　芍药　黄芪各三两②

上为剉散。每服四钱，水二盏，煎至七分，去滓，投前蜜，煎一合，空腹温服。《千金》有老姜、桂心、大枣，无黄芪、麻黄，治寒疝，腹中绞痛，贼风入腹攻五脏，拘急不得转侧，叫呼发作有时，使人手足厥冷。

附子八物汤

治风历节，四肢疼痛，如槌锻不可忍。

附子炮，去皮脐　干姜炮　芍药　茯苓　甘草炙　桂心各三两　白术四两　人参三两

上为剉散。每服四大钱，水二盏，煎七分，去滓，食前。一方，去桂心，用干地黄二两。

独活寄生汤

最治历节风。近人用之甚效。亦治腰背痛，及脚气流注。方见腰痛门

叙脚气论

夫中风寒暑湿，与脚气，皆渐、顿、浅、深之不同。中风寒暑湿，得之顿而浅；脚气得之渐而深，以其随脏气虚实寒热发动，故得气名。其如循经络入腑脏，证候虽不一，然三阳多热躁，三阴多热烦，亦可类推。但脚气不专主一气，亦不专在一经，故与中风寒暑湿为异耳。兼有续生诸病，混杂多端，未易分别。治之须寻其经络病证，所在去处，然后以脉察其虚、实、浅、深为治。假如三阳经，其诊多在足外踝及手背；三阴经，其诊多在足内踝及臂内。以此粗分阴阳，可知大概矣。其如风寒暑湿，性用各各不同，所谓风为行，寒为痛，暑为顽，湿为着，乃不刊之说。《千金》方论，与董氏专门，类皆蹈袭旧说，似难凭据，唯留心斯道者，必有至当之论焉。

叙《千金》论

《千金》论脚气，皆由感风毒所致③，多不令人即觉，会因他病，乃始发动④。或奄然大闷，经三两日⑤，方乃觉之。庸医不识，谩作余疾治之，莫不尽毙。缘始觉甚微，食饮嬉戏，气力如故，惟卒起脚屈弱⑥为异耳。及论风毒相貌云，夫有

---

① 芍药知母汤：四库本、人卫本同。《金匮要略》卷上作"桂枝芍药知母汤"。

② 各三两：底本无，四库本、人卫本同。据《金匮要略》卷上补。

③ 所致：《千金要方》卷7下有"得此病"。

④ 乃始发动：《千金要方》卷7上有"一度"。

⑤ 三两日：《千金要方》卷7下有"不起"。

⑥ 弱：《千金要方》卷7下有"不能动"。

脚未觉异，而头项臂膊，已有所苦；诸处皆悉未知，而心腹五内，已有所因。或见食呕吐，憎闻食臭；或腹痛下利；或大小便秘涩；或胸中冲悸，不欲见光明；或精神昏愦，语言错乱；或壮热头痛；或身体酷冷疼烦；或觉转筋；或肿；或腨腿顽痹；或时缓纵不随；或复百节挛急；或小腹不仁，皆谓脚气状貌也。乃至妇人产后取凉，多中此毒，其热闷瘈纵，惊悸心烦，呕吐气上，脐下冷痞①，愊愊然不快，兼小便淋沥，不同生平，皆是脚气之候。顽弱为缓风，疼痛为湿痹，上件《千金》节文，但备叙诸证，不说阴阳经络所受去处，亦不分风湿寒热四气及内脏虚实所因，后学从何为治？若一向信书，不若无书为愈，此之谓也。

脚气脉证

脚气证状固多，但当以脉诊分其阴阳，使无差互。所谓脉浮为风，紧为寒，缓细为湿，洪数为热，见于诸阳病在外，宜发散之愈；沉而弦者亦为风，沉而紧者为寒，沉细为湿，沉数为热，见诸阴病在里，宜温利之愈；外证自汗走疰为风胜，无汗、疼痛、挛急为寒胜，肿满、重着为湿胜，烦渴、热顽为暑胜。四气兼有，但推其多者为胜。治之，当以诸证互辨而分表里，寒则温之，热则寒之，在表则散，在里则下，若太虚气乏，间作补汤，随病冷热而用之，不可拘不得服补药。

叙太阳经脚气证

病者头痛，目脱，项强，腰脊连体枢，循髀外出外踝之后，循京骨至小指外侧皆痛者，乃足太阳膀胱经为风寒暑湿流注。自汗者为风胜，无汗疼痛为寒胜，热顽为暑胜，重着肿满为湿胜，诸经皆当如此推。凡太阳经宜随四气发散愈。

太阳经脚气治法

麻黄左经汤

治风寒暑湿流注足太阳经，手足挛痹，行步艰难，憎寒发热，无汗恶寒，或自汗恶风，头疼眩晕，腰重，关节痛。

麻黄去节　干葛　细辛　白术切，米泔浸　茯苓　防己　桂心不见火　羌活　防风　甘草炙，各等分

上为粗末。每服四钱，水二盏，姜三片，枣一个，煎七分，去滓，空腹服。自汗，去麻黄，加桂、芍药；重着，加术、橘皮；无汗，减桂，加杏仁、泽泻。所加并等分。

阳明经脚气证

病者悽悽寒热，呻欠，口鼻干，腹胀，髀膝膑中循胻外廉，下足跗，入中指内间皆痛者，乃足阳明胃经为风寒暑湿流注之所为。四气偏胜，并如上说。治之，宜随四气微利之。

阳明经脚气治法

大黄左经汤

治风寒暑湿流注足阳明经，使腰脚痹痛，行步艰难，涎潮昏塞，大小便秘涩，腹痛呕吐，或复下利，恶闻食气，喘满肩息，或自汗谵妄。

大黄蒸　细辛去苗　茯苓　防己　羌活　黄芩　前胡　枳壳麸炒，去瓤　厚朴去皮，剉，姜制，炒　甘草炙　杏仁麸炒，去皮尖，别研，各等分②

上剉散。每服四大钱，水盏半，姜三片，枣一个，煎七分，去滓，空腹热服。腹痛，加芍药；秘结，加阿胶；喘，加桑

① 冷痞：《千金要方》卷7作"冷痛"。
② 各等分：三字原脱，据路振平本补。

白皮、紫苏；小便秘，加泽泻；四肢疮痒浸淫，加升麻。所加并等分。

荷叶藁本汤

治脚胫生疮，浸淫腿膝，脓汁淋漓，热痹痛痒。

干荷叶四张　藁本一分

上为剉散。以水二斗，煎减五升，去滓，温暖得所。淋渫，仍服前大黄左经汤佳。

少阳经脚气证

病者口苦，善太息，胁痛面垢，体无膏泽，头颔目锐皆痛，缺盆并腋下马刀肿，自汗，振寒、发热，胸中胁肋髀膝外至胻绝骨外踝，及诸节指皆痛者，乃足少阳胆经，为风寒暑湿流注之所为。四气偏胜，例如前说。治之，宜随四气和解。

少阳经脚气治法

半夏左经汤

治足少阳经为风寒暑湿流注，发热，腰胁痛，头疼，眩晕，呕吐宿汁，耳聋惊悸，热闷心烦，气上喘满，肩息腿痹，缓纵不随。

半夏汤去滑　干葛　细辛　白术　茯苓　桂心不见火　防风　干姜炮　黄芩　小草　甘草炙　柴胡　麦门冬去心，各三分

上剉散。每服四大钱，水一盏半，姜三片，枣一个，煎七分，去滓，空腹服。热闷，加竹沥，每服半合；喘满，加杏仁、桑白皮。

料简三阳并合脚气证①

三阳经，有并有合。如太阳并少阳，少阳并阳明，阳明并太阳。三阳合病，皆于经络中推考其诊，随证治之。所谓并者，二经相并；合者，三经会合。以此强

分，使名义易晓，不必论其一二也。

三阳并合脚气治法②

病者憎寒壮热，自汗恶风，或无汗恶寒，晕眩，重着，关节掣痛，手足拘挛，疼痛冷痹，缓纵不随，心躁气上，呕吐下利，此皆三阳经中风寒暑湿，其脉必浮弦紧数。

大料神秘左经汤

治风寒暑湿流注足三阳经，手足拘挛疼痛，行步艰难，憎寒发热，自汗恶风，头眩，腰重，关节掣痛；或卒中昏塞，大小便秘涩；或腹痛，呕吐下利，恶闻食臭，髀腿顽痹，缓纵不随，热闷惊悸，心烦，气上，脐下冷痹，喘满肩息。

麻黄去节　干葛　细辛　厚朴姜制炒　茯苓　防己　枳壳麸炒，去瓤　桂心　羌活　防风去叉　柴胡　黄芩　小草即远志苗　白姜炮　半夏汤洗去滑　甘草　麦门冬去心，各等分

上剉散。每服四大钱，水盏半，姜三片，枣一个，煎七分，去滓，空腹服。自汗，加牡蛎、白术，去麻黄；肿满，加泽泻、木通；热甚无汗，减桂，加橘皮、前胡、升麻；腹痛吐利，去黄芩，加芍药、附子炮；大便秘，加大黄、竹沥；喘满，加杏仁、桑白皮、紫苏，所加并等分。凡有此病，详认证状，逐一加减，无不愈者。常服下气消痰，散风湿，退肿，进饮食，令人不虚，江南诸师，固秘此方，虽父子兄弟不传，学者当敬用之。

加味败毒散

治三阳经脚气流注，脚踝上㷂热赤肿，寒热如疟，自汗，恶风，或无汗，

――――――

① 证：原脱，据本书目录改。

② 治法：原作"证治"，据本书目录改。

恶寒。

羌活　独活　前胡　柴胡　枳壳麸炒，去瓤　桔梗　甘草炙　人参　茯苓　川芎　大黄蒸　苍术米泔浸，各等分

上剉散。每服四大钱，水盏半，姜三片，薄荷一头，煎七分，去滓，热服，不过二服愈。皮肤瘙痒赤疹，加蝉蜕煎。

太阴经脚气证兼治法

病者腹满，夹咽连舌系急，胸膈痞满，循胻骨下股膝内前廉内踝，过核骨后，连足大指之端内侧皆痛者，乃足太阴脾经，为四气流注之所为也，四气偏胜，并如前说，治之，各随其气所中轻重，温散之。

六物附子汤

治四气流注于足太阴经，骨节烦疼，四肢拘急，自汗，短气，小便不利，恶风怯寒，头面手足，时时浮肿。

附子炮，去皮脐　桂心各四两　白术三两　甘草炙，二两　防己四两　茯苓三两

上剉散。每服四钱，水二盏，姜七片，煎七分，去滓，温服。

少阴经脚气证兼治法

病者腰脊痛，小指之下连足心循内踝，入跟中，上腨内，出腘中内廉，股内皆痛，上冲胸咽，饥不能食，面黑，小便淋闭，咳唾不已，善恐，心惕惕若人将捕之状，小腹不仁者，难治。足少阴肾经，为四气流注之所为也。四气偏胜，并如前说。治之，各随其气所中轻重而温之。

八味圆

治少阴肾经脚气入腹，小腹不仁，上气，喘急，呕吐，自汗。此证最急，以肾乘心，水克火，死不旋踵。

牡丹皮　泽泻　茯苓各三两　附子炮，去皮脐　桂心各二两　山茱萸　山药各四两　熟地黄八两

上为末，炼蜜圆，梧子大。每服五十圆，温酒、米汤，食前任下。

厥阴经脚气证兼治法

病者腰胁偏疼，从足大指，连足跗上廉，上胭，至内廉，循股，环阴器，抵小腹，夹脐，诸处胀痛，两脚挛急，嗌干，呕逆，洞泄者，足厥阴肝经，为四气流注之所为也。四气偏胜，并如前说，治之，各随其气所中轻重调理之。

神应养真丹

治厥阴肝经，为四气进袭肝脏，左瘫右痪，涎潮昏塞，半身不遂，手足顽麻，语言謇涩，头旋目眩，牙关紧急，气喘自汗，心神恍惚，肢体缓弱，上攻头目，下注脚膝，荣气凝滞，遍身疼痛。兼治妇人产后中风，角弓反张，堕车落马，打扑伤损，瘀血在内。

当归酒浸　天麻　川芎　羌活　白芍药　熟地黄各等分。一法，无羌活，入木瓜、熟阿胶，等分

上为末，蜜圆，如鸡子黄大。每服一圆，木瓜、菟丝子浸酒下。脚痹，薏苡仁浸酒下；中风，温酒米汤下。

料简三阴并合脚气

伤寒，三阳有并合，三阴无并合，脏腑不同故也，亦自不妨传变。脚气则不然，以久滞脏气，随其虚实寒热而流注，故病多并合，不可不知。

三阴并合脚气治法

抱龙圆

治肝肾脏虚，风湿进袭，流注腿膝，行步艰难，渐成风湿脚气，足心如火，上气喘急，小腹不仁，全不进食。

赤小豆四两，略炒　五灵脂　白胶香　破故纸炒　狗脊火去毛　木鳖子去壳　海桐皮　威灵仙　地龙炒　草乌米泔浸三日，净洗，去皮尖

上各一两为末，酒糊为圆，如梧子大，辰砂为衣。每服五十圆，空心盐酒任下。

川膝煎

治肝肾虚，为风寒湿毒所中，流注腿膝，历节疼痛，如锥刀锻刺，不可名状。

大乌头十个端正者，槌破，以纸袋盛，用乌豆一斗藉覆，蒸一日取出，去豆不用，去皮尖　牛膝二两，去芦穰干

上二味，并不得见铜铁器及火与日，木臼捣碎牛膝，同入石磨中磨为末，酒糊圆，梧子大。每服四十圆，用无灰酒一瓶，中样木瓜一个，切作片，入瓶中，煨木瓜烂为度，用此酒下，不拘时候。然肝气恶铁，忌则有之；不见火日，此好事者妄忌，且如乌头、牛膝，采时岂一向阴干也。

十全丹

治脚气上攻，心肾相系，足心隐痛，小腹不仁，烦渴，小便或秘或利，关节挛痹疼痛，神效不可具述。

苁蓉酒浸　石斛酒浸　狗脊火去毛　萆薢　茯苓　牛膝酒浸　地仙子　远志去心炒，各一两　熟地黄三两　杜仲去皮，剉炒，三两

上为末，蜜圆，梧子大。每服五十圆，温酒、盐汤任下。

乳香宣经圆

治体虚，为风湿寒袭，四气相搏，半身不遂，手足顽麻，骨节烦疼，足胫浮肿，恶寒发热，渐成脚气，肝肾不足，四肢挛急，遍身攻注；或闪肭打扑，内伤筋骨及风邪内搏；男子疝气；妇人经脉不调。常服活血止痛，补虚壮筋骨。

威灵仙去芦，洗　乌药去木　茴香炒　川楝子剉炒　牵牛子炒　橘皮去白　萆薢　防风各二两　五灵脂　乳香各半两　草乌黑豆一合同煮，竹刀切，看透黑为度，去皮焙秤，半两

上为末，酒糊圆，梧子大。每服五十圆，盐酒、盐汤任下；妇人醋汤下，食前。

大犀角汤①

治脾肾经，脚胫肿痹，小腹顽麻，上攻头面，通身洪肿，小便不利，上气喘满，闷绝欲死。

犀角镑　黄芩　旋覆花　白术　桂心不焙　防己各二两　香豉略炒　橘皮　茯苓各三两　前胡　桑白皮炙，四两　紫苏茎叶四两

上为剉散。每服四钱，水一盏半，姜五片，枣两枚，煎七分，去滓，食前。喘，加杏仁。

四蒸木瓜圆

治肝肾脾三经气虚，为风寒湿搏着，流注经络，愒日旷岁，治疗不痊，凡遇六化更变，七情不宁，必至发动，或肿满，或顽痹，憎寒壮热，呕吐，自汗。

威灵仙苦葶苈同入　黄芪续断同入　苍术橘皮同入　乌药去木，与黄松节同入

上各半两，以大木瓜四个，切盖去瓤，入前件药，仍用盖簪定，酒洒蒸熟，三蒸三晒，取药出，焙干为末，研瓜为膏，搜和捣千杵，圆如梧子大。每服五十圆，空心温酒、盐汤任下。世传木瓜圆最多，惟此方有效，当敬之。黄松节即茯苓中木。

连毒汤

治肝脾肾三经，为风湿寒热毒气上

① 大犀角汤："汤"原作"圆"，据本书总目改。

攻，阴阳不和，四肢拘挛，上气喘满，小便秘涩，心热烦闷，遍身浮肿，脚弱。

半夏四两，汤洗　黄芪　甘草炙　当归　人参　厚朴姜汁制　独活　橘皮各一两　熟地黄　芍药　枳实麸炒，去瓤　麻黄去节，汤，各二两　桂心不焙，三两　贝子二十一个

上为剉散。每服四钱，水一盏半，姜七片，枣三个，煎七分，去滓，空心温服，日三夜一。

脚气总治

《千金》脚气论在诸风之前，良有以也。方论虽多，识病者少，或觉之伤晚，或狐疑不决，枉死者半，信不诬矣。凡有此证，最宜急治，缓则入腹，攻五脏，虽神丹亦无如之何。又久患、续生诸病，如大小便不利，肿满，饮食伤等，不妨别别[①]为治，所谓先去新病，病当在后，若总而治之，则亦庶乎其可也。

乌药平气汤

治脚气上攻，喘满；及五脏偏胜，诸气不和，喘咳奔冲，坐卧不安，头晕脚弱，上实下虚。

乌药去木　人参　白术　川芎　当归　茯神去木　甘草炙　白芷　木瓜干　五味子　紫苏子各等分

上为剉散。每服四钱，水一盏半，姜五片，枣两枚，煎七分，去滓，温服；或作细末，汤点下。

紫苏子汤

治脚弱，上气，阴阳交错，清浊不分，上重下虚，中满，喘急，呕吐，自汗，无复纪律。《千金》云：宋湘王在南州，患脚气困笃，服此得效。

紫苏子略炒　半夏汤洗，各五两　前胡去苗　厚朴去皮，制　甘草炙　当归各二两　桂心不见火　橘皮各三两

上为剉散。每服四钱，水二盏，姜七片，枣两个，煎七分，去滓，食后服。人谓俞山人降气汤是也，好事者复加附子、黄芪，又改其分两，亦班入太医方，用者宜知之。

木瓜牛膝圆

治寒湿脚气，冷湿下注，脚弱无力，或肿急疼痛。兼治妇人血风。大固肾气，活血，壮筋络。

木瓜大者三四个，切开盖，去瓤，先用糯米浆过，盐焙干，为末，却将盐末入瓜内令满，仍用盖针定，蒸三次，烂研作膏　川乌大者，去皮尖，用无灰酒一升浸，薄切，酒煮干研为膏，三两　牛膝酒浸　萆薢　茴香炒　羌活　青皮　青盐别研入　狗脊燎去毛　巴戟　海桐皮九件各一两

上为末，入青盐和匀，将前二膏搜为圆，如硬，再入酒，杵数千下，圆梧子大。每服五十圆，食前盐汤、盐酒任下。

茱萸圆

治脚气入腹，腹胀不仁，喘闷欲死。

吴茱萸汤洗　木瓜去瓤，切作干

上等分，为末，酒糊圆，如梧子大。每服五十圆至百圆，酒饮任下；或以木瓜蒸烂，研膏为圆，尤妙。

黑附圆

治干湿脚气。

附子八钱重，去皮脐　黑豆半斤，入瓷瓶内慢火煮，以附子烂为度

上熟豆一合，同附子研为饼，焙干为末，炼蜜为圆，如皂角子大。每服两圆，空心，麝香酒嚼下。

木通散

治脚气服补药太过，小便不通，淋闭，脐下胀。

----

① 别别：人卫本同。四库本作"剖别"。

当归　栀子仁炒　赤芍药　赤茯苓　甘草生,各一两

上为散。每服三钱,水一盏,煎七分,去滓服。

白皮小豆散

治脚气,小便涩,两脚肿,气胀。

赤小豆半升　桑白皮二两　紫苏一握　生姜半两

上剉散。水三升,煮豆熟,取豆食,去滓,仍取余汁饮之。

胜骏圆

治元气不足,真气虚弱,及诸虚寒湿气进袭,手足拳挛,脚指连脚面拘急,走注疼痛,筋脉不伸,行步不随。常服益真气,壮筋骨,黑髭须,滑皮肤,一切足弱鹤膝诸风。

附子一枚,炮,去皮脐　当归酒浸一宿　天麻酒浸　牛膝酒浸　酸枣仁炒　熟地黄酒浸　防风去叉,各二两　木瓜四两　乳香半两,别研　麝香一分,别研　全蝎去毒　木香　没药别研　羌活　甘草炙,各一两

上件为细末,用生地黄三斤,净洗,研烂如泥,入无灰酒四升,煮烂如膏,以前药匀和,杵令坚,每两作十圆,每服一圆,细嚼,临睡酒下。地黄膏,春夏极多,遇冬,或无地黄,只炼蜜为圆,如梧子大,每服五十圆,盐汤温酒下。

加减法

槟榔　萆薢　肉苁蓉酒浸　破故纸炒　巴戟去木

上五味,各添一两,内熟地黄、当归,各减一两,尤妙。如服此药五七日,或半月日,见效甚速,行步如飞,千里可至,乃名胜骏。

换腿圆

治足三阴经虚,为风寒暑湿进袭,挛痹缓弱,上攻胸胁肩背,下注脚膝疼痛,渐成风湿脚气,行步艰难,足心如火,上气喘急,全不进食。

石南　天南星炮　石斛酒浸　牛膝酒浸　羌活　薏苡仁炒　防风去叉芦　萆薢　黄芪蜜炙　天麻　当归酒浸　续断各一两半　木瓜四两　槟榔二两半

上为末,酒煮面糊为圆,如梧子大。每服五十圆,空心,温酒、盐汤任下。

《三因极一病证方论》卷之三

卷之四

叙伤风论

经云：春伤风，夏飧泄，此乃四时之序也。或表中风在经络中，循经流注，以日传变，与伤寒无异。但寒泣血，无汗恶寒；风散气，有汗恶风为不同。仲景正以此格量太阳经伤寒、伤风，用药不同，而纂集者，不识门类，遂双编二证，使后学混滥，卒不知归。甚者以伤风、暑、湿、时气、疫疹①，凡曰太阳病者，皆谓之伤寒。晋人不经，类皆如此，固不足道。但名义乖错，惑于后世，不可不与之辨。今别立伤风一门，于四淫之前。且依先哲以太阳为始，分注六经，学者当自知。

伤风证治

足太阳膀胱经伤风，有汗，恶风，不恶寒，头项强，腰脊痛，以其脉从巅入络脑，还出，别下项，循肩膊内，侠脊，抵腰中，故太阳诸证如是。治之宜桂枝汤。

桂枝汤

治太阳伤风，脉阳浮阴弱，荣弱卫强，头痛，鼻鸣干呕，发热，自汗恶风。或烦热，汗出则解，有如疟状，脉浮洪虚大者。

桂枝去皮　芍药各一两半②　甘草炙，一两③

上㕮咀，每服五钱，水一盏半，煎八分，去滓，食前服。温覆，令遍身微汗，愈。或发汗，漏不止，恶风，小便难，四肢拘急者，加熟附子一分；或项背强几

几，反汗出恶风者，加葛根一两三钱；或汗出后，身疼痛，脉沉迟者，加芍药、生姜各半两，人参一两半；或下后，脉促胸满者，去芍药。若微寒，乃加附子；或下后，头项强痛，翕翕发热，无汗，心下满，微痛，小便不利者，去桂，加茯苓、白术各一两半；太阳外证未除，而数下之，挟热，利不止，心下痞硬，表里不解，加人参一两；或下之微喘者，加厚朴六钱三字，杏仁十七粒；因烧针令汗，针处被寒，核起而赤，必发奔豚，灸其核各一壮，加桂一两与服；因烧针，烦躁者，去芍药，减桂一两，牡蛎④、龙骨各一两，可代救逆汤。

足阳明胃经伤风，口燥烦渴，自汗嗜卧，身重，小便难。以其脉侠鼻，络目，下膈，属胃络脾，侠脐，入气街，故阳明诸证如是。治之宜杏子汤。

杏子汤

治阳明伤风，能食，口苦咽干，腹满微喘，发热，恶风自汗，嗜卧身重，小便难，潮热而哕，其脉浮弦长而数，悉主之。

---

① 疫疹：四库本、人卫本作"疫疹"。

② 芍药各一两半：四库本同。人卫本此前尚有"生姜"一味。

③ 甘草炙一两：四库本无"炙"字。人卫本此下尚有"大枣六枚擘"。

④ 牡蛎：原作"牡砺"，据四库本、人卫本改。

杏仁去皮尖　半夏汤去滑　五味子各二
钱半　芍药　桂心　细辛　干姜炮　大黄
蒸　甘草炙，各三钱　茯苓四钱

上㕮咀，每服四钱，水一盏半，煎至
七分，去滓，食前服。

足少阳胆经伤风，身热，恶风自汗，
项强胁满。以其脉起于目锐眦，上抵头
角，交出入缺盆，下胸中，贯膈，络肝，
循胁里，出气街，合髀厌中，故少阳诸证
如是。治之宜柴胡加桂汤。

柴胡加桂汤

治少阳伤风四五日，身热恶风，颈项
强，胁下满，手足温，口苦而渴，自汗，
其脉阳浮阴弦，或发汗多，亡阳，谵语。
可以此和其荣卫，通其津液，自愈。

柴胡一两三钱　半夏汤去滑，四钱一字
甘草炙，三钱一字　芍药　黄芩　人参
桂各半两

上㕮咀，每服五钱匕，水一盏半，姜
五片、枣一个，煎七分，去滓，食前
温服。

足太阴脾经伤风，自汗，胸满腹痛，
四肢倦怠。以其脉入腹，络胃，上膈，侠
咽，连舌本，散舌下，故太阴诸证如是。
治之宜桂枝芍药汤。

桂枝芍药汤

治太阴伤风，自汗，咽干，胸腹满，
自利不渴，四肢① 倦怠，手足自温，其
脉弦大而缓者。

桂心半两　白芍药三两

上㕮咀，每服五钱匕，水一盏半，姜
三片、枣一个，煎七分，去滓，温服。腹
痛甚者，加大黄一两。

足少阴肾经伤风，口燥舌干，咽痛，
胸满，心烦自汗，腰连胻骨酸痛。以其脉
贯脊，属肾，上贯肝膈，入肺中，循喉
咙，侠舌本。故少阴诸证如是。治之宜桂
附汤。

桂附汤

治少阴伤风，胸满，心烦，咽喉痛，
自汗，腰疼连胻骨酸痛，呕吐涎沫，头
痛，其脉沉弦者。

附子生，去皮脐　桂心　干姜　芍
药　甘草炙　茯苓　桃仁去皮尖，面炒，
各一两

上㕮咀，每服四钱，水二盏，煎七
分，去滓，食前服。或咽喉痛，加桂枝。

足厥阴肝经伤风，自汗，恶风而倦，
小腹急满，以其脉循股入毛中，还阴
器②，抵小腹，侠胃，络胆，布胁，与督
脉会，故厥阴诸证如是。治之宜八物汤。

八物汤

治厥阴伤风，恶风而倦，自汗，小腹
急痛，寒热如疟，骨节烦疼，其脉尺寸俱
微而迟者。

桂心　当归　川芎　前胡　防风各三
分　芍药一两半　甘草炙　茯苓各半两

上㕮咀，每服四钱，水一盏半，姜五
片、枣三个，煎八分，去滓，食前服。

叙伤寒论

经云：冬伤于寒，春为温病，以冬不
即病，其寒毒藏于风府之上，至春温暖之
气发而为病，故曰温病。或愈或死，死则
六七日间，愈则多出旬日之外。世号为大
病。要当随此经络传变，仍以脉证别之，
乃可施治。治伤寒法，盖尽于此。至晋集
《仲景论》，于太阳经出麻黄、桂枝二方，
治伤寒、伤风，并录预备救失加减之法甚
详。至阳明、少阳与三阴经伤风证治，则
蔑闻矣。故知仲景只就太阳一经格量二
病，令勿差互。编集既不诠辨，后学懵无

———————
① 四肢：此下原衍一"肢"字，据四库
本、人卫本删。

② 还阴器：四库本、人卫本作"环阴器"。

所知，昏翳典坟，千有余载，略不加省，良可叹息。今辄提其六经伤寒，合用对治诸方，以为宗兆，其如坏证治法，除各见本门外，编集于后。使皂白自分，初不敢取诸胸臆，盖有所本于圣经也。

伤寒辨正

《内经》论伤寒，惟说足三阴三阳、六经传受、愈否日数，及各随其脏腑经络流注去处，而证以行汗下，并两感脉应病形而已。至张长沙以伊尹《汤液》作治法，兼述伤风、暑、湿等。详略不同，格量互显，使后学举隅而反。至晋不解其义，随行编集，遂行于世。此后蹈袭者不可胜计，所谓《百问》、《证治》、《提纲目录》、《撮要备全》、《活人书伤寒论》乃至《图形指脉》，皆剥采晋集，初无反隅，虽有意于广传，皆未明其义类。缘晋集不识偏正，以此类预备之方，杂于正治，而正治之方，多所简脱，故使典籍愈翳。后学固封，不削繁芜，罔知枢要，因别论于后云。

伤寒证治

足太阳膀胱经伤寒，头项强，腰脊痛，无汗恶寒。其经络流注去处与伤风同。但脉浮洪紧数为异耳。惟足太阳寒水，为诸阳主气，故寒先伤之。

麻黄汤

治太阳伤寒，脉浮紧而数，头痛身疼，发热恶寒，无汗，胸满而喘者。

麻黄去节，汤，去沫　桂心各一两　甘草炙，半两　杏仁二十五粒

上咬咀，每服五钱，水一盏半，煎八分，去滓，食前服。覆取微汗，夏则加知母半两、石膏一两、黄芩[①]一分；或汗出后，无大热而喘者，去桂，加石膏四两。

小青龙汤

治伤寒表未解，心下有水气，干呕发热而咳，或渴，或利，或噎，或小便不利，小腹满而喘者。

麻黄去节　细辛去苗　干姜炮　甘草炙　桂心　芍药各三两　半夏汤去滑　五味子各二两半

上咬咀，每服五钱，水二盏，煎八分，去滓，食前温服。噎者，去麻黄，加熟附子一钱；若小便不利，小腹满者，加茯苓一钱；喘者，加杏仁七枚，去皮尖。

温粉

凡发汗不欲多，多则亡阳，宜用此粉扑之即愈，效如神。

白术　藁本　川芎　白芷

上为末，每末一两，入米粉三两，和匀扑之。

大青龙汤

治太阳中风伤寒，脉紧，发热恶寒，身疼，不汗出而烦渴，或脉浮缓，身不疼但重，乍有轻时，或伤寒见风脉，伤风见寒脉。

麻黄去节，三两　桂心　甘草炙，各一两　杏仁去皮尖，一两　石膏一两，煅

上为剉散。每服五钱匕，水一盏半，姜五片、枣一个，煎七分，去滓，食前服。

足阳明胃经伤寒，身热，目痛而鼻干，不得卧，不恶寒，腹满，咽干，口燥而渴。其脉流注，与伤风同。以阳明主肉，故次传之。

大承气汤

治阳明伤寒，脉长，身热不恶寒，目疼鼻干，不得卧，腹满，咽干渴，大便

---

① 黄芩：四库本、人卫本作"黄芩"，是。本书此类错误常见，余处统一改正，不出校记。

硬，谵语。或汗后脉沉实，或下利，心下坚，或已经下，其脉按之浮沉尚有力者。

大黄酒洗，半两　芒消一分，别研入　厚朴姜制，一两　枳实一分，到，炒去瓤①

上为粗末，每服五钱，水二盏，煎八分，去滓，入消，再煎服。若脉迟而滑，汗出身重，时发潮热，并得病二三日无太阳证，烦躁，心下硬，下利后谵语者，去芒消，名小承气；或发汗不解，蒸蒸发热，温温欲吐，胸中痛，大便反溏，及吐利后，腹胀，厥烦，谵语，去厚朴、枳实，入甘草半两、芒消一分煎，名调胃承气；或结热膀胱，如狂状，下血，小腹急结者，去厚朴、枳实，加桃仁十二个，桂、甘草各半两，消一分，名桃核承气。

大柴胡汤

治证状大略与大承气汤同，轻则柴胡，重则承气。

柴胡四两　黄芩　赤芍药各一两半　半夏汤去滑，一两一分　枳实面炒，一分

上为粗末，每服三大钱，水一盏半，姜五片、枣一枚，煎八分，去滓，食后温服。若内热里实，身体疼痛，是表证未解，不可服。

足少阳胆经伤寒，胸胁痛，耳聋，口苦咽干，往来寒热，目眩干呕，其脉流注，与伤风同，以少阳主胆，属半表半里，故三传之。

小柴胡汤

治少阳伤寒，脉弦或沉紧，往来寒热，胸胁苦满，默默不欲食，心烦喜呕，或渴，腹痛，或胁下痞鞕，或心悸，小便不利，或咳，有微热，亦有不渴不呕者。又治妇人伤风、伤寒，经水适断，发热恶寒，昼日明了，暮则谵语，此为热入血室，其血必结，故使如疟状，得七分热除，脉迟身凉，胸满谵语，如结胸状。前

刺期门，随其实而取之，投此汤即愈。又太阳病不解转入少阳，并阳明伤寒，脉反弦浮，身目悉黄，小便难，潮热时哕。

柴胡二两　半夏汤去滑，六钱一字　黄芩　人参　甘草炙，各三分

上为剉散。每服五钱，水一盏半，生姜五片、枣一枚，煎七分。去滓，食前服。若腹痛，去黄芩，加芍药三分；心下悸，小便不利，加茯苓一两；若不渴，则有微热，去人参，加桂三分；若咳嗽，去枣，加五味子三分、干姜半两；胸中烦不呕者，去半夏，加栝蒌实一枚四分之一；若渴，去半夏，加栝蒌根一两；胸中痞鞕，去枣，加牡蛎一两；若过经不解，日晡② 发热，已而微利，加芒消一两。

足太阴脾经伤寒，手足温，自利不渴，腹满时痛，咽干。其脉流注，与伤风同。治之各有正方。

治中汤

治太阴伤寒，手足温，自利不渴，腹满时痛，咽干，其脉尺寸俱沉细。

人参　干姜炮　白术　甘草炙　陈皮　青皮各等分

上剉散。每服四钱，水一盏半，煎七分，去滓，食前服。

五积散

治太阴伤寒，脾胃不和，及有积聚腹痛。

苍术泔浸一宿，二十两　桔梗十两　陈皮六两　白芷　甘草炙，各三两　当归二两　川芎一两半　芍药　白茯苓　半夏汤去滑，各一两　麻黄去节，春夏二两，秋冬三两　干姜春夏两半，秋冬二两　枳壳汤浸去瓤，剉炒四两　厚朴姜制炒，二两　桂心春夏三两，秋

---

① 瓤：本作"穰"，今通作"瓤"。现统一改为通用字，以后不再出校记。

② 日晡：四库本、人卫本作"日晡"。

冬四两

上先将前十二味哎咀，微炒令香，取出，当风凉之。入后枳壳、桂、朴三味，同为细末。每服三钱，水一盏，姜三片、枣二枚，煎七分，食前温服。伤寒手足逆冷，自汗不止，脉沉细，面青，呕逆，加顺元散一钱，同煎热服。产妇阵疏难产，经三两日不生，胎死腹中；或产母气乏委顿，产道干涩，加顺元散水七分，酒三分煎，相继两服，气血内和即产。胎死者，不过三服当下。其顺元散多少，量产母虚实加减。伤寒发热，侠内寒者，加葱白二寸、豉七粒同煎，相继服，当以汗解。

顺元散

乌头炮，去皮尖，二两　附子炮，去皮脐　天南星炮，各一两　木香半两

上为末，同前法煎，此药治内外感寒，脉沉伏迟细，手足冷，毛发怵栗，伤寒阴证，大啜一二杯，气和汗出即愈。

足少阴肾经伤寒，口燥，舌干而渴，背恶寒，反发热倦怠。其脉流注与伤风同。

附子细辛汤

治少阴伤寒，口中和而背恶寒，反发热倦怠，自汗而渴，其脉尺寸俱沉而紧者。

麻黄去节　细辛　附子炮，去皮脐，各半两

上粗末，每服四钱，水一盏半，煎七分，去滓，食前服。手足厥者，去麻黄、细辛，加干姜半两、甘草一分。或口燥舌干而渴，宜急下之。

足厥阴肝经伤寒，烦满，发热恶寒，往来如疟，或囊缩，小腹急痛。其脉流注与伤风同。本论用小建中汤，方见九痛门，去远志即是。

麻黄桂枝各半汤

治厥阴伤寒，烦满，发热恶寒，往来

如疟，或囊缩，其脉尺寸俱微缓者主之。若脉沉短，其囊必缩，急以大承气下之。可保五死一生，承气汤乃利阳明药耳。若病到厥阴，其势已甚，盖阳明养宗筋，为热毒所攻，乃以承气汤泻其能养。故利阳以救阴，此犹假虞伐虢、围魏救赵之意也。

桂心四钱一字　芍药　麻黄去节　杏仁十二个，去皮尖　甘草炙，各半两

上粗末，每服五钱，水一盏半，煎八分，去滓，食前服，入姜、枣煎，亦得。

大承气汤

方见足阳明经。

小建中汤

方见九痛门。

伤寒传变次序

《内经·热论》论伤寒云：太阳为诸阳主气，伤寒必先自太阳始。至汉诸师，凡外所因皆曰太阳病，未为了义。足太阳寒水，其位居辰，辰为六气化原，故丙辛遁起戊子，至辰为壬辰水，而太阳正化居焉。在天为寒，在地为水，寒喜归水，故寒必首伤太阳，以此例推，寒既自太阳入，风当自少阳入，湿当自阳明入。经曰："阴为之主，阳与之正"、"别于阳者，知病从来，别于阴者，知死生之期"此之谓也。或问传变次序，当如何邪？然阴阳流行，出入次序，固有定说，及其中病，或喜入，或成虚，或成两感，或守一经，其可拘也。但当以脉证分别阴阳、表里、盛衰为治，尤不可以日数期也。

料　简①

论曰：有汗不得服麻黄，无汗不得服桂枝。切忌不得误。若寒证见风脉，风证见寒脉，却以麻黄桂枝各半汤。古人治伤风，热多寒少，恶风，脉浮紧，无汗，用青龙汤。盖先伤风而后伤寒，风证尚在，而寒脉已行，故有是备也。若先伤寒而后伤风，寒多热少，不烦躁，微厥。脉当浮缓弱而自汗，即伤寒见风脉。但青龙紧暴，不若各半汤平和，无悔吝也。诸经皆仿此。

六经伤寒用药格法

夫伤寒始自太阳，逆传阳明，至于厥阴而止，六经既别，治法不同。太阳属膀胱，非发汗则不愈。必用麻黄者，以麻黄生于中牟，雪积五尺，有麻黄处，雪则不聚。盖此药能通内阳气，却② 外寒也。阳明属胃，非通泄则不愈，必用大黄、芒消以利之。少阳属胆，无出入道，柴胡与半夏，能利能汗，佐以子芩，非此不解；太阴属脾，中州土也，性恶寒湿，非干姜、白术不能温燥；少阴属肾，性畏寒燥，非附子则不能温；厥阴属肝，藏血养筋，非温平之药，不能润养，此经常之道也。后学不知伦类，妄意进饵，遂致错乱。诸证蜂起，夭伤人命，可不究辨。且三阳病，汗下和解，人心知之③。至太阴脾经，温燥不行，亦当温利，自阳明出，如温脾圆用大黄者是也。少阴肾经，虽用附子，复使麻黄，则知少阴亦自太阳出。厥阴用桂，自少阳出明矣。及其二阳郁闭，皆当自阳明出。故三阴皆有下证，如少阴口燥，咽干，下利清水；太阴腹满时痛；厥阴舌卷囊缩，皆当下之。学者宜审详，不可率易投也。

温脾圆

治久病虚羸，脾气弱，食不消，喜噫。

黄檗　大麦蘖炒　吴茱萸　桂心　干姜炮　细辛　附子炮，去皮脐　当归　大黄蒸　神曲炒　黄连各一两

上为末，蜜和圆如梧子大，每服三十圆，空腹，酒饮任下。

三阳合病脉证治

三阳有合病，三阴无合病。所谓三阳合者，有太阳阳明，有少阳阳明。自太阳传至阳明，头疼，腰痛者，太阳也；肌热，目痛，鼻干者，阳明也。尚恶寒，脉必浮大而长。浮者，太阳脉也；长者，阳明脉也，当随证调之。本太阳证，因发汗多，则谵语，属阳阳，故有太阳阳明也。少阳证未罢，犹当和解，不可便作阳明下之。

葛根汤

治太阳病，项背强，几几然，无汗恶寒，并治三阳合病，自利方。

葛根一两　麻黄去节，三分　桂心半两　甘草炙　芍药各半两

上剉散。每服五钱匕，水一盏半，姜五片、枣一枚，煎七分，去滓，食前温服。三阳合病，不下利，但呕者，加半夏六钱。

两感证论并治法

两感伤寒者，表里俱病也，一日太阳与少阴俱病，头痛口干，咽满而渴；二日

---

① 料简：料量简选，亦作料拣，或作料检。即本书卷 1 所谓"料简要义，别白讨论"之意也。

② 却：底本眉批："却字别本作散字"。

③ 人心知之：底本眉批："别本心作必"。

阳明与太阴俱病，腹满身热，不食谵语；三日少阳与厥阴俱病，耳聋，囊缩而厥。两病俱作，治有先后，先宜救里；藏气内正，急宜攻表。救内固宜急，而表亦不可缓也。救里解表，各随诸证而善用之。自非精妙甄别，其孰能与于此也。

四逆汤

治少阴伤寒，自利不渴，呕哕不止，或吐利俱发，小便不利，或汗出过多。脉微欲绝，腹痛，胀满，手足冷，及一切虚寒厥冷。凡病伤寒，有此证候，皆由阳气虚，有寒。虽更觉头痛体疼，发热恶寒，四肢拘急，表里悉具者，未可攻表。宜先服此药，以助阳救里。

甘草炙，一分　干姜二钱，炮　附子炮，去皮脐，半两

上锉散。每服五钱匕，水一盏半，煎七分，去滓，食前服。强人加干姜一钱；或恶寒，脉微而利，利止仍亡血者，加人参半两；或发汗，若下之，病仍不能解，烦躁者，仍加茯苓半两；面赤者，加连须葱九茎；腹中痛者，去葱，加芍药一两；呕者，加生姜一两；咽痛者，去芍药，加桔梗半两。

两感治法料简

桂枝、麻黄皆攻太阳经表药，方各见太阳经。其如阳明太阴、少阳厥阴，并可于风寒二方论中，随证施治。

阴毒证治

阴毒为病，手足冷，腰背强，头疼腹痛，或烦渴，精神恍惚，额与手背时出冷汗，音声郑重，爪甲、面色青黑。多因脾肾虚寒伏阴，重感于寒所致。

附子散

治阴毒伤寒，唇青，面黑，身重强，四肢冷，或因服冷药过度，心腹胀满，昏沉不识人。

附子炮，去皮脐，三分　桂心半两　当归　白术各半两　半夏汤洗去滑　干姜各一分，炮

上为末，每服三钱，水二盏，生姜三片，煎六分，不以时热服，衣覆取汗。

返阴丹

治阴毒伤寒，心神烦躁，头痛，四肢逆冷，面青，腹胀，脉沉伏者。

硫黄通明五两，别研　消石别研　太阴玄精各二两，别研　干姜炮　桂心各半两①　附子炮，各半两

上用铁铫，先铺玄精，次下消末各一半，中间铺硫黄末，又将二石余末盖上。以小盏合着，熟炭火三斤，烧令得所，勿令烟出。急取瓦盆合着地上，四面灰盖，勿令烟出，候冷，取出研细，入后药为末，同研匀。米糊圆如梧子大。每服二三十圆，煎艾汤下，顿服，汗出为度。未退，乃大着艾炷，灸脐下丹田、气海。更不退，则以葱啗熨之。

葱啗熨法

治气虚阳脱，体冷，无脉，气息欲绝，不省人事，及伤寒阴厥，百药不效者。

葱一束，以索缠如饼馅② 大，去根叶，唯存白长二寸许，先以火燖。一面令通热，勿至灼人，乃以热处着病人脐下，上以熨斗盛火熨之，令葱饼热气透入腹中，更作三四饼。遇一饼坏，不可熨，即易一饼。候病人醒，手足温，有汗乃差，更服四逆汤，良。

─────────

① 各半两：此3字系衍文，四库本、人卫本皆已删除。

② 馅：底本眉批："馅或作馇字"。

阳毒证治

阳毒为病，躁热，面赤，咽痛，身斑色如锦纹，下利赤黄，内外结热，舌焦，鼻黑，类如烟煤。妄言狂走，多因肠胃燥热。阳气独盛，阴气暴绝，妄服燥药、热食所致。

升麻汤

治阳毒伤寒，一二日便成阳毒，或服药吐下后，变成阳毒。腰背痛，烦闷不安，面赤，狂言或走，或见鬼，或下利，面赤斑斑如锦纹，咽喉痛，下脓血。脉大浮数。五日可治，七日不可治。

升麻半两　犀角屑　射干　黄芩　人参　甘草炙，各一分

上为剉散。每服五钱匕，水一盏，煎七分，去滓，热服。并进三四服，温覆，汗出为度。

栀子仁汤

治阳毒伤寒，壮热，百节疼痛。

栀子仁炒　赤芍药　大青　知母各一两　升麻　黄芩　石膏　杏仁去皮尖，各二两　柴胡一两半　甘草炙，半两

上剉散。每服四大钱，水一盏，姜三片、豉二十粒，同煎七分，去滓，不以时服。

结胸证治

结胸证者，心下坚满，按之石鞕而痛，心膈高起，手不得近，项强如柔痓状。此本伤寒身热，医下之早，热气乘虚而入，痞结不散之所致也。若脉浮大，皆不可下，下之则死，尚宜发汗。若沉紧者，宜以大、小陷胸汤，量轻重而下之。又结胸有不按而痛者，有按而痛者；有水结在胸胁间，但头汗出者；有热实结者；有寒实结者。治之不可不知其轻重也，各

有正方。

大陷胸汤

治伤寒表未解，医反下之，膈内拒痛，手不可近，短气烦躁，心中懊憹，心下鞕，大便不通，舌燥而渴，热实，脉沉而紧。又治身无大热，有水结在胸胁间者。

大黄半两　芒消四钱　甘遂半钱

上各为末，水三盏，先煮大黄至一大盏，入消煮镕，下甘遂末，煮一沸，分二服，得利止。

小陷胸汤

治结胸病，正在心，按之则痛，脉浮滑者。

黄连一分　半夏汤洗去滑，六钱　栝蒌实不用①，四分之一

上为剉散。水二盏，先煎栝蒌，至盏半，入前药，煎至六分，去滓，分二服。利黄涎沫即安。

大陷胸圆

治病发于阳，而反下之，热入，因作结胸，以下之太早故也，其病项强如柔痓状，下之则和。

大黄二两　葶苈炒　杏仁去皮尖，炒　芒消各三分

上前二味为末，将杏仁、芒消合研为脂，和药，取如弹子大一枚。别杵甘遂末一钱匕、白蜜一大匕，水二盏，煎至七分，顿服之。一宿乃下，如不下更服，取下为效。甘遂性猛，宜斟酌虚实入之。

胸痞证治

胸痞证者，胃中不和，心下坚硬，干呕，恶寒汗出，噫气不除。亦有因伤寒身

---

① 不用：《伤寒论·辨太阳病脉证并治下》作"大者"。

冷，医反下之，遂成胸痞①。

枳实理中圆

治伤寒及诸吐利后，胸痞欲绝，膈高起，急痛，手不得近。

枳实去瓤，面炒　茯苓　人参　白术　干姜炮　甘草炙，各等分

上为末，蜜和，一两作四圆。热汤化下。渴，加栝蒌根；下利，加牡蛎粉各等分。

桔梗枳壳汤

治中寒气痞，胸满欲死。

桔梗　枳壳麸炒去瓤，各一分□②

上为剉散。每服五钱匕，水一盏半，煎七分，去滓，食前服。

三黄汤

治伤寒阴证，下之太早，致心下痞，按之软，其脉关上浮者主之。若表未解，未可攻，宜先随风寒二证投桂枝、麻黄汤，表解已，即服此方。

大黄蒸　黄连　黄芩

上为剉散。每服五钱，沸汤二盏，热渍之一时久，去滓，分二服，暖服。或汗出恶寒，加附子，别煎汁，入一合同服。

半夏泻心汤

治心下痞满而不痛者。

半夏汤洗七次，一两一钱　黄芩　人参　甘草炙　干姜炮，各一两半　黄连半两

上剉散。每服五钱，水盏半，姜五片、枣一个，煎七分，去滓温服。或伤寒中风，医反下之，下利日数十行，谷不化，腹中鸣，心下痞硬，干呕心烦者，加甘草半两、人参一两，名甘草泻心汤；或汗出解后，胃中不和，心下痞硬，干噫食臭，胁下水鸣，下利者，加生姜一两，减干姜一两，余如正方，名生姜洗心汤③。

劳复证治

伤寒新差后，不能将摄，因忧愁思虑，劳神而复；或梳沐洗浴，作劳而复，并谓之劳复。或饮食不节，谓之食复④。此皆大病后，精神、血气、肠胃并虚之所致也。论有正方，可依证调治，唯犯房室，为女劳复，多死不治。

白术散

治伤寒气脉不和，憎寒壮热，鼻塞脑闷，涕唾稠粘，痰嗽壅滞；或冒涉风湿，憎寒发热，骨节烦痛；或中暑，呕吐眩晕；及大病后，将理失宜，食复劳复，病证如初，悉主之。又治五劳七伤，气虚头眩，精神恍惚，睡卧不宁，肢体倦怠，潮热盗汗，脾胃虚损，面色萎黄，饮食不美，口吐酸水，脏腑滑泄，腹内虚鸣，反胃吐逆，心腹绞痛，久疟久利；及膈气咽塞，上气喘促，坐卧不安；或饮食所伤，胸膈痞闷，腹胁膜胀；妇人产前产后，血气不和，霍乱吐泻，气厥不省人事。常服辟四时不正之气及山岚瘴疫，神效不可具述。

白芷　甘草炒　青皮　陈皮　白茯苓　桔梗　山药　香附去毛，各三两　干姜半两　白术一两

上为末，每服二钱匕，水一盏，姜三片、枣一个、木瓜干一片、紫苏两三叶，煎七分，食前服。若吐泻，入白梅煎；喘，入桑白皮、杏仁煎；伤寒劳复，入薄荷；膈气，入木通三寸、麝香少许；中暑呕逆，入香薷；产前产后，血气不和，入

---

① 胸痞：原作"骨痞"，据四库本、人卫本及底本眉批改。

② 各一分□：底本空格处漫漶不清，似是"两"字。人卫本仅作"各一分"可参。

③ 生姜洗心汤：四库本、人卫本"洗"均作"泻"。

④ 食复：原作"食服"，据四库本、人卫本改。

荆芥煎；霍乱，入藿香煎；气厥，入盐汤调下。

阴阳易证治

阴阳易者，其男子病新差未平复，而妇人与之交接，得病名曰阳易，里急，腰踝连腹内痛；妇人病新差未平复，而男子与之交接，得病名曰阴易，身重少气，阴肿入里，腹内绞痛，热上冲胸，头痛不欲举，眼中生花。盖男女病相换易，故谓之阴阳易治①。

烧裈散

治伤寒阴易，其人身体重，少气，小腹里急，或引阴中拘挛，热上冲胸，头重不欲举，眼中生花，膝胫拘急，悉主之。

妇人裈裆烧灰

上细研，以方寸匕，水调服。小便利，阴头痛即愈。

猳鼠粪汤

治丈夫伤寒病后，女人与之交接，病名阳易。

韭根去青一握，约径寸半　猳鼠粪十四枚，两头尖者是

上二味，水一盏，煎至半盏，去滓，温温顿服。粘汗出为效，未知再作。

发斑证治

伤寒发斑者，盖不当下而下之，热则乘虚入胃；当下而失下，则胃热不得泄，二者皆能发斑。其状如锦纹，赤者易治，黑者难治，盖热毒入胃深也。

玄参升麻汤

治伤寒失下，不当下而下之，热毒在胃，发斑如锦纹②，甚则烦躁谵语。兼治喉闭肿痛。

玄参　升麻　甘草炙，各半两

上为剉散。每服五钱匕，水盏半，煎

七分，去滓温服。温毒亦能发斑。

《三因极一病证方论》卷之四

---

① 阴阳易治：四库本无"治"字。人卫本作"阴阳易证治"。底本"治"下补充"之各有法"4字。

② 锦纹：原作"锦绞"，据四库本、人卫本改。

卷之五

坏伤寒证治

坏伤寒者，以医者不辨阴阳，错谬汗下，置病不解，坏证乱经；又伤寒过经，热留脏腑，病候数变，久而不差，阴阳无复纪律，皆名坏病。

知母麻黄汤

治坏伤寒。以伤寒差后，经久精神不守，言语错谬。或潮热颊赤，寒热如疟，昏沉不愈，皆由汗下不止，毒在心包间所致也。

知母一两半　麻黄去节　甘草炙　芍药　黄芩　桂心各半两

上为剉散。每服五钱，水一盏半，煎七分，去滓，温服，日三四服。若心烦，欲饮水，稍稍与之。

无忧散

治伤寒调理失序，毒气内结，胸腹胀满，坐卧不安，日久不差，狂躁妄语，大小便不通，或复吐逆。

腊月黄牛胆以天南星为末，入胆内缚令紧，当风避日悬之，候干取用

上为末，以人参半两，煎汤七分盏，调末二钱，乘热服。迟顷，更以热人参汤投之，或睡，便溺下黄黑恶物是效。

黑奴圆

治伤寒调理失序，医所不治。及时行疫病，六七日不汗，脉洪数，面赤目瞪，身热烦躁，狂言欲走，大渴。或口噤，精魂已散，但心下暖，斡开口，灌药下咽即

活。治阳毒发斑。

麻黄去节　大黄各二两　芒消　釜底煤别研　梁尘别研　小麦奴　灶突墨各一两，别研

上为末，炼蜜圆弹子大。新汲水研下一圆。渴者，与冷水，尽饮之，须臾当寒，寒竟汗出便差。若日移五尺不汗，依前法，服一圆，差。须病人大渴，乃可与之，不渴者莫服。

狐惑证治

狐惑证者，默默欲眠，目不得瞑，恶饮食，面目乍赤、乍白、乍黑，齿无色，舌上白，声嘎咽干。此因大病后，肠胃空虚，三虫求食，食人五脏。食其喉，则为惑，其声嘎；食下部，则为狐，其咽干。当看上唇有疮，虫食其脏；下唇有疮，虫食其肛。

桃仁汤

桃仁去皮尖　槐子碎　艾各一两

上剉散。每服五钱，水大盏，姜三片、枣两枚，煎七分，去滓，食前服之。

黄连犀角汤

治伤寒及诸病后，内有疮，出下部。

黄连半两　犀角一两，无则以升麻代乌梅七个　木香一分

上为剉散。每服五钱，水盏半，煎七分，去滓，食前服。

雄黄兑散

治下部䘌疮。

雄黄研　青葙子①　苦参　黄连各二分　桃仁去皮尖研，一分

上为末，以生艾捣汁，圆如枣核大，绵裹内下部。扁竹汁更加②，无艾只用绵裹散子内下部，亦得。

谵语证治

病有言语错谬者，其证有二，有虚有实。虚则郑声，实则谵语。伤寒胃实及三阳合病，妇人热入血室及下利而谵语者，皆属实；大小便利，手足逆冷，脉微细，言语郑重者，皆属虚寒。治之各有方，虚寒，当温之，如四逆汤之类；胃实宜下，承气汤。妇人热入血室，下小柴胡汤。若谵语而反四逆，脉沉细者，不治。

四逆汤

方见两感门。

柴胡汤

方见少阳经。

大承气汤

方见阳明经。

病后虚烦证治

大病后，心虚烦闷，发热，与伤寒相类，但不恶寒与不头疼为异。汗，与人参竹叶汤③；呕者，橘皮汤。诸病后，多有此证，各见本门。

人参竹叶汤

治汗下后，表里虚烦，不可攻者。

竹叶二把　人参　甘草炙，各二两　半夏二两半　石膏　麦门冬各五两

上为剉散。每服四大钱，水一盏半，姜五片、粳米一撮，煎米熟，去滓，食前服。

橘皮汤

治动气在下，不可发汗。发之，反无汗，心中大烦，骨节疼痛，目运④，恶寒，食则反呕，谷不得入，宜服此方。

橘皮一两半　甘草炙，半两　人参一分　竹茹半两

上剉散。每服五钱，水一盏，姜三片、枣一个，煎至七分，去滓，食前服之。

料　简

凡伤寒中杂病，证状非一，当随门类，量酌施治可也。如发黄，则多用五疸中药，只依黄疸治之；发狂，已见阳毒门；吐衄、便利瘀血，见失血门；下痢，见滞下；奔豚，见五积；阴阳厥，见厥论；呕哕、喘咳，各见本门。其他更不繁录。

伤暑叙论

伤暑者，乃夏至前后各三十日有奇，少阳相火用事之时也，炎热大行，烁石流金，草萎河涸，人或伤之。则发热自汗，面垢背寒，倦怠少气。以暑消气，气消血散，与伤寒相类。此是夏间即病，非冬伤寒至夏发为热病也，当以脉别之。伤暑，脉虚无力，盖因气血消散，致血虚弱；伤寒则泣血而闭，脉紧而有力，大不同也。《要略》言伤寒家别有喝病。盖诠次者，见其一条别在后，故有是说。轻重不同，识者当自知之。

---

① 青葙子：原作"青箱子"，据四库本、人卫本改。

② 加：人卫本同。四库本作"佳"。底本眉批"别本作佳"。按，"佳"字于义为长。

③ 汗与人参竹叶汤：人卫本同。四库本作"汗下后人参竹叶汤"。底本眉批"别本作不可汗下，五日与人参竹叶汤"。

④ 目运：四库本同。人卫本作"目晌"。

伤暑证治

病者身热恶寒，头痛，状如伤寒。或往来寒热如疟，烦躁渴甚，眩晕呕吐，背寒面垢，泄泻，昏闷不清，其脉阴阳俱虚缓而微弱，皆由伤暑之所致也。

却暑散

治冒暑伏热，头目眩晕，呕吐泄利，烦渴，背寒，面垢。

赤茯苓　甘草生，各四两　寒食面生姜各一斤，切，搜面令匀

上为末，每服两钱，新汲水调下。或汤点服，不拘时候。

五苓散

治伤暑烦渴，引饮无度。兼治伤寒温热，表里未解，烦渴引水，水入即吐。或小便不利，及汗出表解，烦渴不止。又治霍乱吐利，黄疸湿疫。

泽泻二两半　桂心一两　猪苓去皮　赤茯苓　白术各一两半

上为末，每服二钱，沸汤下，不以时。服讫，多饮热汤，汗出即愈。

桂苓圆

治烦渴，消痰饮，宽胸膈。

桂心　白术各二两　赤茯苓三两　乌梅肉一两半　干生姜一两　甘草炙，半两

上为末，蜜圆，弹子大。每一圆至二圆，嚼细，熟水下。

香薷圆

治大人、小儿伤暑伏热，躁渴瞀闷，头目昏眩，胸膈烦满，呕哕恶心，口苦舌干，肢体困倦，不思饮食。或发霍乱，吐利转筋，并宜服之。

香薷去梗　紫苏去梗　干木瓜各一两
丁香　甘草炙　檀香　白茯神去木　藿香各半两

上为末，蜜圆，弹子大。每一圆至二圆，熟水嚼下。或新汲水化下亦得。小儿半圆。

消毒圆

治中暑烦渴，晕眩寒热。

半夏一斤，七次汤去滑，米醋煮令透　茯苓　甘草生，各半斤

上为末，蜜圆，梧子大。每服三十圆，新汲水，不以时服。

伤湿叙论

经云：湿为停着。凡关节疼痛，重痹而弱，皆为湿着。若气不平，亦使人半身不遂，口眼㖞斜，涎潮昏塞，此中湿之候也。夫寒热风湿，皆能并合为病，所谓风湿、寒湿、湿温者，其证各不同，为治亦别，不可不辨。若治风湿、寒湿，当发其汗，但微微似汗出，则风湿俱去；若大汗出，风去湿不去，则不能愈；若治单单中湿，只宜利小便，忌不得以火攻并转利。湿家下之，额上汗出，微喘，小便不利者死；若下利不止者亦死。论曰：治湿不利小便，非其治也。

伤湿证治

病者身重脚弱，关节重疼，发热恶寒，小便秘涩，大便飧泄，自汗，腰脚冷痹，腿膝浮肿，小便或自利，不渴。皆久坐卑湿，或为雨露所袭，或汗出衣里，受湿渐渍得之，名曰湿痹。

肾著汤

治身重，腰冷痹，如坐水中，形如水状，反不渴，小便自利，食饮如故，病属下焦，从身劳汗出，衣里冷湿，久而得之，腰以下冷痛，腰重如带五贯钱。

甘草炙　白术各二两　干姜炮　茯苓各四两

上为剉散。每服四大钱，水一盏半，

煎七分，去滓，食前服。

渗湿汤

治坐卧湿地，或为雨露所袭，身重脚弱，关节重疼，发热恶寒；或小便秘涩，大便飧泄；或汗出衣里，湿渍得之，腿膝或肿，小便利，反不渴。

苍术米泔浸　白术　甘草炙，各二两　干姜炮　茯苓各四两　陈皮　丁香各半两

上剉散。每服四钱，水盏半，姜三片、枣二枚，煎七分，去滓，温服。

寒湿证治

病者身体烦疼，无汗恶寒，发热，脉浮缓细，皆寒湿相并所致也。

麻黄白术汤

治寒湿，身体烦疼，无汗恶寒，发热者。

麻黄去节，汤，三两　桂心二两　甘草炙，一两　杏仁二十粒，去皮尖　白术四两

上为剉散。每服四钱，水盏半，煎七分，去滓，食前，温服。

风湿证治

病者身疼，日晡发热，不能转侧，短气，汗出恶风，不欲去衣，或身微肿，脉浮弦细。此风湿相搏，或汗出当风所致也。

桂枝附子汤

治风湿相搏，身体烦疼掣痛，不得屈伸，汗出短气，小便不利，恶风不欲去衣，或身微肿。

桂枝去皮，四两　白术　附子炮，去皮脐，各三两　甘草炙，二两

上为剉散。每服四大钱，水盏半，姜五片、枣两个，煎七分，去滓，空心温服。或大便秘，则去桂；小便不利，悸气，加茯苓三两；痹，加防己四两；腹痛，加芍药四两。

风湿寒证治

病者汗出身重，恶风喘满，腹内不和，下气上冲。脐下连脚冷痹，不能自屈伸，骨节烦疼，近之则痛极，如历节状。此由冒风、湿、寒，三气杂至而为病也。

防己黄芪汤

治伤风湿寒，脉浮紧细，身重，汗出恶风。并治风水，脉浮，身重不渴。

防己四两　黄芪五两　甘草炙，二两　白术三两

上为剉散。每服五钱，水盏半，姜五片、枣两枚，煎七分，去滓，空腹服。喘者，加麻黄；胃中不和，加芍药；气上冲，加桂；下有陈寒，加细辛。服药后，当如虫行皮中，从腰以下如水，后坐被上，又以一被绕腰以温下，令微汗，差。

风湿温证治

病者烦渴引饮，心腹冷痛，燥闷，口干面垢，恶寒恶风，饥不能食，眩晕呕哕，此伏暑中风湿所致也，治之各有方法。

白术茯苓干姜汤

治伏暑中风湿，烦渴引饮，心腹疼，躁闷，口干，面垢，洒洒恶寒，淅淅恶风，微汗，饥不能食。

白术　干姜　茯苓　细辛　桂心　干葛　甘草炙　橘皮　乌梅　京豉

上等分，为细末，每服二钱，白汤点下。

暑湿风温证治

暑者，六经气① 之一，能与风湿并

① 六经气：四库本同。人卫本作"六气"。

合为病，循经流入诸脏，但与寒不相得，故有暑湿风温之证。暑湿者，恶寒，反热，自汗，关节尽痛，头目昏眩，手足倦怠，不自胜持，此并伤暑湿所致也。风温者，头痛，身热，常汗出，体重，喘息，四肢不收，嘿嘿欲眠，此由先伤风后伤暑所致也，治之各有方法。

茯苓白术汤

治冒暑毒，加以着湿。或汗未干即浴，皆成暑湿。

茯苓　干姜炮　甘草炙　白术　桂心各一两

上为剉末。每服四钱，水一盏，煎七分，去滓，食前服。

葳蕤汤

治风温，兼疗冬温，及春月中风伤寒，发热，头眩痛，咽喉干，舌强，胸内疼痛痞满，腰背拘急。

葛根　麻黄去节，汤，焙干秤　甘草炙白薇　川芎　羌活　杏仁各半两，去皮尖石膏一两，碎　葳蕤三分　青木香一分

上剉散。每服五钱，水盏半，煎七分，去滓，食前服之。木香冬用一两，春用半两。

君火论

五行各一，唯火有二者，乃君、相之不同。相火则丽于五行，人之日用者是也；至于君火，乃二气之本源，万物之所资始。人之初生，必投生于父精母血之中而成形。精属肾，肾属水，故天一而生水；血属心，心属火，故地二而生火；识为玄，玄属木①，故天三而生木②，乃太一含三引六之义也。亦道生一，一生二，二生三之数也。则知精血乃财成于识，以识动则暖，静则息，静息无象，暖触可知。故命此暖识以为君火，正《内典》所谓暖识息三连持寿命者是也。然其所以谓

之君者，以不行炎暑，象君之德；万物资始，象君之化；位居少阳，象君之政；神明出入，象君之令。故君亦天也，天亦君也。乾以元亨利正③　而运行于其上，君以德化政令而辅成于其下。天道顺序，则生长化收藏，不失其时；君道助顺，故进退存亡，不失其正，其实皆一理也。成象取法，虽主配于心肾，推而明之，一点精明，无物不备。是宜君火之用，上合昭昭，下合冥冥，与万物俱生，而无所间断也。医者苟不明此，皆堕于术数伎艺，与夫瞽史之用易，拘拘于卜筮休咎之中。吾见其大蔽圣人之道，未闻有益于天下后世也。悲夫！

五运论

夫五运六气，乃天地阴阳运行升降之常道也。五运流行，有太过不及之异；六气升降，则有逆从胜复之差。凡不合于德化政令者，则为变眚，皆能病人。故经云：六经波荡，五气倾移。太过不及，专胜兼并。所谓治化，人应之也，或遇变眚，眚兴灾沴，因郁发以乱其真常，不德而致折复，随人脏气虚实而为病者，谓之时气。与夫感冒中伤，天行疫沴，颖然不同。前哲知夫天地有余不足违戾之气，还以天地所生德味而平治之。经论④　昭然，人鲜留意，恐成湮没，故叙而纪之。

---

①　玄属木：原本"木"作"水"，人卫本同，据四库本改。底本眉批亦改"水"为"木"。

②　天三而生木：原本"木"作"水"，据四库本、人卫本改。底本眉批亦改"水"为"木"。

③　元亨利正：四库本、人卫本"正"作"贞"。

④　经论：原作"经纶"，据四库本、人卫本改。

五运时气民病证治

凡遇六壬年，发生之纪，岁木太过，风气流行，脾土受邪，民病飧泄，食减体重，烦冤肠鸣，胁支满。甚则忽忽善怒，眩冒起颠疾。为金所复，则反胁痛而吐，甚则冲阳绝者死。

苓术汤

治脾胃感风，飧泄注下，肠鸣腹满，四肢重滞，忽忽善怒，眩冒颠晕，或左胁偏疼。

白茯苓　厚朴姜汁制，炒　白术　青皮　干姜炮　半夏汤洗去滑　草果去皮　甘草炙，各等分

上剉散。每服四钱，水盏半，姜三片、枣两枚，煎七分，去滓，食前服之。

凡遇六戊年，赫曦之纪，岁火太过，炎暑流行，肺金受邪，民病疟，少气咳喘，血溢泄泻，嗌燥耳聋，中热，肩背热甚，胸中痛，胁支满，背髀并两臂痛，身热骨痛，而为浸淫。为水所复，则反谵妄狂越，咳喘息鸣，血溢泄泻不已，甚则大渊绝者死。

麦门冬汤

治肺经受热，上气咳喘，咯血痰壅，嗌干耳聋，泄泻，胸胁满，痛连肩背，两臂膊疼，息高。

麦门冬去心　香白芷　半夏汤洗去滑　竹叶　甘草炙　钟乳粉　桑白皮　紫菀取茸　人参各等分

上剉散。每服四钱，水盏半，姜两片、枣一枚，煎七分，去滓，食前服。

凡遇六甲年，敦阜①之纪，岁土太过，雨湿流行，肾水受邪，民病腹痛清厥，意不乐，体重烦冤，甚则肌肉痿，足痿不收，行善瘈，脚下痛，中满食减，四肢不举。为风所复，则反腹胀，溏泄肠鸣，甚则大谿绝者死。

附子山茱萸汤

治肾经受湿，腹痛寒厥，足痿不收，腰脽痛，行步艰难，甚则中满，食不下，或肠鸣溏泄。

附子炮，去皮脐　山茱萸各一两　木瓜干　乌梅各半两　半夏汤洗去滑　肉豆蔻各三分　丁香　藿香各一分

上剉散。每服四钱，水盏半，姜钱七片、枣一枚，煎七分，去滓，食前服。

凡遇六庚年，坚成之纪，岁金太过，燥气流行，肝木受邪，民病胁、小腹痛，目赤眦痒，耳无闻，体重烦冤，胸痛引背，胁满引小腹。甚则喘咳逆气，背、肩、尻、阴、股、膝、髀、腨、胻、足痛。为火所复，则暴痛，胠胁不可反侧，咳逆，甚而血溢太冲绝者，死。

牛膝木瓜汤

治肝虚遇岁气，燥湿更胜，胁连小腹拘急疼痛，耳聋目赤，咳逆，肩背连尻、阴、股、膝、髀、腨、胻皆痛，悉主之。

牛膝酒浸　木瓜各一两　芍药　杜仲去皮，姜制，炒丝断　枸杞子　黄松节　菟丝子酒浸　天麻各三分　甘草炙，半两

上剉散。每服四钱，水盏半，姜三片、枣一枚，煎七分，去滓，食前服。

凡遇六丙年，流衍②之纪，岁水太过，寒气流行，邪害心火，民病身热烦心，躁悸阴厥，上下中寒，谵妄心痛，甚则腹大，胫肿喘咳，寝汗憎风。为土所复，则反腹满，肠鸣溏泄，食不化，渴而妄冒，甚则神门绝者，死。

---

① 敦阜：原作"堆阜"，据四库本、人卫本改。

② 流衍：原作"漫衍"，据四库本、人卫本改。

川连茯苓汤

治心虚为寒冷所中，身热心躁，手足反寒，心腹肿病，喘咳自汗，甚则大肠便血。

黄连　茯苓各一两　麦门冬去心　车前子炒　通草　远志去心，姜汁制，炒，各半两　半夏汤洗去滑　黄芩　甘草炙，各一分

上判散。每服四钱，水盏半，姜钱七片、枣一枚，煎七分，去滓，食前服。

遇六丁年，委和①之纪，岁木不及，燥乃盛行，民病中清，胠胁小腹痛，肠鸣溏泄。为火所复，则反寒热，疮疡痤痱痈肿，咳而衄②。

苁蓉牛膝汤

治肝虚为燥热所伤，胠胁并小腹痛，肠鸣溏泄，或发热，遍体疮疡，咳嗽肢满，鼻衄。

肉苁蓉酒浸　牛膝酒浸　木瓜干　白芍药　熟地黄　当归　甘草炙，各等分

上为判散。每服四钱，水盏半，姜三片、乌梅半个，煎七分，去滓，食前服。筋痿脚弱，镑鹿角屑同煎。

遇六癸年，伏明之纪，岁火不及，寒乃盛行，民病胸痛，胁支满，膺背肩胛、两臂内痛，郁冒，蒙昧，心痛暴瘖，甚则屈不能伸，髋髀如别。为土所复，则反惊溏③，食饮不下，寒中肠鸣，泄注腹痛，暴挛痿痹，足不能任身。

黄芪茯神汤

治心虚挟寒，心胸中痛，两胁连肩背，肢满④噎塞，郁冒蒙昧，髋髀挛痛，不能屈伸。或下利溏泄，饮食不进，腹痛，手足痿痹，不能任身。

黄芪　茯神　远志去心，姜汁淹，炒　紫河车　酸枣仁炒，各等分

上判散。每服四大钱，水盏半，姜三片、枣一个，煎七分，去滓，食前服。

遇六己年，卑监之纪，岁土不及，风气盛行，民病飧泄霍乱，体重腹痛，筋骨繇并⑤，肌肉瞤酸，善怒。为金所复，则反胸胁暴痛，下引小腹，善太息，气客于脾，食少失味。

白术厚朴汤

治脾虚风冷所伤，心腹胀满疼痛，四肢筋骨重弱，肌肉瞤动酸痹，喜怒，霍乱吐泻。或胸胁暴痛，下引小腹，善太息，食少失味。

白术　厚朴姜炒　半夏汤洗　桂心　藿香　青皮各三两　干姜炮　甘草炙，各半两

上判散。每服四钱，水盏半，姜三片、枣一枚，煎七分，去滓，食前服之。

遇六乙年，从革之纪，岁金不及，炎火盛行，民病肩背瞀重，衄嚏，血便注下。为水所复，则反头脑户痛，延及囟顶，发热口疮，心痛。

紫菀汤

治肺虚感热，咳嗽喘满，自汗衄血，肩背瞀重，血便注下。或脑户连囟顶痛，发热口疮，心痛。

紫菀茸　白芷　人参　甘草炙　黄芪　地骨皮　杏仁去皮尖　桑白皮炙，各等分

上判散。每服四钱，水盏半，枣一枚、姜三片，煎七分，去滓，食前服之。

遇六辛年，涸流之纪，岁水不及，湿

---

① 委和：原作"委味"，据四库本、人卫本改。

② 衄：原作"瓶"，系讹字，据四库本、人卫本改。本书多有此误，以后不再出注。

③ 惊溏：人卫本同。四库本作"鹜溏"。《素问·气交变大论篇》作"鹜溏"。底本亦改"惊"为"鹜"。

④ 肢满：四库本同。人卫本作"支满"。

⑤ 并：四库本同。人卫本作"复"。《素问·气交变大论篇》亦作"复"。

乃盛行，民病肿满身重，濡泄寒疡，腰、腘、腨、股、膝痛不便，烦冤足痿，清厥，脚下痛，甚则跗肿，肾气不行。为木所复，则反面色时变，筋骨并辟，肉瞤瘈，目视䀮䀮，肌肉胗发，气并膈中，痛于心腹。

五味子汤

治肾虚坐卧湿地，腰膝重著疼痛，腹胀满，濡泄无度，步行艰难，足痿清厥，甚则浮肿，面色不常。或筋骨并辟，目视䀮䀮，膈中咽痛。

五味子　附子炮，去皮脐　巴戟去心　鹿茸燎去毛，酥炙　山茱萸　熟地黄　杜仲制炒，各等分

上剉散。每服四钱，水盏半，姜七片，盐少许，煎七分，去滓，食前服之。

凡六壬、六戊、六甲、六庚、六丙岁，乃木火土金水太过，五运先天；六丁、六癸、六己、六乙、六辛岁，乃木火土金水不及，为五运后天。民病所感，治之各以五味所胜调和，以平为期。

六气叙论

夫阴阳升降，在天在泉，上下有位，左右有纪，地理之应，标本不同，气应异象，逆顺变生，太过不及，悉能病人。世谓之时气者，皆天气运动之所为也。今先次地理本气，然后以天气加临为标，有胜有复，随气主治，则悉见病源矣。

本气论

自大寒后至春分厥阴风木为一主气

春分至小满少阴君火为二主气

小满至大暑少阳相火为三主气

大暑至秋分太阴湿土为四主气

秋分至小雪阳明燥金为五主气

小雪至大寒太阳寒水为六主气

凡一气所管六十日八十七刻半为本气，后以天之六气临御，观其逆从，以药调和，使上下合德，无相夺伦。此天地之纪纲，变化之渊源，不可不深明之。

六气时行民病证治

辰戌之岁，太阳司天，太阴在泉，气化运行先天。初之气①，乃少阳相火加临厥阴风木，民病瘟，身热头疼，呕吐，肌腠疮疡；二之气，阳明燥金加临少阴君火，民病气郁中满；三之气，太阳寒水加临少阳相火，民病寒，反热中，痈疽注下，心热瞀闷；四之气，厥阴风木加临太阴湿土，风湿交争，民病大热少气，肌肉痿，足痿，注下赤白；五之气，少阴君火加临阳明燥金，民气乃舒；终之气，太阴湿土加临太阳寒水，民乃惨凄孕死。治法，用甘温以平水，酸苦以补火，抑其运气，扶其不胜。

静顺汤

治辰戌岁，太阳司天，太阴在泉，病身热头痛，呕吐，气郁中满，瞀闷少气，足痿，注下赤白，肌腠疮疡，发为痈疽。

白茯苓　木瓜干各一两　附子炮，去皮脐　牛膝酒浸，各三分　防风去叉　诃子炮，去核　甘草炙　干姜炮，各半两

上为剉散。每服四大钱，水盏半，煎七分，去滓，食前服。其年自大寒至春分，宜去附子，加枸杞半两；自春分至小满，依前入附子、枸杞；自小满至大暑，去附子、木瓜、干姜，加人参、枸杞、地榆、香白芷、生姜各三分；自大暑至秋分，依正方，加石榴皮半两；自秋分至小雪，依正方；自小雪至大寒，去牛膝，加当归、芍药、阿胶炒各三分。

卯酉之岁，阳明司天，少阴在泉，气

---

① 初之气：原作"之初气"，据四库本、人卫本改。

化运行后天。初之气，太阴湿土加厥阴木，此下克上。民病中热胀，面目浮肿，善眠①，衄衊嚏欠，呕吐，小便黄赤，甚则淋；二之气，少阳②相火加少阴君火，此臣居君位。民病疠大至，善暴死；三之气，阳明燥金加少阳相火，燥热交合，民病寒热；四之气，太阳寒水加太阴湿土，此下土克上水。民病暴仆，振栗谵妄，少气，咽干引饮，心痛，痈肿疮疡，寒疟，骨痿，便血；五之气，厥阴风木加阳明燥金，民气和；终之气，少阴君火加太阳寒水，此下克上，民病温。治法宜咸寒以抑火，辛甘以助金，汗之，清之，散之，安其运气。

审平汤

治卯酉之岁，阳明司天，少阴在泉，病者中热，面浮鼻衄，小便赤黄，甚则淋，或疠气行，善暴仆，振栗谵妄，寒疟，痈肿，便血。

远志去心，姜制炒　紫檀香各一两　天门冬去心　山茱萸各三分　白术　白芍药　甘草炙　生姜各半两

上剉散。每服四钱，水盏半，煎七分，去滓，食前服。自大寒至春分，加③白茯苓、半夏汤洗去滑、紫苏、生姜各半两；自春分至小满，加玄参、白薇各半两；自小满至大暑，去远志、山茱萸、白术，加丹参、泽泻各半两；自大暑至秋分，去远志、白术，加酸枣仁、车前子各半两；自秋分直至大寒，并依正方。

寅申之岁，少阳相火司天，厥阴风木在泉，气化运行先天。初之气，少阴君火加厥阴木，民病温，气拂于上，血溢目赤，咳逆头痛，血崩胁满，肤腠中疮；二之气，太阴土加少阴火，民病热郁，咳逆呕吐，胸嗌不利，头痛身热④，昏愦脓疮；三之气，少阳相火加相火，民病热中，聋瞑，血溢脓疮，咳呕衄衊，渴，嚏

欠，喉痹目赤，善暴死；四之气，阳明金加太阴土，民病满，身重；五之气，太阳水加阳明金，民避寒邪，君子周密；终之气，厥阴木加太阳水，民病开闭不禁，心痛，阳气不藏而咳。治法宜咸寒平其上，辛温治其内，宜酸渗之，泄之，渍之，发之。

升明汤

治寅申之岁，少阳相火司天，厥阴风木在泉，病者气郁热，血溢目赤，咳逆头痛，胁满呕吐，胸臆不利，聋瞑渴，身重心痛，阳气不藏，疮疡烦躁。

紫檀香　车前子炒　青皮　半夏汤洗　酸枣仁　蔷蘼　生姜　甘草炙，各半两

上为剉散。每⑤服四钱，水盏半，煎七分，去滓，食前服。自大寒至春分，加白薇、玄参各半两；自春分至小满，加丁香一钱；自小满至大暑，加漏芦、升麻、赤芍药各半两；自大暑至秋分，加茯苓半两；自秋分至小雪，依正方；自小雪至大寒，加五味子半两。

丑未之岁，太阴湿土司天，太阳寒水在泉，气化运行后天。初之气，厥阴风木加风木，民病血溢，筋络拘强，关节不利，身重筋痿；二之气，大火正，乃少阴君火加君火，民病温疠盛行，远近咸若；三之气，太阴土加少阳火，民病身重胕肿，胸腹满；四之气，少阳相火加太阴

---

① 善眠：原作"善服"，据四库本、人卫本改。

② 少阳：原作"少阴"，据四库本、人卫本改。

③ 加：原作"如"，据四库本、人卫本改。

④ 胸嗌不利，头痛身热：底本版有缺损，经人描补为"胸中臆不利，头痛热"。四库本作"胸膈不利，头痛身热"。人卫本作"胸臆不利，头痛身热"。今据《素问·六元正纪大论篇》补。

⑤ 每：原作"加"，据四库本、人卫本改。

土，民病腠理热，血暴溢，疟，心腹膜胀，甚则浮肿；五之气，阳明燥金加阳明燥金①，民病皮肤寒气及体；终之气，太阳寒水加寒水，民病关节禁固，腰脽痛。治法用酸以平其上，甘温治其下，以苦燥之、温之，甚则发之、泄之，赞其阳火，令御其寒。

备化汤

治丑未之岁，太阴湿土司天，太阳寒水在泉，病者关节不利，筋脉拘急，身重萎弱，或温疠盛行，远近咸若，或胸腹满闷，甚则浮肿，寒疟血溢，腰脽痛。

木瓜干　茯神去木，各一两　牛膝酒浸附子炮，去皮脐，各三分　熟地黄　覆盆子各半两　甘草一分　生姜三分

上为剉散。每服四大钱，水盏半，煎七分，去滓，食前服。自大寒至春分，依正方；自春分至小满，去附子，加天麻、防风各半两；自小满至大暑，加泽泻三分；自大暑直至大寒，并依正方。

子午之岁，少阴君火司天，阳明燥金在泉，气化运行先天。初之气，太阳水加厥阴木，民病关节禁固，腰脽痛，中外疮疡；二之气，厥阴风木加少阴君火，民病淋，目赤，气郁而热；三之气，少阴君火加少阳火，民病热厥心痛，寒热更作，咳喘目赤；四之气，太阴土加湿土，民病黄瘅衄衊，嗌干吐饮；五之气，少阳火加阳明金，民乃康；终之气，阳明金加太阳水，民病上肿咳喘，甚则血溢，下连少腹，而作寒中。治法宜咸以平其上，苦热以治其内，咸以软之，苦以发之，酸以收之。

正阳汤

治子午之岁，少阴君火司天，阳明燥金在泉，病者关节禁固，腰痛，气郁热，小便淋，目赤心痛，寒热更作，咳喘。或

鼻衄，嗌咽吐饮，发黄瘅，喘，甚则连小腹而作寒中，悉主之。

白薇　玄参　川芎　桑白皮炙　当归芍药　旋覆花　甘草炙　生姜各半两

上为剉散。每服四钱，水盏半，煎七分，去滓，食前服。自大寒至春分，加杏仁、升麻各半两；自春分至小满，加茯苓、车前子各半两；自小满至大暑，加杏仁、麻仁各一分；自大暑至秋分，加荆芥、茵陈蒿各一分；自秋分至小雪，依正方；自小雪至大寒，加紫苏子半两。

巳亥之岁，厥阴风木司天，少阳相火在泉，气化运行后天。初之气，阳明金加厥阴木，民病寒于右胁下；二之气，太阳水加少阴火，民病热中；三之气，厥阴木加少阳火，民病泪出，耳鸣掉眩；四之气，少阴火加太阴土，民病黄瘅胕肿②；五之气，太阴土加阳明金，燥湿相胜，寒气及体；终之气，少阳火加太阳水，此下水克上火，民病瘟疠。治法，宜用辛凉平其上，咸寒调其下，畏火之气，无妄犯之。

敷和汤

治巳亥之岁，厥阴风木司天，少阳相火在泉，病者中热，而反右胁下寒，耳鸣，泪出，掉眩，燥湿相搏，民病黄瘅，浮肿，时作瘟疠。

半夏汤洗　枣子　五味子　枳实麸炒茯苓　诃子炮，去核　干姜炮　橘皮　甘草炙，各半两

上为剉散。每服四钱，水盏半，煎七分，去滓，食前服。自大寒至春分，加鼠粘子一分；自春分至小满，加麦门冬去

① 加阳明燥金：原脱，据四库本、人卫本补。

② 胕肿：原作"肘肿"，人卫本同。四库本作"胕肿"。据《素问·六元正纪大论篇》改。

心、山药各一分；自小满至大暑，加紫菀一分；自大暑至秋分，加泽泻、山栀仁各一分；自秋分直至大寒，并依正方。

六气凡例

凡六气，数起于上而终于下。岁半之前，自大寒后，天气主之；岁半之后，自大暑后，地气主之；上下交互，气交主之。司气以热，用热无犯；司气以寒，用寒无犯；司气以凉，用凉无犯；司气以温，用温无犯。司气同其主，亦无犯；异主，则少犯之，是谓四畏。若天气反时，可依时，及胜其主，则可犯，以平为期，不可过也。

《三因极一病证方论》卷之五

卷之六

叙疫论

夫疫病者，四时皆有不正之气，春夏有寒清时，秋冬亦有暄热时。一方之内，长幼患状，率皆相类者，谓之天行是也。若春时应暖，而清气折之，则责邪在肝，病曰青筋牵；夏时应暑，而寒气折之，则责邪在心，病曰赤脉攒；秋时应凉，而热气抑之，则责邪在肺，病曰白气狸；冬时应寒，而暖气抑之，则责邪在肾，病曰黑骨温；土无正形，因火而名，故附金木水火而变，病曰黄肉随。其天行之病，大则流毒天下，次则一方一乡，或偏着一家，悉由民庶同业所召，故天地灵祇，假斯不正之气而责罚。且人命有遭逢，时有否泰，故有偏着一家者。天地既有斯害气，还以天地所生之物而防备之，命曰贤人知方。

四季疫证治

病者发热，腰痛强急，脚缩不伸，脐中欲折，目中生花，或潚潚憎寒复热，颈中双筋牵，不得屈伸，项直背强，眼赤黄，欲转动合身① 回侧，病名青筋牵者，由春三月，其源从厥阴涉足少阳，少阳之气始发，少阴之气始衰，阴阳怫郁于腠理，腑脏受厉而生。若腑虚，则为阴邪所伤，故发热；若脏实，为阳毒所损，故憎寒。

治青筋牵

肝腑脏温病，阴阳毒。胆腑虚，为阴邪所伤，腰胁强急，脚缩不伸，脐中欲折，目中生花，色苍苍者。

柴胡去苗，五两　茯苓　栀子仁　半夏汤洗　大青各三两　桂心　竹茹　香豉　甘草炙，各一两

上剉散。每服五钱，水两盏，姜五片，煎七分，去滓，空心温服。

治青筋牵

肝腑脏温病，阴阳毒。肝脏实，为阳毒所伤，涩涩恶寒，翕翕发热，颈外双筋牵，不得屈伸，项直背强，眼赤黄，转动则合身回侧，色苍苍者。

玄参一两　细辛二两　栀子仁　黄芩　升麻　芒消各三两　石膏煅，八两

上为剉散。每服五钱，水两盏，入车前草三叶，淡竹叶七片，煎七分去滓，空心服。

病者脉促，身颤掉不能禁，或肉热，口干舌破，咽塞声嘶，病名赤脉攒者。以夏三月，其病从少阴太阳之气相搏而停，则荣卫不通，皮肉痛起，太阳发动少阴淫邪之气，因而作厉，则脏腑随时受夏疫病也。若腑虚，为阴邪所伤，则寒战；若脏实，为阳毒所侵，则肉热。

治赤脉攒

心腑脏温病，阴阳毒。心脏实，则为阳毒所伤，肉热，口干舌破，咽塞声嘶，色焦赤者。

---

① 身：原作"目"，据路振平本改。

天门冬去心　麦门冬去心　车前子炮
栀子仁　黄芩　升麻　寒水石煅　甘草炙,
各等分

上为剉散。每服五钱,水两盏,煎七
分,去滓,食前服。

病者头重颈直,皮肉强痹;或蕴而结
核,起于喉颈之侧,布热毒于皮肤分肉之
中,上散入发际,下贯颞颥,隐隐而热,
不相断离,病名黄肉随。以四季各十八戊
己日,其病从太阴阳明相格,寒湿不调,
关节格滞。若腑虚,则皮肉强痹;若脏
实,则布毒热于皮肤。

治黄肉随

脾腑脏温病,阴阳毒。胃腑虚,则为
阴邪所伤,头重颈直,皮肉强痹,䐜胀,
色黄黑者。

厚朴姜制,炒,一两半　白术　陈皮各
一两　干姜炮　紫苏　甘草炙　半夏汤洗,
各三两

上为剉散。每服五钱,水两盏,煎七
分,去滓,食前服。

治黄肉随

脾腑脏温病,阴阳毒。脏实,为阳毒
所伤,蕴热结核,起于喉颈之侧,布毒热
于皮肤分肉之中,散入发际,下贯颞颥,
蓄热不散,色黄者。

葛根　苍术泔浸　升麻　白芷　桔梗
青皮各一两　大黄半两

上为剉散。每服五钱,水两盏,煎七
分,去滓,食前服。

病者乍寒乍热,损肺伤气,暴嗽呕
逆,或体热发斑,喘咳引气,名曰白气
狸。以秋三月,源从阳明系手太阴受疫淫
邪之气。若腑虚,为阴邪所伤,则乍寒乍
热。脏实,为阳毒所伤,则体热,发斑。

治白气狸

肺腑脏温病,阴阳毒。大肠腑虚,为

阴邪所伤,寒热互作,上气咳逆,大肠飧
泄,色皓皓白者。

白术　人参各一两　干姜炮　麦蘖炒,
各三分　白茯苓　五味子　肉豆蔻　草果
乌梅　甘草炙,各半两

上为剉散。每服五钱,水盏半,煎七
分,去滓,食前服。

治白气狸

肺腑脏温病,阴阳毒。脏实,为阳毒
所伤,体热,肌肤发斑,气喘引饮,色昏
白者。

紫菀茸一两　栀子仁　升麻　前胡各
三分　石膏煅,半两　葶苈炒,一分　杏仁
去皮尖　甘草炙,各半两

上为剉散。每服五钱,水两盏,煎七
分,去滓,食前服。

病者里热外寒,意欲守火,而反引
饮,腰痛欲折,或胸胁切痛。类如刀刺,
不得转动,热彭彭,服冷多,则洞泻,病
名黑骨温。以冬三月,源从足太阳少阴相
搏,蕴积壅塞。若腑虚,为阴毒所伤,则
里热外寒。若脏实,为阳毒所损,则彭彭
发热。

治黑骨瘟①

肾腑脏温病,阴阳毒。膀胱腑虚,为
阴邪所伤,里热外寒,烦渴引饮,喜火,
腰胁满痛,小便赤黄,面与脚俱黑。

附子炮,去皮脐　茯苓各一两　山茱萸
细辛各半两　麻黄三分　山药　泽泻各半两
杏仁去皮尖,一分

上为剉散。每服五钱,水两盏,煎七
分,去滓,食前服。

治黑骨瘟②

肾腑脏温病,阴阳毒。肾脏实,为阳

---

① 瘟:原作"温",据本书目录改。
② 瘟:原作"温",据本书目录改。

毒所伤，腰胁切痛，不得转动，大小便秘涩，小腹胀，食冷则洞泄，色熏黑。

　　吴茱萸　黑牵牛炒　桃仁去皮尖　萆薢　大黄　杜仲去皮，剉，姜汁制，炒丝断

　　上为剉散。每服五钱，水两盏，煎七分，去滓，食前服。

料简诸疫证治

　　凡春分以前，秋分以后，天气合清寒，忽有温暖之气折之，则民病温疫；春分以后，秋分以前，天气合湿热，忽有清寒之气折之，则民病寒疫。治之各有法，不可拘以日数汗下。此且据方论，一体而分。既有寒温二疫，风湿① 亦宜备论。如己未年，京师大疫，汗之死，下之死，服五苓散遂愈，此无他，湿疫② 也。以此为法，每年遇有不正之气，即当纪而用之。假如冬合寒，时有温暖之气，则春必患温疫；春合温，而有清凉之气，则夏必患燥疫；夏合热，而有寒气折之，秋必病寒疫；秋合清，而反淫雨，冬必病湿疫③。此亦一途而推之，更须以时斟酌，不可偏执。况疫之所兴，或沟渠不泄，潴其秽恶，熏蒸而成者，或地多死气，郁发而成者，或官吏枉抑怨，讟而成者，世谓狱温、伤温、墓温、庙温、社温、山温、海温、家温、灶温、岁温、天温、地温等，不可不究。古法辟之，用屠苏酒，务成子萤火圆。李子建杀鬼煎、老君神明散，皆辟法。惟刘根别传，令于州治太岁六合处，穿地深三尺，阔亦如之，取净沙三斛实之，以醇酒三升沃其上，俾使君祝之，此亦消除疫气之良术。所谓太岁六合者，岁泄气之所在，故以厌禳。

屠苏酒

　　辟疫气令人不染，及辟温病伤寒。

　　大黄　桔梗　川椒　白术　桂心各一两八分　菝葜一两二钱　乌头炮，去皮尖，六钱

　　上为剉散。缝袋盛，以十二月晦日日中，悬沉井中，令至泥，正月朔旦出药，置酒中煎数沸，于东向户中饮之，先从少起，多少自在。一方，有防风一两。

太一流金散

　　辟温气。

　　雄黄三两　殳羊角烧　雌黄各二两　矾石枯　鬼羽箭各半两

　　上为末。以缝袋盛一两，带心前，并挂门户上。若逢大疫年，以月旦青布袋一刀圭，中庭烧之；温病人，亦熏之。

败毒散

　　治伤寒、温疫、风湿，头痛，目昏眩，四肢疼痛，憎寒壮热，项强，眼睛痛，寻常风眩拘急。风痰，并宜服之。

　　羌活　独活　人参　甘草炙　柴胡　前胡　茯苓　枳壳麸炒　川芎　桔梗各等分

　　上为剉散。每服四钱匕，水一盏，姜三片，薄荷五叶，煎七分，去滓热服。寒多，则热服；热多，则温服。伤湿，加白术；脚痛，加天麻。本方为细末，亦可点服，初虞世究其方，知出《道藏》。乃叙云：自非异人杰出，志与神会，则莫之敢为，良可叹服。烟瘴之地，或温疫时行，或人多风、多痰、多气，或处卑湿脚弱，此药不可缺也。世人不师，故常务作新奇，蔽于俗学，故备论之，此药治脚气下注，焮热赤肿，加大黄棋子大煎，并进两服，立效。

应梦人参散

　　治伤寒，体热头疼，及风壅痰嗽

---

① 风湿：人卫本、四库本作"风温"。

② 湿疫：人卫本、四库本作"温疫"。

③ 湿疫：四库本同。人卫本作"温疫"。

咯血。

白芷　干葛　青皮　桔梗炒　白术
人参各三分　甘草炙，两半　干姜炮，一钱
三字

上为末。每服二钱，水一盏，姜三
片，枣二枚，煎七分，通口服。如伤寒，
入豉数粒同煎，热服，大有效，不拘时。
崇宁癸未，米芾为太常博士，始造待漏，
冒寒得疾，痰嗽如胶，有血，更三医不
退，一日谒太尉蔡元度，取人参散一帖并
枣见授，继归，有客承议郎薛道至，留
食。药熟，进一服，良久，痰嗽立止。而
客怪曰：公气色顿快，何药也？为道其
由。求方蔡公，又送一帖。越三日，病全
除，往见蔡公。公曰：此药僧伽也。元祐
中，泗守刘士彦病八日不汗，女求僧伽甚
确，夜梦告曰：翌日塔中取药。遂于大圣
钵中取得此药，题印云：太平州杨家人参
散。今太医局中亦卖，无甘草、干葛，兼
无分两，疑非真方。

喝起散

苍术泔浸　麻黄去节　荆芥各二两　石
膏煅，三两　大黄一两半　栝蒌根　干葛
芍药　白芷　甘草各一两

上为末。每服二钱，水盏半，姜三
片，葱白三寸，煎至七分，食前服。

入瘟家令不相染着法①

雄黄

上研细，水调，以笔浓蘸，涂鼻窍
中，与病人同床，亦不相染。初洗面后，
及临卧时点之。凡疫家自生恶气，闻之，
即入上元宫，遂散百脉，而成斯病。宜即
以纸捻探鼻嚏之为佳；如以雄黄点鼻，则
自不闻。并辟诸恶梦神良。

圣散子方

东坡叙云：昔尝观《千金方》三建
散，于病无所不治，而孙思邈著论，以谓

此方用药，节度不近人情，至于救急，其
验特异。乃知神物效灵，不拘常制，至理
关感，智不能知。今予所得圣散子，殆此
类也。自古论病，唯伤寒至为危急，表里
虚实，日数证候，应汗应下之法，差之毫
厘，辄至不救。而用圣散子者，一切不
问，阴阳二感，男女相易，状至危笃者，
连饮数剂，则汗出气通，饮食渐进，神宇
完复，更不用诸药，连服取瘥。其余轻
者，额微汗，正尔无恙。药性小热，而阳
毒发狂之类，入口即觉清凉，此殆不可以
常理诘也。时疫流行，平旦辄煮一釜，不
问老少良贱，各饮一大盏，则时气不入其
门。平居无病，能空腹一服，则饮食快
美，百疾不生，真济世卫生之宝也。其方
不知所从来，故巢君数世宝之，以治此
疾，百不失一。余既得之，谪居黄州，连
岁大疫，所全活者，至不可数。巢君初甚
惜此方，指江水为盟，约不传人。余切隘
之，乃以传蕲水庞君安常。庞以医闻于
世，又善著书，故授之。且使巢君之名，
与此方同不朽也。用药于后。

草豆蔻十个　木猪苓去皮　石菖蒲
茯苓　高良姜剉，炒　独活　柴胡　吴茱
萸　附子炮，去皮脐　麻黄去节　厚朴姜汁
制，炒　藁本　芍药　枳壳麸炒，去瓤　白
术　苍术泔浸　半夏汤洗去滑　泽泻各半两
藿香　防风　细辛各半两　甘草炙，一两

上为剉散。每服五钱，水盏半，煎七
分，去滓热服，空腹。此药似②治寒疫，
因东坡作序，天下通行。辛未年，永嘉瘟
疫，被害者不可胜数，往往顷时，寒疫流
行，其药偶中，抑未知方土有所偏宜，未

---

① 入瘟家令不相染着法：原作"入温家
令不相染着"，据本书目录"入瘟家法"作出相
应调整。

② 似：四库本同。人卫本作"以"。

可考也。东坡便谓与三建散同类，一切不问，似太不近人情。夫寒疫，亦能自发狂。盖阴能发躁，阳能发厥，物极则反，理之常然，不可不知。今录以备疗寒疫，用者宜审之，不可不究其寒温二疫也。辛巳年，余尝作《指治》，至癸巳复作此书，见《石林避暑录》亦曰：宣和间，此药盛行于京师，太学生信之尤笃，杀人无数，医顿废之。然不妨留以备寒疫，无使偏废也。

凡　　例

夫疫虽以三事钟成，若天行，多假六淫反错郁折而致之者。既有寒温两疫，风湿其可不辨。但证似伤湿，而脉色不同，与夫一方相染，长幼同病，即当作疫治。除辟法外，治湿用五苓散加炙甘草，治风用桂枝汤加黄芩，无不愈者。其如淫邪交络互织，当以类推之。

五苓散

治伤寒温热病，表里未解，头痛发热，口燥咽干，烦渴引水，水入即吐，或小便不利；及汗出表解，烦渴不止者，宜服之。又治霍乱吐利。方见伤暑门，加甘草一两炙

桂枝黄芩汤

治风疫，脉浮数而不弱，头项疼，腰脊痛，发热恶风。其证皆如太阳伤风，但脉阴不弱，相传染为异耳。

桂枝去皮　芍药　黄芩各半两　甘草炙，一两

上为剉散。每服五钱，水盏半，姜三片，枣一枚，煎至七分，去滓，食前服。

沃雪汤

治伤寒、温疫、湿疫、热疫。

苍术　干姜炮　甘草炙，各六两　防风　干葛　厚朴制，炒　芍药各四两

上为剉散。每服三钱半重，水两盏，煎七分，去滓服。

疟叙论

夫疟，备内、外、不内外三因。外则感四气，内则动七情，饮食饥饱，房室劳逸，皆能致疟。经中所谓夏伤暑，秋痎疟者，此则因时而序耳，不可专隅。以此论之，则知温病、飧泄、咳嗽，不可拘也。夫疟之始发，先起于毫毛，伸欠乃作，寒栗鼓颔，腰脊俱痛，寒去则内外皆热，头痛而渴，惟欲饮冷者。以阴阳上下交争，虚实更作。若阳并于阴，则阴实而阳虚，阳明虚，则寒栗鼓颔；太阳虚，则腰背头项俱痛；少阳虚，则身体解㑊，心惕惕然；三阳俱虚，则阴气胜，骨寒而痛。阴并于阳，则阳实而阴虚。太阴虚，则不嗜食，善呕，呕已乃衰；少阴虚，则热多寒少，呕甚，其病难已；厥阴虚，则腰腹痛，小便不利，如癃。三阴俱虚，则阳气胜，热盛，悒悒不乐。阴盛则内寒，阳虚则外寒，寒生于内，故中外皆寒；阳盛则外热，阴虚则内热，热生于外，故中外皆热，此皆因外感寒暑风湿，内郁喜怒忧惊，蕴积涎饮，乃至饮食饥饱劳逸之所为也。病气与卫气并居，故病作。卫气昼行阳，夜行阴，得阳而外出，得阴而内薄，所以日作。其气内薄于五脏，横连于募原，其道远，其气深，其行迟，不能与卫气俱出，故间日作。以卫气一日一夜大会于风府，日下一节，以此日作稍晏，至二十五日至骶骨，二十六日入脊内，其气上行，故作日益早也。疟气所以更盛更虚，当气之所在者，在阳则热躁，在阴则寒静，极则阴阳俱衰。卫气相离则病休，卫气集则复病也，于是有日作、间作、早晏不同。又邪气中于头项者，气至头项则作；中于背者，气至背则作；中于腰脊

者，至腰脊则作，各随其所中而作。但卫气之所在，与邪气相合，则病作也。更有疫疟、鬼瘴等疟，亦以邪气中卫气之所为也。除瘅疟纯热，温疟先热，牝疟无热外，诸疟皆先寒而后热。又经曰：无刺熇熇之热，无刺浑浑之脉，无刺漉漉之汗，为其病逆，未可治也。知此则病方来，与正作，与将过，皆不可治。以反伤真气，不可不知所因，备列于后。

疟病外所因证治

病者先寒后热，寒则汤火不能温，热则冰水不能寒，以先伤寒，后伤风，故先寒而后热，名曰寒疟。

病者先热后寒，躁烦，自汗恶风，以先伤风，后伤寒，风为阳，寒为阴，故先热而后寒，名曰温疟。

病者但热不寒，阴气孤绝，阳气独发，少气烦冤，手足热而欲呕，必渴，以伤于暑热，名曰瘅疟。

病者寒热身重，骨节烦疼，胀满，濈濈自汗，善呕，因汗出复浴，湿舍皮肤，及冒雨湿，名曰湿疟。

病者寒多不热，但惨戚振栗，病以时作，此以阳虚阴盛，多感阴湿，阳不能制阴，名曰牝疟。

五种疟疾，以外感风寒暑湿，与卫气相并而成。治之各有方法。

白虎加桂汤

治温疟先热后寒，恶风多汗。

石膏四两半　知母一两半　甘草炙，半两　桂心一两　粳米一合

上剉散。每服四钱，水盏半，煎七分，去滓，未发前，进三服。

术附汤

治冒雨湿，着于肌肤，与胃气相并；或腠开汗出，因浴得之。

附子炮，去皮脐　白术各一两　甘草炙茯苓　桂心各半两

上剉散。每服四大钱，水盏半，姜五片，枣两枚，煎七分，去滓，食前服。

麻黄白术汤①

治伤风寒暑湿，不留经络，与卫气相并，病以日作，寒热交煎。

麻黄去节，汤浸　白术　茯苓　桂心各一两　陈皮　青皮　桔梗　白芷　甘草半夏曲　紫苏　乌梅各三分　干姜半两

上为剉散。每服四钱重，水二盏，姜三片，枣二枚，煎七分，去滓，当发日空心一服，临发一服尤妙。亦治时疫。

太医常山饮

治诸疟先寒后热，或先热后寒，或寒热独作，或连日并发，或间日一发，头疼恶心，烦渴引饮，气息喘急，口苦咽干，诸药不效。

川常山　知母　甘草炙　草果不去皮，各二两　乌梅一两　良姜一两半

上为剉散。每服四钱，水盏半，枣五枚，同煎七分，去滓温服，未发前，进三服。

桂姜汤

治牝疟，寒多微热，或但寒不热。

柴胡八两　桂心一两　黄芩三两　牡蛎煅　甘草炙　干姜炮，各三两　栝蒌根四两

上为剉散。每服四钱，水二盏，煎七分，去滓，空心服，日三服。初服微烦，汗出愈。一法，有半夏三两。

疟病内所因证治

病者寒热，颜色苍苍然，善太息，如死状，以蓄怒伤肝，气郁所致，名曰肝疟。

———————

① 汤：原作"散"，据本书目录改。

病者心烦，欲饮清水，反寒多，不甚热，乍来乍去，以喜伤心，心气耗散所致，名曰心疟。

病者寒多，腹中热痛，或渴或①不渴，不热不泄，肠鸣汗出，以思伤脾，气郁涎结所致，名曰脾疟。

病者心寒，寒甚则发热，热间善惊，如有所见，以忧伤肺，肺气凝痰所致，名曰肺疟。

病者手足寒，洒洒②然，腰脊痛，发热，大便难，目眴，以失志伤肾，名曰肾疟③。

五种疟疾，以脏气不和，郁结涎饮所致，治之各有方。

七枣汤

治五脏气虚，阴阳相胜，作为痎疟，不问寒热先后，与夫独作、叠、间日，悉主之。

附子一枚，炮制，以盐水浸，再炮，如此凡七次，至第七次不浸，去皮脐

上剉散。水一碗，姜七片，枣七个，煎至八分盏，当发日空心温服，仍吃三五个枣子。忌如常。《良方》用乌头，兼不用盐水浸，不特服之僭燥，亦不能分利阴阳。去滓服。

四兽饮

治五脏气虚，喜怒不节，劳逸兼并，致阴阳相胜，结聚涎饮，与卫气相得，发为疟疾，悉主之。兼治瘴疟最效。

半夏汤去滑　茯苓　人参　草果　陈皮　甘草　乌梅肉　白术　生姜　枣子各等分

上为剉散。盐少许淹食顷，厚皮纸裹，水淹入慢火煨香熟，焙干，每服秤半两，水二盏，煎至七分，去滓，未发前并进三服。

交解饮

治脾胃气弱，阴阳胜复，发为痎疟。

肉豆蔻半生，半面裹，煨　草豆蔻如上法　甘草半生，半炙　厚朴半生，半姜制，炒

上等分，剉散。每服四钱，水两盏，煎七分，去滓，空心服。

草果饮

治脾寒等疟。

草果　川芎　白芷　紫苏叶　良姜　甘草炙　青皮去白，炒，各等分

上为粗末。每服二大钱，水一盏，煎七分，去滓热服，当发日连进三服。

驱疟饮子

前胡　柴胡各四两　桂心　桔梗　厚朴姜制　半夏汤洗去滑，各三两　黄芪　干姜炮　甘草各二两

上剉散。每服四大钱，水盏半，姜三片，枣两枚，煎至七分，去滓，温服。

疟病不内外因证治

病者发寒热，一岁之间，长幼相若，或染时行，变成寒热，名曰疫疟。以岁运推之。

病者寒热日作，梦寐不祥，多生恐怖，名曰鬼疟。宜用禁避厌禳之法。

病者乍寒乍热，乍有乍无，南方多病此，名曰瘴疟。当随方土所宜治之。

病者寒热，善饥而不能食，食已支满，腹急疞痛，病以日作，名曰胃疟。六腑无疟，唯胃有者，盖饮食饥饱所伤胃气而成。世谓之食疟，或因诸疟饮食不节，变为此证。

病者经年不差，差后复发，远行久立，下至微劳，力皆不任，名曰劳疟。亦有数年不差，百药不断，结成癥癖在腹

---

① 或：原脱，据四库本补。

② 洒：原脱，据《素问·刺疟篇第三十六》补。

③ 名曰肾疟：四字原脱，据人卫本补。

胁，名曰老疟，亦曰母疟。

以上诸证，名状不同，各有治方，宜推而用之。

麻黄白术汤

治一切疫疟。方见外所因门

经① 效疟丹

治鬼疟殊效。

真阿魏半两　桃枝　柳枝各长一尺七茎　雄黄通明好者，半两，别研　辰砂一钱，别研，留一半

上为末，以重午日五家粽角为圆，如梧桐子大，辰砂所留一半为衣。遇发时，用净器水摩一圆，涂鼻尖并人中；未退，以冷水服一圆。合时须用五月五日。

大正气散

治山岚瘴气，发作寒热，遂成疟疾。

附子炮，去皮脐　厚朴姜汁制　桂心　甘草炙　干姜炮　陈皮各一两　茱萸半两，微炒

上为细末。每服二大钱，水盏半，姜五片，枣一枚，同煎至七分，热服，不拘时。兼治霍乱吐泻，一切气疾。

清脾汤

治胃疟发作有时。先觉伸欠，乃作寒栗，鼓振颐颔，中外皆寒，腰背俱痛，寒战既已，内外皆热，头疼如破，渴欲饮冷；或痰聚胸中，烦满欲呕；或先热后寒，先寒后热，寒多热少，寒少热多，或寒热相半，或但热不寒，但寒不热。或隔日一发，一日一发；或三日五日一发者，悉主之。

厚朴四两，姜制炒　乌梅打去仁　半夏汤去滑　青皮　良姜各二两　草果去皮，一两　甘草炙，半两

上为剉散。每服四钱，水二盏，姜三片，枣一枚，煎七分，去滓，未发前并三服。忌生冷油腻时果。此药温脾化痰，治胸膈痞闷，心腹胀满，噫醋吞酸，自可常服。

常山饮

治劳疟。虚人老人皆可服。

常山　穿山甲醋炙　木通　秦艽各一分　辰砂半字，别研　甘草炙，半两

上为剉散。作一剂，水三盏，乌梅、枣子各七枚，煎半盏；再入酒一盏，煎至八分，去滓，入辰砂温服。

老疟饮

治久疟结成癥瘕癖在腹胁，诸药不去者。

苍术泔浸　草果去皮　桔梗　青皮　陈皮　良姜各半两　白芷　茯苓　半夏汤洗去滑　枳壳麸炒，去瓤　甘草炙　桂心　干姜炮，各三钱　紫苏叶　川芎各二钱

上为剉散。每服四大钱，水二盏，盐少许，煎七分，去滓，空心服，日三夜一，仍吞下后红圆子。

红圆子

治食疟尤妙。

蓬莪术　京三棱各二两，醋煮一伏时　胡椒一两　青皮三两，炒香　阿魏一分，醋化

上为末，别研仓米末，用阿魏醋煮米糊搜和圆，如梧子大，炒土朱为衣。每服五十圆至百圆，以老疟饮下。古方虽有鳖甲煎等，不特服不见效，抑亦药料难备。

妙应丹

治诸疟，无问寒温久近，悉主之。

黄丹三分，炒　木香半两，碾为细末　青皮　陈皮　吴茱萸各半两，米醋二升，熬青皮以下三味至一升，去滓，再熬醋成膏

上以黄丹、木香为末，入醋膏内，搜和为圆，梧子大，辰砂为衣。每服十圆，

---

① 经：原作"红"，据四库本改。

当未发前一食顷，白汤下；再将前三件滓添木香半两为末，别研入黄丹三分和匀，以醋糊为圆，如梧子大。每服三五十圆。治疟亦妙，名曰捷丹。

红散子

须当发日早晨服。

黄丹炒色变

上入好建茶合和二钱匕。白汤调下；或温酒调，不入茶。

疟丹

雄黑豆四十九粒，重午日井水浸，次日取去皮，拭干，研为膏　真砒一钱，研细，入豆膏内研匀

上五月五日午时圆，如绿豆大，控干，辰砂为衣，密器封之。发日空心井花水下一圆。忌见鸡犬。若女人病，令男子闭目送入口。忌热食一日。孕妇不得服，于发日以缝帛系一圆于右臂上。小儿不能吞，随男左女右系之。

又方

黄丹不以多少

上五月五日，用独头蒜煨熟研细，搜圆，如梧子大。每服五圆，当发前一食顷桃、柳枝煎汤调下。

塞耳丹

青黛　桂心　砒　巴豆　硫黄等分

上并不去皮壳，不修治，为末。以五月五日，五家灰粽角为圆，枣核大。绵裹定，当发日塞耳中，男左女右。忌荤腥。

《三因极一病证方论》卷之六

卷之七

疝叙论

经论虽云七疝，诸疝等更不见名状，但出寒疝、癞疝而已，唯《大奇论》列五脏脉为五疝证，所谓肾脉大急沉为肾疝，肝脉大急沉为肝疝，心脉搏滑急为心疝，肺脉沉搏为肺疝，三阴急为脾疝。三阴，即太阴脾脉也。大抵血因寒泣则为瘕气，因寒聚则为疝。但五脏脉理不同，不可不辨。且肾脉本沉，心脉本滑，受寒则急，于理乃是；肝脉本弦，肺脉本涩，并谓之沉，未为了义。又脾不出本脉，但云急为疝，亦文义之缺也。凡云急者，紧也。紧为寒，亦可类推。且贼风入腹亦为疝，冒暑履湿，皆能为疝，当随四气改易急字。风则浮弦，暑则洪数，湿则缓细，于理甚明。要知疝虽兼脏气，皆外所因也。

诸疝证治

疝之为病，随脏气虚实，感伤外邪，寒泣风散，暑郁湿着，绞刺击搏，无有定处，仓卒之际，痛不堪忍。世人称为横弦、竖弦、膀胱小肠气、贼风入腹等，名义不同，证状则一。寒则温之，风则散之，暑则利之，湿则燥之，各有成法。

大乌头桂枝汤

治风寒疝，腹中痛，逆冷，手足不仁，身体疼痛，灸刺诸药不能疗。及贼风入腹，攻刺五脏，拘急不得转侧，发作叫呼，阴缩，悉主之。

大乌头五枚实者，去皮尖，蜜一大盏，煎减半，漉出汤，切洗　桂心　芍药各三钱三字　甘草一分，炙

上为剉散。每服四大钱，水一盏半，姜五片、大枣三个，入前煎乌头蜜半合，同煎至七分盏，去滓，食前服。

一法

用附子一个，不使乌头，为蜜附汤。

走马汤

治卒疝，无故心腹痛，阴缩，手足厥逆。并治飞尸鬼击。

巴豆二个，去皮心，炒　杏仁二个，去皮尖

上二味，取绵缠，槌令碎，热汤二合，捻取白汁，饮之当下，老少量与。

仓卒散

治寒疝入腹，心腹卒痛，及小肠膀胱气绞刺，脾肾气攻，挛急，极痛不可忍，屈伸不能，腹中冷，重如石，白汗出。

山栀子四十九个，烧半过　附子一枚，炮

上为末。每服二钱，水一盏，酒半盏，煎至七分，入盐一捻，温服即愈。

葱白散

治一切冷气不和，及本脏膀胱气，攻刺疼痛。及治妇人产前产后腹痛，胎不安，或血刺者。兼能治血脏宿冷，百骨节倦疼，肌瘦怯弱，伤劳带癖，久服尽除。但妇人一切疾病，最宜服之。

川芎　当归　枳壳麸炒，去瓤　厚朴姜制，炒　官桂去皮　青皮　干姜炮　茴香

炒　川楝①炒　神曲炒　麦蘖炒　三棱炮
蓬术醋浸一宿，焙　人参　茯苓　芍药
木香炮　干地黄各一两

上为末。每服三钱，水一盏，葱白二
寸，煎七分，入盐少许，热服。大便秘
涩，加大黄煎；大便自利，加诃子煎，食
前服。

失笑散

治小肠气痛，及妇人血痛，心腹绞痛
欲死十余日，百药不验。

五灵脂　蒲黄炒，等分

上末，每服二钱，先用酽醋一合，熬
药成膏，水一盏，煎至七分，热呷服。

神应散

治诸疝，心腹绞痛不可忍。

玄胡索　胡椒等分

上为末。每服二大钱，酒半盏，水半
盏，煎七分，食前温服。

大乌头汤

治寒疝，绕脐发，白汗出，手足厥，
其脉沉弦，悉主之。

大乌头五个，洗净细沙，炒令黑，不咬咀

上一味，水三盏，煎取八分，去乌
头，入蜜半盏已下，煎七分，两上②空
腹服。

牡丹圆

治寒疝，心腹刺痛，休作无时。及治
妇人月病，血刺疼痛。

川乌头炮令焦黑，去皮尖　牡丹皮四两
桂心五两　桃仁炒去皮尖，五两，别研

上末。炼蜜圆，梧子大。每服五十
圆，温酒下，妇人醋汤下。

小茴香圆

治小肠气，腹痛。

茴香　胡椒等分

上为末。酒糊圆如梧子大。每服五十
圆，空心，温酒下。

苦楝圆

治肝肾气虚，风冷相搏，心腹绞痛，
攻刺腰背，不能禁受，下注阴器，肿痒疼
痛。久服养肾活血，驻颜轻身奈老，进美
饮食。

川楝一十一个，剉碎分三去，一用巴豆十
粒去皮同炒焦黑色，去巴豆不用；又用班蝥七个
同炒焦，去班蝥；又用海金沙七钱重同炒，去海
金沙不用　茴香炒　破故纸炒　葫芦巴炒
木香炮，各一两　乌药二两

上为末。酒糊圆，如梧子大。每服三
五圆，汤、酒任下。

补肾汤

治寒疝入腹，上实下虚，小腹疠痛，
时复泄泻，胸膈痞满，不进饮食。常服温
脾补肾。

人参　茯苓　白术　黄芪　附子炮，
去皮脐，各一两　沉香四钱　木瓜一两半
羌活半两　甘草炙　芎劳各一分　紫苏三分

上为剉散。每服三钱，水一盏，姜三
片、枣一枚，煎七分，去滓，食前服。呕
加半夏半两，添水作盏半，姜七片煎。

叙厥论

经云：厥者，逆也。有寒厥，有热
厥，有六经厥，有尸厥。寒厥者，阴气起
于足五指之里，集于膝下，聚于膝上，故
阴气胜，则从五指至膝上寒，阳气衰，不
能渗营其经络。阳气日损，阴气独在，故
手足为之寒，名曰寒厥。热厥者，阳气起
于足五指之表，集于足下，聚于足心，故
阳气胜，则从五指至足心热，热入于胃，
络脉满，经脉虚，阴虚阳入，肾气衰，阳
气独胜，故手足为之热，名曰热厥。六经

---

① 川楝：原作"川练"，今通作"川楝"，
因据改，后不再出注。

② 两上：人卫本同。四库本作"早上"。

厥者，头重足弱，发为瞑仆，名太阳厥；妄言走呼，腹满面赤，名阳明厥；暴聋颊肿，胁胕拘痛，名少阳厥；腹胀后闭，食则寒呕，名太阴厥；口干溺赤，腹满心痛，名少①阴厥；泾溲不利，胻热阴缩，名厥阴厥。尸厥者，胀满，暴不知人，或至半日，远至一日。此以阴气盛于上则下虚，下虚则腹胀，腹胀则下气重上而邪气逆，逆则阳气乱而不知人矣，名曰尸厥。经论如此，虽粗分六经，殊不出寒热二证所因。欲求备治，当历明之。寒厥则因多欲而夺其精，故致阳衰阴盛。热厥则因醉饱入房，精虚则热入，故致阴虚阳盛。考其厥因，多以不胜乘其所胜，气不得行，遂致于逆。如肾移寒于脾，则水乘于土，水既不行，乃成寒厥；如心移热于肾，则火乘于水，火既不行，乃成热厥。六经皆然，可次第论也，所谓得其要者，一言而终矣。尸厥亦然，正由脏气相刑，或与外邪相忤，则气遏不行，闭于经络，诸脉匿伏，昏不知人。唯当随其脏气而通之，寒则热，热则寒，闭则通，如经所谓盛则泻，虚则补，不盛不虚，以经取之，其旨一也。经中以数醉为热厥之因，学者不可拘此。盖伤寒温病，皆有热厥，仲景所谓热深厥深，圣意以酒能发百脉热，故举此以为例耳，不可不知。

阴阳厥脉证治

阴阳相乘，而生寒热厥者，脉证似同而大异。寒厥者，初得之，四肢冷，脉沉微而不数，多恶寒，引衣自覆，下利清谷，外证多惺惺；热厥者，初得之，必发热头疼，脉虽沉伏，按之必数，其人或畏热喜冷，扬手掉足，烦躁不眠，大小便秘赤，外证多昏冒，伤寒亦然。治之各有方。

四逆汤

治寒厥，或表热里寒，下利清谷，食入则吐。或干呕。或大汗、大吐、大下之后，四肢冰冰，五内拘急，举体疼痛，不渴，脉沉伏。

大附子去皮脐，生用，半两②　干姜半两　甘草炙，一分③

上剉散。每服四钱，水二盏，煎七分，去滓，食前温服，并进取效。

白虎汤

治热厥，腹满身重，难以转侧，面垢，谵语遗溺，手足厥冷，自汗，脉沉滑，里有热也。

石膏四两，椎碎　知母一两半　甘草炙，半两

上为剉散。每服四大钱，水二盏，粳米一撮，煮米熟，去滓，取七分，清汁服，可并进服。

承气汤

亦治热厥，方见伤寒门，举此为例，当观病浅深，量多寡以饮之。方见第四卷

卒厥尸厥脉证治

追魂汤

治卒厥暴死，及主客忤、鬼击、飞尸，奄忽气绝，不觉口噤。

麻黄去节，三两　杏仁去皮尖，二百八十个　甘草炙，一两

上为剉散。每服四钱，水一盏半，煎七分，去滓，灌之。通治诸感忤，或口噤，拗口不开，去齿下汤，汤入口活；不下，分病人发，左右捉，搦肩引之，药

---

①　少：原脱，据四库本、人卫本补。

②　半两：底本无，据人卫本补。四库本作"五钱"。

③　甘草炙一分：底本此下有"附子半两"，系衍文，据人卫本、四库本删。

下，渐令服尽取效。《千金》有桂心二两。《金匮》云：寸脉沉大而滑，沉则为实，滑则为气，实气相搏，血气入脏则死，入腑则愈。若卒厥，唇口青，身冷，为入脏，即死；身和汗出则愈。

内鼻散

治尸厥，脉动而无气，气闭不通，静而若死，亦名卒厥。

菖蒲

上为末。内两鼻孔中，吹之令入，仍以桂末安舌下。

眩晕证治

方书所谓头面风者，即眩晕是也。然眩晕既涉三因，不可专为头面风，如中伤风寒暑湿在三阳经，皆能眩人，头重项强。但风则有汗，寒则掣痛，暑则热闷，湿则重着，吐逆眩倒，属外所因；喜怒忧思，致脏气不行，郁而生所①，涩结为饮，随气上厥，伏留阳经，亦使人眩晕呕吐，眉目疼痛，眼不得开，属内所因；或饮食饥饱，甜腻所伤，房劳过度，下虚上实，拔牙金疮，吐衄便利，去血过多，及妇人崩伤，皆能眩晕，眼花屋转，起而眩倒，属不内外因。治之各有法。

大豆紫汤

治中风头眩，恶风自汗，吐冷水，及产后百病，或中风痱痉，背强口噤，直视烦热。

独活一两半　大豆半升　酒三升

上先以酒②浸独活，煎一二沸，别炒大豆极焦，烟出，急投酒中，密封，候冷，去豆。每服一二合许，得少汗则愈，日数十服。此汤能去风，消血结，如妊娠折伤，胎死腹中，服此得差。

三五七汤③

治感寒头眩，恶寒，口眼㖞斜，耳聋。

大附子三两，炮，去皮脐　山茱萸五两　山药七两

上为末。每服二钱匕，酒调服。或㕮咀，每服四大钱，水盏半，姜五片、枣一个，煎七分，去滓服。

黄龙圆

治感暑眩晕，昏不知人。方见中暑门

曲术散

治冒湿头眩晕，经久不差，呕吐涎沫，饮食无味主之。

神曲二两，炒　白术三两

上为末。每服二钱，生姜煎汤调下。或以酒糊圆，如梧子大，每服三五十圆，汤、饮任下。

薯蓣汤

治七情内动，脏气不行，郁而生涎，涎结为饮，随气上厥，伏留阳经，心中怔悸，四肢缓弱，翕然面热，头目眩冒，如欲摇动。

薯蓣　人参　麦门冬去心，各四两　前胡　白芍药　熟地黄各二两　枳壳麸炒，去瓤　远志去心，姜汁制炒，各三分　白茯苓　茯神各一两半　半夏汤洗去滑，一两一分　甘草半两，炙　黄芪一两，炙

上为剉散。用千里流水一盏半，姜七片、秫米一撮，煎七分，去滓，食前服。

白散子

治上实下虚，眩晕昏塞。方见中风门

芎劳汤

治产后去血过多，运闷不省，及伤胎

---

① 郁而生所：人卫本作"郁而所生"。四库本作"郁而生涎"。

② 酒：原脱，据四库本、人卫本补。

③ 三五七汤：四库本同。人卫本作"三五七散"。

去血多，崩中去血多，金疮去血多，拔牙齿去血多，不止，悬虚心烦，眩晕头重，目暗耳聋，举头欲倒。

芎藭三两　当归三两，去芦，洗去土，切，焙干

上为剉散。每服四钱，水一盏半，煎七分，去滓热服，不以时候。

黑锡丹

治阴阳不升降，上热下冷，头目眩晕，病至危笃，或服暖药，僭上愈甚者，当服此药。已经增损方。

硫黄二两，椎如皂荚子大，候铅成汁入硫黄在内，勿令焰起，候硫黄化倾出于九重纸，内入一地坑以碗盖火出　川楝子　黑铅不夹锡者，先镕成汁，各二两　阳起石煅　木香　沉香　青皮炒，各半两　肉豆蔻一两　茴香炒　官桂去皮，不见火　附子炮，去皮脐　葫芦巴炒　破故纸炒，各一两　乌药去木，剉，一分

上为细末，酒糊为圆，如梧子大。每服三五十圆至一百圆，浓煎人参、茯苓、姜、枣汤吞下，食前服。

痓叙论痓亦作痉

夫人之筋，各随经络结束于身，血气内虚，外为风寒湿热之所中则痓。故寒则紧缩，热则弛张，风则弦急，湿则胀缓，四气兼并，当如常说。以风散气，故有汗而不恶寒，曰柔痓；寒泣血，故无汗而恶寒，曰刚痓。热消气，故为瘈纵；湿溢血，故为缓弱。经中所谓大筋软短，小筋弛长，软短为拘，弛长为痿，皆湿热不攘之所为也。原其所因，多由亡血，筋无所营，故邪得以袭之。所以伤寒汗下过多，与夫病疮人，及产后致斯病者，概可见矣。诊其脉皆沉伏弦紧，但阳缓阴急，则几几拘挛；阴缓阳急，则反张强直，二证各异，不可不别。

痓叙例治法破伤风、破伤湿并附

病者身热足寒，头项强急，恶寒，时头热面赤，目脉赤，独头动摇，卒口噤，背反张。以发热，恶寒不恶寒、有汗无汗分刚柔者，风寒痓也；脉沉细，即为湿痓。疮疡未合，风入，为破伤风；湿入，为破伤湿。二者害人最急，仓卒不知其因，甚难忍。痈疽瘰疬，脓溃之后，尤宜谨之，产妇汗多，或因怒厥，皆成此病。治之各有方治。

栝蒌桂枝汤

治柔痓，身体强，几几然，脉反沉迟，自汗。

栝蒌根二两　桂心　白芍药各三两　甘草炙，二两

上为剉散。每服四大钱，水盏半，姜五片、枣二枚，煎七分，去滓，温服。汗不透，食顷，啜热粥发之。

葛根麻黄汤

治刚痓无汗，小便少，气上冲胸，口噤不能语主之。

葛根四两　麻黄去节，三两　桂心　白芍药　甘草炙，各二两①

上剉散。每服四大钱，水盏半，姜五片、枣三枚，煎七分，去滓，食前服。

大承气汤

治刚痓，胸满口噤，卧不着席，脚挛急，齘齿② 主之方。

大黄四两，蒸　厚朴八两，姜制　枳壳二两，麸炒去瓤

上剉散。每服四大钱，水盏半，煎七分，去滓，入芒消二钱匕，煎镕服，得

————————

① 炙各二两：原本及四库本、人卫本此处皆无分量，今据《金匮要略》卷上葛根汤方补。

② 齘齿：原作"齗齿"，四库本同，据人卫本及《金匮要略》卷上改。

利，止后服。此以阳明养宗筋。阳明者，胃也。风湿寒入于胃则热甚，宗筋无以养，故急，直利阳明，以治其能养也。

参桂汤

治卒半身不遂，手足拘急，不得屈伸，身体冷，或智或痴，或身强直，不语，或生或死，狂言不可名状，角弓反张，或欲得食，或不用食，或大小便不利，悉主之。

人参　桂心　当归　独活　黄芩　干姜炮　甘草炙，各一分　石膏一两半　杏仁一百六十个，麸炒，去皮尖

上剉散。每服四大钱，水一盏半，煎七分，去滓服。无汗，加麻黄去节三分。

仓公当归酒

主贼风口噤，角弓反张痓者。

当归　防风各三分　独活一两半　麻黄去节，一两一分　细辛去苗，半两　附子一个，六钱重，炮，去皮脐

上为剉散。每服四钱，水、酒各半盏，同煎七分，去滓。口不开者，抉开口，内汤一服，苏；二服少汗；三服大汗，愈。

破伤风湿治法

防风散

治风自诸疮口入，为破伤风，项强，牙关紧，欲死。

防风去叉　天南星汤，各等分

上为末。每服三钱，童子小便一大盏，煎至七分，热服。

牡蛎散

治破伤湿，口噤强直。

牡蛎取末粉敷疮口，仍以末二钱煎甘草汤调下

香胶散

治破伤风，口噤强直。

鱼胶烧七分留性

上研细，入麝香少许。每服二钱，酒调下；不饮酒，米汤下。又一方，以苏木煎酒下。

《三因极一病证方论》卷之七

卷之八

内所因论

夫脏腑合手足三阴三阳为十二经，各有所主，故为十二官。心者，君主之官，神明出焉；肺者，相傅之官，治节出焉；肝者，将军之官，谋虑出焉；脾者，谏议之官，公正出焉；肾者，作强之官，伎巧出焉；胆者，中正之官，决断出焉；膻中者，臣使之官，喜乐出焉；小肠者，受盛之官，化物出焉；大肠者，传送之官，变化出焉；胃者，仓廪之官，五味出焉；三焦者，决渎之官，水道出焉；膀胱者，州都之官，津液藏焉，气化则能出矣。故五脏为阴，六腑为阳，此十二官不得相失者，正由阴阳消息盈虚。当随四序而调养之，不可使其偏胜，偏胜则偏复，偏复则偏害，胜克流变，则真病生焉。夫阴阳虚实者，乃脏腑更相胜复也。若其子母相感，则母虚能令子虚，子实能令母实。经曰：实则泻其母，虚则补其子。如肝实则泻肾，肝虚则补心，如百姓足，君孰与不足，此经之本意也。《难经》则反是，及观《金匮》之论，其得为多。肝虚补用酸，助用焦苦，益用甘味之药，酸入肝，焦苦入心，甘入脾，脾能制肾，肾气微弱，则水不行，水不行则心火盛，心火盛则肺金受制，肝气乃舒，肝气舒则肝病自愈，此补子之意也。肝虚则用此，实则反之。《千金》亦云：肝虚当补心，心旺则感于肝，皆此类也。此正本藏十二官冷热盈虚而为病，非外感淫邪，及故为背理者

之比。然内所因惟属七情交错，爱恶相胜而为病，能推而明之，此约而不滥，学者宜留神焉。

内所因治说

论云，治伤寒有法，医杂病有方。方即义方，法即法令。外病用法令，犹奸邪外扰，非刑不除；内病用义方，犹父子兄弟不足，以礼格之而已。故内外之治，由是而分。外邪难辨，当以例明；内证易知，只叙方证，学者不可不审。

肝胆经虚实寒热证治

泻肝汤

治肝实热，阳气伏邪，胁痛，忿忿悲怒，发热喘逆满闷，目痛，视物不明，狂悸非意而言，乍宽乍急，所作反常。

前胡去苗　柴胡　秦皮去粗皮　细辛去苗　栀子仁　黄芩　升麻　蕤仁　决明子各等分

上剉散。每服四钱，水两盏，苦竹叶、车前叶各五片，煎至盏半，内药再煎至八分，去滓，入芒消一钱匕，煎镕，不以时服。

泻胆汤

治胆实热，反洒洒恶寒，腹中气满，胁下硬，口苦咽干，头疼，不欲食。

半夏三两，汤洗去滑　生地黄五两　酸枣仁二两半　黄芩一两　远志去心，姜汁合炒　茯苓各二两　甘草炙，一两

上剉散。长流水一斗，糯米一升，煮

蟹眼沸，扬二三千遍，澄清，每用二盏，抄药四钱匕，姜七片，煎七分，去滓，不以时服。

补肝汤

治肝虚寒，两胁满，筋急，不得太息，寒热腹满，不欲饮食，悒悒不乐，四肢冷，发抢心腹痛，目视䀐䀐。或左胁偏痛，筋痿脚弱。及治妇人心痛乳痈，膝热消渴，爪甲枯，口面青。

山茱萸　甘草炙　桂心各一两　细辛去苗　茯苓　桃仁麸炒，去皮尖　柏子仁　防风各二两　川乌头炮，去皮脐，半两

上剉散。每服四大钱，水盏半，姜五片、枣三枚，煎至七分，去滓，空心服。

温胆汤

治胆虚寒，眩厥足痿，指不能摇，躄不能起，僵仆，目黄失精，虚劳烦扰，因惊胆慑，奔气在胸，喘满浮肿，不睡。

半夏汤洗去滑　麦门冬去心，各一两半　茯苓二两　酸枣仁三两，炒　甘草炙　桂心　远志去心，姜汁合炒　黄芩　萆薢　人参各一两

上为剉散。每服四大钱，用长流水一斗，糯米煮，如泻胆汤法。一方，见虚烦门。

心小肠经虚实寒热证治

泻心汤

治心实热，心下痞满，身重发热，干呕不安，腹中雷鸣，淫泺不利①，水谷不消，欲吐不吐，烦闷喘急。

黄连去毛，二两　半夏汤洗七次，三两　黄芩　甘草炙　人参各一两　干姜炮，一两半

上为剉散。每服四大钱，水两盏，枣三枚，煎七分，去滓服。并治霍乱。若寒，加附子一枚，炮，去皮脐；若渴，加栝蒌根；呕，加橘皮；痛，加当归；客热，以生姜代干姜。

清脉汤

治小肠实热，身热，手足心热，汗不出，心中烦满，结塞不通，口疮，身重。

柴胡　泽泻　橘皮　芒消　枳实麸炒，去瓤　黄芩　升麻　旋覆花　生地黄各等分

上剉散。每服四钱，水盏半，煎七分，去滓，下芒消，再煎，热服，不以时。

茯苓补心汤

治心虚寒病，苦悸恐不乐，心腹痛，难以言，心寒恍惚，喜悲愁恚怒，衄血面黄，烦闷，五心热渴，独语不觉，咽喉痛，舌本强，冷汗出，善忘恐走。及治妇人怀妊恶阻，吐呕眩晕，四肢怠惰，全不纳食。

白茯苓　人参　前胡　半夏汤洗七次去滑　川芎各三分　橘皮　枳壳麸炒，去瓤　紫苏　桔梗　甘草炙　干姜各半两　当归一两三分　白芍药二两　熟地黄一两半

上剉散。每服四大钱，水盏半，姜五片、枣一枚，煎七分，去滓，食前服。

分气补心汤

治心气郁结，怔悸噎闷，四肢浮肿，上气喘急。

大腹皮炒　香附炒去毛　白茯苓　桔梗各一两　木通　甘草炙　川芎　前胡去苗　青橘炒　枳壳麸炒，去瓤　白术各三分　细辛去苗　木香各半两

上剉散。每服四大钱，水一盏，姜三片、枣一枚，煎七分，去滓，食前温服。

————————

① 淫泺不利：四库本同。人卫本"淫"作"泾"。底本眉批"淫，别本作泾"。

温脾汤①

治小肠虚寒，苦头偏痛，耳颊疼②，下痢赤白，肠滑，腹中疠痛，里急后重。

干姜一两半　当归　黄檗　地榆各二两　阿胶麸炒焦　茴香炒　石榴皮　黄连各一两

上判散。每服四钱，水盏半，煎七分，去滓，温服。

脾胃经虚实寒热证治

清脾汤

治脾实热病，苦足寒胫热，腹胀满，烦扰不得卧，舌本强，体重面黄，头痛，右胁满痛偏胀，口唇干裂，寒热如疟。

茯苓　橘皮　草果去皮　白术各二两　人参　桂心　白芷　甘草炙　川芎各一两　半夏三两，洗七次

上为判散。每服四大钱，水二盏，姜七片③、紫苏三叶，煎七分，去滓服。欲通利，加大黄。

平胃汤④

治胃实热，口唇干，呕哕烦闷，大小便秘涩。及热病后，余热不除，蓄于胃中，四肢发热，口渴胸满，无汗。

厚朴去皮，姜制炒　射干米泔浸　升麻　茯苓各一两半　芍药二两　枳壳麸炒，去瓤　大黄蒸　甘草炙，各一两

上为判散。每服四钱，水一盏，煎七分，去滓，空心热服。

补脾汤

治脾虚寒病，泄泻腹满，气逆呕吐，心烦不得卧，肠鸣虚胀，饮食不消，劳倦虚羸，喜噫，四肢逆冷，多卧少起，情意不乐。

人参　茯苓　草果去皮　干姜炮，各一两　麦蘖炒　甘草炙，各一两半　厚朴去皮，姜制炒　橘皮　白术各三分

上为判散。每服四钱，水一盏半，煎七分，去滓，食前服。

养胃汤

治胃虚寒，胫寒不得卧，淅淅恶风，洒洒恶寒，腹中痛，虚鸣，寒热如疟，唇口干，面目虚浮，呕哕吐泻，四肢疼痛，不思饮食，或伤寒湿，骨节皆痛。

厚朴姜制，炒　藿香去梗　半夏汤洗七次　茯苓各一两　人参　甘草炙　附子炮，去皮脐　橘皮各三分　草果去皮　白术各半两

上为判散。每服四钱，水盏半，姜五片、枣一枚、乌梅半个，煎七分，去滓，空心服。常服温胃消痰，进食下气，辟寒疫。

肺大肠经虚实寒热证治

清肺汤

治肺实热，肺壅，汗出若露，上气喘逆咳嗽，咽中塞，如呕状，短气客热，或唾脓血。

薏苡仁　防己　杏仁　冬瓜子仁三分　鸡子白皮一分

上为判散。每服四钱，先以苇叶切半握，水二盏，煎盏半，入药同煎至七分，去滓，食前服。

泻白汤

治大肠实热，腹胀不通，侠脐痛，食不化，喘，不能久立，口生疮。

---

① 温脾汤：人卫本同。四库本作"温肠汤"。底本眉批"（别）本作温脉汤"。

② 耳颊疼："颊"原作"颊"，形近致误，据人卫本改。四库本作"耳项疼"。

③ 七片：原作"七次"，据四库本、人卫本改。

④ 平胃汤："汤"原作"散"，据本书总目改。

橘皮　淡竹茹　黄芩　栀子仁　樊皮炙，各两半　茯苓　芒消各一两　生地黄五两

上为剉散。每服四钱，水盏半，姜枣煎七分，空心服。

补肺汤

治肺寒虚，逆满上气，咽中闷塞，寒从背起，口中如含冰雪，语无音声，舌本干燥，吐沫唾血，不能饮食。

款冬花　桂心各一两　桑白皮炙，四两　人参　紫菀茸①　白石英各一两　五味子钟乳粉各一两半　麦门冬去心，二两

上剉散。每服四大钱，水一盏半，姜五片、枣三枚、粳米一撮，同煎七分，去滓，食前服。

固肠汤

治大肠虚寒，利下青白，肠中雷鸣相逐，大便不节，小便赤黄，气上冲胸，不能久立，身肿腹急，当脐痛，悉主之。

酸石榴皮半两　黄连炒　地榆各一两　罂粟壳醋炙　茯苓各一两半

上剉散。每服四钱，水盏半，姜五片、乌梅一个，煎七分，去滓，空心服。

肾膀胱经虚实寒热证治

清源汤②

治肾实热，小腹胀满，四肢正黑，耳聋骨热，小便赤黄，腰脊离解，及伏水等。

茯苓　黄芩　菖蒲各五两　玄参　细辛各四两　大黄水浸一宿　甘草炙，各二两　磁石八两，煅，醋淬

上为剉散。每服四钱，水一盏，煎七分，去滓热服。

泻脬汤③

治膀胱实热，腰脊痛，闭塞不通，舌干咽肿，悉主之。

茯苓　栀子仁　知母各三两　生地黄淡竹叶各五两　石膏八两，煅

上为剉散。每服四钱，水盏半，煎七分，入蜜半匙，煎两沸，热服。须利，加芒消一钱匕。

温肾散

治肾虚寒，阴痿，腰脊痛，身重缓弱，足腰不可以按，语音混浊，阳气顿绝。

熟干地黄一斤　苁蓉酒浸　麦门冬去心　牛膝酒浸　五味子　巴戟去心　甘草炙，各八两　茯神去木　干姜炮，各五两　杜仲去粗皮，剉，姜汁淹，炒丝断，三两

上为末。每服二钱，温酒调下，空心日二三服。

补脬汤④

治膀胱虚冷，脚筋急，腹痛引腰背，不可屈伸，耳聋，目眪眪，坐欲倒，小便数，遗白，面黑如炭。

黄芪　白茯苓各一两半　杜仲去皮剉，姜汁淹，炒断丝，各三两⑤　磁石煅碎　五味子各三两　白术　白石英捶碎，各二两半

上为剉散。每服四钱，水盏半，煎七分，去滓，空心温服。

心主三焦经虚实寒热证治

清膻汤

治右肾实热，身热，脊胁相引痛，足

---

① 紫菀茸：此下原有"一两"2字，系衍文，据四库本、人卫本删。

② 清源汤：原作"青原汤"，据四库本、人卫本改。

③ 泻脬汤：原作"泻浮汤"，据四库本、人卫本改。

④ 补脬汤：原作"补浮汤"，据四库本、人卫本改。

⑤ 各三两：此系衍文，当删之。四库本已删之。人卫本尚保留"三两"2字。

冷，小便黄赤，如栀子、檗汁，每欲小便，即茎头痛。

榆白皮　冬葵子各五两　石苇四两，去毛　黄芩　通草　瞿麦各三两

上为粗末，先以水二盏，入车前叶数片，煎至盏半，入药末四钱，再煎七分，去滓热服。

润焦汤

治三焦实热，目兑眦急痛，腰胁热，脊背连膻中烦闷，饮食未定，头面汗出，关格不通，不吐不下。或气逆不续，走哺不禁，或泄泻，溺涩遗沥。

地骨皮　半夏汤洗七次　柴胡去苗　泽泻各五两　茯苓　麦门冬去心　甘草炙　人参各一两

上剉散。每服四钱，水二盏，姜五片、竹茹如指大，煎七分，去滓，空心服。

益志汤

治右肾虚寒，小便数，腰胁引痛，短气咳逆，四肢烦疼，耳鸣面黑，骨间热，梦遗白浊，目眩，诸虚困乏。

鹿茸酥涂炙，去毛尽　巴戟去心　熟干地黄酒浸　枸杞子　苁蓉酒浸　牛膝酒浸　附子炮，去皮脐　桂心不焙　山茱萸　白芍药　防风去叉　甘草炙，各等分

上剉散。每服四大钱，水盏半，姜五片，盐少许，煎七分，去滓，食前服。

安中散

治三焦虚寒，短气不续，腹不安食，随即洞下，小便赤浊，精泄不禁，脚胫酸疼，小腹胀满。

熟地黄　巴戟天去心　龙骨各二两半　远志去心，炒　茯苓各三两　天雄炮，去皮脐　五味子　山药各三两半　苁蓉酒浸　续断各四两　蛇床子略炒　菟丝子酒浸，各四两半

上为细末，每服二钱匕，温酒调下。夫三焦属精腑，藏① 精以养身，系累于心脾肾三经，人多以醉饱心虚而合阴阳，故此病作，唯谨之为得。

三焦精腑辨正

古人谓左肾为肾脏，其腑膀胱；右肾为命门，其腑三焦。三焦者，有脂膜如手大，正与膀胱相对，有二白脉自中出，夹脊而上贯于脑。所以经云：丈夫藏精，女子系胞。以理推之，三焦当如上说，有形可见为是。扁鹊乃云：三焦有位无形，其意以为上中二焦，如沤如雾，下焦如渎，不可遍见，故曰有位无形。而王叔和辈失其旨意，遽云无状空有名，俾后辈承缪不已。且名以召② 实，无实奚召③，果其无形，尚何以藏精系胞为哉。其所谓三焦者何也？上焦在膻中，内应心；中焦在中脘，内应脾；下焦在脐下，即肾间动气，分布人身，有上、中、下之异。方人湛寂，欲想不兴，则精气散在三焦，荣华百脉④；及其想念一起，欲火炽然⑤，翕撮三焦精气流溢，并命门⑥ 输泻而去，故号此腑为三焦耳。学者不悟，可为长太息。

瘤冷积热证治

夫人脏腑禀赋不同，亦有将理失宜，

---

① 藏：原作"脏"，据人卫本改。四库本亦作"藏"，但与上"府"字易位，不成句。

② 召：四库本、人卫本作"名"。

③ 召：四库本、人卫本作"名"。

④ 荣华百脉：苏辙《龙川略志》卷2作"荣华百骸"。

⑤ 想念一起，欲火炽然：《龙川略志》卷2作"欲念一起，心火炽然"。

⑥ 并命门：《龙川略志》卷2作"入命门之府"。

遂致偏冷偏热，故方论中，有痼冷积热之说，痼冷者，中寒也。多因真气既微，胃气不实，复啖生冷冰雪之属，致肠胃虚寒，阴既停凝，阳不能正，大便洞泄，小便频并，鼻多清涕，呕吐涎沫，水谷不化，洒洒淅淅，皆阳虚阴盛之所为也。积热者，脏腑燥也。多因精血既衰，三焦烦壅，复饵丹石酒炙之属，致肠胃蕴毒，阳既炽盛，阴不能制，大便秘涩，小便赤淋，口苦咽干，涎稠眵泪，饮食无度，辉辉①熇熇，皆阴虚阳盛之所为也。治各有方。

金液丹

固真气，暖丹田，坚筋骨，壮阳道，除久寒痼冷，补劳伤虚损。治男子腰肾久冷，心腹积聚，胁下冷癖，腹中诸虫，失精遗溺，形羸力弱，脚膝疼痛，冷风顽痹，上气蛆血，咳逆寒热，霍乱转筋，虚滑下利。又治痔瘘湿䘌生疮，下血不止。及妇人血结寒热，阴蚀疽痔。

硫黄一十斤，先飞炼，去砂石秤，研为末，用瓷合盛，以水和赤石脂封口，盐泥固济，晒干，地内先埋一小罐子，盛水令满，安合子在上，用泥固济讫，慢火养七日七夜，候足加顿火一煅，候冷取出

上研为细末。每一两用炊饼一两，汤浸握去水脉，为圆如梧子大。每服三十圆，多至百圆，温米饮下，空心服之。又治伤寒阴证，身冷脉微，手足厥逆，或吐或利，自汗不止，或小便不禁，不拘圆数。并服，得身热脉出为度。

震灵丹

补虚壮气，暖肾祛邪，益精髓，温脾胃，进饮食，悦颜色。治真气虚惫，脐腹冷痛，肢体酸疼，腰背拘急，脚膝缓弱，面色萎黄，目眩耳鸣，心忪气短，大便自利，小便频数，口干烦渴，饮食无味。大治妇人崩中带下，三十六病，小儿惊疳，

及一切痼冷风虚，悉主之。常服育神养气，轻身延年。此药制合阴阳，功侔造化，留心服饵，百瘤②不生，真济世卫生之宝也。

丁头代赭石　禹余粮石拣红紫色无金丝者　紫石英　赤石脂各四两

上各为细末。并入砂合内，用赤石脂固口缝，以炭一秤簇顶煅，候火消及七分，存三分火，取出合子令冷，开却合，先于地上掘一坑深尺余，用厚纸两重衬定，倾药在上，以新瓦盆子覆之，四畔将黄土遍壅，一宿取出，再入乳香、没药二两，五灵脂二两，都为细末，一处将前药合和匀，再研极细，煮糯米糊和匀，杵数千下，圆如鸡头大。每服二圆或五圆，空心浓煎姜枣汤下。忌六畜血。

凉膈散

治大人小儿脏腑积热，烦躁多渴，面热头昏，唇焦咽燥，舌肿喉闭，目赤鼻衄，颔颊结硬，口舌生疮，痰实不利，涕唾稠粘，睡卧谵妄，及肠胃燥涩，便溺秘结，一切风壅。

大黄蒸　朴消　甘草各三两　山栀子仁　黄芩　薄荷各一两　连翘四两

上为末。每服二钱，水一盏，竹叶七片、蜜少许，同煎七分，去滓，食后服。

洗心散

治风壅壮热，头目昏痛，肩背拘急，肢节烦疼，热气上冲，口苦唇焦，咽喉肿痛，痰涎壅滞，涕唾稠粘，心神烦躁，眼涩睛疼，及大小便秘涩。

大黄蒸　甘草①　熜　当归　芍药　麻黄去节　荆芥穗各六两　白术一两半

上为末。每服一钱，水一盏，生姜、薄荷各少许，煎七分，去滓温服。小儿豆疮欲发，先狂语多渴，及惊风积热，可服一钱，临卧服；如大人五脏壅实，欲要溏转，加至四五钱，乘热服。

五积证治

五积者，五脏之所积，皆脏气不平，遇时相逆而成。其病如忧伤肺，肺以所胜传肝，遇长夏脾王，传克不行，故成肝积，名曰肥气；肥气者，以其积气藏于肝木之下，犹肥遁于山林也。失志伤肾，肾以所胜传心，遇秋肺王，传克不行，故成心积，名曰伏梁；伏梁者，以其积气横架于肓原也。怒则伤肝，肝以所胜传脾，遇冬肾王，传克不行，故成脾积；名曰痞气者，以积气痞塞中脘也。喜则伤心，心以所胜传肺，遇春肝王，传克不行，故成肺积，名曰息贲；息贲者，以积气喘息贲溢也。思则伤脾，脾以所胜传肾，遇夏心王，传克不行，故成肾积，名曰奔豚；奔豚者，犹水蓄奔冲于心火也。《难经》以肥气成于戊己，伏梁成于庚辛，以至奔豚成于丙丁者，正合阴阳施化，休王乘克之大义也。又论曰：病有积，有聚，有馨②气。积者，脏病也，终始不移；聚者，腑病也，发无定处，展转痛移为可治。馨气者，即宿食也，由馨饪之邪从口入。更有息积病，乃气息癖滞于胁下，非导引不行。

肥气圆

治肝之积，在左胁下，如覆杯，有头足如龟鳖状，久久不愈，发咳逆呕，痎疟连岁月不已，其脉弦而细。

青皮炒，二两　当归须　苍术各一两半　蛇含石煅，醋淬，三分　蓬术切　三棱切

铁孕粉各三两，与三棱、蓬术同入，醋煮一伏时

上为末。醋煮米糊圆，绿豆大。每服四十圆，当归浸酒下。

伏梁圆

治心之积，起于脐上，上至心，大如臂，久久不已，病烦心，身体髀股皆肿，环脐而痛，其脉沉而芤。

茯苓　厚朴姜汁制，炒　人参　枳壳麸炒，去瓤　白术　半夏汤洗七次　三棱慢火煨熟，乘热温治

上等分，为末。煮糊圆，梧子大。米饮下二十圆，食前，日两服；作散，酒调服，绝胜。

痞气圆

治脾之积，在胃管，覆大如盘，久久不愈，病四肢不收，黄瘅，饮食不为肌肤，心痛彻背，背痛彻心，脉浮大而长。

大乌头一分，炮，去皮尖　附子半两，炮，去皮脐　赤石脂煅，醋淬　川椒炒出汗　干姜炮，各二两　桂心半两

上为末。蜜圆，如梧子大，朱砂为衣。每服五七圆，米汤下，渐至十圆。

息贲汤

治肺之积，在右胁下，大如覆杯，久久不愈，病洒洒寒热，气逆喘咳，发为肺痈，其脉浮而毛。

半夏汤七次　吴茱萸汤洗　桂心各二两半　人参　甘草炙　桑白皮炙　葶苈炒，各一两半

上为剉散。每服四钱，水一盏半，姜七片、枣两枚，煎七分，去滓，食前服。

_____

① 甘草：原作"甘莫"，据四库本、人卫本改。

② 馨：四库本作"糵"。人卫本作"糵"，下同。底本眉批"馨气别本作糵下同。"

奔豚汤

治肾之积，发于小腹，上至心，如豚奔走之状，上下无时，久久不已，病喘逆，骨痿少气，其脉沉而滑。

甘李根皮① 焙干　干葛各一两一分　当归　川芎　白芍药　甘草炙　黄芩各二两　半夏汤洗七次，四两

上为剉散。每服四钱，水盏半，煎七分，去滓服。

六聚证治

六腑者，大小肠、胃、胆、膀胱、三焦者也，属于三阳。太阳利清气，阳明泄浊气，少阳化精气，如都会之府主，转输以为常也。六腑失常，则壅聚不通，故实而不转，虚而输，随气往来，痛无定处，在上则格，在下则胀，傍攻两胁，如有坏块②，易于转变，非五脏比。

散聚汤

治久气积聚，状如癥瘕，随气上下，发作有时，心腹绞痛，攻刺腰胁，上气窒塞，喘咳满闷，小腹膜胀，大小便不利，或复③ 泄泻，淋沥无度，遗精白浊，状若虚劳。

半夏汤洗七次　槟榔　当归各三分　橘皮　杏仁麸炒，去皮尖　桂心各二两　茯苓　甘草炙　附子炮，去皮脐　川芎　枳壳麸炒，去瓤　厚朴姜汁制　吴茱萸汤洗，各一两

上剉散。每服四钱，水一盏半，煎七分，去滓，食前服。大便不利，加大黄。

息积证治

病者胁下满，气逆息难，频岁不愈，名曰息积。因气留滞，癖于胁下，不在脏腑荣卫之间，积久形成，气不干胃，故不妨食。灸之则火热内烁，刺之则反动其经，虽服消化之药，不能独治，宜积以导引，助而行之。

磨积圆

治肠胃因虚，气癖于盲膜④ 之外，流于季胁，气逆息难，羯日频年，医所不治，久则荣卫停凝，一旦败浊，溃为痈脓，多致不救。

胡椒一百五十粒　木香一分　全蝎十个，去毒

上为末。粟米饮圆，如绿豆大。每服十五圆，橘皮汤下。

化气汤

治息积，癖于腹胁之下，偏胀膨满，不妨饮食，铁药不能取转。及治心脾疼痛，呕吐酸水，丈夫小肠气，妇人脾血气。

缩砂仁　桂心　木香各一分　甘草炙　茴香炒　丁香皮　青皮炒　陈皮　生姜干　蓬术炮，各半两　胡椒　沉香各一钱一字

上为末。每服二钱，姜、苏、盐汤调下。妇人醋汤调服。

导引法

以两手拇指压无名指本节作拳，按髀趺坐，扣齿三十六，屏气二十一息，咽气三口；再屏息，再咽，如是三作，以气通为效，遇子午卯酉时则行。然按摩导引之法甚多，随意行之皆可，不必拘此法。

---

① 甘李根皮：原作"甘季根皮"，据四库本、人卫本改。

② 坏块：四库本同。人卫本作"痞块"。

③ 复：四库本同。人卫本作"腹"。

④ 盲膜：人卫本同。四库本作"胃膜"。底本将"盲"字改为"肓"。按，作"肓膜"是。《素问·痹论篇》有"卫者，水谷之悍气也，其气慓疾滑利，不能入于脉也，故循皮肤之中，分肉之间，熏于肓膜，散于胸腹。"王冰注："肓膜，谓五脏之间鬲中膜也。"

五劳证治

五劳者，皆用意施为，过伤五脏，使五神不宁而为病，故曰五劳。以其尽力谋虑则肝劳，曲运神机则心劳，意外致思则脾劳，预事而忧则肺劳，矜持志节则肾劳。是皆不量禀赋，临事过差，遂伤五脏。以脏气本有虚实，因其虚实而分寒热。世医例以传尸骨蒸为五劳者，非也。彼乃瘵疾，各一门类，不可不知。

猪膏汤

治肝劳实热，关格牢涩，闭塞不通，毛悴色夭。

猪膏　生姜汁各二升　青蒿汁　天门冬汁各一升

上以微火，银石器内熬成膏。每服一匙，酒汤调下，不拘时候。

虎骨酒

治肝劳虚寒，口苦，关节疼痛，筋挛缩，烦闷。

虎骨五两，炙焦，碎如豆大　丹参二两　地骨皮　干姜　芎䓖各一两　熟地黄一两三分　猪椒根　五加皮　枳实麸炒，去瓤白术各一两一分

上为剉散。以绢袋盛，淳酒四斗，浸四日，初服二三合，渐加至一盏，日再服，食前。

泄热汤

治心劳实热，口舌生疮，大便闭涩不通，心满痛，小肠热。

泽泻　栀子仁　黄芩各三两　桂心通草各二两　石膏八两　大黄蒸　甘草炙，各一两

上为剉散。每服四钱，水盏半，煎七分，去滓，食后。热盛者，煎熟，加芒消一钱煎，不以时服。

定心汤

治心劳虚寒，惊悸，恍惚多忘，梦寐惊魇，神志不定。

茯苓四两　桂心　甘草炙　白芍药干姜炮　远志去心，炒　人参各二两

上剉散。每服四钱，水盏半，枣两枚，煎七分，去滓，食前温服。

半夏汤

治脾劳实热，四肢不和①，五脏乖戾，胀满肩息，气急不安。

茯苓　白术　杏仁麸炒，去皮尖，各一两半　橘皮　芍药各二两　半夏汤洗七次，四两

上剉散。每服四钱，水盏半，生姜七片、枣两枚，煎七分，去滓，不以时服。

茱萸膏

治脾劳虚寒，气胀咽满，食不下通，噫宿食臭。

吴茱萸汤洗，一两三分　白术五两一分　猪膏五两　宿姜汁八两

上捣茱萸、白术二味为末，内姜汁膏中，煎成胶饴。每服一大匙，食前温酒调下。

引气汤

治肺劳实热，气喘鼻张，面目苦肿。

橘皮半两　细辛去苗　白术②　桂心各三分　紫苏一两　麻黄去节，汤　杏仁麸炒，去皮尖　半夏汤洗七次去滑，各一两一分　石膏八两③

上剉散。每服四钱，水两盏，姜七片、竹叶五片，煎七分，去滓，食后服。

人参厚朴汤

治肺劳虚寒，心腹冷，气逆游气，胸

---

① 和：四库本、人卫本同。底本眉批"别本作用"。

② 白术：四库本、人卫本同。底本眉批"别本作白前"。

③ 石膏八两：此药底本及四库本均在"半夏"前，据人卫本调整。

胁气满，从胸达背痛，呕逆，饮食即吐，虚乏不足。

人参　厚朴姜制，炒　甘草炙，各二两　桂心四两　半夏汤洗，五两　橘皮　麦门冬去心，各三两

上剉散。每服四钱，水两盏，姜七片，去滓，食前服。腹痛，加当归。

栀子汤

治肾劳实热，小腹胀满，小便赤黄，末有余沥，数而少，茎中痛，阴囊生疮。

栀子仁　芍药　通草　石苇各三两　滑石八两　紫芩① 四两　熟地黄　榆白皮各五两

上剉散。每服四钱，水盏半，淡竹叶七片，同煎七分，去滓，不以时服。

五加皮汤

治肾劳虚寒，恐虑失志，伤精损髓，嘘吸短气，遗泄白浊，小便赤黄，阴下湿痒，腰脊如折，颜色枯悴。

五加皮十两　丹参八两　石斛酒浸，六两　杜仲酒浸，炒丝断　附子炮，去皮脐，各五两　牛膝酒浸　秦艽　川芎　防风　桂心　独活各四两　茯苓四两　麦门冬去心　地骨皮各三两　薏苡仁一两

上为剉散。每服四大钱，水盏半，姜五片、大麻子一撮，研破，同煎七分，去滓，食前服。

六极证治

脏犹库藏，主秘藏；腑如会府，主转输。脏实，则腑无不实；腑虚，则脏亦因而致虚。故六极者，由腑虚致脏虚，阴阳失度，荣卫走本②，无以养筋、脉、皮、肉、骨、髓，故六物皆极。极者，穷绝之谓也，与《洪范》六极同意。

犀角地黄汤

治筋实极，咳而两胁下痛，不可转动，脚下满，不得远行，脚心痛不可忍，手足爪甲青黑，四肢筋急烦满。

生地黄　犀角镑，各一两　干葛　玄参　栀子仁　升麻各三分　大黄半两，蒸芍药一两半

上为剉散。每服四钱，水盏半，煎七分，去滓，不以时服。恶寒体痛，加麻黄；头疼，加石膏，煎半两。

乌麻酒

治筋虚极，好悲思，四肢嘘吸，脚手拘挛，伸动缩急，腹内转痛，十指甲痛，数转筋。甚则舌卷卵缩，唇青，面色苍白，不得饮食。

乌麻十两　人参　防风　茯苓　细辛秦椒炒出汗　黄芪　当归　牛膝　桔梗各一两半　干地黄　丹参　薯蓣　矾石煅，各三两　山茱萸　川芎各二两　麻黄去节白术各二两半　五加皮　生干姜各五两　大枣　钟乳粉各三两，别以小袋子盛

上为剉散。用清酒二斗半，同浸五宿，温服三合，日再服。

地黄汤

治脉实极，气衰血焦，发落好怒，唇舌赤，甚则言语不快，色不泽，饮食不为肌肤。

麦门冬去心　生地黄干，各五两　人参茯苓　芍药各三两　葳蕤四两　石膏六两远志去心，十两　甘草炙，二两　白术三两

上剉散。每服四钱，水盏半，煎七分，去滓，不以时服。

防风圆

治脉虚极则咳，咳则心痛，喉中介介

---

① 紫芩：人卫本同。四库本作"紫苏"。底本在上栏外将"紫芩"改为"子芩"。

② 荣卫走本：四库本、人卫本"本"作"散"。

如哽，甚则咽肿①。

防风　桂心　通草　茯苓　人参　远志去心，炒　甘草炙　白石英　麦门冬去心②

上为细末。蜜圆，如梧子大。食前，酒服，三十圆。

石南散

治肉实极，肌痹，淫淫如鼠走，津液脱，腠理开，汗大泄，或不仁，四肢急痛，或复缓弱，唇口坏，皮肤变色。

石南一两一分　天雄炮，去皮脐　山药桃仁制炒，去皮尖　芍药　甘菊花　甘草炙，各一两　升麻　葳蕤各一两半　黄芪辰砂别研，各三分　石膏煅，二两　山茱萸一两三分

上为细末。每服二大钱，食前，温酒调下。

大黄芪汤

治肉虚极，体重怠惰，四肢不欲举，关节疼痛，不嗜饮食，食则咳，咳则右胁下痛，阴引背及肩，不可转动。

黄芪　桂心　巴戟去心　石斛酒浸泽泻　茯苓　干姜炮，各三两　防风　独活　人参各二两　天雄炮，去皮脐　芍药附子炮，去皮脐　半夏汤洗七次　细辛去苗白术　黄芩　栝蒌根各一两

上为剉散。每服四钱，水二盏，生姜七片，煎七分，去滓，食前服。

前胡汤

治气实极，喘息冲胸，常欲自恚，心腹满痛，内外有热，烦呕不安。甚则唾血，气短乏，不欲食，口燥咽干。

前胡八两　半夏汤洗七次去滑　麻黄去节，汤　芍药各四两　黄芩三两　枳实麸炒去瓤，一两

上为剉散。每服四钱，水二盏，姜七片、枣一个，煎七分，去滓，不以时服。

钟乳散

治气虚极，皮毛焦，津液不通，力乏腹胀。甚则喘急，气短息塞，昼差夜甚。

炼成钟乳别研　干姜炮　桔梗　茯苓　附子炮，去皮脐　细辛去苗　桂心　人参各一两一分　白术一两　防风　牡蛎煅　栝蒌根各二两半

上为末。每服二大钱，温酒调下，食前。

竹叶汤

治精实极，眼视不明，齿焦发落形衰，通身虚热。甚则胸中痟痛，烦闷泄精。

生干地黄五两　芍药四两　黄芪　茯苓　泽泻　甘草炙　麦门冬去心，各三两

上剉散。每服四钱，水盏半，姜三片、淡竹叶十片，煎七分，去滓，不以时服。

磁石圆

治精虚极，尪羸惊悸，梦中遗泄，尿后遗沥，小便白浊。甚则茎弱核微，小腹里急。

磁石煅，醋淬　龙齿煅　苁蓉酒浸　茯苓各二两　人参　麦门冬去心　远志去心续断　赤石脂煅，醋淬　鹿茸酥炙，各一两半　地黄干者，三两　韭子炒　柏子仁　丹参各一两一分

上为末。蜜圆，梧子大。食前，温酒下三十圆至五十圆。

三黄圆

治骨实极，热，耳鸣，面色焦枯，隐曲膀胱不通，牙齿脑髓苦痛，手足酸疼，

---

① 咽肿：原作"咽睡"，形近之误，据四库本、人卫本改。

② 麦门冬去心：人卫本同。底本此下经人补出"各三两"3字。四库本"白石英，各三两"位居方末。

大小便闭。

黄芩六两，冬用三两　大黄二两，冬用四两，夏用三两　黄连春用四两，夏用七两，秋用六两，冬用二两

上三味捣，和蜜圆，豆大。每服十圆至十五圆，米饮下。

麋角圆

治骨虚极，面肿垢黑，脊痛不能久立，气衰，发落齿槁，腰背相引痛，甚则喜唾不了。方见五痿门

七气叙论

夫五脏六腑，阴阳升降，非气不生。神静则宁，情动则乱，故有喜、怒、忧、思、悲、恐、惊，七者不同，各随其本脏所生所伤而为病。故喜伤心，其气散；怒伤肝，其气击；忧伤肺，其气聚；思伤脾，其气结；悲伤心胞，其气急；恐伤肾，其气怯；惊伤胆，其气乱。虽七诊自殊，无逾于气。黄帝曰：余知百病生于气也。但古论有寒热忧恚，而无思悲恐惊，似不伦类，于理未然。然六腑无说，惟胆有者，盖是奇恒净腑，非转输例，故能蓄惊而为病。

七气证治

夫喜伤心者，自汗，不可疾行，不可久立，故经曰：喜则气散。怒伤肝者，上气，不可忍，热来荡心，短气欲绝，不得息，故经曰：怒则气击一作上。忧伤肺者，心系急，上焦闭，荣卫不通，夜卧不安，故经曰：忧则气聚。思伤脾者，气留不行，积聚在中腕①，不得饮食，腹胀满，四肢怠惰，故经曰：思则气结。悲伤心胞者，善忘，不识人，置物在处，还取不得，筋挛，四肢浮肿，故经曰：悲则气急。恐伤肾者，上焦气闭不行，下焦回还不散，犹豫不决，呕逆恶心，故经曰：恐

则精却。惊伤胆者，神无所归，虑无所定，说物不竟而迫，故经曰：惊则气乱。七者虽不同，本乎一气。脏气不行，郁而生涎，随气积聚，坚大如块，在心腹中，或塞咽喉，如粉絮，吐不出，咽不下，时去时来，每发欲死，状如神灵所作，逆害饮食，皆七气所生所成。治之各有方。

七气汤

治脏腑神气不守正位，为喜、怒、忧、思、悲、恐、惊忤郁不行，遂聚涎饮，结积坚牢，有如坏块，心腹绞痛，不能饮食，时发时止，发则欲死。

半夏汤洗去滑，五两　人参　桂心　甘草炙，各一两

上剉散。每服四钱，水盏半，姜七片、枣一枚，煎七分，去滓，食前服。

大七气汤

治喜怒不节，忧思兼并，多生悲恐，或时振惊，致脏气不平，憎寒发热②，心腹胀满，傍冲两胁，上塞咽喉，有如炙脔，吐咽不下，皆七气所生。

半夏汤洗七次，五两　白茯苓四两　厚朴姜制炒，三两　紫苏二两

上剉散。每服四钱，水盏半，姜七片，煎七分，去滓，食前服。

五噎证治

夫五噎者，即气噎、忧噎、劳噎、思噎、食噎。虽五种不同，皆以气为主。所谓气噎者，心悸，上下不通，噫哕不彻，胸背痛。忧噎者，遇天阴寒，手足厥冷，不能自温；劳噎者，气上膈，胁下支满，胸中填塞，攻背疼痛；思噎者，心怔悸，

---

① 中腕：人卫本同。四库本作"中脘"。

② 憎寒发热：底本及四库本作"增寒发热"，据人卫本改。本书"憎寒"多作"增寒"，此后统一改正，不再加校记。

喜忘，目视眈眈。食噎者，食无多少，胸中苦寒疼痛，不得喘息。皆由喜怒不常，忧思过度，恐虑无时，郁而生涎，涎与气搏，升而不降，逆害饮食，与五膈同，但此在咽嗌，故名五噎。

五噎散

治五种噎，食饮不下，胸背痛，呕哕不彻，攻刺疼痛，泪与涎俱出。

人参　茯苓　厚朴去粗皮，到，姜汁制，炒　枳壳麸炒，去瓤　桂心　甘草炙　诃子炮，去核　白术　橘皮　白姜炮　三棱炮　神曲炒　麦蘖炒，各二两　木香炮　槟榔　蓬术炮，各半两

上为末。每服二钱，水一盏，生姜三片、枣子一枚，煎七分，空心温服。盐汤点亦得。

沉香散

治五噎五膈，胸中久寒，诸气结聚，呕逆噎塞，食饮不化，结气不消。常服宽气通噎，宽中进食。

白术　茯苓各半两　木通　当归　橘皮　青皮　大腹子　大腹皮　槟榔　芍药各一两　甘草炙，一两半　白芷三两　紫苏叶四两　枳壳麸炒，去瓤，取三两

上为末。每服二钱，水一盏，姜三片、枣一枚，煎七分，空腹温服。

嘉禾散

治中满下虚，五噎五膈，脾胃不和，胸膈痞闷，胁肋胀满，心腹刺痛，可思饮食①。如中焦虚痞，不任攻击，脏腑虚寒，不受峻补。或因病气衰，不复常，禀受怯弱，不能多食，尤宜服之。

枇杷叶去毛，姜汁涂炙　薏苡仁微炒　缩砂仁　人参　茯苓各一两　石斛细到，用酒拌和，微炒　大腹子微炒　沉香　木香　藿香　杜仲去皮，姜酒涂，炙微焦　随风子如无，陈紧小诃子代，各三分　谷蘖微炒　白豆蔻　五味子微炒　桑白皮　丁香　槟榔

青皮各半两　半夏饼炙黄　神曲各一分　甘草炙，一两半　陈皮三分　白术炒，二两

上为末。每服二钱，水一盏，生姜三片、枣三枚，煎至七分，温服，不计时。五噎，入干柿一枚同煎，十服见效；膈气吐逆，羸困，入薤白三寸、枣五枚同煎。

盐津圆

治五疰八痞。

独头蒜不拘多少，每个开七窍，入去皮江子七粒，湿纸裹煨，研为膏，非大蒜也　丁香　橘红　木香　荜茇　胡椒

上等分为末。用蒜膏为圆，如梧子大。先嚼盐少许，令生津液，干咽二粒，渐加至三、五圆，临卧服。

《广五行记》永徽中，有僧维则病噎不能食，语弟子曰：吾死之后，便可开吾胸喉，视有何物。言绝而卒。弟子果开视胸中，得一物，形似鱼而有两头，遍体皆肉鳞。弟子置器中，跳跃不止，戏以诸味，皆随化尽。时夏中蓝盛作淀。有一僧以淀置器中，此虫遂绕器中走，须臾化为水。此乃生瘕，非五噎比。后人因以蓝治噎，误矣。

五膈证治

病有五膈者，胸中气结，津液不通，饮食不下，羸瘦② 短气，名忧膈；中脘实满，噫则醋心，饮食不消，大便不利，名曰思膈；胸胁逆满，噎塞不通，呕则筋急，恶闻食臭，名曰怒膈；五心烦热，口舌生疮，四肢倦重，身常发热，胸痹引背，不能多食，名曰喜膈；心腹胀满，咳嗽气逆，腹下若冷，雷鸣绕脐，痛不能

---

① 可思饮食：四库本、人卫本俱作"不思饮食"。

② 羸瘦：原作"嬴瘦"，据四库本、人卫本改。

食，名曰恐膈。此皆五情失度，动气伤神，致阴阳不和，结于胸膈之间，病在膻中之下，故名五膈；若在咽嗌，即名五噎。治之，五病同法。

五膈圆

治忧恚思虑，膈塞不通，及食冷物即发，其病苦心病[①]，不得气息，引背痛如刺，心下坚大如粉絮，紧痛欲吐，吐即差，食饮不下。甚者手足冷，短气。或上气喘急呕逆，悉主之。

麦门冬去心　甘草炙，各五两　人参四两　川椒炒出汗　远志去心，炒　细辛去苗桂心各三两　干姜炮，二两　附子炮，一两

上为末。蜜圆弹子大。含化，日三夜二。胸中当热，七日愈；亦可圆如梧子大，米汤下二三十圆。《延年方》夏加麦门冬、甘草、人参各一两。《经心录》以吴茱萸代桂，治遇寒冷则心痛，咽中有物，吐不出，咽不入，食饮减少，并可服之，不拘时候。

宽膈圆

治气不升降，胸膈结痞。

木香　京三棱炮　青皮各半两　半夏三两，汤洗七次　大腹子一分

上为细末。姜汁糊为圆，梧子大。食后米汤下二三十圆。

嘉禾散、沉香散

并治五膈。方见前五噎门

《三因极一病证方论》卷之八

---

① 心病：四库本、人卫本作"心痛"。底本将"病"字改作"满"。

卷之九

胸痞证治

病者心下坚，满痞急痛，肌中苦痹，缓急如刺，不得俛仰，其胸前皮皆痛，手不得犯，胸中愊愊而满，短气，咳唾引痛，咽塞不利，习习如痒，喉中干燥，时欲吐呕，烦闷，白汗时出，痛引彻背。不治，则数日杀人，病名胸痞。由下虚极，气上控膈使然，其脉阳微阴结。

栝蒌圆

治胸痞，胸中痛彻背，气塞，喘息咳喘，心腹痞闷。

栝蒌去瓤，取子，炒香熟，留皮与瓤别用　枳壳麸炒，去瓤，各等分

上二味，为细末。先取栝蒌皮瓤研末，水熬成膏，和二物末为圆，如梧子大。热熟水下二十五圆，日二，食后服。

橘皮生姜汤

治胸痞，胸中噎塞，愊愊如满，习习如痒，喉中涩，咳唾燥末①。

橘皮一两　枳实麸炒，去瓤，二钱　生姜半两

上为剉散。分二服，水二盏，煎七分，为一服，去滓，食前。

栀子汤

治胸痞切痛②方。此方与仓卒散煮制不同，故别出之。

栀子二两，烧存性　附子炮，三两

上为剉散。每服三钱，水一大盏，薤白三寸，同煎至五分，食前温服。

健忘证治

脾主意与思，意者记所往事，思则兼心之所为也。故论云，言心未必是思，言思则必是心，破外人议思心同时，理甚明也。今脾受病，则意舍不清，心神不宁，使人健忘，尽心力思量不来者是也。或曰：常常喜忘，故谓之健忘，二者通治。

小定志圆

治心气不定，五脏不足，甚者忧忧愁愁不乐，忽忽喜忘，朝差暮剧，暮差朝发。及因事有所大惊，梦寐不祥，登高涉险，致神魂不安，惊悸恐怯。

菖蒲炒　远志去心，姜汁淹，各二两　茯苓　茯神　人参各三两　辰砂为衣

上为末。蜜圆如梧子大。每服五十圆，米汤下。一方，去茯神，名开心散，饮服二钱匕，不以时。

菖蒲益智圆

治喜忘恍惚，破积聚，止痛，安神定志，聪明耳目。

菖蒲炒　远志去心，姜汁淹，炒　人参　桔梗炒　牛膝酒浸，各一两一分　桂心三分　茯苓一两三分　附子炮，去皮脐，一两

上末，蜜圆如梧子大。每服三十圆，温酒、米汤下，食前服。

———————

① 末：人卫本同。四库本作"沫"。
② 切痛：原作"窃痛"，据四库本、人卫本改。

虚烦证治

虚烦者，方论中所谓心虚烦闷是也。大抵阴虚生内热，阳盛生外热，外热曰燥，内热曰烦，此不分而分也。伤寒大病不复常，霍乱吐泻之后，皆使人心虚烦闷，妇人产蓐，多有此病。其证内烦，身不觉热，头目昏疼，口干咽燥，不渴，清清不寐，皆虚烦也。方例有虚烦近伤寒之说，不可不辨。又平人自汗，小便频并，遗泄白浊，皆忧烦过度之所致。伤寒属外因，忧烦属内因，霍乱兼不内外因，学者当辨析而调治。

淡竹茹汤

治心虚烦闷，头疼短气，内热不解，心中闷乱。及妇人产后，心虚惊悸，烦闷欲绝。

麦门冬去心　小麦各二两半　甘草炙，一两　人参　白茯苓各一两半　半夏汤洗七次，二两

上为剉散。每服四大钱，水二盏，姜七片，枣三枚，淡竹茹一块如指大，煎七分，去滓，食前服。虚劳烦闷，尤宜服之。

温胆汤

治大病后，虚烦不得眠，此胆寒故也，此药主之。又治惊悸。

半夏汤洗七次　竹茹　枳实麸炒，去瓤，各二两　陈皮三两　甘草一两，炙　茯苓一两半

上为剉散。每服四大钱，水一盏半，姜五片、枣一枚，煎七分，去滓，食前服。

酸枣仁汤

治霍乱，吐下增剧，虚劳烦扰，奔气在胸中，不得眠，或发寒热，头疼晕闷。

酸枣仁炒，一两三分　人参　桂心各一分　知母　茯苓各三钱三字　石膏煅，半两　甘草炙，二钱

上剉散。每服四钱，水一盏半，姜三片，枣一枚，煎七分，去滓，食前服。

五痿叙论

夫人身之有皮毛、血脉、筋膜、肌肉、骨髓以成形，内则有肝、心、脾、肺、肾以主之。若随情妄用，喜怒不节，劳佚兼并，致内脏精血虚耗，荣卫失度，发为寒热，使皮血、筋骨、肌肉痿弱，无力以运动，故致痿躄。状与柔风脚弱皆相类，以脉证并所因别之，不可混滥。柔风脚气，皆外所因；痿躄则属内，脏气不足之所为也，审之。

五痿证例

病者肺热，皮虚弱薄著，足痿躄，其色白而毛败，名曰皮痿，由肺热叶焦使然也。肺为五脏长，有所失亡，所求不得，则发肺鸣，肺鸣则肺叶焦。论曰：五脏因肺热焦，发为痿躄。

病者心下热，膝腕枢纽如折去而不相提挈，胫筋纵缓，不能任其地，其色赤而络脉溢，名曰脉痿。由悲哀太甚，阳气内动，数溲血。故本病论曰[1]：大经空虚，发为肌痹，传为脉痿。

病者肝热，口苦，筋膜干，筋急而挛，其色苍而爪枯，名曰筋痿。由思想无穷，所愿不得，意淫于外，入房太甚，宗筋弛纵，及为白淫。故《下经》曰：筋痿者，生于肝，使内也。

病者脾热，胃干而渴，肌肉不仁。其色黄而肉蠕动，名曰肉痿。由渐于湿地，以水为事，居处下泽，濡渍，痹而不仁。

---

[1]　故本病论曰：《素问·痿论篇第四十四》作"故本病曰"。

故《下经》曰：肉痿者，得之湿地也。

病者肾热，腰脊不举，骨枯而髓减，其色黑而齿槁，名曰骨痿。因有所远行劳倦，遇大热而渴，阳气内乏，热舍于肾，致水不胜火，则骨枯而髓虚。故《下经》曰：骨痿者，生于大热也。

五痿治法

诸治痿法，当养阳明与冲脉。阳明主胃，乃五脏六腑之海，主润宗筋，束骨以利机关。冲脉者，诸经之海，主渗灌溪谷，与阳明合养① 于宗筋，会于气街，属于带脉，络于督脉。故阳明虚，则宗筋纵，带脉不引，故足痿不用也。治之，各补其荣② 而通其输，调其虚实，和其逆顺，至筋脉骨肉各得其旺时，病乃已矣。

加味四斤圆

治肝肾脏虚③，热淫于内，致筋骨痿弱，不自胜持。起居须人，足不任地，惊恐战掉，潮热时作，饮食无味，不生气力，诸虚不足。

苁蓉酒浸　牛膝酒浸　天麻　木瓜干鹿茸燎去毛，切，酥炙　熟地黄　菟丝子酒浸通软，别研细　五味子酒浸，各等分

上为末。蜜圆如梧子大。每服五十圆，温酒、米汤，食前下。

一法

不用五味子，有杜仲。

麋角圆

治五痿皮缓毛瘁，血脉枯槁，肌肉薄着，筋骨羸弱，饮食不滋，庶事不兴，四肢无力，爪枯发落，眼昏唇燥，疲怠不能支持。

麋角镑，一斤，酒浸一宿　熟地黄四两大附子生，去皮脐，一两半

上用大麦米二升，以一半藉底，一半在上，以二布巾隔覆，炊一日，取出药与麦，别焙干为末。以浸药酒，添清酒煮麦粉为糊，搜和得所，杵三千下，圆如梧子大。每服五十圆，温酒、米汤任下，食前服。

王启玄传玄珠先生耘苗丹三方。序曰：张长沙戒人妄服燥烈之药，谓药势偏有所助，胜克流变，则真病生焉，犹悯苗不长而揠之者也。若禀气受血不强，合服此而不服，反忽略之，是不耘苗者也。

上丹

养五脏，补不足，秘固真元，均调二气，和畅荣卫，保神守中。久服轻身耐老，健力能食，明目，降心火，交肾水，益精气。男子绝阳，庶事不堪，女子绝阴，乃不能妊，腰膝重痛，筋骨衰败，面色黧黑，心劳志昏，寤寐恍惚，烦惯多倦，余沥梦遗，膀胱邪热，五劳七伤，肌肉羸瘁，上热下冷，难任补药，服之半月，阴阳自和，容色肌肉，光润悦泽。开心忆，安魂魄，消饮食，养胃气。

五味子半斤　百部酒浸一宿，焙　菟丝子酒浸，别研　肉苁蓉酒浸　杜仲炒断丝巴戟去心　远志去心　枸杞子　防风去叉白茯苓　蛇床子炒　山药　柏子仁别研，各二两

上为末。蜜圆梧子大。食前温酒、盐汤任下三十圆。春，煎干枣汤；夏，加五味子四两；四季月，加苁蓉六两；秋，加枸杞子六两；冬，加远志六两，食后兼服卫生汤。

卫生汤

补虚劳，强五脏，除烦养真，退邪

---

① 养：《素问·痿论篇第四十四》无。

② 各补其荣：《素问·痿论篇第四十四》作"各补其荥"。

③ 肝肾脏虚：底本及四库本作"肾脏肝虚"，据人卫本改。

热，顺血脉，缓中，安和神志，润泽容色。常服通畅血脉，不生痈疡，养胃益精。

当归　白芍药各四两　黄芪八两　甘草炙，一两

上为剉散。每服四钱，水盏半，煎七分，去滓，不以时。年老，加酒半盏煎。

中丹

补百损，体劣少气，善惊昏愦，上焦客热，中脘冷痰，不能多食，心腹弦满，脾胃气衰，精血妄行，容色枯悴。

黄芪　白芍药　当归各四两　白茯苓　人参　桂心各二两　川椒炒出汗，一两　大附子炮，去皮脐　黄芩各一两，为末，姜汁和作饼

上为末。粟米饮搜和得所，捣千杵，圆如梧子大。酒饮任下三、五十圆，食前服。

小丹

补劳益血，去风冷百病，诸虚不足，老人精枯神耗，女子绝伤断绪。久服益寿延年，安宁神志魂魄，流滋气血脉络，开益智慧，释散风湿，耳目聪明，筋力强壮，肌肤悦泽，气宇泰定。

熟地黄　肉苁蓉酒浸，各六两　五味子　菟丝子酒浸，各五两　柏子仁别研　天门冬去心　蛇床子炒　覆盆子　巴戟去心　石斛各三两　续断　泽泻　人参　山药　远志去心，炒焦　山茱萸　菖蒲　桂心　白茯苓　杜仲剉，炒丝断，各二两　天雄炮，去皮脐，一两　炼成钟乳粉扶衰三两，续老二两，常调一两，气完则删去

上为末。蜜圆，如梧子大。食前酒服三十圆至五十圆。忌五辛、生葱、芜荑、饧、鲤。虚人多起，去钟乳，倍地黄；多忘，倍远志、茯苓；少气神虚，倍覆盆子；欲光泽，倍柏子仁；风虚，倍天雄；虚寒，倍桂心；小便赤浊，三倍茯苓，一

倍泽泻；吐逆，倍人参。

芎桂散

治四肢疼痛软弱，行履不便。方见中风门。

藿香养胃汤

治胃虚不食，四肢痿弱，行立不能，皆由阳明虚，宗筋无所养，遂成痿躄。

藿香　白术　白茯苓　神曲炒去木　缩砂仁　薏苡仁炒　半夏曲　人参各半两　荜澄茄　甘草炙，各三钱半

上为粗末。每服四钱，水一盏半，生姜五片，枣二枚，同煎七分，去滓，不以时服。

失血叙论

夫血犹水也，水由地中行，百川皆理，则无壅决之虞；血之周流于人身荣、经、府、俞，外不为四气所伤，内不为七情所郁，自然顺适。万一微爽节宣，必至壅闭，故血不得循经流注，荣养百脉，或泣或散，或下而亡反，或逆而上溢，乃有吐、衄、便、利、汗、痰诸证生焉。十种走失，无重于斯，随证别之，乃可施治。

外因衄血证治

病者因伤风寒暑湿，流传经络，阴阳相胜，故血得寒则凝泣，得热则淖溢，各随脏腑、经络，涌泄于清气道中，衄出一升一斗者，皆外所因。治之各有方。

桂枝栝蒌根汤

治伤风汗下不解，郁于经络，随气涌泄，衄出清血；或清气道闭，流入胃管，吐出清血，遇寒泣之，色必瘀黑者。

桂心　白芍药　栝蒌根　甘草炙　川芎各等分

上为剉散。每服四大钱，水一盏半，姜三片、枣一枚，煎至七分，去滓服。头

痛加石膏。

麻黄升麻汤

治伤寒发热，解利不行，血随气壅，世谓红汗者是也。

麻黄去节，汤，二两半　升麻一两一分　黄芩　芍药　甘草生　石膏煅　茯苓各一两

上剉散。每服四大钱，水一盏半，姜三片，煎七分，去滓热服，微汗解。

五苓散

治伏暑饮热，暑气流入经络，壅溢发衄。或胃气虚，血渗入胃，停留不散，吐出一二升许。方见伤暑门，治衄则以茅花煎汤下，屡用得效。

除湿汤

治冒雨着湿，郁于经络，血溢作衄。或脾不和，湿着经络，血流入胃，胃满吐血。

茯苓　干姜各四钱　甘草炙　白术各二钱

上为剉散。每服四钱，水一大盏，煎六分，去滓服。头疼加川芎二钱，最止浴室中发衄。

内因衄血证治

病者积怒伤肝，积忧伤肺，烦思伤脾，失志伤肾，暴喜伤心，皆能动血，蓄聚不已，停留胸间，随气上溢，入清气道中，发为鼻衄，名五脏衄。

止衄散

治气郁发衄，无比神方。

黄芪六钱　赤茯苓　白芍药各三钱　当归　生干地黄　阿胶炙，各三钱

上为细末。煎黄芪汤调下二钱匕，未知再作。

不内外因证治

病者饮酒过多，及啖炙煿、五辛、热

食，动于血，血随气溢，发为鼻衄，名酒食衄；或堕车马，打扑伤损，致血淖溢，发为鼻衄，名折伤衄。

加味理中圆①

治饮酒过多，及啖炙煿热食，动血，发为鼻衄。

人参　白术　甘草炙　干姜炮　干葛　川芎各等分

上为剉散。每服四钱，水一盏，煎七分，去滓温服。

花蕊石散

治一切金疮，打扑伤损，猫犬咬伤，并于伤处掺傅②；或内损血入脏腑，壅溢作衄；及妇人产后，败血不散。

花蕊石细研，一斤　上色硫黄研细，四两

上二味，拌匀入藏瓶中，以纸筋捣黄泥固济，候干，焙令热透，以砖藉，用白炭一秤，顶上发火烧灰尽，候冷，取出，再研极细。诸脏伤，及妇人产后瘀血不行，并用童子小便，温酒调一二钱匕，取瘀血即效。

白及散

治鼻衄立效。

白及不拘多少

上为末。冷水调，用纸花贴鼻窍中。

一方

用黄胶，汤令软，贴鼻窍中。

三因吐血证治

病者诸血积聚，合发为衄，而清气道闭，浊道涌溢，凝停胸胃中，因即满闷，

---

① 加味理中圆：人卫本同。四库本"圆"作"丸"。底本将"圆"改作"汤"，是。

② 掺傅：四库本作"掺敷"。人卫本作"掺傅"。

吐出数斗至于一石者，名曰内衄；或因四气伤于外，七情动于内，及饮食房劳，坠堕伤损，致荣血留聚膈间，满则吐溢，世谓妄行。

桂枝栝蒌汤

治伤风吐血。

五苓散

治伤暑吐血。

除湿汤

治伤湿吐血。三方并见外因衄血证治

金屑丹

治三因吐血。及衄血下血，一切血溢妄行。

叶子雌黄

上一味，为粗末。入枣肉内，线系定，满着汤煮，用黑锡对雌黄斤两，镕作汁，倾入汤，煮一日，添汤候冷，取出雌黄洗净，干研为细末，却以煮药，枣肉和圆，如梧子大。每服五七圆，黑锡煎汤下。

伤胃吐血证治

病者因饮食过度，伤胃。或胃虚不能消化，致翻呕吐逆，物与气上冲蹙胃口决裂所伤，吐出其色鲜红，心腹绞痛，白汗自流，名曰伤胃吐血。

理中汤

能止伤胃吐血者，以其功理中脘，分利阴阳，安定血脉，方证广如《局方》，但不出吐血证，学者当自知之。

人参　白术　甘草炙　白姜炮，各等分

上为剉散。每服四钱，水一盏，煎七分，去滓，不以时服。或只煮干姜甘草汤饮之亦妙。方见《养生必用》

肺疽吐血证治

病者因饮啖辛热，热燥伤肺，血得热则溢，因作呕吐，出血一合或半升许，名曰肺疽。伤于腑，则属胃；伤于脏，则属肺。右① 以此分，不可不究。

二灰散

治肺疽吐血并妄行。

红枣和核烧存性　百药煎煅，各等分

上为细末。每服二钱，米汤调下。

折伤吐血证治

病者因坠闪肭，致伤五脏，损裂出血，停留中脘，脏热则吐鲜血，脏寒则吐瘀血如豆羹汁，此名内伤。治之各有方。

加味芎䓖汤

治打扑伤损，败血流入胃脘，呕吐黑血，或如豆羹汁。

川芎　当归　白芍药　百合水浸半日　荆芥穗各等分

上为剉散。每服四钱，水一盏，酒半盏，同煎七分，去滓，不以时服。

折伤瘀血证治

病者有所坠堕，恶血留内，或因大怒，肝血洴湿②，停蓄不散，两胁疼痛，脚善痿，骨节时肿，气上不上③，皆由瘀血在内。治之各有方。

鸡鸣散

治从高坠下，及木石所压。凡是伤损，血瘀凝积，气绝欲死。并久积瘀血，烦躁疼痛，叫呼不得，并以此药利去瘀血即愈。此药推陈致新，治折伤神效。

大黄一两，酒蒸　杏仁三七粒，去皮尖

---

① 右：四库本、人卫本同。底本眉批将"右"字改作"古"字，义长。

② 湿：四库本、人卫本同。底本眉批改作"溢"。

③ 上：四库本、人卫本同。底本眉批改作"下"。

上研细，酒一碗，煎至六分，碗裂去滓，鸡鸣时服，次日，取下瘀血，即愈。若便觉气绝，不能言，取药不及，急擘口开，以热小便灌之。

病余瘀血证治

病者或因发汗不彻，及吐衄不尽，瘀蓄在内，使人面黄唇白，大便黑，脚弱气喘，甚则狂闷，皆瘀血所致。治之各有方。

犀角地黄汤

治伤寒及温病，应发汗而不汗，内蓄为瘀血。及鼻衄吐血不尽，余血停留，致面黄，大便黑。

犀角一两　生地黄八两　芍药三两　牡丹皮二两

上为剉散。每服四钱，水一盏半，煎七分，去滓。狂者，加大黄二两、黄芩三两。其人脉大来迟，腹不满，自言满，为无热，但依方，不须加也。

汗血证治

病者汗出正赤污衣，名曰汗血。皆由大喜伤心，喜则气散，血随气行。妇人产蓐，多有此证。

葎草汁

治产妇大喜，汗出污衣赤色。及膏淋尿血。

葎草不拘多少

上捣取汁二升，醋二合和，空腹饮一杯。或浓煮汁饮。亦治淋沥尿血。

便血证治

病者大便下血，或清或浊，或鲜或黑，或在便前，或在便后，或与泄物并下。此由内外有所感伤，凝停在胃，随气下通，亦妄行之类，故曰便血。

伏龙肝汤

治先便后血，谓之远血。兼治吐衄。

伏龙肝半斤　甘草炙　白术　阿胶　干地黄《千金》作干姜　黄芩各三两

上为剉散。每服五钱，水一盏，煎七分，去滓，空腹温服。一法：有附子三两，炮入。

当归赤小豆散

治先血而后便，谓之近血。

赤小豆五两，浸令芽出，晒干。一法熬令拆　当归一两

上为末。浆水服方寸匕，日三四服。

风痢下血证治

病者因风停于肤腠，乘虚入肠胃，风动血，故便清血，或下瘀血，注下无度，名曰风利。古方以此为蛊痢，非也。

胃风汤

治大人小儿，风冷乘虚入客肠胃，水谷不化，泄泻注下。及肠胃湿毒，下如豆汁，或下瘀血，日夜无度。

人参　白茯苓　芎䓖　桂心　当归　白芍药　白术

上等分，为剉散。每服四钱，水一盏半，入粟米百余粒，同煎七分，去滓，空心，稍热服。

料　简

夫便血，有肠痔、蛊毒、热痢、酒痢、血枯、肺痿等，别有门类，其如风痢，亦当在痢门，以纯下清血，故附于此，不可不知。

尿血证治

病者小便出血，多因心肾气结所致，或因忧劳，房室过度，此乃得之虚寒。故《养生》云："不可专以血得热为淖溢"

为说，二者皆致尿血，与淋不同，以其不痛，故属尿血，痛则当在血淋门。

发灰散

治小便尿血，或先尿而后血，或先血而后尿，亦远近之谓也。

发灰《本草》云：能消瘀血，通关格，利水道，破癥瘕痈肿、狐尿刺、尸疰、杂疮，疗转胞，通大小便，止咳嗽鼻衄

上一味，每用二钱，以米醋二合、汤少许调服①，并花水调亦得。兼治肺疽、心衄。内崩吐血一两口，或舌上血出如针孔，若鼻衄，吹内立已。一法：棕榈烧灰，米饮调下，大治大小便下血。又一法：同葵子等分为末，饮服二钱，治转胞尤妙。

玉屑膏

治尿血，并五淋砂石，疼痛不可忍受者。

黄芪　人参各等分

上为末。用萝卜大者，切一指厚、三指大四五片，蜜淹少时，蘸蜜炙干，复蘸，尽蜜二两为度，勿令焦，炙熟，点黄芪人参末吃，不以时，仍以盐汤送下。

癥瘕证治

癥瘕积聚，随气血以分门。故方云，以癥瘕属肝部，积聚属肺部，不亦明矣。况七者火数，属心，盖血生于心；八者木数，属肝，盖血归于肝。虽曰强分，理似不混。夫癥者，坚也，坚则难破；瘕者，假也，假物成形。然七癥八瘕之名，经论亦不详出，虽有蛟龙、蛇②、鳖、肉、发、虱、米等七证，初非定名，偶因食物相感而致患耳。若妇人七癥八瘕，则由内、外、不内外因，动伤五脏气血而成。古人将妇人病为痼疾，以蛟龙等为生瘕，然亦不必如此执泥。妇人癥瘕，并属血病，龙蛇鱼鳖等，事皆出偶然，但饮食

间，误中之，留聚腹脏，假血而成，自有活性。亦犹永徽中僧病噎者，腹有一物，其状如鱼，即生瘕也。与夫宿血停凝，结为痞块③，虽内外所感之不同，治法当以类相从。所谓医者，意也，如以败梳治虱瘕，铜屑治龙瘕，曲蘖治米瘕，石灰治发瘕，如此等类，方论至多，不复繁引，学者可以理解。

大消石圆

治七癥八瘕，聚结痞块④，及妇人带下绝产，并欲服丹药，腹中有癥瘕者，当先下之。此药但去癥瘕，不令人困。

消石六两　大黄八两　人参　甘草各三两

上为末。以三年苦酒三升，置铜器中，以竹作准，每一升作一刻，挂器中，先内大黄，常搅不息，使微沸，尽一刻，乃内余药；又尽一刻，极微火熬，使可圆，则圆如鸡子中黄；若不能服大圆，则作小圆如梧子大。米汤下三十圆，四日一服。妇人服之，或下如鸡肝，或如米泔，正赤黑等三二升。下后忌风冷，自养如产妇。

小三棱煎

治食癥酒癖，血瘕气块，时发刺痛，全不思食。及积滞不消，心腹坚胀，痰逆呕哕，噫酢吞酸，胁肋刺痛，胸膈痞闷，并脾气横泄。

京三棱　蓬莪术各四两　芫花一两，去梗叶

---

①　调服：原作"服服"，据四库本、人卫本改。

②　蛇：四库本同。人卫本作"鱼"。

③　痞块：原作"肧块"，据四库本、人卫本改。底本眉批"肧，别本作坏"。

④　痞块：原作"坏块"，据四库本、人卫本改。

上同入瓷器中，用米醋五升浸满，封器口，以灰火煨令干，取出棱、术，将芫花以余醋炒令微焦，焙干为末，醋糊圆，如绿豆大。每服十五圆，生姜汤下。妇人血分、男子脾气横泄，肿满如水，用桑白皮煎汤下。

三圣圆

治积年癥瘕癖块，诸药疗理不差，至效。

舶上硫黄一两　水银半两　硇砂去砂石，一分

上三物，乳盆内衮研如粉，却以生铁铫内，用文武火熬镕成汁，以火箸搅令匀，停冷，刀划下，以纸裹置地坑内埋一宿，取出，再研细。次以

赤芍药　当归　荆三棱　蓬莪术　红花各一分，同用

并细剉，以法酒一升，煎及一半，漉出，砂盆内研，生布裂汁，再熬，放冷，入飞罗面为糊，搜圆如绿豆大。治因产后伤于饮食，结伏在腹胁，时发疼痛不可忍者。当归浸酒一升，逐旋取酒，暖下七圆至十圆，每服磨癖块，空心温酒下三圆至五圆，所余药滓①，裂了焙干为末，别入

干地黄□两②　真蒲黄　芫花各一分，醋炒焦黄

上为末。以前一般糊圆，如绿豆大。治女人血脏，冷气攻心疼，及一切血疾，温酒下十圆。

一握七圆

治脏腑宿蕴风冷，气血不和，停滞宿饮，结为癥瘕痞块③；及妇人血瘕，肠胃中塞，饮食不下，咳逆胀满；及下利赤白，霍乱转筋；及踒躄拳挛，腰脊脚膝疼痛，行步不能。常服健脾暖胃，坚骨强阳。

神曲半斤，炒黄　大附子二只，炮，去皮脐　甘草二两，炙

上末。蜜圆，每左手一握，分作七圆。每服一圆，细嚼，米饮下。

妙应丹

治诸脏气虚，积聚烦闷，及饮食中蛊毒，或食水陆果瓜，子卵入腹，而成虫蛇鱼鳖，或宿食留饮。妇人产后，败血不消。女子月水不通，结为癥瘕，时发寒热，唇口焦黑，肢体瘦削，嗜卧多魇，食少腹痛，大便糟粕，变成冷痢。

附子四个，六七钱重者，生，去皮脐，剜作瓮，入硇砂共一两七钱半，面剂裹，煨熟，去面不用　荜茇　木香炮　青皮　破故纸炒，各三两半

上为末。面糊搜圆，如梧子大。每服三十圆，生姜橘皮汤下；泄利，米汤下，加至五十圆。

癫痫叙论

夫癫痫病，皆由惊动，使脏气不平，郁而生涎，闭塞诸经，厥而乃成；或在母胎中受惊，或少小感风寒暑湿，或饮食不节，逆于脏气，详而推之，三因备具。风寒暑湿得之外，惊恐震慑得之内，饮食饥饱属不内外。三因不同，忤气则一，传变五脏，散及六腑，溢诸络脉。但一脏不平，诸经皆闭，随其脏气，证候殊分，所谓象六畜，分五声，气色脉证，各随本脏所感所成而生诸证。古方有三痫、五脏痫、六畜痫，乃至一百二十种痫，以其禀赋不同，脏腑强弱，性理躁静，故诸证蜂起。推其所因，无越三条，病由都尽矣。

---

① 所余药滓：原作"所是药滓"，据四库本、人卫本改。

② □两：四库本作"五钱"。人卫本无。

③ 痞块：原作"坏块"，据四库本、人卫本改。

癫痫证治

病者旋晕颠倒，吐涎沫，搐搦腾踊，作马嘶鸣，多因挟热着惊，心动胆慑，郁涎，涎入心之所致也，名曰马痫。以马属在午，手少阴君火主之，故其病生于心经。病者晕眩，四肢烦疼，昏闷颠倒，掣纵吐沫，作羊叫声，多因少小脐疮未愈，数洗浴，湿袭脾经之所致也，名曰羊痫。以羊属未，坤位，足太阴湿土主之，故其病生于脾经。病者昏晕颠倒，两手频伸，叫作鸡声，须臾即醒，醒后复发，多因少小燥气伤胃，烦毒内作，郁涎入胃之所致也，名曰鸡痫。以鸡属酉，足阳明燥金主之，故其病生于胃经。病者眩晕颠倒，眼目相引，牵纵急强，作猪叫鸣，吐涎沫，食顷方已，多因少小吐利挟风之所致也，名曰猪痫。以猪属亥，手厥阴心胞风木主之，故其病生于右肾经。病者眩晕颠倒，目反口噤，瘈纵吐沫，作牛吼声，多因少小湿热伤肺，涎留肺系，遇燥热则发动，名曰牛痫。以牛属丑，手太阴湿土主之，故其病生于肺经。

六珍丹

治风痫失性，颠倒欲死，或作牛吼马嘶，鸡鸣羊叫，猪噪等声，腑脏相引，气争掣纵，吐沫流涎，久而方苏。

通明雄黄　叶子雌黄　未钻真珠各一两　铅二两，熬成屑　丹砂半两　水银一两半

上研令极匀，蜜圆，如梧子大。每服三圆至五圆，姜枣汤下。须捣二三万杵，乃可圆。

矾丹

治五癫百痫，无问阴阳冷热。

虢丹　晋矾各一两

上用砖凿一窠，可容二两许，先安丹在下，次安矾在上，以白炭五斤煅令炭尽，取出细研，以不经水猪心血为圆，如绿豆大。每服十圆至二十圆，橘皮汤下。

大镇心丹

治一百二十种癫痫，惊狂谵妄颠倒，昏不知人，喷吐涎沫，及治心惊胆寒，清清不睡，或左胁偏疼。

辰砂用黄松节酒煮　龙齿用远志苗醋煮

上只取辰砂、龙齿各等分，为末，猪心血为圆，如鸡头大。每服一圆，以麦门冬叶、绿豆、灯心、生姜、白蜜，水煎豆熟为度，临卧咽下。小儿磨化半圆，量岁数与之。

蛇黄丹

治五脏六腑诸风，癫痫掣纵，吐涎沫，不识人，及小儿急慢惊风。

蛇含四枚，建盏内煅红，以楮树汁一碗淬干　天南星炮　白附子　辰砂别研　麝香别研，各半两

上为末。糯米糊圆，如梧子大。每服温汤，磨化一圆，量大小与服，大人嚼细三五圆，温酒、米汤任下。

凡　例

夫五痫合属五脏，而无肾有胃者，以肾属鼠，非畜养物，神无主治，故不作痫；胃属鸡，系六畜物，故有象；兼胃为五脏海，非余腑比。又犬属戌，手少阳小肠经主之，虽属六畜，初无犬痫者，以辰戌为魁罡，四杀没处，不兴痫象。古方类例，未之究也，学者宜知之。

狂证论

夫三阳并三阴，则阳虚而阴实，故癫；三阴并三阳，则阴虚而阳实，故狂。论曰：阳入阴，其病静；阴入阳，其病怒，怒则狂矣。病者发狂不食，弃衣奔走，或自称神圣，登高笑歌，逾墙上屋，所至之处，非人所能，骂詈妄言，不避亲

属，病名狂。多因阳气暴折，蓄怒不决之所致。故经曰：阳明常动，太阳少阳不动，不动而动为大疾。此其候也。

镇心丹

治心气不足，病苦惊悸，自汗，心烦闷，短气，喜怒悲忧，悉不自知，亡魂失魄，状若神灵所凭。及治男子遗泄，女子带下。

光明辰砂研　白矾煅汁尽，各等分

上为末。水圆如鸡头大。每服一圆，煎人参汤下，食后服。

大补心丹

治忧思恶虑过多，致神志不宁，魂魄失守，虚阳外泄，则自汗呕吐，泻利频数，诸阴不生，则语言重复，松悸眩晕。兼治大病后虚烦不得眠，嬴瘦困乏；及妇人胎前产后，悉能主之。常服安心神，调血脉，镇惊补虚。

黄芪蜜炙　茯神　人参　酸枣仁炒熟地黄各一两　远志去心，炒　五味子　柏子仁各半两，别研

上为末。蜜圆，如梧子大。用辰砂为衣。每服三十圆，米汤、温酒任下。盗汗不止，麦麸汤下；乱梦失精，人参龙骨汤下；卒暴心痛，乳香汤下；肌热虚烦，麦门冬汤下；吐血，人参卷柏汤下；大便下血，当归地榆汤下；小便尿血，赤茯苓汤下；中风不语，薄荷牛黄汤下；风痫涎潮，防风汤下。

矾丹

亦治狂。方见癫痫门

凡伤寒阳毒，及蓄瘀血，皆发狂，各见本门。

九痛叙论

夫心痛者，在方论则曰九痛，《内经》则曰举痛，一曰卒痛。种种不同，以其痛在中脘，故总而言之曰心痛，其实非心痛也。若真心痛，则手足青至节，若甚，且发昼死①，昼发夕死，不在治疗之数。方中所载者，乃心主包络经也。若十二经络外感六淫，则其气闭塞，郁于中焦，气与邪争，发为疼痛，属外所因；若五脏内动，汩以七情，则其气痞结，聚于中脘，气与血搏，发为疼痛，属内所因；饮食劳逸，触忤非类，使脏气不平，痞隔于中，食饮遁疰，变乱肠胃，发为疼痛，属不内外因。治之当详分三因，通中解散，破积溃坚，随其所因，无使混滥，依经具录诸证，以备治法云尔。

外所因心痛证治

足厥阴心痛，两胁急，引小腹连阴股相引痛。手心主心痛彻背，心烦，掌中热，咽干，目黄赤，胁满。足太阴心痛，腹胀满，濇濇然大便不利，膈闭咽塞。手太阴心痛，短气不足以息，季胁空痛，遗失无度，胸满烦心。足少阴心痛，烦剧面黑，心悬若饥，胸满，腰脊痛。背输诸经心痛，心与背相引，心痛彻背，背痛彻心。诸腑心痛，难以俛仰，小腹上冲，卒不知人，呕吐泄泻，此皆诸经、诸俞、诸腑涉邪所致病，属外所因。

内所因心痛证治

肝心痛者，色苍苍如死灰状，终日不得太息；真心痛者，手足青至节，旦发夕死，夕发旦死；脾心痛者，如针锥刺其心腹，蕴蕴然气满；肺心痛者，若从心间起，动作痛益甚，色不变；肾心痛者，与背相引，善瘈，如物从后触其心，身偃

---

① 旦发昼死：四库本作"旦发夕死"。人卫本作"夕发昼死"。

偻；胃心痛者①，腹胀满，不下食，食则不消。皆脏气不平，喜怒忧郁所致，属内因。

不内外因心痛证

久积心腹痛者，以饮啖生冷果实，中寒不能消散，结而为积，甚则数日不能食，便出干血，吐利不定，皆由积物客于肠胃之间，遇食还发，名积心痛。及其脏寒生蛔致心痛者，心腹中痛，发作肿聚，往来上下，痛有休止，腹热涎出，病属不内外因。方证中所谓九种心痛，曰饮、曰食、曰风、曰冷、曰热、曰悸、曰虫、曰注、曰去来痛者。除风热冷属外所因，余皆属不内外。更妇人恶血入心脾经，发作疼痛，尤甚于诸痛。更有卒中客忤，鬼击尸疰，使人心痛，亦属不内外因。

三因心痛总治

蜜附汤

治心腹疼痛，或吐或泄，状如霍乱。及疗冒涉湿寒，贼风入腹，拘急切痛。

附子生，去皮脐，切作四片，以白蜜煎令附子变色，以汤洗去蜜，切，半两　桂心　芍药各三分　甘草炙，四钱

上为剉散。每服四大钱，水一盏，姜五片，枣二枚，煎七分，去滓，食前。大便秘结，入白蜜半匙，同煎。

麻黄桂枝汤

治外因心痛，恶寒发热，内攻五脏，拘急不得转动。

麻黄去节，汤浸，焙干　桂心　白芍药　细辛去苗　干姜炮　甘草炙，各三分　半夏汤洗七次　香附炒去毛，各半两

上为剉散。每服四大钱，水盏半，姜五片，煎七分，去滓，食前服。大便秘，入大黄如博棋大两枚，煎。

加味小建中汤

治心腹切痛不可忍，按轻却痛，按重则愈，皆虚寒证，服热药并针灸不差，此药主之。

桂心三分　甘草炙，半两　白芍药一两半　远志去心，半两

上为剉散。每服四大钱，水一盏半，姜五片，枣一枚，煎七分，去滓，入饧糖一块如皂荚子大，煎令镕，食前温服。

鸡舌香散

治心腹卒痛。安胃进食，调冷热，定泄泻，老少通用。

丁香一百枚　甘草半两　高良姜一两　白芍药二两

上为细末。每服二钱匕，陈米饮调下，空心，食前服。王启玄子序云：初余为禁队，因此证处与御医，使令施用，后至富贵，乃由此始。

诃子散

治心脾冷痛不可忍，一服见效。及老幼霍乱吐泻，其效如神。

诃子炮，去核　甘草炙　厚朴姜制炒　干姜炮　草果去皮　陈皮　良姜炒　茯苓　神曲炒　曲蘖炒，各等分

上为末。每服二钱，候发刺不可忍时，用水一盏，煎七分，入盐服。如速则盐点。

九痛圆

治九种心痛，虫痛、疰痛、风痛、悸痛、食痛、饮痛、冷痛、热痛、往来痛。兼治卒中恶，腹胀痛，口不能言。又治连年积冷，流在心胸，并冷肿痛，上气，落马坠车，瘀血等疾。

附子三两，炮，去皮脐　狼毒炙香　巴

---

① 胃心痛者：原缺"痛"字，据四库本、人卫本补。

豆去皮心膜，炒，秤一两　人参　干姜炮
吴茱萸浸洗，各一两，炒

上为末。炼蜜圆如梧子大。每服空腹
温酒下三圆。卒中恶心痛，不能言，服
三圆。

苏合香圆

治传尸骨蒸殗碟，肺痿疰忤鬼气，卒
心痛，霍乱吐利时气，鬼魅瘴疟，赤白暴
利，瘀血月闭，痃癖丁肿，惊痫，鬼忤中
人，小儿吐乳，大人狐狸等病方。

苏合香油入安息香内　薰陆香别研　龙
脑各一两　白术　丁香　朱砂研，水飞　青
木香　白檀香　沉香　乌犀镑　安息香别
为末，用无灰酒一升熬膏　香附子去毛　诃
子煨，去核　麝香　荜茇各二两

上为末。用安息香等膏，同炼蜜旋
圆，如梧子大。早朝井花水温冷，任意化
下四圆，老人、小儿一圆，温酒化服亦
得。辟邪用蜡纸裹一圆，如弹子大，缝袋
盛带之。

撞气阿魏圆

治九种心痛，五种噎疾，痃癖气块，

冷气攻刺；及脾胃停寒，胸满膨胀，腹痛
肠鸣，呕吐酸水，丈夫小肠气，妇人血气
血刺等。

阿魏二钱半，酒浸一宿，以面为糊　胡
椒二钱半　甘草　茴香炒　川芎　青皮
陈皮　丁香皮炒　蓬术各一两，炒　缩砂
仁　桂心　白芷炒，各半两　生姜四两，切
作片，用盐一两淹一宿，炒黑色

上为末。阿魏糊为圆，如鸡头大，每
药一斤，用朱砂七钱为衣。丈夫气痛，炒
姜盐汤下二粒至三粒；妇人血气，醋汤
下；常服，茶、酒任下二粒，并嚼细咽，
食前。

仓卒散

治气自腰腹间，挛急疼痛，不可屈
伸，腹中冷重如石，痛不可忍，白汗如
洗，手足冰冷，久不差，垂死方。

山栀子四十九个，连皮烧半过　附子一
枚，炮，去皮脐

上为末。每服二钱，酒一小盏，入盐
少许，煎七分，温服。又治胸痞切痛。

失笑散　方见前疝门

《三因极一病证方论》卷之九

卷之十

劳瘵叙论

夫骨蒸、殗殜①、复连、尸疰、劳疰、虫疰、毒疰、热疰、冷疰、食疰、鬼疰等，皆曰传尸者，以疰者、注也，病自上注下，与前人相似，故曰疰。其变有二十二种，或三十六种，或九十九种。大略令人寒热盗汗，梦与鬼交，遗泄白浊，发干而耸，或腹中有块，或脑后两边有小结核，连复数个，或聚或散，沉沉默默，咳嗽痰涎，或咯脓血，如肺痿、肺痈状；或复下利，羸瘦困乏，不自胜持，积月累年，以至于死，死后乃疰易傍人，乃至灭门者是也。更有蜚尸、遁尸、寒尸、丧尸、尸注等，谓之五尸，及大小附着等证不的②。知其所苦，无处不恶，乃挟诸鬼邪而害人。以三因收之，内非七情所忤，外非四气所袭，虽若丽乎不内外因，奈其证多端，传变迁移，难以推测。故自古及今，愈此病者，十不得一。所谓狸骨、獭肝、天灵盖、铜鉴鼻，徒有其说，未尝见效，唯膏肓俞③、崔氏穴，若闻，早灸之，可否几半，晚既不济也。近集得经效方，有人服之颇验，谩录于左，余缺以俟明哲。

劳瘵诸证

病者憎寒发热，自汗面白，目干口苦，精神不守，恐畏不能独卧，其传在肝；病者憎寒发热，面黑鼻燥，忽忽喜忘，大便苦难，或复泄泻口疮，其传在心；病者憎寒发热，面青唇黄，舌本强，不能咽，饮食无味，四肢羸瘦，吐涎沫，传在脾；病者憎寒发热，面赤鼻白，干燥毛折，咯嗽喘急，时吐白涎，或有血线，传在肺；病者憎寒发热，面黄，耳轮焦枯，脞骨痠痛，小便白浊遗沥，胸痛，传在肾。所谓劳蒸者，二十四种，随证皆可考寻。毛折发焦，肌肤甲错，其蒸在皮；外人觉热，自反恶寒，身振瞤剧，其蒸在肉；发焦鼻衄，或复尿血，其蒸在血；身热烦燥④，痛如针刺，其蒸在脉；爪甲焦枯，眼昏，两胁急痛，其蒸在筋；板齿黑燥，大杼酸疼，其蒸在骨；背脊疼痛，脞骨酸痹，其蒸在髓；头眩热闷，口吐浊涎，眼多眵泪，其蒸在脑；男子失精，女子白淫，其蒸在玉房；乍寒乍热，中脘与膻中烦闷，其蒸在三焦；小便赤黄，凝浊如膏，其蒸在膀胱；传道不均，或秘或泄，腹中雷鸣，其蒸在小肠；大腹隐痛，右⑤鼻干疼，其蒸在大肠；口鼻干燥，腹胀，睡卧不安，白汗出，其蒸在胃；口苦耳聋，胁下痛，其蒸在胆；里急后重，肛门涩闭，其蒸在回肠；小腹疼痛，筋脉

---

① 殗殜：原作"殗殜"，四库本同，据人卫本统一更正，余处不再一一出注。

② 不的：四库本、人卫本作"不一"。

③ 膏肓俞：原作"膏育俞"，据四库本、人卫本改。

④ 身热烦燥：人卫本同。四库本"燥"作"躁"。

⑤ 右：人卫本同。四库本作"舌"。

纵缓，阴器自强，其蒸在宗筋；眼昏泪下，时复眩晕，燥怒不常，其蒸在肝；舌焦黑，气短烦闷，洒洒淅淅，其蒸在心；唇干口疮，胸腹胀闷，畏寒不食，其蒸在脾；咳嗽喘满，咯痰吐血，声嘶音远，其蒸在肺；耳轮焦枯，脚气酸疼，起居不得，其蒸在肾；情想不宁，无故精泄，白物绵绵而下，其蒸在右肾；心主胞络，心膈噎塞，攻击疼痛，俛仰烦冤，其蒸在膈。诸证虽曰不同，其根多有虫啮其心肺，治之不可不绝其根也。

劳瘵治法

取劳虫方

青桑枝　柳枝　石榴皮　桃枝　梅枝各七茎，每长四寸许　青蒿一小握

上用童子小便一升半、葱白七茎，去头叶，煎及一半，去滓，别入安息香、阿魏各一分，再煎至一盏，滤去滓，调辰砂末半钱、槟榔末一分、麝香一字，分作二服调下，五更初一服，五更三点时，一服，至巳牌时，必取下虫。色红者可救，青者不治。见有所下，即进软粥饭，温暖将息，不可用性及食生冷毒物。合时须择良日，不得令猫犬、孝服、秽恶、妇人见。

神授散

治诸传尸、劳气、杀虫方。得之于清源郡王府。

川椒二斤，择去子并合口者，炒出汗

上为末。每服二钱，空心，米汤调下。须痹晕闷少顷[1]；如不能禁，即以酒糊为圆，如梧子大，空心服三五十圆。昔人尝与病劳妇人交，妇人死，遂得疾。遇一异人云：劳气已入脏，遂与此方，令急服二斤，其病当去。如其言服之几尽，大便出一虫，状如蛇，自此遂安。续有人服

之，获安济者多矣。

润神散

治劳瘵憎寒，发热口干，咽燥[2]自汗，疲剧烦躁。

人参　黄芪　甘草炙　桔梗　麦门冬各等分

上为末。每服二钱，水一盏，煎七分，不以时。自汗，入淡竹叶、小麦同煎。

温金散

治积劳，咳嗽喘闷，咯痰中有血。

甘草生用　黄芩　桑白皮　防风去叉　杏仁去皮尖，以五味各一两，米泔[3]浸一宿，取出握干，略炒　麦门冬一分，去心　茯神半两

上为末。每服二大钱，水一盏，入黄蜡一片如指大，同煎至七分，食后热服。

蛤蚧散

治积劳、久咳、失音方。

蛤蚧一对，去口足，温水浸去膜，刮了血脉，用好醋炙　诃子煨，去核　阿胶炒　熟地黄　麦门冬去心　细辛去苗　甘草炙，各半两

上为末。蜜圆，如皂子大。每服一圆，含化，不拘时候服。

苏合香圆

治传尸、骨蒸，瘫碟、肺痿、疰忤、鬼气、心痛、霍乱、时气、瘴疟等方。方见九痛门

此方盛行于世，大能安气，却外邪。凡病自内作，不晓其名者，服之皆效。最治气厥，气不和、吐利、荣卫关格，甚有

---

① 少顷：原作“少须”，据四库本、人卫本改。

② 燥：原作“噪”，据四库本、人卫本改。

③ 米泔：原作“米甘”，据四库本、人卫本改。

神效。

疰忤中恶证治

病者卒心腹胀满，吐利不行，如干霍乱状，世所谓冲恶是也。由人精神不全，心志多恐，遂为邪鬼所击，或复附着，沉沉默默，寝言谵语，诽谤骂詈，讦露人事，不避讥嫌，口中好言，未然祸福，及至其时，毫发无失；人有起心，已知其肇，登高涉险，如履平地；或悲泣呻吟，不欲见人，其状万端，如醉如狂，不可概举。此皆鬼神及诸精魅，附着惑人，或复触犯忌讳，土地神灵，为其所作，非有真实，但随方俗考验治之。方列于后。

还魂汤

治卒中恶，感忤鬼击飞尸，诸奄忽气绝，无复觉知。或已死绝，口噤不开，去齿下汤；或汤入口不下者，分病人发，左右捉，踏肩引之，药下复增，取尽一升，须臾立苏。

麻黄去节，汤，三两　桂去皮，二两　甘草一两　杏仁去皮尖，二百一十粒①

上剉散。每服四大钱，水一盏半，煎七分，去滓，不以时服。

桃奴圆

治心气虚有热，恍惚不常，言语错乱，尸疰客忤，魇梦不祥，小儿惊痫，并宜服之。

桃奴七枚，别研为末　辰砂半两，别研　桃仁十四枚去皮，麸炒，别研为末　生玳瑁镑过为末，一两　牛黄别研碎，一分　龙脑别研，一分　雄黄用桃叶煮，水研飞取，三分　黑犀石上以水磨，澄去水，取细末，半两　麝香别研，一分　安息香一两，以无灰酒斟酌多少研飞，去砂土，银器中入桃仁、琥珀熬成膏　琥珀别研，三分

上为细末，和入前膏，圆如鸡头大，阴干，密器封闭，净室安置。煎人参汤研下一圆，食后临卧服。

苏合香圆

治卒中恶，忤疰。方见九痛门

蛊毒叙论

江南闽中山间人，以蛇虺、蜈蚣、蜓蚰、虾蟆等百虫同器畜之，使其自相食啖，胜者为灵以事之，取其毒，杂以菜果饮食之类以害人，妄意要福，以图富贵。人或中之，证状万端，广如治百蛊说，或年岁闻人多死。又有人家，香火伏事如家先者，亦谓之蛊，能病人，世谓之蛊注；以姓类属五音，谓之五蛊。此皆边鄙邪僻之地，多有此事，中都则蔑闻也。

中蛊证治

夫中蛊毒者，令人心腹绞痛，如有物啮，吐下血皆如烂肉。若不即治，食人五脏即死。验之，令病人②唾水，沉即是蛊。有人行蛊毒以病人，若欲知其姓名者，以败鼓皮烧作末，饮服方寸匕，须臾自呼蛊家姓名，可语令呼唤将去则愈。治之亦有方。

丹砂圆

治蛊毒从酒食中着者方，端午日合。

辰砂别研　雄黄别研，水飞　赤脚蜈蚣　续随子各一两　麝香一分

上为末。糯米饮为圆，如鸡头大。若觉中毒，即以酒下一圆。蛇蝎所螫，醋磨涂之。

凡　例

凡诸蛊，多皆是假毒药以投之。知

---

① 二百一十粒：人卫本同。四库本作"二百五十粒"。按，实际称量 210 粒杏仁约为 66 克，相当于古之 2 两。

② 人：原本无，据人卫本、四库本补。

时，宜煮大豆、甘草、荠苨汁饮之，通除诸药毒。

矾灰散

治中诸毒物①。

晋矾　建茶各等分

上同为末。每服三钱，新汲水调下。得吐即效，未知再作。

解毒圆

治误食毒草，并百物毒。救人于必死。

板蓝根四两，干者，净洗，日干　贯众一两，剉，去土②　青黛研　甘草生，各一两

上为末。蜜圆梧子大，以青黛别为衣。如稍觉精神恍惚，恶心，即是误中诸毒，急取药十五圆，烂嚼，用新汲水送下即解。此方传得异人京师陈道士。用水浸炊饼为圆，尤妙。如常服，可三五圆，大解暑毒。

凡中毒，嚼生黑豆不腥，嚼白矾味甘者，皆中毒无疑。

青黛雄黄散

凡始觉中毒，及蛇虫咬，痛疽才作，即服此，令毒气不聚。

上好青黛　雄黄等分

上为细末，新汲水调下，二钱。

蛇虫伤治法

白芷散

治恶蛇咬伤，顿仆不可疗者。

香白芷

上一味，为末，水调下，顷刻，咬处出黄水尽，肿消皮合。

白矾半夏散

治蝎螫，痛不可忍。

白矾　半夏各等分

上为细末，酽醋调贴之。

五绝治法

凡魇寐、产乳、自缢、压、溺五者，令人卒死，谓之五绝。

半夏散

治魇寐卒死，及为墙壁竹木所压，水溺金疮，卒致闷绝；产妇恶血冲心，诸暴绝证。

半夏七次汤洗去滑，不拘多少

上为末。每一大豆许，吹鼻中，即活。但心头温者，一日可治。

牡丹散

治产乳血晕，闷绝狼狈。若口噤，则拗开灌之，必效。方见妇人门

救自缢法

徐徐抱解，不得截绳，上下安被卧之，一人以脚踏其两肩，手少挽其发，常弦弦，勿纵之。一人以手按据胸上，数动之。一人摩捋臂胫，屈伸之。若已强，但渐屈之，并按其腹。如此一炊顷，气从口出，呼吸眼开，而犹引按莫置，亦勿苦劳之。须臾，可少桂汤及粥清，含与之，令濡喉，渐渐能咽，乃稍稍止。耳内令两人以管吹其两耳，弥好。此法最善，无不活者。自旦至暮，虽冷亦可；暮至旦，少难。

救压死方

以死人安着，将手袖掩其口鼻眼上。一食顷活，眼开，仍与热小便；若初觉气绝，而不能言，可急劈口开，以热小便灌之。打扑闷绝者，亦用此。

夫压死折伤，唯礼法君子，守岩墙垂堂之戒，固无是事。然安车良马，时有跌

---

①　毒物：原作"物毒"，四库本同。据人卫本改。

②　去土：人卫本同。四库本作"去毛"。

足奔轮；步砌临流，未免虚舟飘瓦。况行商征贾，捕猎鱼人，历涉既多，不测尤甚；其如冤仇加害，凶险劫持，打扑金疮，皆致枉夭，治之不可不急也。

鸡鸣散

治从高坠下，及木石所迮。凡是伤损，血瘀凝积，气绝欲死；并久积瘀血，烦躁疼肿，叫呼不得，并以此药利去瘀血即愈。此药能推陈致新。方见折伤门

太岳活血丹

治男子妇人，外伤内损，狗咬虫伤，驴马扑坠，手足伤折，一切疼痛，腹中瘀血，刺胁筑心，及左摊右缓，走注疼痛，痈肿痔漏；妇人冷气入腹，血脉不通，产后败血灌注四肢，吹奶肿痛，并宜服之。

花桑枝取如臂大者，以炭火煅赤烟尽，淬于米醋中，取出焙干，一斤　栗楔一斤，栗蒲中心扁薄者，薄切晒干　细墨半斤，一半用蓖麻三两，乳钵内细研，涂墨上，涂尽用薄纸裹黄泥固济令干，以火五七斤煅通赤，冷地上盆盖两炊久；半用醋化硇砂二两涂尽，炙干　皂角刺一斤，烧通赤，米醋内淬杀，焙干　大黑豆一斤，湿布揩去垢黑皮，焙干秤　乱发二斤，皂角水净洗，用油二斤炒，频捻看脆即止　乳香四两，须滴乳通明者，细研，入米醋一碗熬熟。

上六味为末，入乳香膏内和，杵三千下，圆如弹子大；如乳香少，更入醋糊。痛者一服一圆，轻者半圆，以无灰酒一盏、乳香一豆大，先磨香尽，次磨药尽，煎三五沸，临卧时温服，以痛处就床卧；如欲出汗，以衣被覆，仍用药涂磨损处。忌一切动风物。应妇人诸疾，服者更用当归末一钱，依法煎服；有孕不得服。

接骨散

治跌扑脚手，胫骨脆折。

水蛭不拘多少

上于新瓦上熬令香熟，勿令太过，为末。每服一钱，热酒调，仍入麝香半钱服。折处不可手触，药行良久，觉痛，折处渐痒，如蚁嚼之，遂要人捻揉骨折处相接，即用杉木皮夹缚，两三日去之，骨全矣。

花蕊石散

治一切金疮，打扑伤损，猫犬咬伤。方见失血门

救溺死法

灶中灰两石

上以灰堆聚，急将溺者埋灰中，从头至足，水出七孔，即活。

惊悸证治

夫惊悸与松悸，二证不同。惊悸，则因事有所大惊，或闻虚响①，或见异相，登高涉险，梦寐不祥，惊忤心神，气与涎郁，遂使惊悸，名曰心惊胆寒，在心胆经，属不内外因，其脉必动；松悸，则因汲汲富贵，戚戚贫贱，久思所爱，遽失所重，触事不意，气郁涎聚，遂致松悸，在心脾经，意思所主，属内所因。或冒寒暑湿，塞闭诸经，令人忽忽若有所失，恐恐如人将捕，中脘松悸，此乃外邪，非因心病。况五饮停蓄，闭于中脘，最使人松悸，治属饮家。除饮悸与外内因所治，各见本门，惊悸治方，备列于后。

温胆汤

治心胆虚怯，触事易惊，或梦寐不祥，或异象惑，遂致心惊胆慑，气郁生涎，涎与气搏，变生诸证，或短气悸乏，或复自汗，四肢浮肿，饮食无味，心虚烦闷，坐卧不安。

半夏汤洗七次　竹茹　枳实麸炒，去

---

① 或闻虚响："闻"原作"问"，据四库本、人卫本改。

瓢，各二两　橘皮三两，去白　甘草炙，一两
白茯苓一两半

上为剉散。每服四大钱，水一盏半，姜五片，枣一个，煎七分，去滓，食前服。

镇心丹

大治惊悸。方见癫痫门①

定志圆②

治心惊胆慑。方见健忘门

寒水石散

治因惊，心气不行，郁而生涎，涎结为饮，遂为大疾，怔悸恢惚，不自胜持。少小遇惊，尤宜服之，但中寒者，不宜服。

寒水石煅　滑石水飞，各一两　甘草生，一分

上为末。每服二钱，热则新汲水下，怯寒则煎姜枣汤下。入龙脑少许尤佳，小儿量岁与之。

自汗证治

夫自汗，多因伤风、伤暑，及喜、怒、惊、恐、房室、虚劳，皆能致之。无问昏醒，浸浸自出者，名曰自汗；或睡着汗出，即名盗汗，或云寝汗。若其饮食劳役，负重涉远，登顿疾走③，因动汗出，非自汗也。人之气血，犹阴阳之水火，平则宁，偏则病，阴虚阳必凑，故发热自汗，如水热自涌；阳虚阴必乘，故发厥自汗，如水溢自流。考其所因，风暑涉外，喜怒惊恐涉内，房室虚劳涉不内外，理亦甚明。其间如历节、肠痈、脚气、产蓐等病，皆有自汗，治之，当推其所因为病源，无使混滥④。如《经脉别论》所载，但原其汗所出处，初非自汗证也，不可不知。

正元散

治下元气虚，脐腹胀满，心胁刺痛，

泄利呕吐，自汗，阳气渐微，手足厥冷，及伤寒阴证，霍乱转筋，久下冷利，少气羸困，一切虚寒，并宜服之。常服助阳消阴，正元气，温脾胃，进饮食。

人参　白茯苓　白术各三两　黄芪一两半　甘草炙　乌药去木　山药姜汁浸，炒附子炮，去皮脐　川芎　干葛各一两　桂心乌头炮，去皮尖，各半两　红豆炒　干姜炮橘皮各三钱

上为末。每服二钱，水一盏，姜三片，枣一个，盐少许，煎七分，食前冷服。自汗，加浮麦。

牡蛎散

治诸虚不足，及新病暴虚，津液不固，体常自汗，夜卧即甚，久而不止，羸瘠⑤枯瘦，心忪惊惕，短气烦倦。

牡蛎米泔浸去土，煅取粉　麻黄根　黄芪各一两

上为剉散。每服三钱，水一盏半，小麦百余粒，同煎至八分，去滓，不拘时。一方，为细末，每三钱，水三盏，葱白三寸，煎一盏半，分三服。

麦煎散

治荣卫不调，夜多盗汗，四肢烦疼，

---

① 方见癫痫门：按"癫痫门"的方子是大镇心丹（主要由辰砂、龙齿2味组成），四库本所列药物正是此方。人卫本作"方见狂证门"，按"狂证门"之镇心丹与"癫痫门"者不同，主要由辰砂与白矾2味组成。

② 定志圆：四库本作"定志丸"，人卫本作"小定志圆"。按，"健忘门"的处方确系"小定志圆"。

③ 登顿疾走：人卫本同。四库本"顿"作"高"。

④ 混滥：原作"温滥"，据四库本、人卫本改。

⑤ 羸瘠：原作"羸脊"，据四库本、人卫本改。

饮食进退，肌瘦面黄。

秦艽二两　柴胡去苗，二两　大鳖甲二两，醋煮三五十沸，净去裙襕，别用醋涂炙黄　干漆炒青烟尽　人参　茯苓　干葛　川乌炮，去皮尖，各一两　玄参三两

上为末。每服二钱，先用小麦三七粒，煎汤一盏，去麦入药，煎七分，食后温服，或临卧服。如久患后，亦宜服此，以退其劳倦，调理经络。

桂枝汤

治伤风自汗。方见伤风门

却暑散

治伤暑自汗。方见伤暑门

防己黄芪汤

治伤湿自汗。方见伤风湿寒门

止汗温粉

用川芎、白芷、藁本为末，各一分，入米粉三分，绵裹，扑体上。

消渴叙论

夫消渴，皆由精血走耗，津液枯乏，引饮既多，小便必利，寝衰微，肌肉脱剥，指脉不荣，精髓内竭，推其所因，涉内外与不内外。古方不原病本，但出禁忌，似属不内外因；药中乃用麻黄、远志，得非内外兼并？况心虚烦闷，最能发渴，风寒暑湿，病冷作热，入于肾经，引水自救，皆明文也。不知其因，施治错谬，医之大患，不可不知。

三消脉证

渴病有三，曰消渴、消中、消肾。消渴属心，故烦心，致心火散蔓，渴而引饮。经云：脉软散者，当病消渴。诸脉软散，皆气实血虚也。消中属脾，瘅热成，则为消中。消中复有三，有寒中、热中、强中。寒中，阴胜阳郁，久必为热中。经云：脉洪大，阴不足，阳有余，则为热中；多食数溲，为消中；阴狂兴盛，不交精泄，则为强中。三消病至强中，不亦危矣。消肾属肾，盛壮之时，不自谨惜，快情纵欲，极意房中，年长肾衰，多服丹石，真气既丧，石气孤立，唇口干焦，精溢自泄，不饮而利。经云：肾实则消。不渴而小便自利，名曰消肾，亦曰内消。

三消治法

真珠圆

治心虚烦闷，或外伤暑热，内积愁烦，酣饮过多，皆致烦渴，口干舌燥，引饮无度，小便或利或不利。

知母一法，一两一分　川连去毛，一法，一两　苦参一法，一两　玄参一法无　铁胤粉一两一分，研　牡蛎煅，一两一分　朱砂别研，二两　麦门冬去心　天花粉各半两　金箔　银箔各二百片，一法白扁豆煮去皮一两

上为末。炼蜜，入生栝蒌根汁少许，圆如梧桐子大，用金银箔为衣。每服二十圆至三十圆，先用栝蒌根汁下一服，次用麦门冬熟水下，病退，日二服。忌炙煿酒色，次投苁蓉圆补。

苁蓉圆

苁蓉酒浸　磁石煅碎　熟地黄　山茱萸　桂心　山药炒　牛膝酒浸　茯苓　黄芪盐汤浸　泽泻　鹿茸去毛切，醋炙　远志去心，炒　石斛　覆盆子　五味子　萆薢　破故纸炒　巴戟酒浸　菟丝子酒浸　龙骨　杜仲去皮刬，姜汁制，炒丝断，各半两　附子炮，去脐，一个重六钱

上为末。蜜圆，如梧子大。每服五十圆，空腹，米饮下。

姜粉散

治消中，多因外伤瘅热，内积忧思，喜啖咸食及面，致脾胃干燥，饮食倍常，

不为肌肤，大便反坚，小便无度。

生姜研汁控粉　轻粉

上搜匀，每服二钱匕，长流水调下。齿浮是效，次投猪肚圆补。

附子猪肚圆

附子炮，去皮脐　槟榔不焙，各一两　鳖甲醋煮，各两半　当归　知母　木香炮　川楝剉，炒　秦艽去苗土　大黄酒蒸　龙胆草　白芍药　破故纸酒浸，炒　枳壳麸炒，去瓤，各半两

上为末。分作三分，将二分入猪肚内，缝定，令蜜酒三升、童子小便五升同入砂钵内，熬干烂，研细，入一分末，同搜，捣为圆，如梧子大。每服五十圆，温酒、米汤下。

乌金散

治热中，多因外伤燥热，内用意伤脾，饮啖肥腻，热积胸中，致多食数溲，小便过于所饮；亦有不渴而饮食自消为小便者。

黄丹炒　细墨烧，各一两

上研匀，每服三钱，食后先用水一两碗漱口，待心中热，索水，便以冷水调下。

烂金圆

治热中、消渴止后，将补精血，益诸虚，解劳倦，去骨节间热，宁心强志，安神定魄，固脏腑，进饮食，免生疮疡。

大猪肚一个　黄连三两　蜜　生姜各二两，研

先将猪肚净洗，复以葱、面、醋、椒等，洗控干，用药同水酒入银石器内，煮半日，漉出黄连，洗去蜜酒令尽，剉，研为细末，再用酒调成膏，入先洗猪肚内，缝定，入银石器内，水熬烂，研为膏，搜下项药：

人参二两　黄芪四两　五味子　山药

杜仲去皮，剉，姜汁淹，炒丝断　山茱萸　石斛　车前子　鳖甲醋炙　熟地黄　新莲肉去皮　当归各二两　槐角子炒　白茯苓　磁石煅碎，各一两　川芎一两　沉香半两，不焙　麝香一钱，别研入　菟丝子酒浸湿，研，五两

上为末。用猪肚膏搜和得所，膏少则添熟蜜，杵数千下，圆如梧子大。食前，温酒、糯米汤，任下五十圆。一法，有白术二两、阳起石一两。

石子荠苨汤

治强中，多因耽嗜色欲，及快意饮食，或服丹，真气既脱，药气阴发，致烦渴引水，饮食倍常，阴器常兴，不交精出，故中焦虚热，注于下焦。三消之中，最为难治。

荠苨　石膏各三两　人参　茯神　栝蒌根　磁石煅碎　知母　干葛　黄芩　甘草各二两

上为剉散。每用水三盏，腰子一个，去脂膜，黑豆一合，煮至盏半，去腰子、大豆，入药四钱，煎至七分，去滓，食后服；下焦热，则夜间服。渴止勿服，次投补药。

黄连猪肚圆

治强中消渴，服石子荠苨汤，差退，可服此补养。

黄连去须　粱米　栝蒌根　茯神各四两　知母　麦门冬去心，各二两

上为末。用大猪肚洗极净，入药末，缝定，甑中炊极烂，取出药，别研猪肚为膏，搜前药得所，干即添少蜜，杵数千下，圆如梧子大。饮服五十圆，食前服。

胡桃圆

治消肾，亦云内消。多因快情纵欲，极意房中，年少惧不能房，多服丹石；及失志伤肾，遂致唇口干焦，精溢自出，或

小便赤黄，五色浮浊，大便燥实，小便大利，而不甚渴。

白茯苓　胡桃肉汤，去薄皮，别研　附子大者，一枚，去皮脐，切作片，生姜汁一盏、蛤粉一分同煮干，焙

上等分为末。蜜圆，如梧子大。米饮下三五十圆；或为散，以米饮调下，食前服。

古瓦汤

治消肾消中，饮水无度，小便频数。

干葛　天花粉　人参　鸡膍胵净洗，焙干，各等分

上为末。每服二大钱，用多年古瓦碓碎，煎汤调下，不以时候服。

鹿茸圆

治失志伤肾，肾虚消渴，小便无度。

鹿茸去毛切，炙，三分　麦门冬去心，二两　熟地黄　黄芪　鸡膍胵麸炒　苁蓉酒浸　山茱萸　破故纸炒　牛膝酒浸　五味子各三分　茯苓　玄参　地骨皮各半两　人参三分

上为末。蜜圆如梧子大。每服三十圆至五十圆，米汤下。

远志圆

治心肾虚，烦渴引饮，胸间短气，小便自利，白浊泄遗。

人参　白茯苓　川姜炮，各半两　牡蛎煅取粉　远志去心，姜汁制，炒，各一两

上为末。用苁蓉一两，酒熬成膏，圆如梧子大。每服五十圆，糯米汤下。

六神汤

治三消渴疾。

莲房　干葛　枇杷叶去毛　甘草炙栝蒌根　黄芪各等分

上为剉散。每服四钱，水一盏，煎七分，去滓温服。小便不利，加茯苓。

子童桑白皮汤

治三消渴病，或饮多利少，或不饮自利，肌肤瘦削，四肢倦怠。常服补虚，止渴利。

童根桑白皮即未多成者，去粗皮，日干，不焙　茯苓　人参　麦门冬去心　干葛干山药　桂心各一两　甘草半两，生用

玄菟丹

治三消渴利，神药。常服禁精，止白浊，延年。

菟丝子酒浸通软，乘湿研，焙干，别取末，十两　白茯苓　干莲肉各三两　五味子酒浸，别为末，秤七两

上为末。别碾干山药末六两，将所浸酒余者，添酒煮糊，搜和得所，捣数千杵，圆如梧子大。每服五十圆，米汤下，空心，食前服。

梅花汤

治三消渴利，神。

糯谷旋炒作爆蓬　桑根白皮厚者切细，等分

上每用秤一两许，水一大碗，煮取半碗，渴则饮，不拘时。

猪脊汤

治三消渴疾。

大枣四十九枚，去皮核　新莲肉四十九粒，去心　西木香一钱半　甘草二两，炙

上用雄猪脊骨一尺二寸，同煎药，用水五碗，于银石器煮，去肉骨，滤滓，取汁一碗，空腹，任意呷服。忌生冷、盐、藏等物。以滓减去甘草一半，焙干为末，米汤调服，不以时。

八味圆

治消渴、小便多，以饮水一斗，利小便反倍之。

泽泻　茯苓　牡丹皮各三两　桂心附子炮，去皮脐，各一两　山茱萸　山药各四两　熟地黄八两

上为末。蜜圆梧子大。每服五十圆，

米汤下，食前服。

文蛤散

治渴欲饮水不止。

文蛤即五倍子，最能回津，《本草》在海蛤文，甚失其性，识者当自知之

上一味，为末。以水饮任调方寸匕，不以时。

乌梅木瓜汤

治酒食过度，中焦蕴热，烦渴枯燥，小便并多，遂成消中。兼治瘴渴。所谓瘴渴者，北人往南方瘴地，多有此疾。

木瓜干　乌梅打破，不去仁　麦蘗炒　甘草　草果去皮，各半两

上剉散。每服四大钱，水盏半，姜五片，煎七分，去滓，不以时候。

羊乳圆

治岭南山瘴，风热毒气，入肾中，变寒热脚弱，虚满而渴。

黄连不拘多少，为末　生栝蒌根汁　生地黄取汁　羊乳五羊乳、牛乳、人乳亦得

上以三汁搜和为圆，如梧子大。每服米饮下三五十圆。一法：浓煮小麦粥饮下。

渴疾

有人依山谷方，单用菟丝子酒浸透，直尔抄服甚效。亦有将黄芪六两、甘草一两，作六一汤服之尤效。又渴人病愈，须预防发痈疽，宜服忍冬圆。

忍冬圆[①]

忍冬草不以多少，根茎花朵皆可用，一名老翁须，一名蜜啜花，一名金银花，以洗净用之

上以米曲酒于瓶内浸，以糠火煨一宿，取出晒干，入甘草少许为末，即以所浸酒为糊，元如梧子大。每服五十圆至百圆，酒饮任下，不以时。此药不特治痈，亦能止渴，并五痔诸漏。

麦门冬煎

治诸渴。

麦门冬去心　人参　黄芪各二两　白茯苓　山茱萸　山药　桂心各一两半　黑豆三合，煮去皮，别研

上为末。地黄自然汁二碗、牛乳二盏，熬为膏，圆如[②]梧子。大麦煮饮下五十圆。

竹龙散

治消渴。

五灵脂半两　黑豆半两，生去皮

上为末。煎冬瓜子汤，调下二钱。

澄源丹

治三消渴疾，神妙。

牡蛎粉　苦参　密陀僧　知母　水银以白蜡半钱结沙，五味各一两　栝蒌根一两半　黄丹一两，与水银沙同研

上为末。男子用雌猪肚一个，女人用雄猪肚一个，入药在内，以线缝定，用绳缚在新砖上。别用生栝蒌根半斤，切碎同煮，早辰至午时，取药出，不用栝蒌根，只烂研猪肚，和药为圆，如梧子大。每服三十粒，食前米汤下，日三服，十日可去病根。

料　简

或云：渴无外所因，且伤寒脉浮而渴属太阳，有汗而渴属阳明，自利而渴属少阴；及阳毒伤寒，倍重燥盛而渴甚者，有中暑伏热，累取不差而渴者，有瘴毒气染，寒热而渴者，得非外因？治法如《伤寒论》中，不复繁引。酒煮黄连元，治中暑热渴最妙。又有妇人产蓐，去血过多而

---

① 忍冬圆：原无，四库本同，据全书通例补，与人卫本相合。

② 如：原作"姑"，形近之误，据人卫本改。

渴者，名曰血渴，非三消类，不可不审。

五疸叙论

古方叙五种黄病者，即黄汗、黄疸、谷疸、酒疸、女劳疸是也。观别录则不止于斯。然疸与黄，其实一病，古今立名异耳。黄汗者，以胃为脾表，属阳明，阳明蓄热，喜自汗，汗出，因入水中，热必郁，故汗黄也；黄疸者，此由暴热，用冷水洗浴，热留胃中所致，以与诸疸不同，故用黄字目之。又云：因食生黄瓜，气上熏所致。人或疑其不然，古贤岂妄诠也，必有之矣。谷疸者，由失肌发热[①]，大食伤胃气，冲郁所致；酒疸者，以酒能发百脉热，由大醉当风入水所致；女劳疸者，由大热，交接竟入水，水流湿入于脾，因肾气虚，胜以所胜克入，致肾气上行，故有额黑身黄之证，世谓脾肾病者，即此证也。其间兼渴与腹胀者，并难治。发于阴，必呕；发于阳，则振寒，面微热。虽本于胃气郁发，土色上行，然发于脾，则为肉疸；发于肾，则为黑疸。若论所因，外则风寒暑湿，内则喜怒忧惊，酒食房劳，三因悉备，世医独丽于《伤寒论》中，不亦滥矣。学者宜识之。

黄汗证治

病者身体肿，发热不渴，状如风水，汗出染衣，色正黄，如檗汁，名曰黄汗。

桂枝加黄芪五两汤

治黄汗，身肿汗出，出已辄轻，久久必身瞤，胸中痛，腰以下无汗，腰髋弛痛，如有物在皮中；剧者不能食，烦躁，小便不利。

桂枝去皮　芍药各三两　甘草二两，炙　黄芪五两

上为剉散。每服四钱，水盏半，姜五片，枣三枚，煎七分，去滓，温服。仍饮热粥以助药力，温覆取微汗，未汗又服。

黄芪苦酒汤

治身体洪肿，发热自汗，汗如檗汁，其脉沉。

黄芪五两　芍药三两　桂心三两

上为剉散。每服四钱，苦酒三合，水一盏半，煎至七分，去滓，不以时服。初服，当心烦，以苦酒阻故也；至六七日，稍自愈。

黄疸证治

病者发黄，身、面、眼悉黄，如金色，小便如浓煮檗汁，名曰黄疸。

麻黄醇酒

治伤寒、瘀血不解，郁发于表，发为黄疸，其脉浮紧者，以汗解之。

麻黄三两，去节

上一味，以醇酒五升，煮取二升，每服一盏，温服，汗出愈。秋冬用酒煮，春夏用水煮。

谷疸证治

病者发黄内热，食则腹满，眩晕，谷气不消，胃中苦浊，浊气下流，小便不通，阴被其寒，热流膀胱，身体尽黄，名曰谷疸。

谷疸圆

治胃蓄瘀热，气浊，食谷不消，大小便不利，胀满不下食，趺阳[②]脉紧而数。亦治因劳发热，热郁发黄。

苦参三两　龙胆草一两　栀子去皮，炒，半两　人参三分

---

① 失肌发热：四库本作"失饥发热"。人卫本作"夫肌发热"。

② 趺阳：原作"跌阳"，据四库本、人卫本改。

上为末。以猪胆汁入熟蜜少许，搜和圆，如梧子大。以大麦煮饮，下五十圆，日三。不知，稍加之。

红圆子

最治谷疸。以生姜甘草汤下。方见霍乱门

酒疸证治

五疸唯酒疸变证最多，盖酒之为物，随人性量不同，有盈石而不醉者，有濡吻而辄乱者。以酝酿而成，有大热毒，渗入百脉为病，则不特发黄。溢于皮肤，为黑为肿；流于清气道中，则眼黄鼻痛，种种不同。故方论中，酒疸外，有肉疸、黑疸、癖疸、劳溢，乃至令① 人恍惚失常等，数证不同。

半夏汤

治酒疸。发黄，身无热，靖言了了，腹满欲呕，心烦足热，或成癥癖，心中懊侬，其脉沉弦，或紧细。

半夏洗去滑　茯苓　白术各三两　前胡　枳壳麸炒，去瓤　甘草炙　大戟炒，各二两　黄芩　茵陈　当归各一两

上为剉散。每服四大钱，水一盏半，姜三片，煎七分，去滓，空腹服。

二石散

治肉疸。饮少，小便多，如白泔色，因酒所致，其脉弦滑。

凝水石煅，水飞　白石脂煅　栝蒌根桂心各一两一分　菟丝子酒浸，别研　知母各三分

上为末。每服二钱，大麦饮调下。

桂术汤②

治酒疸。因下后，久久为黑疸。目青面黑，心中如啖韭齑状，大便正黑，皮肤不仁，其脉微而数。

桂心　白术各一两　枳实麸炒，去瓤

京豉　干葛　杏仁　甘草各半两

上为剉散。每服四钱，水一盏，煎七分，去滓，食前服。

当归白术汤

治酒疸。发黄，结饮癖在心胸间，心下纵横坚满，骨肉沉重，逆害饮食，小便赤黄。此由本虚，饮食生冷，与脾胃痰结所致，其脉弦涩。

白术　茯苓各三两　当归　黄芩　茵陈各一两　前胡　枳实麸炒，去瓤　甘草炙杏仁麸炒，去皮尖，各二两　半夏汤洗七次，二两半

上剉散。每服四大钱，水二盏，姜七片，煎七分，去滓，食前服。

人参饮

治饮酒房劳，酒入百脉，令人恍惚失常。

人参　白芍药　栝蒌根　枳壳麸炒，去瓤　茯神　酸枣仁　甘草炙，各一两　熟地黄二两

上剉散。每服四大钱，水一盏，煎七分，去滓，食后临卧，温服。

如神散

治酒毒不散，发黄，久久浸渍，流入清气道中。宜引药内鼻，滴出黄水愈。

苦瓠子去皮　苦葫芦子去皮，各三七个黄黍米三百粒　安息香二皂子大

上为末。以一字搐入鼻中，滴出黄水一二升。忌勿吹，或过多，即以黍瓤烧灰、麝香末各少许搐鼻，立止。

女劳疸证治

夫交接输泻，必动三焦。上焦属心，

---

① 令：原作"今"，据四库本、人卫本改。

② 桂术汤：原作"白术汤"，据四库本、人卫本作改，与本书目录合。

中焦属脾，下焦属肾，动则热，热则欲火炽，因入水中，中焦热郁，故能发黄；下焦气胜，故额黑；上焦走血，随瘀热行，大便溏黑；贵胜人有男女同室而浴者，多成此病，摄生之人，不可不知。

滑石石膏散

治女劳疸，身黄额黑，日晡发热恶寒，小腹急，足下热。其脉浮紧，腹或满者，难治。

滑石　石膏煅，各等分

上为细末，以大麦粥饮调下二钱匕，日三四，小便极利，则差。

消石矾石散

治女劳疸，其腹胪胀，膀胱急，欲作水状。大便黑者，非水。其脉滑，腹满者，难治。

消石煅汁尽　矾石煅汁尽

上为末。每服二大钱，大麦汁调下，日三，重衣覆取汗。病随大小便出，大便黑、小便黄，是效。

杂劳疸证治

五疸之外，有时行、瘴疟、风、寒、暑、湿等证疸不同。

茵陈栀子圆

治时行病急黄，及瘴疟疫疠。

茵陈　栀子去皮尖　芒消　杏仁去皮尖，炒，各三分　豆豉二分半，汤浸软，别研　恒山①　鳖甲醋炙，各半两　巴豆去皮，压去油，一分　大黄蒸，一两一分

上为末。饧饴为圆，如梧子大。每服三圆，饮下，吐利为效。未知，加一圆。觉体气有异，急服之，妙。

艾煎圆

治因伤风，瘀热不解，发于风疸，举身皆黄，小便或黄或白，寒热好卧，不欲动，其脉阳浮阴弱。

生艾三月采一束，捣取汁，铜器煎如膏大黄蒸　黄连炒　栝蒌根　凝水石煅　苦参　葶苈纸隔炒，各等分

上为末。以艾膏和得所，圆如梧子大。初服六、七圆，渐加至二十圆。有热，加苦参；渴，加栝蒌根；小便涩，加葶苈；小便多，加凝水石；小便白，加黄连；大便难，加大黄。所加并倍之。

五苓散

治伏暑郁发黄，小便不利，烦渴，用茵陈煎汤调下。方见伤暑门

矾石滑石散

治湿疸。始得之，一身尽疼，发热，面色黑黄，七八日后，壮热，热在里，有血下如豚肝状，小腹满者，急下之，身目尽黄，小便不利，其脉沉细。

矾石煅　滑石各等分

上为末。每服二大钱，大麦粥饮调下，日三服，食前。便利如血者效，或汗愈。

苦参散

治人无渐忽然振寒，皮肤曲尘出，小便赤涩，大便时秘，气无异，食饮不妨，服诸汤不除，因为久黄方。

苦参　黄连　瓜蒂　黄檗去皮　大黄蒸，各一分　葶苈炒，半两

上为细末，每服一大钱，饮调服，当吐下。随时消息加减。

小半夏汤

治黄疸，小便色不异，欲自利，腹满而喘者。不可除热，热去必哕。

半夏汤洗七次

上为剉散。每服三钱，水二盏，姜十片，煎七分，去滓，不拘时。

---

① 恒山：人卫本同。四库本作"常山"。

养荣汤

治五疸脚弱，心忪口淡，耳响微寒，发热气急，小便白浊。当作虚劳治之。方见虚损门

《三因极一病证方论》卷之十

卷之十一

胀满叙论

《内经》有鼓胀，《太素》作谷胀，治法虽详，而不论其所因。原其胀满之端，皆胃与大肠二阳明为二太阴之表，大抵阴为之主，阳与之正，或脏气不平，胜克乘克，相感相因，致阴阳失序，遂有此证。假如怒伤肝，肝克脾，脾气不正，必胀于胃，名曰胜克；或怒乘肺，肺气不传，必胀于大肠，名曰乘克。忧思聚结，本脏气郁，或实或虚，推其感涉，表里明之，皆内所因；或冒寒暑风湿，随其经络，传至阳明，致胀满者，属外所因；饮食饥饱，生冷甜腻，聚结不散，或作痞块，膨胀满闷，属不内外因。当知胀满，该涉三因，须以人迎气口分其内外，脉息虚实审其温利，详而调之，无失机要。不尔，则为腹心痼疾，坐受困踏，不可不谨。

胀满证治

论云：五积久而必心腹胀满。且五积以五脏气不平，肝为肥气，心为伏梁，肺为息奔[1]，脾为痞气，肾为奔豚。皆聚结痞块，随所生所成之日，分推而究之，皆喜怒忧思，乘克胜克，相因相感。如斯等类，从五积法治之可也。但内所因，不待成积，即为胀满，亦当随其脏气而平治之。所谓虚实补泻，太过不及，以经调治。

大半夏汤

治肝气不平，胜克于脾，脾郁不行，

结聚涎沫，闭于脏气，腑气不舒，胃则胀满，其脉弦迟。故知中虚胃冷胀满，服此可下气进食。

半夏洗七次汤去滑　桂心各五两　附子炮，去皮脐　人参　甘草炙　厚朴姜制，炒　当归　茯苓　枳实麸炒去瓤，各三两　川椒炒出汗，去合口者，八百粒

上为剉散。每服四大钱，水一盏半，姜五片、枣三个，煎七分，去滓，食前服。

千金温胃汤

治忧思聚结，脾肺气凝，阳不能正，大肠与胃气不平，胀满冲咳，食不得下，脉虚而紧涩。

附子炮，去皮脐　当归　厚朴去皮，生用　人参　橘皮　白芍药　甘草炙，各一两　干姜一两一分　川椒炒出汗，去合口者，三分

上为剉散。每服四大钱，水二盏，煎七分，去滓，食前服。

附子粳米汤

治忧怒相乘，神志不守，思虑兼并，扰乱脏气，不主传导，使诸阳不舒，反顺为逆，中寒气胀，肠鸣切痛，胸胁逆满，呕吐不食。

附子一个，生，去皮脐，虚人略炮　半夏汤洗七次　粳米各三钱半字　甘草炙，一钱一字　干姜一分，《千金方》如此

上剉散。每服四大钱，水二盏，枣三

---

① 息奔：人卫本同。四库本作"息贲"。

个，煎七分，去滓，食前服。

七物厚朴汤

治腹满发热，以阳并阴，则阳实而阴虚，阳盛生外热，阴虚生内热，脉必浮数，浮则为虚，数则为热，阴虚不能宣导，饮食如故，致胀满者，为热胀。

厚朴姜制，炒，一两　甘草炙　大黄蒸，各三钱三字　枳实麸炒，去瓤，半两　桂心一分

上为剉散。每服四大钱，水盏半，姜七片、枣三个，煎七分，去滓，食前服。呕者，加半夏一分；利者，去大黄；寒多，加生姜十片，煎。

麝香绵灰散

治腹虚胀满，朝缓暮急，服诸药不差，恶风，不能宣泄，彭彭鼓胀。

寒蚕绵烧灰，半两　麝香半钱，别研

上研细令匀，每服一大钱匕，浓煎薄荷汤，调下，酒服尤佳，不以时。一法，有干漆炒大烟出，量虚实用之，虚则不可用。

温中汤

治虚人老人饮啖生冷，多致腹胀，心下痞满，有妨饮食，或刺痛泄利，气痞滞闷。

厚朴去皮，细剉　甘草剉细　生姜洗，切　青州枣切，各等分

上二件，捣令得所，方入生姜，又杵令匀，取出，同枣焙，令浥浥微燥，却入锅内，慢火炒至紫色，又焙干为细末。每服一大钱，擦生姜少许，沸汤点，空腹服，以知为度。气味殊美，兼能愈疾，又易修合。

料　简

上件诸方，如内因与不内外因，皆可选用，若外因伤风伤寒，传至阳明经腹胀，可以大承气、杏子汤等，各见本门；湿胀，术附汤加茯苓、桂心；暑胀，黄龙圆，皆良药也。更有脚气支满，脾横泄，及五疸石水，妇人肠覃血膨，或单单腹胀之证，治之各见本门。学者当审详为治，无致混滥，失其机要也。

霍乱叙论

夫霍乱之病，为卒病之最者。以人起居无它，挥霍之间，便至变乱，闷绝不救，甚为可畏，临深履危，不足以谕，有生之流，不可不达其旨趣。盖其病因，涉于内、外、不内外，三种具备，而读《伤寒论》者，见有"本是霍乱，今是伤寒"之说，便谓霍乱即伤寒。殊不知因伤寒致霍乱，只是外因一证尔。况风暑湿皆有此证，殊不知喜怒忧思，饮食饥饱，皆能致霍乱之证，故不得不备论。

霍乱诸证

霍乱者，心腹卒痛，呕吐下利，憎寒发热，头痛眩晕。先心痛，则先吐；先腹痛，则先下；心腹俱痛，吐利并作，甚则转筋，入腹则毙。霍乱恶证，无越于斯。此盖阴阳反戾，清浊相干，阳气暴升，阴气顿坠，阴阳痞隔，上下奔逸。扶救不先，治之唯宜温暖，更详别三因，随内外以调之；不尔，则坐视困踣也。

霍乱外因证治

诸恶风恶寒，有汗无汗，重着烦毒，皆外所因。盖伤风则恶风有汗，伤寒则恶寒无汗，冒湿则重着，伤暑则热烦。此虽常论，挥霍之间，仓卒不辨，遂致错误，乱经反常，为害不浅，岂止"本为霍乱，今是伤寒"而已哉，当随外所因治之乃可。

理中汤

治霍乱吐下，胀满，食不消，心腹痛。

人参　干姜炮　白术　甘草炙，各三两

上为剉散。每服四大钱，水一盏，煎七分，去滓，食前。远行防霍乱，炼蜜和①圆如梧子大，每服三五十圆；如作散，每服方寸匕，酒调下亦得。若转筋者，加②石膏煅三两；若脐上筑者，肾气动也，去术，加桂心四两，肾恶燥，故去术，恐作奔豚，故加桂；吐多者，去术，加生姜三两；下多者，复用术；悸者，加茯苓二两；渴欲得水，加术，合前成四两半；腹中痛③，加人参，合前成四两半；若寒者，加干姜，合前成四两半；腹满者，去术，加附子。服药后，食顷，食热粥一杯，微自温覆，勿发揭衣被。哕，则加丁香。吐利止，身体痛不休者，审其原因，以和解之，如初因伤风，用桂枝之类，所谓治有本也。

外因料简

凡外所因，必自经络传入脏腑，须以脉证推其所因，随经调之，则尽善矣。假如伤寒在太阴经，当用四逆汤；少阴经，当用附子麻黄汤；厥阴经，当用理中汤；若在太阳经，还用麻黄汤；阳明经，养胃汤；少阳经，小柴胡汤。风暑湿亦然。风则桂枝汤；暑则香薷饮、五苓散；湿则苓术汤、渗湿汤，皆可于诸门随证捡用，不复繁引。

霍乱内因证治

诸大喜伤心，则气散；大怒伤肝，则气激；忧伤肺，则气聚；思伤脾，则气结；恐伤肾，则气却；惊伤胆，则气乱。脏气既郁，聚结涎饮，痞隔不通，遂致满闷，随其胜复，必作吐利，当从外所因治之。

七气汤

治喜怒忧思悲恐惊七气郁发，致五脏互相刑克，阴阳反戾，挥霍变乱，吐利交作，寒热眩晕，痞满咽塞。

半夏汤洗，五两　厚朴姜制　桂心各三两　茯苓　白芍药各四两　紫苏叶　橘皮各二两　人参一两

上为剉散。每服四钱，水盏半，姜七片、枣一个，煎七分，去滓，空腹服。

胃气圆

治忧思过度，脾肺气闭，聚结涎饮，留滞肠胃，气郁于阴，凝寒于阳，阴阳反戾，吐利交作，四肢厥冷，头目眩晕，或复发热。兼治老人胃寒，大便反秘；妊娠恶阻，全不纳食。

硫黄不拘多少，猪脏内缚两头，以米泔、酒、童子小便各一碗，煮干一半取出，洗断秽气，控干秤，十两　半夏汤洗去滑秤，五两　白茯苓　人参各一两　石膏一分，煅。一法同硫黄煮

上为末。生姜自然汁释炊饼糊为圆，如梧子大。每服五十圆至百圆，空腹，米汤入少生姜汁下。

真珠散

治喜怒不常，忧思兼并，致脏气郁结，留积涎饮，胸腹满闷，或复疞痛，憎寒发热，吐利交作。

附子二个，一生一炮，各去皮脐　半夏汤二十一次洗去滑，一两半　滑石　成炼钟乳各半两　辰砂三分，别研

---

① 和：原作"如"，涉下而误，据人卫本改。

② 加：原作"如"，形近而误，据四库本、人卫本改。

③ 痛：原缺，据人卫本补。

上为末。每服二钱，水二盏，姜七片、藿香两三叶、蜜半匙，煎七分，食前冷服。小便不利，加木通、茅根煎。

不内外因证治

诸饱食脍炙，恣飧乳酪，水陆珍品，脯醢杂骰，快饮寒浆，强进旨酒，耽纵情欲不节，以胃为五脏海，因脾气以运行，胃既膜胀，脾脏停凝，脏气不行，必致郁发，遂成吐利，当从不内外因治之。

红圆子

治脾胃虚冷，饮食不节，宿食留饮，聚癖肠胃，或因气不调，冲冒寒湿，忽作霍乱，吐利并作，心腹绞痛，肠胃缠刺，疲苶不胜。

蓬术剉　三棱剉，各二两，同以米醋煮一伏时　胡椒一两　青皮三两，炒　阿魏一分

上为末。醋化阿魏，入陈米粉为糊，圆如梧子大，矾朱为衣。每服一百圆至二百圆，煎生姜甘草汤下。

胡椒汤

治霍乱吐利为佳。

胡椒七粒　绿豆三七粒

上为末。煎木瓜汤调下。

诃子散

治老幼霍乱吐利，一服取效。方见九痛门

霍乱凡例

转筋者，以阳明养宗筋，属胃与大肠，令暴下暴吐，津液顿亡，外伤四气，内积七情，饮食甜腻，攻闭诸脉，枯削于筋，宗筋失养，必致挛急，甚则卵缩舌卷，为难治。

木瓜汤

治霍乱，吐下不已，举体转筋，入腹则闷绝。

木瓜干一两　吴茱萸半两，汤七次　茴香一分　甘草炙，一钱

上为剉散。每服四大钱，水一盏半，姜三片、紫苏十叶，煎七分，去滓，食前服。

烦渴者，以阴阳反戾，清浊相干，清气干浊，水与谷并，小便秘涩，既走津液，肾必枯燥，引水自救，烦渴必矣。

茯苓泽泻汤

治霍乱吐利后，烦渴欲饮水。

茯苓八两　泽泻四两　甘草炙，二两　桂心二两　白术三两

上为剉散。每服四大钱，水一盏，姜三片，煎七分，去滓，食前服。一方有小麦五两。

水浸丹

治伏暑伤冷，冷热不调，霍乱吐利，口干烦渴。

黄丹一两一分，炒　巴豆二十五个，去皮心

上同研匀，用黄蜡镕作汁，和为圆，如梧子大。每服五圆，以水浸少顷，别以新汲水吞下，不以时候。

干霍乱者，忽然心腹胀满，绞刺痛疼，蛊毒烦冤，欲吐不吐，欲利不利，状若神灵所附，顷刻之间，便致闷绝。亦涉三因，或脏虚，或肠胃素实，故吐利不行。

盐汤

治干霍乱及蛊毒，宿食不消，积冷，心腹烦满，鬼气。

至咸盐汤三升，热饮一升，刺口，令吐宿食使尽；不吐更服，吐讫复饮，三吐乃止。此法大胜诸治，俗人以为田舍浅近，鄙而不用，守死而已，凡有此病，即先用之。

呕吐叙论

呕吐虽本于胃，然所因亦多端，故有寒热、饮食、血气之不同，皆使人呕吐。据论云：寒气在上，忧气在下，一气并争①，但出不入。此亦一途，未为尽论。且如气属内因，则有七种不同；寒涉外因，则六淫分异，皆作逆。但郁于胃则致呕，岂拘于忧气而已。况有宿食不消，中满溢出，五饮聚结，随气番吐，痼冷积热，及瘀血凝闭，更有三焦漏气走哺，吐利泄血，皆有此证，不可不详辨也。

寒呕证治

病者胃中寒，心下淡淡，四肢厥冷，食即呕吐，名曰寒呕。或因伤食，多致伤胃气；或因病曾经汗下，致胃气虚冷之所为也。

四逆汤

治寒呕脉弱，小便复利，身有微热。见厥者难治。

甘草一钱，炙　干姜三钱三字　附子六钱重，生，去皮脐

上为剉散。每服三钱重，水二盏，煎七分，去滓，食前温服。

生硫黄圆

治同前。

硫黄不拘多少

上一味，以柳木槌研细，生姜汁释炊饼糊为圆，如梧子大。每服五十圆，米汤下，食前。

灵液丹

治胃中虚寒，聚积痰饮，食饮不化，噫醋停酸，大便反坚，心胸胀满，恶闻食气；妇人妊娠恶阻，呕吐不纳食者。

硫黄打碎　附子去皮脐，切如绿豆大，各一两　绿豆四两，用水一碗煮干，焙

上为末。生姜自然汁煮面糊为圆，如梧桐子大。每服五十圆，米汤下，食前服。

热呕证治

病者胃中挟热烦躁，聚结涎沫，食入即吐，名曰热呕。或因胃热伏暑，及伤寒伏热不解，湿疸之类，皆热之所为也。

小柴胡汤

治热呕。方见伤寒门

治法曰：病者尝② 发汗，令阳微，膈气虚，脉乃数，数为客热，不能消谷，胃中虚冷，故吐。当作寒呕治之，不可用此。

痰呕证治

病者素盛今瘦，肠中沥沥有声，食入即呕，食与饮并出，名曰痰呕。或因气郁，涎结于胃口；或因酒食甜冷，聚饮之所为也。

大半夏汤

治心气不行，郁生涎饮，聚结不散，心下痞硬，肠中沥沥有声，食入即吐。

半夏二两，汤洗十次完用　人参三钱三字，切

上分四服，每服水三盏，蜜二钱重，和水扬令匀，入药煎至六分，去滓温服。一法有生姜七片。治法曰：呕家先渴，今反不渴者，以心下有支饮故也。治属支饮。

茯苓泽泻汤

治同前。方见霍乱门

---

① 一气并争：人卫本同。四库本作"二气并争"，义长。

② 尝：四库本同。人卫本作"常"。

食呕证治

病者胸腹胀闷，四肢厥冷，恶闻食臭，食入即呕。朝食暮吐，暮食朝吐，名曰食呕。此由饮食伤脾，宿谷不化之所为也。

大养胃汤

治饮食伤脾，宿谷不化，朝食暮吐，暮食朝吐，上气复热，四肢冷痹，三焦不调；及胃虚寒气在上，忧气在下，二气并争，但出不入，呕不得食。

厚朴去皮　生姜各二两，剉　肥枣三两，剉，同上三味炒　白术　山药炒　人参　川芎　橘皮　当归　五味子　藿香　甘草炙　枇杷叶刷毛，姜炙　黄芪各一两

上为剉散。每服四钱，水一盏半，姜三片、枣一个，煎七分，去滓，空腹服；或为细末，米汤调下亦快。

治中汤

治同前。兼治中寒，饮食不化，吞酸呃㤜，食则彭亨，胀满呕逆。

人参　白术　干姜炮　甘草炙　青皮　陈皮各等分

上为剉散。每服四大钱，水一盏半，煎七分，去滓。大便秘，入大黄棋子大两枚。

血呕证治

病者心下满，食入即呕，血随食出，名曰血呕。此由瘀蓄冷血，聚积胃口之所为也。

茯苓汤

治忧怒兼并，气攻血溢，停留胃管，暖闻血腥，呕吐食饮；及妊娠中脘宿冷，冷血侵脾，恶闻食气，病名恶阻。

半夏三两，汤洗十次　茯苓　熟地黄各一两八钱　橘皮　细辛　人参　芍药　川芎　旋复花　桔梗　甘草炙，各一两二钱

上为剉散。每服四大钱，水二盏，姜七片，煎七分，去滓，空腹服。有客热，烦渴口疮者，去橘皮、细辛，加前胡、知母；腹冷下利者，去地黄，入桂心炒；胃中虚热，大便秘，小便涩，去地黄，加大黄一两八钱、黄芩六钱。

当归汤

治三焦虚损，或上下发，泄吐唾血，皆从三焦起，或因热损发，或因酒发，悉主之。

当归　干姜炮　熟地黄　柏皮　小蓟　羚羊角镑　阿胶炒，各三钱三字　白术　芍药各半两　黄芩　甘草炙，各一分

上为剉散。每服三钱，水二盏，竹茹一块如指大，煎至八分，去滓，入伏龙肝半钱匕、头发灰半钱匕、蒲黄半钱匕，又煎至七分，不以时候服。

气呕证治

病者心膈胀满，气逆于胸间，食入即呕，呕尽却快，名曰气呕。胃者，足阳明，合荣于足，今随气上逆，结于胃口，故生呕病也。

茱萸人参汤

治气呕胸满，不纳食，呕吐涎沫，头疼。

吴茱萸汤洗数次，五两　人参三两

上为剉散。每服四大钱，水一盏半，姜五片、枣三枚，煎七分，去滓，不以时服。

藿香汤

治心下虚满，饮食不入，时时呕吐，惙惙短气。或大病将理不复，胃气无以养，日渐羸弱。

藿香　人参　桂心　桔梗　木香　白术各半两　茯苓半两　枇杷叶十片，去毛

半夏一两，汤洗，用姜汁制

上为剉散。每服五钱，水二盏，入炒姜丝一分，煎七分，去滓，食前服。

漏气证治

病者身背皆热，肘臂挛痛，其气不续，膈间厌闷，食入，则先吐而后下，名曰漏气。此因上焦伤风，开其腠理，上焦之气，剽悍滑疾，遇开即出，经气失道，邪气内着，故有是证。

麦门冬汤

治上焦伏热，腹满不欲食，食入胃未定，汗出，身背皆热；或食入，先吐而后下，名曰漏气。

麦门冬去心　生芦根　竹茹　白术各五两　甘草炙　茯苓各二两　橘皮　人参　葳蕤各三两

上为剉散。每服四大钱，水一盏半，姜五片、陈米一撮，煎七分，去滓热服。

走哺证治

病者下焦实热，大小便不通，气逆不续，呕逆不禁，名曰走哺。此下焦气，起于胃下口，别入回肠，注于膀胱，并与胃传糟粕而下大肠，令大小便不通，故知下焦实热之所为也。

人参汤

治下焦伏热，气逆不续，大小便不通，呕吐不禁，名曰走哺。

人参　葳蕤　黄芩　知母　茯苓各三钱　白术　橘皮　生芦根　栀子仁各半两　石膏煅，一两

上为剉散。每服四钱，水一盏半，煎七分，去滓温服。

厚朴汤

治干呕，呕而不逆，热少冷多，好唾白沫清涎，噫气吞酸，此由上焦闭塞。

厚朴姜制　白茯苓　川芎　白术　玄参　吴茱萸汤洗，各半两　桔梗　附子炮，去皮脐　人参　橘皮各三钱三字

上为剉散。每服四大钱，水一盏半，姜五片，煎七分，去滓温服。

三物猪苓散

治呕吐，病在膈上，思水者，是欲解也。

猪苓去皮　白茯苓　白术各等分

上三味，末之，饮服方寸匕。

凡　　例

凡先呕却渴者，此为欲解；先渴却呕者，为水停心，此属饮家。又伤寒差后，余热在胃呕者，依伤寒后证治之；若脚弱脾疼而呕者，此脚气内攻，宜急依脚气门治之；更有妇人怀娠恶阻呕吐，亦各从其门类。或中毒而呕，以解毒药解之；酒家呕吐，当以解醒药解之。其如三焦漏气、走哺呕吐，则见上门；泄利，则见下利门，各从其类也。然呕不得轻用利药，唯腹满，则视其前后何部不利，利之即愈。

哕逆论证

哕者，咳逆也，古方则谓之哕。凡吐利后，多作哕。大率胃实即噫，胃虚则哕。此由胃中虚，膈上热，故哕。或至八九声相连，收气不回，至于惊人者。若伤寒久病，得此甚恶，《内经》所谓坏府者是也。杨上善释云：津泄者，知盐器之漏；声嘶者，知琴弦之绝；叶落者，知槁木之摧。举此三物衰坏之微以比哕，故知是病深之候也。亦有哕而心下坚痞眩悸者，以膈间有痰水所为，其他病则各有治法。

哕治法

橘皮竹茹汤

治咳逆呕哕，胃中虚冷，每一哕至八九声相连，收气不回，至于惊人。

橘皮二两　人参一两　甘草炙，半两

上为剉散。每服四钱，水一盏半，竹茹一小块、姜五片、枣二个，煎七分，去滓，不以时服。

羌活散

止咳逆。

羌活　附子炮，去皮脐　茴香炒，各半两　木香　干姜炮　丁香各一两

上为末。每服二钱，水七分盏，盐少许，煎数沸，空腹服。

丁香散

治咳逆噫汗。

丁香　柿蒂各一钱　甘草炙　良姜各半钱

上为末。用热汤点二钱，乘热服，不以时。

又一方产后咳逆。方见妇人门

醋咽证治

夫中脘有饮则嘈，有宿食则酸，食后噫醋吞酸，皆宿食证，俗谓之咽酸是也。

曲术圆

治中脘有宿食留饮，酸蜇心痛，口吐清水，嗳宿腐气者。

神曲炒，三两　苍术泔浸三宿，洗净，晒干炒，一两半　陈皮一两

上为末。生姜汁别煮神曲末，糊为圆，如梧子大。每服三五十圆，姜汤下，不以时服。

五百圆

治宿食留饮，聚积中脘，噫臭吞酸，心腹疼痛。并疗中虚积聚，及脏腑飧泄，赤白痢下。

丁香　巴豆去皮，别研　缩砂仁　胡椒　乌梅去核

上件各一百个，为细末，炊饼糊为圆，如绿豆大。每服五七圆，熟水下，食后临卧服。

䐧气叙论

夫䐧饪[1]之邪，从口入者，宿食也。盖五味入口，所以滋养五脏，得之则生，不得则死，伤之则反为生害，所以宿食为杂病之先。若五脏不平，食不输化，血凝气滞，群证蜂起，皆宿食所为也。治之当量其脏腑虚实浅深为治。《养生方》戒不得用巴豆，令服青木香圆。如有食癖，非巴豆不克，所谓扰乎可扰，扰亦无扰。木香圆[2]用牵牛，牵牛最泻人肾，不徒不能消食积，而又害于元精，识者知之。其病[3]头痛，恶风憎寒，心腹胀满，下利，不欲食，吞酸，噫宿腐气。若胃实热，食反留滞，其脉数而滑，宜下之，愈；若脾虚，其脉浮大，按之反涩，尺中亦微涩，宜温药消。

䐧气治法

如神木香圆

治䐧气聚结癥瘕，胸胁闷痛，或吐酸水，食后噫作生熟气，腹胀泄泻，及四肢

---

[1]　䐧饪：本书卷8"五积证治"条作"馨饪"。

[2]　木香圆：按原书从"木香圆"处另起一段，依方剂形式处理。详其旨趣，此文仅是对前述青木香圆的进一步品评讨论，系叙论中的一部分，不当以完整的方剂视之，故仍排作一段，与四库本、人卫本合。青木香圆见《太平惠民和剂局方》卷3，由黑牵牛、木香、补骨脂、毕澄茄、槟榔等5味药组成。

[3]　病：原作"痛"，据四库本、人卫本改。

浮肿。

木香　硇砂滴淋，控干　蓬术炮　胡椒　半夏浆水煮　干漆炒，大烟尽，各半两　缩砂仁　桂心　青皮各三两　附子炮，去皮脐　三棱醋煮一宿，各一两　白姜炮，一两

上为末。蜜圆，如梧子大。每服三、五十圆，生姜橘皮汤下，空心服。

感应圆太乙神明再造

治虚中积冷，气弱有伤，不能传化，心下坚满，两胁膨胀，心腹疼痛，噫宿腐气。及霍乱吐泻，或复迟涩，久利赤白，脓血相杂，米谷不消，久病形羸，面黄口淡，不能饮食。

肉豆蔻　川姜炮　百草霜各二两　木香一两半　毕澄茄　京三棱炮，各一两　巴豆一百粒，去皮心，别研　杏仁一百粒，去皮尖，别研　酒蜡四两　油一两　丁香一两

上除巴豆、杏仁外，并为细末，次下巴豆、杏仁等，和匀，先将油煎蜡令镕化，倾在药末内，和成剂，入白内杵千余下，旋圆如绿豆大。每服三五圆，熟水吞下，食后临卧服；小儿，如黍米大二、三圆。

泄泻叙论

方书所载泻利，与经中所谓洞泄、飧泄、溏泄、溢泄、濡泄、水谷注下等其实一也，仍所因有内、外、不内外差殊耳。经云：寒甚为泄；春伤风，夏飧泄。论云：热湿之气，久客肠胃，滑而利下，皆外所因。喜则散，怒则激，忧则聚，惊则动，脏气隔绝[①]，精神夺散，必致溏泄，皆内所因。其如饮食生冷，劳逸所伤，此不内外因。以此类推，随证主治，则不失其病源也。

虚寒泄泻治法

桂香圆

治脏腑虚，为风湿寒所搏，冷滑注下不禁，老人虚人危笃累效。

附子炮，去皮脐　肉豆蔻炮　白茯苓各一两　桂心　白姜炮　木香炮，各半两　丁香一分

上为末。糊圆，如梧子大。米汤下五十圆，空腹服。

香朴圆

治肠胃虚冷，泄泻注下无度，脾虚气闭，不进饮食。

厚朴五两，姜汁制，炒　白术三两　茴香炒　陈皮各三两　诃子炮，去核　赤石脂煅，各一两半

上为末。面糊圆，如梧子大。空服米汤下五十圆。常服暖肠胃。

建脾圆

治虚劳羸瘦，身重胃冷，饮食不消，泄泻不止，或作滞下，久变五色秽臭。

钟乳粉　赤石脂煅，各一两半　枯矾　干姜炮　苁蓉酒浸　石斛酒浸　五味子　桂心　泽泻　桑生寄生　远志去心，炒　人参　柏子仁　当归　酸石榴皮　龙骨煅　天雄炮，去皮脐　牡蛎粉　白头翁去苗　甘草炙，各一两

上为末。蜜圆，梧子大。米汤下三十圆，空腹服。

豆蔻分气饮

治脏腑虚寒，泄泻瘦极，及妇人产后洞泄危笃者。

藿香叶　草豆蔻仁　青皮各四两　甘草炙　丁香各半两　肉豆蔻炮，十两　乌梅

_____

① 隔绝：原作"膈绝"，据四库本、人卫本改。

五十个，去仁

上剉散。每服四钱，水二盏，糯米一撮，煎七分，去滓，空腹服。

羊肉扶羸圆

治脾胃不和，不进饮食，脏腑虚滑。老人虚人，尤宜服之。

精羊肉一斤半，微断血脉，焙干取末，四两　白姜炮，一两　川椒去目，炒出汗　肉豆蔻煨，各一两　木香一分　附子炮，去皮脐　神曲炒，各半两

上为末。煮粟米饮为圆，如梧子大。食前，米汤下五十圆。

川椒圆

治脏虚，泄泻无度。

黄连炒　乌梅肉　当归　川椒炒出汗桂心　干姜炮，各等分

上为末。糊圆，梧子大。每服三五十圆，米汤空腹服。

实热泄泻治法

小承气汤

治下利谵语者，有燥屎故也。方见伤寒门。夫泄泻却用大黄者，乃通因通用①也。非大实热，勿轻用之。

冷热泄泻治法

博济香姜散

治久患脾泄泻。

生姜四两　黄连一两

上皆剉，如豆大，一处慢火炒，令姜焦赤，去姜，碾黄连为细末。每服二钱，空腹腊茶清调下；或将姜为末，米饮调，治白痢亦效。

建脾散

治五泄，或青白五色杂下，休作无时。

乌头炮，去皮尖，三分　厚朴去皮，剉，

姜制，炒　甘草炙　干姜炮，各一分

上为末。每服二钱，水一盏，姜三片，煎七分，热服。

止泻如神圆

川乌头四两，米泔浸软，去皮，切片，用盐四两炒黄，去盐不用　半夏汤洗七次，去滑苍术各半斤，米泔浸，净洗

上为末。姜汁糊为圆，梧子大。空腹，米汤下五六十圆。

戊己圆

治脾胃受湿，泄利不止。及米谷不化，小儿疳痢，并宜服之。

黄连　吴茱萸汤洗　白芍药各等分

上三味，同炒为细末，米糊圆，如梧子大。每服三五十圆，米汤空腹下。小儿量与之。

补脾散

治脾泄不止，食积不消，癥瘕块结，大肠滑泄，脏毒下利，腹痛肠鸣。

麦蘖炒，三两　神曲炒，二两　茴香炒　草果逐个用面裹，煨熟　厚朴制　干姜炮　陈皮各一两　木香生，半两　甘草炙，半两

上为末。脾泄泻，诃子汤入盐调下二钱；脾虚肠鸣，气不和，泻不止，炒姜酒调下。常服盐汤点，空心食前服。

料　简

凡治泻须先理中焦，如理中汤、圆等是也；次即分利水谷，如五苓散等是也。治中不效，然后断下，即用禹余粮、赤石脂等是也。《玉机真脏论》云：五虚死。谓脉细，皮寒，少气，前后泄利，饮食不入，得此必死。其有生者，浆粥入胃，泄

---

① 通因通用："用"原作"明"，据四库本、人卫本改。

注止，则活也。又《金匮》云：六腑气绝于外者，手足寒，上气脚缩；五脏气绝于内者，下利不禁，甚者手足不仁。脉沉弦者为下重，脉大者为未止。泄利手足厥冷，无脉，灸之不温，脉不还，微喘者死。有微热而渴，自汗，脉或微弦数弱，法并当自愈。或脉沉迟而面少赤，身微热，郁冒汗出而解，必微厥。所以然者，以其面戴阳，下虚故也。泄利后，腹胀满，身体疼痛者，先温其里，宜四逆汤；后攻其表，宜桂枝汤。上件《金匮》节文，虽于三因不甚分明，其脉不可不究。既用四逆治伤寒，不妨用桂枝加附子治伤风，术附加桂治伤湿，五苓散治伤暑，皆可类推。又古方泄利与滞下，共为一门，《千金》又以宿食不消在热痢类，门类混滥，后学难明，不可甄别也。

　　《三因极一病证方论》卷之十一

卷之十二

滞下叙论

经中所载，有血溢、血泄、血便、注下，古方则有清浓血及泄下，近世并为痢疾，其实一也。但以寒、热、疳、蛊分为四门，未为至当，且疳蚀疮脓，中蛊下血，与利脓血，证状大别。疳蚀虽下赤白，当在疳湿疮门；蛊利清血，当在中毒蛊门。今之滞下赤白者至多，皆是冷热相搏，非干疳湿蚀疮类；下利清血亦多，与中蛊毒者大异。临视须详，不可道听。治法差互，立见夭伤，勉之勉之。

滞下三因证治

病者滞下，人皆知赤为热，白为寒，而独不知纯下清血为风，下如豆羹汁为湿。夫六气之伤人，初无轻重，以暑热一气，燥湿同源，收而为四，则寒热风湿，不可偏废。古方云，风停于肤腠，后乘虚入客肠胃，或下瘀血，或下鲜血，注下无度，湿毒下① 如豆羹汁，皆外所因之明文也。古方有五泄，因脏气郁结，随其所发，使利脓血，作青黄赤白黑之不同者，即内所因也。又饮服冷热，酒醴醲醴，纵情恣欲，房室劳逸，致损精血，肠胃枯涩② ，久积冷热，遂成毒痢，皆不内外因。治之，先推其岁运以平其外，察其郁结以调其内，审其所伤以治不内外，使条然明白，不至妄投也。

白头翁汤

治热痢、滞下、下血。连月不差。

白头翁二两　黄连　檗皮　秦皮各二两

上为剉散。每服四大钱，水一盏半，煎七分，去滓，服。

桃花圆

治冷痢腹痛，下如鱼脑白物。

赤石脂煅　干姜炮，等分

上为末。蒸饼糊圆，米饮下三五十圆。

胃风汤

治风冷乘虚，入客肠胃，水谷不化，泄泻注下，腹胁虚满，肠鸣疗痛，及肠胃湿毒，下如豆汁，或下瘀血，日夜无度，并宜服之。方见失血门，风痢下血证

露宿汤

治风痢，纯下清血。

杏仁七粒，去皮尖　若木疮一掌大　乌梅两个　草果一个　酸石榴皮半个　青皮两个　甘草二寸

上为剉散。作一剂，水二碗，生姜三片，煎七分，碗露星宿，次早空心服。

苦散

治脾受湿气，泄利不止，米谷不化。

黄连去须，剉如豆　吴茱萸　白芍药剉如豆，各二两，同炒，令赤色

上为末。每服二钱，水一盏，煎至七

① 下：原作"之"，据人卫本、四库本改。
② 涩：原作"溢"，四库本同。据人卫本改。

分，温服。

驻车圆

治冷热下痢，肠滑，赤白如鱼脑，日夜无度，腹痛不可忍者。

黄连六两　阿胶麸炒　当归各三两　干姜二两

上为末。醋煮米糊为圆，如梧子大，米饮下五十圆至一百圆。

万金散

治冷热痢。

罂粟壳一两，赤用蜜炙，白不炙，赤白杂半生半炙　橘皮　甘草并如上法，各一两

上为剉散。每服四钱，以百沸汤七分盏，急用盏盖之，候温，澄清者服。血痢，入乌梅一个。罂粟壳，本草不说治痢，近用之极效，其功不下地榆、黄檗、秦皮，但性紧涩，服之则呕，不可不知。

固肠汤

治肠虚下痢，赤白频并，日久无度，老幼产妇，俱可服之。

罂粟壳三两醋浸，炙稍黄　枳壳麸炒，去瓤　白芍药各二两　橘红　当归　甘草炙，各一两　诃子煨，去核　木香煨　人参　白姜炮，各半两

上为剉散。每服四钱，水一盏半。煎七分，去滓，食前服。

三圣圆

治下痢赤白，日夜无度，及泄泻注下。

檗皮大厚者，去粗皮，切　大蒜细切，研　罂粟壳去瓣细切，各等分

上三物，一处捣，筛过，粗者更捣，同淹一宿，次日慢火炒香熟。亦旋筛取细者，余更炒，不尔，则细者焦，碾为末，粟米饮糊圆，如梧子大，每服五十圆，米汤下。

断下汤

治下痢赤白，无问久近长幼，皆可服。

罂粟壳炙，十四个去瓣　草果一个，不去皮，炒　白术一钱　甘草炙，半钱　茯苓一钱

上为剉散。作一剂，水一大碗，姜七片，枣七个，煎至一大盏，分二服，空腹，或下纯赤，加黑豆二十七粒，白则加炮干姜一钱。

厚肠汤

治下痢赤白。

罂粟壳八两，剉，炒　地榆六两　白术　紫苏叶　木瓜干各二两

上为剉散。每服四钱，水盏半，姜七片，枣二个，煎七分，去滓，空腹服。

水煮木香圆

治肠胃虚弱，风湿进袭，泄泻水谷，滞下脓血，疗刺疼痛，里急后重，日夜无度。

当归洗　芍药　甘草炙　诃子去核，各半两　厚朴去粗皮，切，姜制　青皮　陈皮各一两　缩砂仁　木香炮，各一分　罂粟壳切，醋淹，炒，五两

上为末。蜜圆一两作五圆，每服一圆，水一盏，煎七分，食前温服。

料　简

凡血得热则淖溢，故鲜；得寒则凝泣，故瘀。当审其风热、风冷二证，与蛊利大别，外有血痔、血枯、内衄、酒利、肺疽、肠胃蓄瘀、远近血等，各有门类，不可混杂。古方云：积冷积热，及水谷实而下利者，并以大黄汤下之。《养生方》亦云：脉[①] 大则疏涤之。更不知有寒热风湿虚实之不同，后人寻即妄用，被害者多矣。吁！可伤哉。

---

① 脉：原脱，人卫本同。据四库本补。

秘结证治

夫胃、大小肠、膀胱者，仓廪之本，营之居也，名曰器，能化糟粕，转味入出者也。人或伤于风寒暑湿，热盛、发汗、利小便，走枯津液，致肠胃燥涩，秘塞不通，皆外所因；或脏气不平，阴阳关格，亦使人大便不通，名曰脏结，皆内所因；或饮食燥热而成热中，胃气强涩，大便坚秘，小便频数，谓之脾约，属不内外因。既涉三因，亦当随其所因而治之，燥则润之，涩则滑之，秘则通之，约则缓之，各有成法。

神功圆

治气壅风盛，大便秘涩，后重，疼痛烦闷，此药当量虚实加减。

大黄四两，麸煨；蒸亦可　人参二两　诃子皮四两　麻仁二两，别研

上为细末，炼蜜圆，梧子大，每服二十圆，温汤、温酒、米饮，皆可服，食后临卧服。

麻子仁圆

治跌阳脉浮而涩，浮则胃气强，涩则小便数，浮涩相搏，大便则坚，其脾为约，大便坚，小便利而不渴。

麻子仁五两，研　芍药　枳实麸炒，各八两　大黄蒸，一斤　厚朴姜制，炒，半两　杏仁去皮尖，炒，别研，五两半

上为末。炼蜜圆，如梧子大，每服二十圆，温水下，未知，加五十圆。一法，麻仁一两半，杏仁三分，大黄一两，枳实、芍药、厚朴各半两，此依《局方》出，本是汉方，合用大黄、枳实一斤，正得今二两，厚朴当用四两，杏仁当用六钱一字，麻仁一两二钱半，芍药一两，乃均制合理，用当以理推。

半硫圆

治年高风秘冷秘，心腹一切痃癖冷气，暖元脏，止泄泻，进饮食。

硫黄研细　半夏汤洗七次，焙干为末

上等分，以生姜汁同熬炊饼末，搅匀，杵数百下，圆如梧子大，空心，温酒、姜汤下三十圆。

胃气圆

治虚人老人风秘不通，不可服凉药，用此甚效。方见霍乱门

蜜兑法

蜜三合，盐少许，煎如饧，出冷水中，捏如指大，长三寸许，纳下部，立通。

脱肛证治

肛门为肺下口，主大肠，肺脏实则热，热则肛门闭塞，腑虚则大肠寒，寒则肛门脱出。又妇人产蓐用力过多，及小儿叫呼，及久利后，皆使肛门滞出。

蝟皮散

治肛门或因洞泄，或因用力，脱出不收。

蝟皮烧存性，用一个　磁石半两，煅碎桂心半两

上为末。饮方寸匕，忌举重及房室，《肘后》治女人阴脱，加鳖头一枚，烧灰，研入。

香荆散

治肛门脱出，大人小儿悉主之。

香附子　荆芥穗各等分

上为末。每用三匙，水一大碗，煎十数沸，淋。

又方

用五倍子为末。每三钱，水二碗，煎减半，入白矾一块，安小桶子内，洗之，立效。

铁粉散

治脱肛，历年不愈。

铁粉研细，每用少许掺之，按令入，即愈。

又方

用木贼不以多少，烧存性。

上为细末，掺肛门上，按之。

水圣散子

治小儿脱肛不收，用浮萍草，不以多少。

上杵为细末，有患，用药干贴。

又方

用磨刀水洗，亦效。

淋闭叙论

淋，古谓之癃，名称不同也。癃者，罢也；淋者，滴也。今名虽俗，于义为得。古方皆云，心肾气郁，致小肠膀胱不利，复有冷淋、湿淋、热淋等，属外所因；既言心肾气郁，与夫惊忧恐思，即内所因；况饮啖冷热，房室劳逸，及乘急忍溺，多致此病，岂非不内外因。三因备明，五淋通贯，虽证状不一，皆可类推，所谓得其要者，一言而终也。

淋证治

诸淋大率有五，曰冷，曰热，曰膏，曰血，曰石，五种不同，皆以气为本，多因淫情交错，内外兼并，清浊相干，阴阳不顺，结在下焦，遂为淋闭。

生附散

治冷淋，小便秘涩，数起不通，窍中疼痛，憎寒凛凛，多因饮水过度，或为寒泣，心虚志耗，皆有此证。

附子去皮脐，生用　滑石各半两　瞿麦　木通各三分　半夏汤洗七次，三分

上为末。每服二大钱，水二盏，姜七片、灯心二十茎、蜜半匙，煎七分，空心服。

石韦散

治热淋，多因肾气不足，膀胱有热，水道不通，淋涩不宣，出少起数，脐腹急痛，蓄作有时，劳倦即发，或尿如豆汁，或便出沙石。

木通　石韦去毛，各二两　甘草　当归　王不留行各一两①　滑石　白术　瞿麦　芍药　葵子三两

上为细末，每服二钱，煎小麦汤调下，食前，日三，兼治大病余热不解，后为淋者。

地肤子汤

治下焦有热，及诸淋闭不通。

地肤子三两　知母　黄芩　猪苓去皮　瞿麦　枳实麸炒　升麻　通草　葵子炒　海藻洗去腥，各二两

上为剉散。每服四钱，水一盏半，煎七分，去滓，空心服，大便俱闭者，加大黄；女人房劳，小便难，大肠满痛②，脉沉细者，用猪肾半只，水二盏，煎盏半，去肾，下药，煎七分，服。

鹿角霜圆

治膏淋，多因忧思失志，意舍不宁，浊气干清，小便淋闭，或复黄赤白黯如脂膏状，疲剧筋力，或伤寒湿，多有此证。

鹿角霜　白茯苓　秋石各等分

上为末。糊圆梧子大，每服五十圆，米汤下。

葎草汁

治膏淋及尿血。

葎草

上捣汁二升，醋二合，和，空腹服一

① 各一两：原作"各两"，人卫本同。据本库本改。

② 大肠满痛：四库本、人卫本同。《千金要方》卷21作"小腹满痛"。

盏，又浓煮汁饮，亦治淋沥尿血。

立效散

治血淋，多因下焦结热，小便黄赤，淋闭疼痛，所出如血，或外挟风冷、风热，或内伤志劳神，或房室过度，丹石发动，便鲜赤者，为风热伤心，瘀血者，为风冷伤肾，及大小便俱出血者。

瞿麦穗一两　甘草炙，三分　山栀子半两，炒

上同为末。每五钱至七钱，水一碗，入连须葱根七个，灯心五十茎，生姜五片，同煎至七分，时时温服，不拘时候。既云血寒则瘀，此药未[1] 必匀治，宜煎木通汤，下麝香鹿茸圆、菟丝子圆等，所以《养生方》云，不可专以血得热则淖溢为说。于理甚明，不复详引，鹿茸圆、菟丝子圆。方见后虚损门。

石燕圆

治石淋，多因忧郁，气注下焦，结所食咸气而成，令人小便磣痛不可忍，出沙石而后小便通。

石燕子烧令通赤，水中淬一两次，捣研，水飞，焙干　滑石　石韦子去毛　瞿麦穗各一两

上为末。糊为圆，如梧子大，煎瞿麦灯心汤下十圆，食前服，日二三。甚，即以石韦去毛、瞿麦穗、木通各四钱，陈皮、茯苓各三钱，为末，每服三钱，以水一盏，煎七分，去滓，服。

瞑眩膏

治诸淋，疼痛不可忍受，及沙石淋。

大萝卜切一指厚四五片，好白蜜淹少时，安净铁铲上，慢火炙，干则又蘸蜜，取尽二两蜜，番覆炙，令香软，不可焦，候温细嚼，以盐汤一盏送下，立效。

沉香散

治气淋，多因五内郁结，气不得舒，阴滞于阳，而致壅闭，小腹胀满，使溺不通，大便分泄，小便方利。

沉香不焙　石韦去毛　滑石　王不留行　当归炒，各半两　葵子炒　白芍药各三分　甘草炙　橘皮各一分

上为细末，每服二钱，煎大麦饮调下，饮调亦得，食前。

发灰散

治饮食忍小便，或走马及房劳，皆致胞转，脐下急满不通。

乱发不拘多少，烧为灰

上研细，每用二钱，米醋二合，汤少许，调服，一法，与葵子等分为末，饮服二钱，服讫，即炒黑豆叶存其上，则通。

猪苓散

治伤风感寒，脉浮发热，渴欲饮水，小便不利。

猪苓去皮　茯苓　泽泻　阿胶炒　滑石碎研，各等分

上为剉散。每服四大钱，水一盏半，煎七分，去滓，不以时。

五苓散

治伤暑疸热，小便不利，煎茅根汤调，尤佳。方见伤暑门

料　　简

方书中所出淋病，证状不一，所谓诸淋，亦不能备尽，若随其所因而命名，如劳、如惊、如寒、如湿、如风、如暑。以至暴淋等，虽无定论，皆不出三因之所致也，当详此推治，无施不可。又有转胞，以胞系了戾，小便不通，证状自别，不可不辨。然治之亦当利其小便，古方令服肾气八味圆，其中有茯苓故也。

---

[1] 未：原作"末"，人卫本同。据四库本改。

遗尿失禁证治

经云，膀胱不利为癃，不约为遗溺者，乃心肾气传送失度之所为也。故有小涩而遗者，有失禁而出不自知。又妇人产蓐，产理不顺，致伤膀胱，遗尿无时。又小儿胞冷尿床，亦著，成人者，治之各有方。

家韭子圆

治少长遗尿，及男子虚剧，阳气衰败，小便白浊，夜梦泄精，此药补养元气，进美饮食。

家韭子六两，炒　鹿茸四两，酥炙　苁蓉酒浸　牛膝酒浸　熟地黄　当归各二两　巴戟去心　菟丝子酒浸，各一两半　杜仲去皮，剉制，炒丝断　石斛去苗　桂心　干姜炮，各一两

上为末。酒糊为圆，如梧子大，每服五十圆，加至百圆，空心食前，盐汤、温酒下，小儿遗尿者，多因胞寒，亦禀受阳气不足故也，别作一等小圆服。

阿胶饮

治小便遗失不禁。

阿胶二两，炒　牡蛎煅，取粉　鹿茸切，酥炙，各四两

上为剉散。每服四大钱，水一盏，煎七分，空心服，或作细末，饮调，亦好。

张真君茯苓圆

治心肾气虚，神志不守，小便淋沥，或不禁，及遗泄白浊。

赤茯苓　白茯苓各等分

上为末。以新汲水挼洗，澄去新沫，控干，别取地黄汁，同与好酒，银石器内熬成膏，搜和为圆，如弹子大，空心盐酒嚼下，常服轻身延年。

鸡内金散

治溺床失禁。

鸡膍胵一具并肠净洗，烧为灰，男用雌者，女用雄者

上研细，每服方寸匕，酒饮调服。

又方　用羊肚系盛水令满，线缚两头，熟煮，取中水，顿服。

又方　用猪胞洗净，铁铲上炙香熟，嚼细，温酒下。

九虫论

古方论列脏腑中九虫，虽未必皆有，亦当备识其名状，若蛔虫，则固不待言而知，其它皆由脏虚，杂食甘冷肥腻，节宣不时，腐败凝滞之所生也。又有神志不舒，精魄失守，及五脏劳热，又病余毒，气血积郁而生，或食果瓜与夫畜兽内脏，遗留诸虫子类而生，不可具载，亦犹生痕，殆非九数可尽，姑列诸例，为学者备。

九虫例

九虫者，一曰伏虫，长四分，为群虫之长；二曰白虫，长一寸，相生至多，其母长至四五丈，则杀人；三曰内虫，状如烂杏，令人烦满；四曰肺虫，其状如蚕，令人咳；五曰胃虫，状如虾蟆，令人吐逆呕哕；六曰弱虫，状如瓜瓣，令人多唾；七曰赤虫，状如生肉，令人肠鸣；八曰蛲虫，至微细，状如菜虫，居洞肠间，多则为痔漏痈疽诸疮，无所不为；九曰蛔虫，长一尺，贯心则杀人。又有尸虫，与人俱生，状如犬马尾，或如薄筋，依脾而居，长三寸许，大害于人，然多因脏虚寒劳热而生，治之各有方。

九虫治法

乌梅圆

治蛔厥，令病者静而复烦，脏寒①，蛔上入膈②，故烦，须臾复上，得食而呕又烦者，蛔闻食臭出，其人自吐蛔。

乌梅一百五十个　当归　川椒去目，汗细辛　附子炮，去皮脐　桂心　人参　黄檗各三两　干姜炮，五两　黄连八两

上为末。以苦酒渍乌梅一宿，去核，蒸之五斗米下，熟捣成泥，和药相得，内臼中，与蜜杵一二千下，圆如梧子大，食前，饮服十圆，稍加至三十圆。

集效圆

治因脏腑虚弱，或多食甘肥，致蛔虫动作，心腹绞痛，发则肿聚，往来上下，痛有休止，腹中烦热，口吐涎沫，是蛔咬，宜服此药，若积年不差，服之亦愈。又治下部有虫生痔，痔痒痛。

木香　鹤虱炒　槟榔　诃子煨，去核　芜荑炒，研　附子炮，去皮脐　干姜炒，各七钱半　大黄剉，炒，一两半

上为细末，蜜圆如梧子大，每服三十圆，食前，橘皮汤下，妇人醋汤下。

化虫圆

治寸白虫，兼治诸虫。

硫黄一两，别研　木香半两　密陀僧三分，别研　附子生用，一个，去皮脐，为末

上先以附子末，用好醋一升熬成膏，入三药和圆，如绿豆大，每服二十圆，食前，荆芥茶清放冷下，虫即化为清水。

槟榔散

治诸虫在脏腑，久不差。

槟榔一两

上为末。每服一钱至二钱，煎茶蜜汤调下，空心、食前服。

咳嗽叙论

人之所以滋养其身者，唯气与血。呼吸定息，卫气之常，失常则为咳嗽；津液流润，荣血之常，失常则为痰涎。咳嗽吐痰，气血已乱矣，顾世治嗽之药极多，而卒不能遍效者，盖其致病之因不一，世谓五嗽，且以五脏而言之。要之内因七情，外合六淫，饮食、起居、房劳、叫呼，皆能单复绮互而为病。故经云：五脏六腑，感寒热风湿，皆令人咳。又微寒微咳，历风所吹，声嘶发咳，热在上焦，咳为肺痿，秋伤湿，冬咳嗽，皆外所因；喜则气散，怒则气激，忧则气聚，思则气结，悲则气紧，恐则气却，惊则气乱，皆能发咳，即内所因；其如饮食生冷，房劳作役，致嗽尤多，皆不内外因。其可一法而治之。治之，当推其三因，随脉证治疗，散之、下之、温之、吐之，以平为期。

外因咳嗽证

伤风咳者，憎寒壮热，自汗恶风，口干烦躁；伤寒咳者，憎寒发热，无汗恶寒，烦躁不渴；伤暑咳者，烦热引饮，口燥，或吐涎沫，声嘶咯血；伤湿咳者，骨节烦疼，四肢重着，洒洒淅淅，并属外所因。诊其脉，浮为风，紧为寒，数为热，细为湿，随其部位，与人迎相应，推其脏腑，则见病源也。

内因咳嗽证

喜伤心者，咳而喉中介介如肿状，甚则咽肿喉痹，名为心咳，不已，则小肠受之，小肠咳状，与气俱失；怒伤肝者，咳

---

① 寒：原作"气"，据人卫本、四库本改。
② 膈：原作"隔"，人卫本同。据四库本改。

而两胁下痛，甚则不可以① 转，转则两胠下满，名为肝咳，不已，则胆受之，胆咳之状，咳呕胆汁；思伤脾者，咳而右胁下痛，阴阴引肩背，甚则不可以动，名为脾咳，不已则胃受之，胃咳之状，咳而呕，呕则长虫出；忧伤肺者，咳而喘息有声，甚则唾血，名为肺咳，不已，则大肠受之，大肠咳状，咳而遗尿；恐伤肾者，咳而腰背相引痛，甚则咳涎，名为肾咳，不已，则膀胱受之，膀胱咳状，咳而遗溺，久咳不已，则三焦受之，三焦咳状，咳而腹满，不欲食，此等皆聚于胃，关于肺，肺取朡俞最近，故内因多先有所感，世人并名肺咳嗽也，并属内所因。诊其脉，随其部位，与气口相应，浮紧则虚寒，沉数则实热，弦涩则少血，洪滑则多痰，以此类推，无施不可。

不内外因咳嗽

病者咳嗽，发作寒热，引腰背痛，或复喘满，此因房劳伤肾；病者中满腹胀，抢心痛，不欲食，此因饥饱伤脾；病者咳嗽，左胁偏疼，引小腹并膝腕疼，此因疲极伤肝；病者咳嗽，吐白涎，口燥声嘶，此因叫呼伤肺；病者咳嗽，烦热自汗，咽干咯血，此因劳神伤心，并属不内外因。诊其脉，随其类，假如尺脉浮涩而数，则知伤肾，右关脉濡，则知饮食伤脾，左关脉弦短，则知疲极伤肝，但不应人迎气口者，即是不内外因，皆可类推。

咳嗽治法

华盖散

治肺虚，或感风寒暑湿，及劳逸抑郁，忧思喜怒，饮食饥饱，致脏气不平，咳唾脓血，渐成肺痿，憎寒发热，羸瘦困顿，皮肤甲错，将成劳瘵。

甜葶苈半两　苦葶苈半两，并用纸隔炒

茯苓　人参　细辛　干姜炮　桔梗剉，炒　杏仁去皮尖，麸炒　紫菀　款冬花　甘草炙　陈皮各一分

上为细末，用羊肺一个，心血不透者，切细研烂，旋旋入药掺肺内，再研匀，药尽为度，泥土墙上，以湿纸七重盖覆，每日去纸壹重，七日药就，候干刮下，再研，罗为细末，每服二钱，温酒、盐汤调下，米饮亦得，空心，日二服。

五味子汤

治秋冬之交，皮肤为寒湿所薄，寒气内折，咳嗽昼夜不已。

陈橘皮二两　麻黄去节　甘草炙　杏仁去皮尖，麸炒　五味子　白茯苓各一两

上为末。每服二钱，水一盏，煎七分，去滓，带热服，食后临卧，日三服。

白术汤

治五脏伤湿，咳嗽痰涎，憎寒发热，上气喘急。

白术二两　五味子　茯苓各一两　甘草一分　半夏四个，洗去滑，切作十六片

上为剉散。分作十六服，水一盏半，姜五片，入半夏一片，煎七分，空腹服。

丁香乌梅圆

治膈气壅蔽，外感风寒，咳嗽痰涎白沫，胸背痛，不能俯仰，口干咽燥。

乌梅肉四两　紫苏　木瓜各二两　茯苓二两四钱　甘草三两三钱　檀香半两　人参七钱　麝香一字

上为末。用蜜一斤，蜡二两，为圆如樱桃大，含化，不以时。

人参散

治咳嗽，肺虚不能制下，大肠泄泻，上气喘咳，服热药不效。

人参　款冬花　罂粟壳等分，醋炙

---

① 以：原作"不"，据四库本、人卫本改。

上为剉散。每服四大钱，水一盏半，阿胶一片，乌梅半个，同煎七分，去滓，睡正着时，急唤醒①，服。

太白丹

治肺感寒发热，咳嗽无度。

通明白矾枯　成炼钟乳　寒水石煅，水飞过，各等分

上研匀，炊饼糊圆，如鸡头大，每服一圆，先嚼生姜、胡桃各一片，令细，吸太阳气和药咽，仍用茶清或温酒送下。

阿胶散

治一切咳嗽，虚人老人皆可服。

阿胶麸炒　马兜铃各一两　五灵脂研桑白皮各半两　甘草炙，一分

上为末。每服一钱，水一盏，煎六分，通口，食后夜卧，服。

平气饮

治一切咳嗽，吐痰涎，恶风，不能食。

人参　白术　川芎　当归　五味子甘草炙，一分　木瓜干　紫苏子炒　茯神乌药去木　杏仁去皮尖，麸炒　桂心　白芷各等分

上为末。每服二钱，水一盏，姜三片，枣一个，煎七分，温服。

杏仁煎

治暴咳，失声不语。

杏仁去皮尖，研，三两　桑白皮　生姜取汁　蜜　砂糖各一两半　木通　贝母各一两三钱　紫菀茸　五味子各一两

上将桑白皮、木通、贝母、紫菀、五味子为剉散。以水三升，慢火熬取一升，裂去滓，入杏仁、糖、蜜、姜汁慢火熬成膏，旋含化。

蛤蚧散

治元气虚寒，上气咳嗽，久年不差。

蛤蚧一对，炙　成炼钟乳　款冬花

肉桂　白矾飞过，别研　甘草炙，各半两

上为末。每服半钱，用芦管吸之，或觉咽干，即用米饮调下，空心食前。

款冬花散

治伤风冷嗽，诸未效者。

款冬花不拘多少

上一味为粗末，炉上烧，以酒漏盖吸咽烟，觉咽干口燥，以茶清送下。

白散子

治久年咳嗽不愈者。

附子一枚，煨熟，新水浸一时久，去皮脐，焙干

上为末。每服一钱，白砂蜜二钱，水一盏，煎七分，通口服。

青金丹

治肺虚壅，咳嗽喘满，咯痰血。

杏仁去皮尖，一两　牡蛎煅，取粉，入杏仁同炒黄色，去牡蛎粉不用　青黛一两

上研匀，入黄蜡一两，镕搜和圆弹子大，压扁如饼，每用中日柿一个，去核，入药在内，湿纸裹煨，约药镕，方取出，去火毒，细嚼，糯米饮送下。一方，名甲乙饼，治咳出血片，兼涎内有血条，不问年久月深，但声在，一服效，用青黛一分，牡蛎粉二钱匕，杏仁七粒，去皮尖研，蜡圆了，汤使，并同前。

僧伽应梦人参散

治风壅，痰嗽咯血，及伤寒，体热头痛。方见疫病门

神效散

治老少喘嗽，神效。

杏仁去皮尖，炒，一两半　甘草炙　旋覆花各三两　白术　莲肉去心皮　射干米泔浸　前胡　御米略炒　百合水浸，去沫　白扁豆略炒　川芎各三两　人参　白茯苓各四

---

① 醒：原作"省"，据四库本、人卫本改。

两　神曲炒，五两　桑白皮炙　干葛各六两　　片，枣一个，煎七分，食前温服。
桔梗七两

　　上为细末，每服二钱，水一盏，姜三

卷之十三

痰饮叙论

人之有痰饮病者，由荣卫不清，气血败浊，凝结而成也。内则七情泊乱，脏气不行，郁而生涎，涎结为饮，为内所因。外有六淫侵冒，玄府不通，当汗不泄，蓄而为饮，为外所因。或饮食过伤，嗜欲无度，叫呼疲极，运动失宜，津液不行，聚为痰饮，属不内外因。三因所成，证状非一，或为喘，或为咳，为呕，为泄，晕眩嘈烦，忪悸惼懼寒热疼痛，肿满挛癖，癃闭痞隔，如风如癫，未有不由痰饮之所致也。

痰饮证论

古方唯分四饮六证，不说三因，不知其因，病源无自。观夫治饮之法，既用大小青龙、桂枝、防己、五苓、承气，得非外因？参苓、苓术、八味、参苏，得非内因？十枣、葶苈、大小半夏、控涎、破饮，不内外因，理固明矣。以此推求，颇得伦类，今叙列诸证，以为治门，须原本因，施用汤药，学者自宜详审。所谓四饮者，即悬饮、溢饮、支饮、痰饮是也。悬饮者，饮水流在胁下，咳唾引痛；溢饮者，饮水流于四肢，当汗出而不汗，身体疼重；支饮者，咳逆倚息，短气不得卧，其形如肿；痰饮者，其人素盛今瘦，肠间漉漉有声；又有留饮者，背寒如手大，或短气而渴，四肢历节疼，胁下痛引缺盆，咳嗽则转甚；又有伏饮者，膈满，喘咳呕吐，发则寒热，腰背痛，目泪出，其人振振恶寒，身瞤惕，故曰四饮生六证。或云五饮者，即留饮、伏饮合为一证是也，其脉皆弦微沉滑。治之之法，悬饮当下之，溢饮当发其汗，支饮则随证汗下，痰饮则用温药从小便去之，其间或随气上厥，伏留阳经，使人呕吐眩晕，背寒，或一臂不随，有类风状，不可不知。

痰饮治法

十枣汤

治悬饮，咳唾引胁下痛，又治支饮，咳烦胸中痛，至百日一岁，其脉弦者。

芫花微炒　甘遂　大戟炒

等分为末。水一盏半，枣十个，煎至八分，去枣，调药，壮人一钱，嬴人半钱，平旦温服。不下者，次日更加半钱，下后糜粥自养；若已下，不可与之。

大青龙汤

治溢饮，身体疼重，汗不出，拘急，痛。

麻黄去节，汤，七钱半　桂心　甘草炙，各二钱半　石膏鸡子大　杏仁四十个，炒，去皮尖

上为剉散。每服四大钱，水一盏半，姜五片，枣二枚，煎七分，去滓空腹服，温覆。一服汗者，勿再服；复服，汗出多，亡阳虚逆，恶风，烦躁不得眠也。

小青龙汤

治溢饮、支饮，倚息不得卧，及喘

满者。

麻黄去节，汤　芍药　细辛　桂心
干姜炮　甘草炙，各三钱三字　五味子二钱
半夏汤洗七次，三钱

上为剉散。每服四大钱，水一盏半，
煎七分，去滓，空腹服。渴者，去半夏，
加栝蒌根三钱三字；微利，去麻黄，加芫
花一鸡子大，炒入；噎者，去麻黄，加附
子一枚，炮；小便不利者，去麻黄，加茯
苓半两；喘者，去麻黄，加杏仁三钱三
字；咳而上气，肺胀，其脉浮，心下有水
气者，胸中痛引缺盆，加石膏二钱
半，研。

防己桂枝汤

治膈间支饮。其人喘满，心下痞坚，
面色黧黑，其脉沉紧，得之数十日，医吐
下之不愈。

汉防己三两　桂心二两　人参四两
石膏六两

上四味为剉散。每服四大钱，水一盏
半，煮七分，去滓温服。虚者即愈，实者
三日复发，再服；不愈，宜去石膏，加茯
苓四两、芒消一两半，微利则愈。

小承气汤

治支饮胸满。

厚朴四两，姜制　大黄二两，蒸　枳实
一两，麸炒，去瓤

上为剉散。每服四大钱，水一盏半，
煎七分，去滓，不以时，加减。

茯苓五味子汤

治支饮。手足冷，多唾口燥，气从小
腹上冲胸咽，手足痹，面热，翕然如醉，
因复下流阴股，小便难，时复眩冒呕肿。

茯苓四两　桂心　甘草炙，各三两　五
味子二两半

上为剉散。每服四大钱，水一盏半，
煎七分，去滓空腹服，服之冲气即低，反

更咳满者，去桂，加干姜、细辛各三两；
咳满止而复渴，冲气更发者，以细辛、干
姜为热药，此法不当逐渴，反止者，为支
饮也。支饮法当冒，冒者必呕，呕者复加
半夏二两半，以去其饮，饮去则呕止；其
人形肿与痹，加杏仁二两半；若面赤如
醉，以胃中热上熏，加大黄三两，须详证
加减。

大半夏汤

治膈间有饮，卒呕吐，心下痞，
眩悸。

半夏五两，汤洗　茯苓三两

上为剉散。每服四大钱，水二盏，姜
七片，煎七分，去滓温服。

小半夏汤

治支饮。呕吐不渴。

半夏汤洗七次

上为剉散。每服四大钱，水二盏，姜
十片，煎七分，去滓温服。

葶苈大枣泻肺汤

治支饮，不得息。方见肺痈门

五苓散

治瘦人脐下有悸者，挟涎沫而癫眩
者，饮也。方见伤暑门

茯苓汤

治心气不行，郁而生涎，胸胁支满，
目眩，以胸中有痰饮也。

茯苓四两　桂心　白术各三两　甘草
炙，二两

上为剉散。每服四大钱，水一盏半，
煎七分，去滓空腹服。小便利，则愈。

参苓饮

治胸中停痰宿水，自吐出痰后，心胸
间虚，气满，不能食。

茯苓　人参　白术各三两　枳实麸炒，
去瓤，二两　橘皮一两半

上为剉散。每服四大钱，水二盏，姜

三片，煎七分，去滓，空腹，温服。

八味圆

治失志肾虚，郁而生涎，短气，喘嗽，当从小便去之。中有茯苓故。方见消渴

参苏饮

治痰饮停积胸中，中脘闭，呕吐痰涎，眩晕嘈烦，脚弱、怔悸、哕逆，及痰气中人，停留关节，手足軃曳，口眼㖞斜，半身不遂，食已即呕，头疼发热，状如伤寒。

前胡　人参　紫苏叶　茯苓各三分 桔梗　木香各半两　半夏汤　陈皮　枳壳炒　甘草炙，各半两

上为剉散。每服四钱，水一盏半，姜七片，枣一枚，煎至七分，去滓，空腹服。哕者，加干葛；腹痛，加芍药。

破饮圆

治五饮停蓄胸腹，结为癥癖，支满胸胁，傍攻两胁，抢心疼痛，饮食不下，反胃吐逆，九种心痛，积年宿食不消，久疟久痢，遁尸疰忤，癫痫厥晕，心气不足，忧愁思虑，妇人诸疾。但是腹中诸病悉能治疗，久服，不伤脏气。

荜茇　丁香　胡椒　缩砂仁　乌梅肉 青皮　巴豆去皮　木香　蝎梢等分

上以青皮同巴豆浆水浸一宿，次日漉出，同炒，青皮①焦，去巴豆，将所浸水，淹乌梅肉，炊一熟饭，细研为膏，圆如绿豆大，每服五七圆，临卧姜汤下，津液下尤佳。

控涎丹

凡人忽患胸背、手脚、颈项、腰胯隐痛不可忍，连筋骨，牵引钓痛，坐卧不宁，时时走易不定，俗医不晓，谓之走注，便用风药及针灸，皆无益。又疑是风毒结聚，欲为痈疽，乱以药贴，亦非也。

此乃是痰涎伏在心膈上下，变为此疾，或令人头痛不可举，或神意昏倦多睡，或饮食无味，痰唾稠粘，夜间喉中如锯声，多流睡涎，手脚重，腿冷痹，气脉不通，误认为瘫痪，亦非也。凡有此疾，但以是药，不过数服，其疾如失。

甘遂去心　紫大戟去皮　白芥子真者，各等分

上为末。煮糊圆如梧子大，晒干，食后临卧，淡姜汤或熟水下，五七圆至十圆。如疾猛气实，加圆数不妨，其效如神。

强中圆

治胃脘虚寒，冷痰留滞，痞塞不通，气不升降，口苦无味，不思饮食。

高良姜　干姜炮　陈皮　青皮各一两 半夏汤洗去滑，二两　一法上件并不持择

上为末。用生姜自然汁，煮面糊为圆，如梧子大，每服二十圆至三十圆，生姜汤下。凡中满气痞，服之甚妙。

凡　　例

前证用药，多出汉方，但古科剂，与今不同，已详酌改从今用。其如校定，备见前说。唯外所因证候难明，风燥、寒凝、暑烁、湿滞皆能闭诸络，郁而生涎，不待饮水流入四肢，而致支溢疼痛也，当以理推，无胶轨辙。

喘脉证治

夫五脏皆有上气喘咳，但肺为五脏华盖，百脉取气于肺，喘既动气，故以肺为主。病者右手寸口气口以前，脉阴实者，手太阴经肺实也，肺必胀，上气喘逆，咽中塞，如与呕状，自汗皆肺实证。若气口

―――――

① 青皮：原为"橘皮"，据四库本、人卫本改。

以前脉虚者，必咽干无津，少气不足以息，此乃肺虚气乏也。

杏参散

治上气喘满，倚息不能卧。

杏仁　桃仁并麸炒，去皮尖　桑白皮蜜炙三度，白泔浸一宿，控干，各一两　人参一两

为细末，每服二钱，水一盏，姜三片，枣一个，煎七分，不以时。

神秘散

定喘，补心肾，下气。

阿胶一两三分，炒　鸡脏胫一两半　白仙茅半两，米泔浸三宿，晒干，炒　团参一分

上为末。每服二钱，糯米饮调，空腹服。

真应散

治远年喘急，不能眠卧，百药无效者。

白石英四两通明者，以生绢袋盛，用雄猪肚一个，以药入，线缝定，煮取药出，再换猪肚一个，如前法煮，三煮了，取药出，控干，研

上为末。以官局款冬花散二钱，入药末二钱，更桑白皮二寸、生姜三片、枣子一个，水一盏半，煎至七分，通口服。猪肚亦可吃，只不得用酱、醋、盐、椒、姜等调和。

麦门冬汤

治火逆，上气喘急，咽喉不利。止逆下气。

麦门冬去心，一两一钱　半夏汤洗，六钱一字　人参一分　甘草炙，一分　粳米二钱

上为粗散，每服四大钱，水三盏，枣二个，煎六分，去滓，空心服。

清肺汤

治上气脉浮，咳逆，喉中如鸡声，喘息不通，呼吸欲绝。

紫菀茸　杏仁去皮尖　诃子煨，去核，各二两　汉防己一两

上为剉散。每服四钱，水一盏半，鸡子白皮一片，煎七分，去滓，食后服。

神秘汤

治上气，不得卧。

橘皮　桔梗　紫苏　人参　五味子各等分

上为剉散。每服四钱，水一盏，煎六分，去滓，食后。

皱肺圆

贝母炒　知母　秦艽　阿胶炒　款冬花　紫菀茸　百部去心　糯米炒，各一两　杏仁去皮尖，别研，四两

上为末。将羊肺一个，先以水灌洗，看容得水多少，即以许水更添些，煮杏仁令沸，滤过，灌入肺中，系定，以糯米泔煮熟，研细成膏，搜和前药末，杵数千下，圆如梧桐子大，每服五十圆，食前桑白皮汤下。

理气圆

治气不足，动便喘啜①，远行久立，皆不任，汗出鼻干，心下急，痛苦悲伤，卧不安。

杏仁去皮尖，麸炒，别研　桂枝去皮，各一两　益智去皮　干姜炮，各二盛

上为末。蜜圆如梧桐子大，以钟乳粉为衣，每服三十圆，空腹，米汤下。

黑锡丹

方见眩晕门。

白散子

方见中风门，二药皆可用。

肺痿肺痛叙论

肺为五脏华盖，百脉取气，运动血

---

① 喘啜：四库本、人卫本作"喘咳"。

脉，卫养脏腑，灌注皮毛。将理失宜，气与血乱，则成肺痿肺痈矣。然五脏皆有痿痈，而独论此者，以肺属金，数尽于阳九，位最高而为五脏长，多致此病，故独论此，余如内痈及五痿说，又此病多生喘咳，故列于痰饮喘咳云。

肺痿证治

病者寸口脉数而虚，按之涩，身冷内烦，多唾唇燥，小便反难，大便如烂瓜豚脑状，欲咳不咳，咳出干沫，唾中出血，心中温温液液，上气喘满，或燥而渴者，多因发汗利小便，或呕吐消渴，数服快药，重亡津液，致热在上焦，故成肺痿。

甘草干姜汤

治肺痿，多涎唾，小便数，肺中冷，必眩，不渴不咳，必遗溺，所以然者，上虚不能制下也。

甘草炙，四两　干姜二两，炮

上为剉散。每服四钱，水一盏半，枣三个，煎七分，去滓温服，不拘时候。

人参甘草汤

治肺痿，咳唾涎沫不止，咽燥而渴。

人参一两　甘草炙，一两三钱

上为剉散。每服四钱，水一盏半，姜五片，枣三个，煎七分，去滓温服。

温液汤

治肺痿，涎唾多，出血，心中温温液液。

甘草炙

上为剉散。每服四钱，水一盏半，煎七分，去滓温服。

肺痈证治

病者寸口脉数而实，按之滑，咳唾脓血，口中辟辟燥，胸中隐隐痛，口干喘满，咽燥不渴，多唾浊沫腥臭，时时振寒，热之所过，血为凝滞，蓄结痈脓，吐如米粥，故为肺痈，始萌可救，脓成则难治。

葶苈大枣泻肺汤

治肺痈，胸满胀，一身并面目浮肿，鼻塞，清涕出，不闻香臭酸辛，咳逆上气，喘鸣迫塞。

葶苈炒令黄，研细，圆如弹子大

上一味，用水三盏，煮枣十枚，至一盏，去枣入药，煎至七分，食后服。《金匮》令先投小青龙汤三服，乃进此药。

小青龙汤

方见痰饮门。

如圣汤

治咳而胸满，振寒，脉数滑，咽干不渴，时出浊唾腥臭，久久吐脓若粥者，为肺痈。

桔梗一两　甘草炙，二两

上为剉散。每服四钱，水一盏，煎七分，去滓，不以时服。兼治喉痹咽痛。

苇叶汤

治肺痈。

薏苡仁　瓜瓣仁　桃仁去皮尖，各一两

上为剉散。每服四大钱，水二盏，先以苇叶一握，煎取一盏，去滓，入药，煎六分，食后服。或吐脓血，勿怪。

腰痛叙论

夫腰痛，虽属肾虚，亦涉三因所致，在外则脏腑经络受邪，在内则忧思恐怒，以至房劳坠堕，皆能致之。方书五种之说，未为详论，但去圣逾远，文籍简脱，难以讨论，虽是缺文，不可弃置，随其有无，提其纲目，庶几后学以类推寻，为治疗之典据耳。

外因腰痛论

太阳腰痛，引项脊尻骨如重状；阳明

腰痛，不可以顾，顾则如有所见，善悲；少阳腰痛，如针刺其皮，循循然，不可俛仰，不可以顾；太阴腰痛，烦热，腰下如有横木居其中，甚则遗溲；少阴腰痛，痛引脊内；厥阴腰痛，腰中强急，如张弩弦状。此举六经以为外因治备，大抵太阳、少阴多中寒；少阳、厥阴多中风热；太阴、阳明多燥湿。以类推之，当随脉别，其如经中有解脉、散脉、同阴、会阴、阳维、衡络、直阳、飞阳①、肉里、尻交等穴，皆不出六经流注，但别行，各有所主，不欲繁引，请寻《内经·刺腰痛论》以备明之。准此，从所因汗下施治。

内因腰痛论

失志伤肾，郁怒伤肝，忧思伤脾，皆致腰痛者，以肝肾同系，脾胃表里，脾滞胃闭，最致腰痛。其证虚羸不足，面目黧黑，远行久立，力不能尽，失志所为也；腹急，胁胀，目视𬌗𬌗，所祈不得，意淫于外，宗筋弛纵，及为白淫，郁怒所为也；肌肉濡渍，痹而不仁，饮食不化，肠胃胀满，闪②坠腰胁，忧思所为也。准此，从内所因调理施治。

不内外因腰痛论

肾著腰痛，腰冷如冰③，身重不渴，小便自利，食饮如故，腰以下冷，重如带五千钱，因作劳汗出，衣里冷湿，久久得之，臀公对切腰痛者，伛偻肿重，引季胁痛，因于坠堕，恶血流滞，及房劳疲力，耗竭精气，致腰疼痛。准此，从不内外因补泻施治。

腰痛治法

独活寄生汤

夫腰痛，皆由肾气虚弱，卧冷湿地，当风所得，不时速治，喜流入脚膝，为偏枯冷痹，缓弱疼重，或腰痛挛，脚重痹，宜急服此。

独活三两　桑生《古今录验》用续断，即寄生亦名，非正续断也　杜仲制，炒断丝　细辛去苗　牛膝　秦艽去土　茯苓　白芍药　桂心不见火　芎劳　防风去芦　甘草炙　人参　熟地黄　当归各二两

上为剉散。每服四大钱匕，水二盏，煎七分，去滓，空腹服。气虚下利，除地黄。并治新产腹痛，不得转动，及腰脚挛痛痹弱，不得屈伸。此汤最除风消血，《肘后》有附子一枚，无寄生、人参、甘草、当归，近人将治历节风，并脚气流注，甚效。

小续命汤

治风腰痛，最妙。方见中风门，加桃仁炒去皮尖。

牛膝酒

唐筠州刺史王绍颜《传信方》云：顷年予在姑苏，得腰痛不可忍，医以肾伤风毒攻刺，此方即制一剂服之，便减五分，步履渐轻。

牛膝　川芎　羌活　地骨皮　五加皮　薏苡仁各一两　甘草　生地黄十两　海桐皮二两

上为剉散。帛裹入无灰酒二斗浸，冬二七日，夏月分数服，旋浸三五宿，每服一杯，日三四杯，长令酒气不绝为佳。一法，入杜仲一两，炒丝断入。

杜仲酒

风冷伤肾，腰痛不能屈伸。并补

---

① 飞阳：人卫本同。四库本下有"昌阳"2字。《素问·刺腰痛篇第四十一》亦有"昌阳之脉"云云，可资参考。

② 闪：原作"闭"，人卫本同。据四库本改。

③ 冰：原作"水"，人卫本同。据四库本改。

肾虚。

杜仲一斤，切，姜汁制，炒去丝断

上用无灰酒三升，浸十日，每服二三合，日四五服。

一方，为末，温酒调一钱，空心服。

肾著汤

治肾虚伤湿，停着为病，身重，腰冷如水洗状，不渴，小便自利，食饮如故，腰以下冷痛，重如带五千钱。

干姜炮　茯苓各四两。一法茯苓、白术四两，干姜、甘草二两　甘草炙　白术各二两

上为剉散。每服四大钱，水一盏半，煎七分，空腹冷服。又治体虚自汗，甚效。

鹿角圆

治肾虚伤冷，冷气入肾，其痛如掣。

鹿角屑一两，酥炙黄　附子炮，二两桂心三分

上为末。酒糊圆，如梧子大，盐、酒下三五十圆，空心服。

安肾圆

治肾虚腰痛，阳事不举，膝骨痛，耳鸣，口干，面色黧黑，耳轮焦枯。

补骨脂炒　葫芦巴炒　茴香炒　川楝炒　续断炒，各三两　桃仁麸炒，去皮尖，别研　杏仁如上法　山药炒，切　茯苓各二两

上为末。蜜圆如梧子大，盐汤五十圆，空心服。

青娥圆

治肝肾虚，腰腿重痛，并治风湿脚气。常服壮筋补虚，填精益髓。

杜仲一斤，炒　生姜十两，炒　破故纸一斤，炒

上为末。用胡桃肉一百二十个，汤浸去皮，研成膏，入少熟蜜。圆如梧子大，每服五十圆，盐酒、盐汤任下，食前服。

神应圆

治肾经不足，风冷乘之，腰痛如折；或引背脊，俯仰不利，转侧亦难；或役用过度，劳伤于肾；或寝卧冷湿，地气伤腰；或坠堕伤损，并宜服之。

威灵仙去土，二两　桂心　当归各一两

上为末。以酒煮糊圆，如梧子大，每服三五十圆，煎茴香汤，或炒茴香酒下，食前服。妇人煎桂心汤下；有孕妇人，不得服。一方，添破故纸、桃仁、地肤子等分。

立安圆

治五种腰痛，常服补肾，强腰脚，治脚气。

破故纸生　续断　木瓜干　牛膝酒浸杜仲去皮，剉，姜制，炒丝断，各一两　草薢二两

上为末。蜜圆如梧子大，每服五十圆，盐汤、盐酒任下。

五积散

治感寒湿与脾胃气蔽腰痛，最效。方见伤寒太阴经，加桃仁煎。

熟大黄汤

治堕坠闪肭，腰痛不能屈伸。

大黄切如豆大　生姜各半两，切

上同炒令焦黄，以水一大盏，浸一宿。五更去滓顿服，天明所下如鸡肝者，即恶物出。

橘子酒

治打扑腰痛，恶血蓄瘀，痛不可忍。

橘子炒，去皮

上一味，研细，每服二钱匕，酒调服，未知再作。或用猪腰子一只，去筋膜，破开入药，同葱白、茴香、盐、湿纸裹，煨熟，细嚼，温酒下。

桃仁酒

治肾虚，风劳所伤，毒肿掣痛，牵引小腹，连腰痛。

桃仁麸炒，去皮尖

上一味，研细，每服抄四钱匕，热酒调下即汗，愈。

虚损证治

《难经》论损从皮毛至于筋骨者，此乃辨气脉浅深次第也，原其所因，属不内外。或大病未复，便合阴阳，或疲极筋力，饥饱失节，尽神度量，叫呼走气，所以诸证蜂起，百疴交作，吐血衄血，便血泻血，遗泄白浊，冷滑洞泻，白汗黄汗，呕吐咯吭，涎沫痰饮，遂使荣卫走本，虚羸损伤，皆自此始，尽由背于人身常理而致然也。况妇人产褥过于大病，虚损尤多，不可不知。列而论之，证状非一，姑举数条，以为治备。要当考寻脉理，推其元气胃气，资始资成，扶助阴阳，辨别标本，盖不可随证冷热，妄行施治。《要论》①　曰：粗工嘻嘻，以为可知②，言热未已，寒病复始，同证异形，迷气乱经，学者谨之，精思有灵。

正元散

大治元气虚，脐腹胀满，心胁刺痛，泄利呕吐，自汗，阳气渐微，手足厥逆，及伤寒阴证，霍乱转筋，久下冷利，少气羸困，一切虚寒。方见自汗门

麝香鹿茸圆

治精气耗散，血少不增，阳道不兴。服此，调荣卫，利腰脚，补精血，主诸虚百病。

鹿茸酥炙，一两半　熟地黄一两　沉香三分　麝香一两，别研

上为末。入麝香研匀，蜜圆梧子大，空心，温酒、盐汤任下三十圆。

大山芋圆

治诸虚百损，五劳七伤，肢体沉重，骨节酸疼，心中烦悸，唇口干燥，面体少色，情思不乐，咳嗽喘乏，伤血伤气，夜多异梦，盗汗失精，腰背强痛，脐腹弦急，嗜卧少起，善惊多忘，饮食减少，肌肉瘦瘁。又治风虚，头目眩晕，心神不宁，及病后气不复常，渐成劳损。久服补不足，愈风气百病。

山芋七两半　当归　桂心　神曲炒　熟地黄　大豆卷各二两半　甘草　人参一两七钱　川芎　芍药　白术　麦门冬去心　杏仁麸炒去皮，各一两半　柴胡　白茯苓　桔梗各一两一分　阿胶麸炒，一两七钱半　干姜炮，三分　白敛半两　防风去叉，一两半　枣一百个，炊，去皮核

上为末。蜜圆与枣肉同和，圆如弹子大，每服一圆，温酒、米汤任嚼下。加琥珀一两、远志去心炒二两、茯苓二两半，即是养心丹。虚劳，遗泄白浊，加龙骨二两。

羊肉圆

治真阳耗竭，下元伤惫，耳轮焦枯，面色黧黑，腰重脚弱，阳事不兴，常服，壮元阳，补真气，益精驻颜。

补骨脂炒　葫芦巴炒　茴香炒　川楝炒　续断　附子炮，去皮脐　茯苓各三两　桃仁麸炒，去皮尖，别研　杏仁同上法炒　山药炒，各二两

上为末。精羊肉四两，酒煮研细，入面煮糊，圆如梧子大，盐汤、温酒，空心任下三五十圆。

大补圆

治元脏虚惫，血气不足，白浊遗泄，自汗自利，口苦舌干，四肢羸瘦，妇人诸

---

① 要论：四库本、人卫本同。《素问·至真要大论篇第七十四》作"大要"。

② 可知：原作"可之"，人卫本同。四库本作"可攻"。据《素问·至真要大论篇第七十四》改。

虚，皆主之。

木香炮　附子炮，去皮脐　茴香炒　苁蓉酒浸　川椒炒出汗，各十两　桃仁炒，去皮尖　葫芦巴　牛膝酒浸　巴戟去心　五味子　黄芪　白蒺藜炒去刺　泽泻各五两　羌活　槟榔　天麻　川芎　桂心各二两

上为末。蜜圆梧子大，盐汤、酒，空腹任下三五十圆。

菟丝子圆

治肾气虚损，五劳七伤，小腹拘急，四肢酸疼，面色黧黑，唇口干燥，目暗耳鸣，心松气短，夜梦惊恐，精神困倦，喜怒无常，悲忧不乐，饮食无味，举动乏力，心腹胀满，腰膝缓弱，小便滑数，房室不举，股内湿痒，水道涩痛，小便出血，时有遗沥。

菟丝子酒浸　桂心不焙　鹿茸去毛，切，酥炙　附子炮，去皮脐　泽泻　石龙芮去土，各一两　苁蓉酒浸　杜仲去皮，切，姜汁制，炒丝断　茯苓　熟地黄　巴戟去心　山茱萸　荜澄茄　沉香　茴香炒　补骨脂炒　石斛　牛膝酒浸　续断　川芎　五味子　覆盆子　桑螵蛸酒浸，炒，各半两

上为末。酒糊圆如梧子大，每服三十圆，温酒、盐汤任下。脚膝无力，木瓜汤下；淋闭，木通汤下。

妙应丹①

治脾元气弱，久积阴冷，心腹满痛，面色青黄，肌体瘦弱，怠惰嗜卧，食少多伤，噫气吞酸，哕逆恶心，腹中虚鸣，大便泄利，胸膈痞塞，食饮不下，霍乱呕吐，肌冷转筋，及五膈五噎，久痛久痢。
方见癥瘕门

增损乐令汤

治诸虚不足，小腹急痛，胁肋䐜胀，脐下虚满，胸中烦悸，面色痿黄，唇干口燥，手足逆冷，体常自汗，腰背强急，骨肉酸疼，咳嗽喘乏，不能饮食，或因劳伤

过度，或因病后不复。

黄芪　人参　橘皮　当归　桂心　细辛　前胡　甘草炙　茯苓　麦门冬去心　芍药各二两　附子炮，去皮脐　熟地黄各一两　半夏汤洗，二两半　远志三分，去心

上为剉散。每服四钱，水一盏半，姜五片，枣二个，煎七分，去滓，食前服。腹满食少，去枣；下焦虚冷，不甚渴，小便数者，倍人参、当归、附子；烦渴引饮，加栝蒌根；遗泄白浊，加龙骨、白敛；小腹急，引心痛者，加干姜。

养荣汤

治积劳虚损，四肢沉滞，骨肉酸疼，吸吸少气，行动喘咳，小便拘急，腰背强痛，心虚惊悸，咽干唇燥，饮食无味，阴阳衰弱，悲忧惨戚，多卧少起，久者积年，急者百日，渐至瘦削，五脏气竭，难可振复。又治肺与大肠俱虚，咳嗽下利，喘乏少气，呕吐痰涎。

黄芪　当归　桂心　甘草炙　橘皮　白术　人参各一两　白芍药三两　熟地黄　五味子　茯苓各三分　远志去心，炒，半两

上为剉散。每服四大钱，水一盏半，姜三片，枣二个，煎至七分，去滓，空腹服。便精，遗泄，加龙骨一两；咳嗽，加阿胶，甚妙。

十补圆

治真气虚损，下焦伤竭，脐腹强急，腰脚疼痛，亡血盗汗，遗精白浊，大便自利，小便滑数，或三消渴疾，饮食倍常，肌肉消瘦，阳事不举，颜色枯槁。久服补五脏，行荣卫，益精髓，进饮食。

附子炮，去皮脐　干姜炮　桂心　菟丝子酒浸软，别研　厚朴去皮，炒，姜制　巴戟去心　远志去心，姜汁浸，炒　破故纸炒　赤

----

① 丹：原作“圆”，据本书总目改。

石脂煅，各一两　川椒炒出汗，去子并合口者，二两

上为末。酒糊圆如梧子大，温酒、盐汤任下。

远志圆

治心肾气不足，惊悸健忘，梦寐不安，遗精，面少色，足胫酸疼。

远志去心，炒　山药炒　熟地黄　天门冬去心　龙齿水飞，各六两　麦门冬去心　五味子　车前子炒　白茯苓　茯神去木　地骨皮　桂心各五两

上为末。蜜圆梧子大，每服三十圆至五十圆，空心温服，酒、米汤任下。

张走马家秘真丹

治房室过度，或用意思维，精泄自出，腰背酸弱，不能屈伸，食不生肌，两脚疼痛，不能步履。

草乌头或用川乌　牡蛎粉炒乌头一两令裂，去皮脐，牡蛎不用　五倍子半两

上为末。糯米糊圆如梧子大，空腹，盐汤下三五十圆。

莲子丹

治真气虚惫，口苦舌干，心常惨戚，夜多异梦，昼少精神，或梦鬼交通，遗泄白浊，小便余沥，阳事不举，目暗耳鸣，面色黧黑。

新莲肉四两，去心皮　白龙骨一两，醋煮　甘草一分

上为末。车前草汁入面少许，煮面糊圆如绿豆大，每服三五十圆，盐汤、酒任下。

家韭子圆

方证见遗尿门。

威喜圆

治精气不固，余沥常流，小便白浊，梦中频泄，及妇人血海久冷，白带，白漏，白淫，身常湿，小便如米泔，或无

子息。

白茯苓四两　木猪苓一分，去皮，煮茯苓数十沸　黄蜡四两

上只以茯苓一味为末。镕黄蜡为圆弹子大，空心细嚼，令口生津徐咽。兼治两耳虚鸣，口干。

锁阳丹

治脱精，泄不禁。

桑螵蛸三两，瓦上焙燥　龙骨一两，别研　白茯苓一两

上为末。面糊为圆梧子大，每服七十圆，煎茯苓盐汤下，食前服。一方，用茯苓、猪苓、木馒头和皮子，切，各等分，为末。又方，用破故纸、青盐槌碎等分，同炒香为末，并每服二钱，米饮调下。

十四友圆

补心肾虚，怔忪昏愦，神志不宁，睡卧不安，故经曰：脏有所伤，情有所倚，人不能悬，其病则卧不安。

当归洗　熟地黄　白茯苓　白茯神去木　人参　黄芪　阿胶蛤粉炒　酸枣仁炒　柏子仁别研　紫石英同上　远志酒浸，洗去心，酒洒蒸，炒干　肉桂各一两　辰砂一分，别研　龙齿二两，别研

上为末。别研五味，蜜圆如梧子大，每服三十圆，食后枣汤下。

宣和赐耆丝圆

治少年色欲过度，精血耗竭，心肾气惫，遗泄白浊，腰背疼痛，面色黧黑，耳聋目昏，口干，脚弱，消渴便利，梦与鬼交，庶事不举①。

当归酒浸，焙轧，半斤　菟丝子酒浸，去土，乘湿研破焙干，秤一斤　薏苡仁　茯神去木　石莲肉去皮　鹿角霜　熟地黄各

————
①　庶事不举：四库本、人卫本作"阳事不举"。

四两

上为末。用耆二斤，锉碎，水六升，浸一宿，次早挼洗①味淡，去滓，于银石器中熬汁成膏，搜和得所，捣数千杵，圆如梧子大，每服五十圆加至百圆，米汤、温酒任下，空心食前服。常服守中安神，禁固精血，益气驻颜，延年不老。

参香散

治心气不宁，诸虚百损，肢体沉重，情思不乐，夜多异梦，盗汗失精，恐怖，烦悸，喜怒无时，口干咽燥，渴欲饮水，饮食减少，肌肉瘦瘁，渐成劳瘵。常服补精血，调心气，进饮食，安神守中，功效不可尽述。

人参　黄芪　白茯苓　白术　山药莲肉去心,各一两　缩砂仁　乌药　橘红干姜炮,各半两　甘草炙,三分　南木香丁香　檀香各一分　沉香二钱

上为粗末，每服四钱，水一大盏，姜三片、枣子一个，煎七分，去滓食前服。一法，有炮熟附子半两。

《三因极一病证方论》卷之十三

---

① 挼洗：原作"按洗"，据四库本、人卫本改。

卷之十四

水肿叙论

夫肾主元气，天一之水生焉。肺主冲化，地四之金属焉。元气乃水中之火，所以太阳合少阴，主精髓以滋血。冲化乃土中之金。所以太阴合阳明，主肌肉以养气。今肾虚则火亏，致阳水凝滞。肺满则上溢，使阳金沉潜，沉潜则气闭，凝滞则血淖。经络不通，上为喘急，下为肿满，故经曰：肾为少阴，肺为太阴，其本在肾，其末在肺。皆至阴以积水也，所以能聚水而生病者，盖肾为胃关。关键不利，枢机不转，水乃不行。渗透经络，皮肤浮肿，诸证不同，广如经说。治法曰平治权衡者，察脉之浮沉也；去宛陈莝者，疏涤肠胃也。开鬼门、洁净府者，发汗、利小便也。原其所因，则冒风寒暑湿属外；喜怒忧思属内；饮食劳逸，背于常经，属不内外。皆致此疾。治之，当究其所因，及诸禁忌而为治也。

水肿证治脉例

古方十种证候，以短气，不得卧，为心水。两胁疼痛，为肝水。大便鸭溏，为肺水。四肢苦重，为脾水。腰痛，足冷，为肾水。口苦，咽干，为胆水。乍虚乍实，为大肠水。腹急，肢瘦，为膀胱水。小便秘涩，为胃水。小腹急满，为小肠水。各随其经络，分其内外，审其脉证，而甄别之。然此十水谓之正水。外有风水、皮水、石水、黄汗。以义考之，风合归肝、皮合归肺、黄汗归脾、石合归肾。虽名理不逾，奈证候少异，古方备列，不可不辨。但风水，脉浮，必恶风。皮水，亦浮，按之① 没指，不恶风。石水，脉沉，腹满不喘。黄汗，脉沉迟，发热，多涩，久而不愈，必致痈脓。正水，寸口脉浮而迟，浮则热，迟则潜，热潜相搏，名曰沉。跌阳脉浮而数，浮则热，数则止，止热相搏，名曰伏。沉伏相搏，名曰水。沉则络脉虚，伏则小便难，虚难相搏，水走皮肤，即为水矣②。此《金匮》节文，所以用寸口跌阳二脉者，盖水气不在一经也。大抵浮脉带数，即是虚寒潜止于其间，久必沉伏，沉伏则阳虚阴实，为水必矣，要知水脉必沉。论曰：脉出者死，与病不相应也。诸唇黑则伤肝，缺盆平则伤心，脐出则伤脾，足平则伤肾，背平则伤肺。凡此五伤，必不可疗也。治法曰：腰以上肿，宜发汗，腰以下肿，宜利小便，学者当知之。

复元丹

治水肿，夫心肾真火，能生脾肺真土，今真火气亏，不能滋养真土，故土不制水，水液妄行，三焦不泻，气脉闭塞，枢机不通，喘息奔急，水气盈溢，渗透经络，皮肤溢满，足胫尤甚，两目下肿，腮

① 之：原作"不"，人卫本、四库本同。据《金匮》卷中改。

② 水矣：原作"正水"，人卫本、四库本同。据《金匮》卷中改。

股间冷，口苦舌干，心腹坚胀，不得正偃，偃则咳嗽，小便不通，梦中虚惊，不能安卧。

附子炮，二两　南木香煨　茴香炒　川椒炒出汗　独活　厚朴去皮，剉，姜制炒　白术略炒　陈橘皮　吴茱萸炒　桂心各一两　泽泻一两半　肉豆蔻煨　槟榔各半两

上一十三味为末。糊圆梧子大，每服五十圆，紫苏汤下，不以时。此药世传屡验，未尝示人，其间君臣佐使，与造物同妙，服者自知，要当屏去诸药，一日三服，先次旋利如倾，次乃肿消喘止。盖药能助真火，以养真土，运动枢机，安平必矣，法当禁欲，并绝咸半年，乃不再作。

当归散

治如前。

当归洗　木香煨　赤茯苓　桂心　槟榔　赤芍药　牡丹皮　陈皮　木通　白术各剉，焙干，等分

上为末。脚、膝、头、面肿，大小便不快，每服二钱，水一盏，紫苏二叶、淡木瓜一片如指大，同煎八分，温服，日三。如已愈，常服，早晚二。觉气下，或小便快，是效。脏寒，去槟榔；脐已凸，添大腹皮、木猪苓各一两。忌乌鸡肉、咸酸、海味物。

正阳丹

治水肿。

宣木瓜干四两，湿者一个，剉，童子小便、法酒各一升，煮烂绞汁　人参一两　大豆煮去皮，干，十两　附子炮，半两　银朱二钱

上为末。入银朱，研匀，以木瓜膏，圆如梧子大，每服五十圆，米汤下。

消肿圆

治水肿喘满，小便不利。

滑石　木通　白术　黑牵牛炒　通脱木　茯苓　茯神去木　半夏汤去滑　陈皮各一分　木香半分　瞿麦穗　丁香各半钱

上为末。酒糊圆如梧子大，每服三十圆，灯心麦门冬汤，温服。

消肿散

治水气浮肿，喘呼不得睡，烦热躁扰，大小便不利。

大黄蜜蒸　山栀炒　甘草炙　干葛　橘皮　麻黄去节，汤　马牙硝　川芎各等分

上为细末，蜜汤调下二钱。

枣仁散

治水气浮肿，无问久新老少，悉可服。唯禁盐，必效。

枣仁　赤茯苓　桂心各等分

上为末。每服二钱，米饮调下。

禹余粮圆

治十肿水气，凡脚膝肿，上气喘满，小便不利，但是水气，悉皆主之。

蛇黄大者三两，以新铁铫盛入一秤炭火中烧，蛇黄与铫子一般通赤，用钳取铫子出，便倾蛇黄入釅醋二升中，候冷取出，研极细则止，即含石　禹余粮三两，用真针沙五两，先以水淘净，控干，更以铫子炒干，入禹余粮一处，用米醋二升，就铫内煮，醋干为度，却用铫并药，入一秤炭火中烧通赤，倾药净砖地上，候冷，研无声即止

以三物为主，其次量人虚实，入下项药治水多是取转，唯此方三物，既非大戟、甘遂、芫花之比，又有下项药扶持，故虚老人可服。

羌活　木香煨　茯苓　川芎　牛膝酒浸　白豆蔻炮　土茴香炒　蓬术炮　桂心　干姜炮　青皮去瓤　京三棱炮　白蒺藜　附子炮　当归酒浸一宿，各半两，虚人、老人全用半两，实壮人减之

上为细末，拌极匀，以汤浸蒸饼捩去水和药。再捣极匀，圆如梧子大，食前，温酒、白汤下三十圆至五十圆。唯忌盐，虽毫末许，不得入口。若无以为味，即水

病去后，且以醋少许调和。食不能忌盐，勿服，果欲去病，切须忌盐。但试服药，即于小便内旋去，不动脏腑病去，日日三服，兼以温和调补气血药助之，真神方也。

第一退水圆

能化气，退水肿，去苑莝，利湿，通小便。

蓬术炮　三棱煨　桂心　青皮　益智各半两　巴豆二两，去皮出油，别研

上为末。面糊圆，如梧子大，用黄栀十个，劈破，荆芥、黑牵牛、酸浆草各少许煎汤，空腹，下二三十圆。

第二退水饼

服前药未效，即服此方。

甘遂　大戟各等分①

上为末。入面打水调为饼，如棋子大，火煨熟。五更，淡茶汤嚼下一饼。

第三大腹子散

取转后，调正胃气，进食。

大腹子炒　桂心　茴香炒　陈皮各半两

上为末。每服二钱，米饮调下。

桃红散

治正水。胀急，大小便不利，上②逆欲死方。

甘遂半两，半生半炮　坯十文，别研

上为末。研匀，每用一钱，以白面四两，水调入药，搜和，切作棋子，白水煮浮，更不得使盐料物，只淡食，候大小便利，去五六分，却用后药调补。

平胃散一两　附子炮　白术各一两　丁香半两

上为末。和匀，每服二钱，水一盏，姜七片，枣三枚，煎七分，不拘时候，日三五服，若脚未退③，可灸三阴交及风门穴，肿退必矣。

大圆

治通身肿满，及痰气食积，伤寒感风，脾气横泄。

羌活　白术各半两　陈皮　木通　黄芪　桑白皮各三分　木香一分　黑牵牛五两炒，五两生

上为末。蜜圆如弹子大。治风痰，散腹胁壅滞，清头目，浓煎生姜汤下；取食伤，止赤白痢，煎枣汤下；小便不利，灯心汤下；伤寒，葱茶下。如未快，用稀粥投之，用热茶汤亦可，须七日后方可服；已得泻，急欲止之，投冷白粥，即自止。妇人产前，并宜服之。既服此药，须住他药三日，及不得吃生冷荤腥及滋味一日，只软饭淡粥可也，次日早，进千金散。

藿香　甘草炙　干姜炮　神曲炒　茯苓各一两　人参　桂心各半两　陈皮　厚朴制，各二两

上为末。每服二钱，水一盏，姜三片，煎七分，盐一捻，通口服。

葶苈大圆

治肿满腹大，四肢枯瘦，小便涩浊。

甜葶苈纸隔炒　荠菜根等分

上为末。蜜圆如弹子大，每服一圆，陈皮汤嚼下。只三圆，小便清；数圆，腹当依旧。

料　　简

病有风水、皮水、石水、黄汗，皆与正水同，为治自别。

大豆汤

治风水。通身肿，骨节疼，恶风自

---

① 各等分：底本及人卫本皆无，据四库本补。

② 上：底本及人卫本皆无，据四库本补。

③ 若脚未退：人卫本同。四库本下有一"肿"字。据医理当作"若脚肿未退"。

汗，眼合不得，短气欲绝，其脉浮。

　　大豆　杏仁炒，去皮尖　麻黄去节　防风　防己　猪苓去皮，各四两　泽泻　黄芪　乌头炮，各三两　半夏汤七次　茯苓　白术各五两　甘遂炒　甘草炙，各二两

　　上㕮咀，每服五钱，水二盏，酒半盏，姜七片，煎七分，去滓，不计时服。以大小便利，肿消，则停药。未知，加生大戟五两、葶苈二两，隔纸炒香，无不快利。甘草反甘遂，似不当同用之，却效，非人情所可测也。

五皮饮

　　治皮水。四肢头面悉肿，按之没指，不恶风，其腹如故，不喘，不渴，脉亦浮。

　　大腹皮炙　桑白皮炙　茯苓皮　生姜片　陈橘皮各等分

　　上㕮咀，每服四钱，水盏半，煎七分，去滓热服，日二三，近人磨木香水少许同煎，亦妙。

泽漆汤

　　治石水。四肢瘦，腹肿，不喘，其脉沉。

　　泽漆洗去腥，五两　桑白皮六两，炙　射干泔浸　黄芩　茯苓　白术各四两　泽泻　防己各二两

　　上㕮咀，每服五钱，水三盏，乌豆一合，煎二盏，内药同煎七分，去滓，空腹。温服，日三。

　　黄汗，依五疸法治之，用黄芪酒。

料　简

　　病有水肿相类者，曰肤胀、鼓胀、肠覃、石瘕、脾气横泄五种，治法亦复不同。除鼓胀见胀满门，肠覃、石瘕见妇人门，今具肤胀及脾气横泄如后。

附子绿豆汤

　　治寒客皮肤，壳壳然而坚，腹大身肿，按之陷而不起，色不变，病名肤胀。一剂未知，再作。

　　大附子重七钱者一只，生，去皮脐，半破　绿豆二两

　　上以生姜一两，切，水二碗，煎至一碗，绞去滓，分三服，空腹温服。次日，将前附子破作四片，再用绿豆二两，姜一两，如前煎服。第三日，复将附子作八片，如前煎。

无碍圆

　　治脾气横泄，四肢浮肿，心腹胀满，喘不得卧。

　　蓬术煨　三棱煨，各一两　大腹皮炙，二两　木香炮　槟榔一分，生

　　上为末。炒麦蘖捣粉，为圆如梧子大，每服二十圆，生姜汤下。

三棱煎

　　治如前。方见癥瘕门

茯苓分气饮

　　治脾胃不和，胸膈噎塞，腹胁疼痛，气促喘急，心下胀满，饮食不进，呕吐不止，兼脾气横泄，四肢浮肿。

　　五味子　桔梗　茯苓　甘草　陈皮　桑白皮　草果　大腹皮各二两半　紫苏叶①

　　上为粗末，每服四钱，水一盏，姜三片，盐少许，煎七分，去滓，食前服。

麻黄甘草汤

　　治气急，积久不差，遂成水肿。如此者众，诸皮中浮，以水攻面目身体，从腰以上肿，当以此汤发汗。

　　麻黄二两，去节，汤　甘草一两

　　上为剉散。每服四钱，水一盏半，煎

---

　　① 紫苏叶：原无剂量，人卫本同。四库本作"苏叶各二两五钱"。按，底本批注为"十五两"，疑误。

七分，去滓，空腹温服。

茯苓苏子圆

治肿，小便涩，心腹胀满。

茯苓　苏子　杏仁去皮尖，各二两　橘皮　防己　葶苈纸炒，各一两一分

上为末。蜜圆如小豆大，以桑白皮汤下三十圆，食后服。

料　简

夫洪肿，门类极多，自正水之余，有风水、皮水、石水、黄汗等，分入水门。如脾气横泄，脚气支满，肤胀，鼓胀，肠覃，石瘕，与夫造作干犯土气，皆作浮肿。属血属气，理自不同，奈外证相类，未易甄别，若不预学，临病必迷，错乱汗下，皆医杀之。更有气分血分，亦入肿门类，治法颖别，其可不学。古方类例虽明，多见不学者，抄写数方，一道施治，倘非其病，妄投其药，盛者致困，困者必死。况有饮食禁忌，种种不同，学者勉施，不可轻玩，以病试药，甚为不仁，戒之戒之。血分方见妇人门，气分方论附于后。

气分证治

气分与胸痹、中满皆相类，但胸痹属气实，中满为气虚，气分则挟涎饮。气为涎饮所隔，荣卫不利，腹满胁鸣，相逐气转，膀胱荣卫俱劳，阳气不通则身冷，阴气不通则骨疼，阳前通则恶寒，阴前通则痹不仁。阴阳相得，其气乃行，大气转，其气乃散；实则失气，虚则遗溺，乃知气挟涎饮之所为也。其脉寸口迟而涩，迟则为气不足，涩则为血不足，趺阳脉微而迟，微则为气，迟则寒，斯证也，名曰气分。

桂附汤

治心下坚，大如盘，边如旋盘，水饮所作，名曰气分。

桂心三两　甘草炙　麻黄去节汤，焙干秤　细辛去苗，各二两　附子四个，炮，去皮脐

上为剉散。每服四钱，水一盏半，生姜七片，枣三个，煎七分，去滓温服。汗出如虫行皮中，即愈。

枳术汤

治心下坚，大如盘，边如旋盘，水饮所作，名曰气分。

枳实一两半　白术三两

上为剉散。每服四钱，水一盏半，煎七分，去滓温服。腹中软，即当散也。

阴㿉叙论

夫阴㿉，属肝系宗筋，胃阳明养之，世多不识，谓之外肾，非特名义差错，亦使内脏不分，其可不辨。古方虽出四证，但曰肠㿉、气㿉、水㿉、卵胀，殊不别其所因，如肠㿉，则因房室过度，元脏虚冷，肠边脊系不收，坠入㿉中，上下无定，谓之肠㿉，属不内外因。病者久蓄忧思，恐怒兼并，随脏气下坠阴㿉，肿胀急痛，名曰气㿉，属内所因。病者久坐冷湿，湿气下袭，致阴肿胀，名曰水㿉，属外所因。病者劳役无节，及跨马坐车，致卵核肿胀，或偏有大小，上下无常，名曰卵胀，亦属不内外因。有小儿生来便如此者，乃宿疾也。卵胀、肠㿉皆难治，气㿉、水㿉治之易愈。又寒疝下注，入于㿉中，名曰狐疝，亦属㿉病，世人因此并以㿉病为疝气，不审之甚。妇人阴门挺出，亦称㿉病，名义不分，有如此者。

阴㿉证治

凡㿉病，唯肠㿉无问贵贱多有之，有睡卧脊系延入胁下者，有坠入囊中者，或遇疲劳，及天色变动，逼上囊根，肿急作

痛，过于寒疝，得暖则下，其如卵胀，有作热生脓，为痛溃烂者，比比有之。

茱萸内消圆

治阴癫偏大，上攻脐腹疼痛，肤囊肿胀，或生疮疡，时出黄水，腰腿沉重，足胫肿满，行步艰辛，服之内消，不动腑脏。

川楝三两，剉，炒　大腹皮　五味子　海藻洗　玄胡索各二两半　茴香炒　桂心　川乌炮，去皮尖　吴茱萸　石茱萸①　白蒺藜各二两　枳实麸炒，去瓤　橘红　桃仁麸炒，各一两，别研　木香一两半　桔梗青皮各二两　山茱萸二两

上为末。酒糊圆，如梧子大，温酒下三十圆。

大戟圆

治阴癫肿胀，或小肠气痛。

大戟去皮，剉炒黄，半两　葫芦巴四两，炒　木香一两　附子炮，去皮脐　舶上茴香诃子煨，去核　槟榔各一两　川楝五两，后入　麝香半钱，别研

上为末。独留川楝，以好酒一二升，葱白七枚，长三四寸，煮川楝软，去皮核，取肉，和上件药，圆如梧子大，空心，温酒下五七圆至十圆，姜汤亦得。潮发疼痛，炒姜热酒下十五圆。

炼阴丹

治阴器下坠肿胀，卵核偏大，坠如石，痛不可忍。

玄胡索微炒，去壳　海藻洗　昆布洗　青皮　茴香炒　川楝去核　马兰花各一两　木香半两　大戟酒浸三宿，切片焙干，一分

上为末。别将硇砂②、阿魏、安息香各一分，用酒醋各一升，淘三物去砂石，熬成膏，入麝香一钱、没药一分，入前药和。圆如绿豆大，用绵灰酒下十圆至十五圆，空心服。

抵圣圆

治膀胱有热，多因天气热而发阴癫。肿满赤痛，大便秘，欲饮水，按之脐腹痛。

续随子　薏苡仁　郁李仁　茵芋　白牵牛各一钱，略炒

上为末。滴水圆如梧子大，五圆，用《博济方》香姜散咽，黄昏服。五更，利下恶物，效。

兼金圆

治热入膀胱，脐腹上下兼胁肋疼痛，便燥，欲饮水，按之痛者。

大黄湿纸裹，煨，八钱　硝石　桂心　甘草炙，各四两　桃仁四十个，去皮尖

上为末。蜜圆梧子大，米饮下五七圆至十圆，妇人血闭疼痛，亦宜服之。

应痛圆

治败精恶物不去，结在阴囊成疝，疼痛不可忍，久服去病。

阿魏二两，醋和，用荞麦作饼厚三指，裹阿魏，慢火煨熟　槟榔大者二个，刮作瓮子满盛的乳香，将刮下末用荞麦面拌作饼子，慢火煨熟

上同研为末。入硇砂末一钱，赤芍药末一两，同为面糊搜和，圆如梧子大，温酒、盐汤下十圆至二十圆，食前服。

蒺藜圆

治囊核坚大，行动艰辛，发作牵连偏坠疼痛。

白蒺藜微炒，去刺　海藻浸洗去咸　泽泻各一两　茴香炒，一两半　桂心　木通　牛膝剉，酒浸　五味子　木香煨　槟榔各二两　茯神去木　人参　远志水浸，去心，姜

――――――
① 石茱萸：人卫本同。四库本无此药。
② 硇砂：人卫本、四库本作"硇砂"。按，"硇"系"硇"之讹。以后统一改正，不再出注。

汁炒，各三两　川楝去皮核，麸炒　桃仁去皮尖，炒，别研　赤芍药　续断　山茱萸　苁蓉酒浸　青皮各四两

上为末。蜜圆梧子大，空心食前，温酒、盐汤下三五十圆。

三白散

治膀胱蕴热，风湿相乘，阴癞肿胀，大小便不利。

白牵牛略炒，二两　白术半两　桑白皮　陈皮　木通各半两

上为末。每服二钱，姜汤调下，空腹服。初进一服，未觉再进，此药不损脏气，只导利留滞。疝方大率多用热药，此方唯壅热证宜服之。

蜘蛛散

治阴狐癞气，偏有小大，时时上下胀人。

蜘蛛十四个，熬焦　桂心半两

上为末。蜜圆梧子大，米饮下十圆。

牡丹散

治癞偏大，胀不能动，坐卧不安。

牡丹皮　防风等分

上为末。酒服方寸匕，《小品》有桂枝豉铁精共五味，婴儿以乳汁调一字许。

香附散

治癞胀。

香附子不拘多少

上为末。每用酒一盏，煎海藻一钱重，至半盏，先捞海藻，嚼细，用所煎酒，调香附末二钱，服。

雄黄散

治阴肿大如斗，核痛，人所不能治。

雄黄一两，研　矾二两，研　甘草生，半两

上为判散。以水五升煎，洗之。

痈疽叙论

发背痈疽者，该三因而有之。论云：痈疽瘰疬，不问虚实寒热，皆由气郁而成。经亦云：气宿于经络，与血俱涩而不行，壅结为痈疽。不言热之所作而后成痈者，此乃因喜怒忧思有所郁而成也。又论云：身有热，被风冷搏之，血脉凝泣不行，热气壅结而成；亦有阴虚，阳气凑袭，寒化为热，热成则肉腐为脓者，此乃外因，寒热风湿所伤而成也。又服丹石及炙煿酒面、温床厚被所致，又尽力房室，精虚气节所致者，此乃因不内外所伤而成也。故知三因备矣。又论云：疖者，节也；痈者，壅也；疽者，沮也。如是，但阴阳不平，有所壅节，皆成痈疽。又曰，阴滞于阳则发痈，阳滞于阴则发疽。而此二毒，发无定处，当以脉别之。浮洪滑数则为阳，微沉缓涩则为阴，阴则热治，阳则冷治。治之之要，虽有四节八事，所谓初觉，则宣热拔毒；已溃，则排脓止痛；脓尽，则消毒长肌①；恶肉尽，则长肌傅痂。次序固明，若不别其因，施治亦昧。故治法中，有用远志宣热者，得非内因乎？至于外因，则用大黄；不内外因，则用甘草。世医但泥方书，多用五香连翘、与漏芦二汤，更不知三因所自，其可守一法而普攻之？既得其因，又须观病浅深，与证候吉凶，寒则温之，热则清之，虚则补之，实则泻之，导以针石，灼之艾炷，破毒溃坚，以平为期，各有成法。近胡丞得一方，甚实秘之，持以献洪丞相，丞相与之作序，言重于世，已遍行矣。其方，乃千金内补散，添黄芪，加人参，减桂。间有轻者，服之稍效，若真痈疽，为害反甚。内补散当用在第四节，当前服内消等药，俟脓尽，方得投，苟专用之，亦所谓守一法也，孔子不尝未达之药者，良有旨

---

① 消毒长肌：底本及人卫本均作"消肌内塞"，据四库本改。

哉，士大夫① 当深味斯言，无轻信医方，误天下后世，谨之谨之。

痈疽证治

病者脉数，身无热，而反洒淅恶寒，若有痛处，背发其痈肿，欲知有脓无脓，以手掩肿② 上，热者，为有脓，不热，为无脓，此亦大略说也。自有脉不数，不热而疼者，盖发于阴也，不疼尤是恶证，不可不知。凡热盛脉数，即用漏芦，并单煮大黄等汤；不甚热，脉缓弱，只投五香连翘汤；其它依四节八事次序，及推三因以用药，未有不全济也。

远志酒

治一切痈疽、发背、疖毒，恶候浸大，有死血阴毒在中，则不痛，傅之即痛；有忧怒等，气积而内攻，则痛不可忍，傅之即不痛；或蕴热在内，热逼人，手不可近，傅之即清凉；或气虚血冷，溃而不敛，傅之即敛。此本韩大夫宅用以救人，极验，若七情内郁，不问虚实寒热，治之必愈。

远志不以多少，汤洗去泥，搥去心

上一味，为末。酒一盏，调末三钱，迟顷澄清，饮之，以滓傅病处。

大黄汤

孙真人云，缓急单煮大黄一味为汤，服，即快利，此要法。

独圣汤

治服金石，及食炙煿、饮酒、房劳为痈疽，及诸恶疮疼痛。

甘草半斤，生，剉

上一味，以水一斗，浸一宿，煎至五升以下，去滓，入银石器煎，熬为膏，分二服，温酒下，临卧一服，次日五更一服，当取下恶物为效。

通圣双行汤

治伤风寒暑湿，或泣或散，使气血滞凝，肉腐为脓，壅结成痈疽，随处发作。

大黄蒸，一两　木鳖去壳，切　防风　枳壳　桔梗　甘草各一分

上为剉散。每服四大钱，水一盏，煎七分，去滓，入朴消两钱，重煎镕，热服，得疏转一两次，即服万金汤。若阴证，只服万金，不可用通圣双行也。

万金汤

治痈疽、发背、发眉、发髭须、发脑，妇人乳痈等，定痛去毒。

甘草半两　没药一分　栝蒌一个，去皮

上为剉散。以无灰酒三升，煮至一升，去滓，随量旋饮尽，或出血，或出黄水，是效。

五香连翘汤

治一切恶核、瘰疬、痈疽、恶肿等病。

青木香即舶上木香　沉香　薰木香即乳香　丁香　麝香　升麻　桑生寄生　独活　连翘　射干　木通各二两　大黄蒸，三两

上为剉散。每服四大钱，水二盏，煮一盏以上，去滓，取八分清汁，空腹热服。半日以上未利，再服，以利下恶物为度。未生肉前服，不妨，以折去热毒之气。本方有竹沥、芒消，恐泥者不能斟酌，故缺之，知者自当量入。

漏芦汤

治痈疽发背，丹疿恶肉，时行热毒，发作赤肿，及眼赤生疮。

漏芦　白及　黄芩　麻黄去节　白薇　枳壳麸炒　升麻　芍药　甘草炙，各二两　大黄三两，蒸

上为剉散。每服四钱，水二盏，煎七分，空腹热服，以快利为度。本方有芒

---

① 大：原脱，据四库本补。
② 肿：原脱，据人卫本改。

消，可去之，只加大黄作五两。

忍冬酒

治痈疽肿毒，甚效。

忍冬草取嫩苗一握　甘草八钱，炙，剉

上同研，入酒一升半，砂瓶塞口煮，去滓温服，仍以滓傅肿毒上。又木莲叶四十九片，揩去毛，研细，酒解，温服，功与忍冬草不相上下。又龙鳞薜荔一握，细研，以酒解汁，温服，亦能泻下恶物，去其根本。

转毒散

治发背痈疽，不问浅深大小，利去根本，不动元气，神效。

车螯紫背光厚者，一名昌娥　甘草生，一分　轻粉半钱重

上以盐泥固济车螯，火煅，取末一两，入甘草末，同轻粉研匀，浓煎栝蒌酒，调下四钱匕，五更初服，转下恶物为度。未知，再作，栝蒌每用一个，酒一碗，煎一盏为一剂。

灵宝膏

治发背痈疽，宣热拔毒，排脓止痛。

大栝蒌三十个，去皮瓤取子，炒香，取仁细研　乳香二两　胡桃六十个，取肉去皮，同栝蒌细研　白蜜一斤

上以银石器内慢火熬成膏，每服两大匙，温酒调下，不以时候服。

托里散

治痈疽欲发，未溃，及已溃，服之内托，不使透膜。

栝蒌子去瓤，秤　鬼腰带皮　皂角刺射干即仙人掌根，红花者是　天罗瓜取子，各一个　茴香　木鳖五个，去壳　汉椒各一两

上焙干为末。面薄糊调作饼，炙干为末，每服二三钱，酒调下，不饮酒，以木香汤下。

白玉膏

收缩痈疽，令不蔓衍，切忌用冷药外贴，逼毒气入里，杀人。

杏仁二十一粒，去皮尖，别研　川椒四十九粒，去目出汗，为末　清油一两　酒蜡半两

上文武火熬，用柳青枝打紫黑色，绵滤过，再熬，滴水成珠，收净器内。看疮大小，作新月样纸花团，圆贴候晕收，更促小疮头聚，用后药傅。

槟连散

治痈疽疮肿，未溃已溃，皆可傅。

槟榔　黄连各半两　穿山甲大者十片，烧存性

上为末。先点好茶，以翎毛刷过疮，仍以茶清调药傅疮上。如热甚，则以鸡子清调傅；脓已溃，则用长肌药；未快，则用替针圆。

替针圆

治痈疽虽溃而脓不出，用之即快。

雄雀粪二十七个，直者是　硇砂一字匕，别研　陈仓米一字，为末　没药一字，研

上研匀，以米饮圆如粟米，每用一粒，贴在疮头，或疮眼中，即溃脓出。

生肌散

傅痈疽疮毒，即生肌。

黄狗头骨烧存性，二两　腻粉一钱　桑白皮各一两

上为末。生麻油调傅，自通圣、万金、神异、白玉、槟连、替针、生肌凡七方，是一家行用，均济三因，皆良药也。

瞿麦散

治痈疽已溃，排脓止痛，利小便。

瞿麦一两　芍药　桂心　赤小豆酒浸，炒　川芎　黄芪　当归　白敛　麦门冬去心，各二两

上为末。每服二钱，酒调下，空

腹服。

内塞散

治痈疽热退，脓血不止，排脓止痛。

防风　茯苓　白芷　桔梗　远志　甘草　人参　川芎　当归　黄芪各一两　桂心半两　附子两个，炮　厚朴姜制，二两　赤小豆二两半，酒浸，炒

上为末。每服二钱，温酒米汤调下。

千金内补散

治痈疽发背，恶肌不尽，服此消肌生肉。

当归　桂心各二两　人参　川芎　厚朴姜制，炒　防风　甘草炙　白芷　桔梗各一两

上为末。每服二钱匕，酒调，空腹服。不能饮酒，以木香汤调下。

善应膏

治痈疽溃后，长肌傅瘢。

白芷　黄芪各一两　甘草二钱　黄蜡二两　黄丹二两半

上前三味，为粗末，春秋用麻油四两半，夏四两，冬五两，熬药紫赤色，绵滤去滓，再入黄蜡、黄丹，以柳枝不住手搅，滴水成珠，即止，用如常法。

猪蹄汤

洗发背痈疽。

猪蹄一具，治如食法　黄芪　黄连　芍药各三钱三字　黄芩一分　蔷薇根　狼牙各一两

上剉散。以水二斗，煮猪蹄熟，澄清得汁半许，入药，煎至二三分，去滓，洗疮，以帛拭干，日二。如疼痛，加当归、甘草各一分。

外食散

治痈肿，恶肉不尽，脓水淋漓，傅此，能消肌长肉。

白矾银窝内用瓦盖，煅令性尽，一两　好

染坏　血竭各一两

上研细。用桑浆旋搜为膏，量疮大小贴之。忌鲫鱼、酒、面、毒物等。

疮漏脉例

经云：陷脉为漏，留连肉腠。脉得寒即下陷，凝滞肌肉，故曰留连肉腠，肉冷亦能为脓血，故为冷漏，须用温药①，方如后。

陷脉散

治漏疮，及二三十年瘿瘤，或大如杯盂，久久不差，致有漏溃，令人骨消肉尽，或坚、或软、或溃，令人惊惕，寐卧不安，体中掣痛，愈而复作。

干姜炮　琥珀　大黄　附子炮，各一两　丹参三分　石硫黄　白石英　钟乳粉　乌贼鱼骨各半两

上为末。贮以磁合，韦囊勿令泄气，若疮湿，即傅，无汗，即煎猪脂和傅之，以干为度。或死肌不消，加芒消二两，益佳。

一法　用胡燕屎一枚。

桂附圆

治气漏、冷漏诸疮。

桂心　附子炮裂，米醋中浸，再炮，淬三五次，去皮尖　厚朴姜制　甘草炙　白术各一两　木香一分　乳香二钱，别研

上为末。炼蜜圆梧子大，空腹，米饮下二三十圆。

痈疽灸法

夫痈则皮薄肿高，疽则皮厚肿坚。初发并宜灼艾，唯痈成则宜针，疽脓成则宜烙。若能审其名证，早早施治，仍用药以攻利其根，补托其里，不必告医，自料亦

———————

① 须用温药："温"原作"湿"，据人卫本、四库本改。

差，但世人忽之耳。医方所以冠痈疽于杂病之先者，知为大病也，世医失治疗之序，颠倒错乱，多致枉夭，良可叹息。故备集得效灸法，以贻学者，庶不致妄投也。

治初生痈疽发背，神效灸法，累试有验，江宁府紫极观，因掘得石碑载之。

凡人初觉发背，欲结未结，赤热肿痛，先以湿纸覆其上，立视候之，其纸先干处，即是结痈头也。取大蒜切成片，如当三钱厚薄，安其头上，用大艾炷灸之，三壮即换一蒜片，痛者灸至不痛，不痛灸至痛时方住。最要早觉，早灸为上。一日二日，十灸十活；三日四日，六七活；五六日，三四活；过七日，则不可灸矣。若有十数头，作一处生者，即用大蒜研成膏，作薄饼铺头上，聚艾于蒜饼上烧之，亦能活也；若背上初发赤肿，一片中间，有一片黄粟米头子，便用独头蒜切去两头，取中间半寸厚薄，正安于疮上，却用艾于蒜上灸十四壮，多至四十九壮。

《三因极一病证方论》卷之十四

卷之十五

瘰疬证治

夫九漏形疹，皆瘰疬于项腋之间，发作寒热，其根在脏腑，《千金》所叙，虽名九漏，别录方证，其名更多。狼漏根于肝，得之忧怒；鼠漏根于胃，得之食鼠毒；蝼蛄漏根于大肠，得之食果；蜂漏根于脾，得之饮流水有蜂毒；蚍蜉漏根于肾，得之食中有蚍蜉毒；蛴螬漏根于心，得之喜怒哭泣；浮蛆漏根于胆，得之思虑；瘰疬漏根于肾，得之新沐发；转脉漏根在小肠，得之惊卧失枕。此等因证，文意不明，未知所始。若以理例较之，怒根在肝，鼠毒在胃，食瓜果在大肠，蜂水在脾，姑且通俗易晓。如转脉因惊，根当在胆，却云在小肠；浮蛆因思虑，根当在脾，却云在胆；瘰疬因沐发，亦不当在肾。名义不通，似难考据。又况哭泣得蛴螬之名，思虑则浮蛆之名，此尤不可晓也。其外更有风漏、冷漏、蝎漏、蚁漏、蜣螂漏、蚯蚓漏、虾蟆漏等，名状不一，谅皆出于土俗，随象命名耳，难以考据。治之之[1] 法，观其未着于肌肉，而外为脓血者，从本引末，可使衰去，针之、灸之、傅之、角之，从其所因，宣通本脏，皆有成法，《千金》又有决死生，反其目，视其中，有赤脉从上下贯瞳子，见一脉一岁死，见一脉半一岁半死，二脉二岁死[2]，三脉三岁死。赤脉不下贯瞳子，可治，虽有是说，验之病者，少有是证，亦难考据。此往往是三阳传诸阴经，方有

之，若本脏发，未必有是，学者知之。

必胜圆

治瘰疬，不以年深日近，及脑后两边，有小结连复数个，兼劳瘵腹内有块。

鲫鱼一个，去肠肚，并子入雄黄一粒，鸡子大，硇砂一钱，在腹内，仰安鱼于炭火上，烧，烟尽取出，以全蜈蚣一条，蓬术半两，栀子五个，皂角二挺，并烧草麻子五个，去皮，灯上烧。更用黄明胶三文，皂角二挺，去皮，酥炙

上为末。别用皂角二挺，去皮，捶碎，以水三碗，揉汁，去滓，煮精羊肉四两，烂软，入轻粉五厘、男子乳汁半两，同研成膏，和药末，圆如绿豆大，朱砂为衣，温酒侵晨下十圆，日一服，至晚，下肉疙瘩子。若项有五个，则以五服药取之，视其所生多少，以为服数，既可更进数服，如热毒疮疖，未有头脑者，一服亦须消散。

白花蛇散

治九漏瘰疬，发于项腋之间，增寒，发热，或痛，或不痛。

白花蛇酒浸软，去皮骨，焙干，秤二两　生犀镑，半钱　黑牵牛半两，半生半炒　青皮半两

上为末。每服二钱，腻粉半钱研匀，五更，糯米饮调下，巳时利下恶物，乃疮

---

① 之之：二字原作"治"，据四库本改。

② 二岁死：《千金要方》卷 23 下有"见二脉半二岁半死"。

之根也，更候十余日，再进一服，忌发风壅热物，如已成疮，一月可效，用之神验。

四圣散

治瘰疬，用花蛇散取转后，须用此补之，永去根本。

海藻洗　石决明煅　羌活　瞿麦穗各等分

上为末。每服二钱，米汤调下，日三服，下清水尽，为妙。

蜗牛散

治瘰疬，溃与未溃，皆可贴。

蜗牛不拘多少，以竹索串，瓦上晒干，烧存性

上为末。入轻粉少许，猪骨髓调，用纸花量病大小，贴之。一法　以带壳蜗牛七个，生取肉，入丁香七枚于七壳内，烧存性，与肉同研成膏，用纸花贴之。

旱莲子圆

治少长脏气不平，忧怒惊恐，诸气抑郁，结聚瘰疬，滞留项腋，及外伤风寒燥湿，饮食百毒，结成诸漏，发作寒热，遍于项腋，无问久近，悉主之。

旱莲子　连翘子　威灵仙　何首乌　蔓荆子　三棱醋浸，湿纸裹，煨　赤芍药各一两　木香二两　大皂角三挺刮去皮，酥炙，无酥用羊脂炙

上为末。糊圆梧子大，建茶清下三十圆至五十圆，日三服，小儿量与之，食后服。

瘿瘤证治

夫血气凝滞，结瘿瘤者，虽与痈疽不同，所因一也。瘿多着于肩项，瘤则随气凝结，此等皆年数深远，浸大浸长。坚硬不可移者，曰名石瘿；皮色不变，即名肉瘿；筋脉露结者，名筋瘿；赤脉交络者，名血瘿；随忧愁消长者，名气瘿。五瘿皆不可妄决破，决破则脓血崩溃，多致夭枉。瘤则有六：骨瘤、脂瘤、石瘤[1]、肉瘤、脓瘤、血瘤，亦不可决溃。肉瘤尤不可治，治则杀人。唯脂瘤，破而去其脂粉则愈。

破结散

治石瘿、气瘿、劳瘿、土瘿、忧瘿等证。

海藻洗　龙胆　海蛤　通草　昆布洗　矾石枯　松萝各三分　麦曲四分　半夏二分

上为末。酒服方寸匕，日三，忌鲫鱼、猪肉、五辛、生菜、诸杂毒物，十日知，二十日愈。

白膏

治一切风热毒肿，及脏气郁结，丹石发动，结为痈疽、瘰疬、诸疮肿，未破即令消散。九漏浸淫，脓汁淋漓，诸治不差者，悉主之。

白敛　白薇　白及　白芷　薤白各半两，剉，洗，以清油一斤煎至半斤，滤去滓，入黄芪　甘松　藿香　零陵香　防风　当归各半两，再入前油煎，十上火，绵滤去滓，入定粉二两　黄蜡三两　寒水石煅，水飞过，二两，研细

上再煎。滴水成珠为度，磁器盛之，以脑子少许糁其上，煎时忌铁器，以柳枝搅。

附骨疽证治

附骨疽与白虎飞尸、历节风皆相类。历节则走注不定；白虎飞尸痛浅，按之则便[2]；附骨疽痛深，按之无益。又一说，白虎飞尸亦能作脓，著骨而生，及其腐溃，碎骨出尽方愈。如是，则附骨疽与白

---

① 石瘤：二字原脱，据《千金》补。
② 便：人卫本同。四库本作"止"。

虎飞尸是一病，但深浅不同耳。白虎飞尸，又俗名风煞。然病附骨疽少有骨出者，宣拔毒热，不可一向泥五香连翘、漏芦之属，当先温肾，如灵宝膏乃神药，唯在针烙浅深，刺拔其毒根，则易愈。不尔，则顺脉流走，遍体洪肿，卒致不救。

蟾蜍膏

治附骨疽，久不差，脓汁败坏，或骨从疮孔出。

大虾蟆一枚　乱发一块，鸡子大　猪脂油一斤

上同煎。二物略尽，滤去滓，凝如膏，贴之。凡欲贴疮，须先以桑白皮、乌豆煎汤，淋洗，拭干，以龙骨煅为粉，糁疮四边，令易收，然后方用贴药。

黑鲫膏

治附骨疽肿热，未破已破，或脓出不愈。

黑色鲫鱼一个，去肠肚，入白盐，令满，线缝定

上铜石器中，煮一盏水尽，鱼干焦，为末，脂油调傅，已破则干糁，少痛勿怪。

赤术圆

治附骨疽，脓出淋漓，久久不差，已破未破，皆可服。

赤术一斤，米泔浸三宿，取出，洗净晒干，再以大麻腐汁浸术，上余二寸许。入川椒二十一粒、葱白七根，煮黑油出，洗净，焙干，秤　破故纸炒　川楝到，炒　茯苓　舶上茴香炒　杜茴香　白芷　桃仁去皮尖，炒，各半斤

上为末。炼蜜圆梧子大，每服五十圆，温酒、盐汤任下。

一方　用槲树皮烧灰为末，饮方寸匕。

一方　用密陀僧为末，以猪脊骨髓调傅之，兼治痔漏不愈。

丁肿证治

世医谓伤寒在诸风之上，痈疽冠杂病之先，言此二病，重大急切。然方论丁肿又在痈疽之前，其意谓急切甚矣。但江左少见此病，医者不以为事，《病源》既有，不可不知，且依《千金》类例，具列于后，既不能究其源，亦不敢妄有改作。一曰麻子丁，肉上起头如黍米，色稍黑，四边微赤，多痒，忌食麻子及麻衣，并入麻田中行；二曰石丁，皮肉相连，色乌黑如黑豆，甚硬，刺之不入肉，阴阴微疼，忌瓦砾、砖石之属；三曰雄丁，疱头黑黶，四畔仰，疮疱浆起，有水出，色黄，大如钱孔，忌房事；四曰雌丁，疮头稍黄，向里黶，亦似灸疮，四畔疮浆起，如钱孔，心凹，色赤，忌房事；五曰火丁，状如汤火烧灼，疮头黑黶，四边有疱浆起，如赤粟米，忌火灸烁；六曰烂丁，色稍黑，有白斑，疮中溃，溃有脓水流出，疮形大小如匙面，忌沸热食，烂帛物；七曰三十六丁，头黑，浮起，形如黑豆，四畔起，大赤色，今日生一，明日生二，三日生三，若满三十六，药所不治，俗名黑疱，忌嗔怒，蓄积愁恨；八曰蛇眼丁，疮头黑，皮上浮生，形如小豆，状似蛇眼。大体硬，忌恶眼看之，并嫉妒人见，及毒药；九曰盐肤丁，状如匙面，四边皆赤，有黑粟粒起，忌咸食；十曰水洗丁，形如钱，或如钱孔大，疮头白，里黑黶，汁出，中硬，忌饮浆水，水洗，渡河；十一曰刀镰丁，疮阔狭如薤叶大，长一寸，左侧肉黑如烧烁，忌刺，及刀镰切割，铁刃所伤，可以药治；十二浮沤丁，疮体曲圆，少许不合，长而狭，如薤叶大，内黄外黑，黑处刺不痛，内黄处，刺之则痛；十三曰牛拘丁，肉疱起，掐不破。此十三证初发，必先痒后痛，先寒后热，热定则寒，四肢沉

重，头痛，心惊，眼花，大重者呕逆。呕逆则难治。麻子丁始末唯痒，所录忌者不得犯，犯即难治，浮沤丁、牛拘丁无忌，纵不治，亦不杀人。欲知犯触，但脊强，疮痛极，甚不可忍者，是犯之状也。

治十三种丁

皆以此方治之。

以绯帛一片裹药，取匣为限，乱发鸡子大，摊布帛上，牛黄如梧子大，反钩棘针二十一枚，赤小豆七粒，为末，并布发上，卷绯帛作团，外以发作绳，十字缚之，熨斗中急火烧灰，研筛细。以枸杞或子、或根皮枝叶随得为末。用枸杞末二匕，绯帛灰一匕，共成三匕，研匀，分二服，空腹，酒调下。

苍耳散

治一切丁肿，神良方。

苍耳根茎苗子，但取一色便可用

上烧为灰，醋泔淀和如泥，涂上，干即易之，不过十度，即拔根出。

肠痈证治

痈疽初无定处，随其所发即命名。在外则为发背、发脑；在内则为肠痈、内痈、心痈、肾痈、肺痈、脐痈等，治得其法则生，失法则死。外证易识，内证难明，不可不备述也。肠痈为病，身甲错，腹皮急，按之濡，如肿状，腹无聚积，身无热，脉数，此为肠内有脓，久积阴冷所成也，故《金匮》用附子温之，小腹肿痞，按之痛如淋，小便自调，发热，身无汗，复恶寒，其脉迟紧者，脓未成，可下之，当有血，洪数者，脓已成，不可下，此以内结热所成也，故《金匮》用大黄利之。甚者，腹胀大，转侧闻水声，或绕脐生疮，或脓从脐出，或大便出脓血，不治必死。其如五内生疮，亦止分阴阳利而已，不比外痈，须依四节八事之次第也，

《千金》引官羽林妇病，医诊之，其脉滑数，滑则为实，数则为热，滑则为荣，数则为卫，卫数下降，荣滑上升，荣卫相干，血为败浊，少腹痞坚，小便或涩，或复汗出，或复恶寒，脓为已成，设脉迟紧，即为瘀血，血下即愈。更《内经》所载，有息积病，比见有得之二三年，遍身微肿，续乃大肠与脐连日出脓，遂致不救，此亦肠痈之类也，不可不审。

薏苡仁附子败酱散

治脉数，身无热，腹无积聚，按之濡，此为肠痈。

薏苡仁二两半　附子炮，半两　败酱一两一分

上剉散。每服四钱，水一盏半，煎七分，去滓，空心服，小便利，为效。

大黄牡丹汤

治肠痈，小腹肿痞，按之即痛如淋，小便自调，时时发热，自汗出，复恶寒，其脉迟紧者，脓未成，可下之，当有血。脉洪数者，脓已成，不可下。

大黄半两，蒸　牡丹皮一钱一字　桃仁半两，去皮尖　瓜子三分　芒消二钱

上为剉散。作一服，以水三盏，煎取八分盏，去滓，入芒消，再煎沸，顿服，不以时。

薏苡仁汤

治肠痈，腹中疞痛，烦毒不安，或胀满不食，小便涩，妇人产后虚热，多有此病，纵非痈，但疑是，便可服，就有差互，亦无害。

薏苡仁五两　牡丹皮　桃仁各三两　瓜瓣仁四两

上为剉散。每服四大钱，水一盏半，煎七分，去滓，不以时。

五痔证治

经云：肠癖为痔，如大泽中有小山突

出为峙，人于九窍中，凡有小肉突出者，皆曰痔，不特于肛门边生，亦有鼻痔、眼痔、牙痔等。肛门中证状不一，方书分出五种：曰牡、曰牝、曰脉、曰肠、曰气。牡痔者，肛边肿痛，突出一枚，五六日后，溃出脓血，自愈；牝痔者，肛边发瘰数个，如鼠乳状；脉痔者，无头脉中迸小窍，注下清血；肠痔者，生在肠内，更衣时，非按搦不入；气痔者，遇忧怒则发，肛门肿疼，气散则愈。治之之法，切勿用生砒，毒气入腹，反至奄忽。近见贵人遭此，痛不忍言，因书以戒后学。

五灰散

治五痔，不问内外、牡牝、寒温、劳湿，悉主之。

鳖甲治牡痔　猬皮治牝痔　猪左足悬蹄甲治肠痔　蜂房治脉痔　蛇蜕治气痔，各等分

上烧存性，随证倍一分为末，井花水调二钱，空心、临卧时一服。

熏法

猬皮方三指大，切　熏黄枣大，研　熟艾鸡子大

上为末。用瓶器，以灰实一半，如烧香法，安长桶内，坐其上，熏之，烟气从口出为佳，凡三度熏，永差，勿犯风冷，忌鸡肉、毒物。

洗法

海桐皮剉　蛇床子各一两　香南藤剉　葱白切，各三两

上用水一斗，入药五两，煎减半，去滓，候温，着手轻轻洗，以绢拭干。一法：止用槐白皮煎汤淋渫，最佳。

贴药

蜀葵子半两　蝉蜕五个　槟榔一个，并为末

上用枣三枚，取肉，研细，搜和药末，如觉硬，滴少蜜，研成膏，量大小，贴于病处。

辨肠风论

夫有五痔，人奏圊则下血，或点滴，或泙箭，或清，或浊，面黄唇白，心忪，脚弱，头目眩晕，此因饱食坐久，肠癖所为，亦有饮酒、房室过度所致。世医多指此为肠风脏毒，然肠风脏毒，自属滞下门。脏毒即是脏中积毒，肠风即是邪入脏，纯下清血，谓之风利。今五痔下血，乃是酒痔、脉痔，其血自肛门边别有一窍，如针孔大，滴淋而下，与泄物不共道，不可不知。

乌连汤

治脉痔，下血不止，量冷热加减法。

黄连去须　乌头炮去皮尖，各等分

上为剉散。每服二钱，水一盏半，煎七分，去滓，空心服，热则加黄连，冷加乌头。

酒连圆

治酒痔下血，伏暑久治不效。

黄连不以多少，燎去须，酒浸银器中，重汤煮，漉出，晒干，添酒煮七次，止。

上为末。以余酒为圆，如梧子大，每服五十圆，米汤下。

加味四君子汤

治五痔下血，面色萎黄，心忪耳鸣，脚弱气乏，口淡食不知味。

人参　茯苓　白术　甘草炙　黄芪　白扁豆蒸，各等分

上为末。每服二钱匕，汤点服，此方人未之信，服者颇效，所谓看不上手面，自有奇功。

荆芥散

治脉痔下血。

荆芥穗　槐花炒焦，各一两　石菖蒲一两半

上为末。米饮调下二钱，食前服，日二服。

白玉丹

治久年肠痔下血，服百药不效者。

凝水石不以多少，煅红，研细，水飞，再入煅窝中，煅。

上糯米糊，圆如梧子大，陈米饮下五十圆，只一服，愈。

又方　单服白梅，亦效。

疮疥① 证治

疮疥虽不至害人，浸淫不已，亦有数年不愈者，多因心肾不宁，伤神失志，或饮食不节，积滞肠胃，致气血凝留，发于肌肉皮膜之间，色目极异。所谓马疥，恶露，反花，瘑疮，种状不同。或痒或痛，汁水淋漓，愈而复发，诸治不差，要当调养心肾，去肠间苑荜，理无不愈。

升麻和气饮

治疮疥发于四肢臀髀，痛痒不常，甚致憎寒发热，攻刺疼痛，浸淫浮肿，及癞风入脏，阴下湿痒，耳鸣眼痛者。

苍术二两，米泔浸三宿　桔梗　升麻　干葛各一两　陈皮六钱　甘草　芍药各三分　半夏汤七次　当归　白芷　茯苓各二钱　枳壳　厚朴姜制，炒　干姜各半钱　大黄蒸，半两

上为剉散。每服四大钱，水一盏半，姜三片，灯心十五茎，煎七分，去滓，食前服。

天麻煎

治风毒入胃，及心肾经络，攻注百节疼痛，头目虚肿，痰涎不利，下注腰脚，缓弱，生疮，妇人血风，男子癞风，及风湿脚气，攻注皮肤，瘙痒，瘾疹，偏正头风。

川乌头洗净，灰炒裂，去皮尖　草乌头

水浸三日，洗去皮，各四两　荆芥穗半斤　干薄荷五两　杜当归水浸三日，晒干，一斤，切

上为末。醋糊圆梧子大，茶清下三十圆，此方与瘾疹门加味乌荆圆相类，但此方入草乌，并过制不同尔。

杀疥药

羊蹄根生切，一两　姜一分　矾半钱　硫黄一钱　草乌头一个

上以米泔淹一宿，研极细，入酽醋和匀，入浴时，抓破疮傅之，迟顷，以温汤洗去，绝妙。

百草膏

治一切恶疮，不问干湿痛痒，日近年深，百药不差。

羊屎不拘多少

上一味，上下以瓦盛盖，柴木烧令烟尽，末之，麻油调傅。痒者，入轻粉少许；痛者，入麝香少许，神效。

一法，用杏仁、轻粉，最杀虫。

癞风证治

男子精血不调，外为风冷所袭，致阴下湿痒，搔之不已，流注于脚，悉生疮疡，名曰癞风。世谓肾脏风者，乃认癞为肾也。癞属宗筋，系于肝，胃阳明养之，阳明主肌肉，循经流入四肢，故使四肢生疮，正谓之癞风，非肾脏风也。

四生散

治癞风上攻下注，耳鸣目痒，鼻赤齿浮，或作口疮，下注阴湿，四肢搔痒，遍体生疮，及妇人血风。

白附子　沙苑蒺藜　黄芪　羌活各等分

上为末。每服二钱，盐酒调下。有人将猪肾破开，入盐糁药于其间，煨服，亦

---

① 疮疥：原作"疮疡"，据正文内容改。

佳。癫属宗筋，胃阳明养之，故有是证。

乌头煮盐圆

治元脏气虚，癫风入胃上攻，头疼眼赤，眵泪昏涩，口干咽燥；下注，四肢疼痛，历节重着，阴下湿痒，足胫腰膝遍生疮疡，及风水浮肿。

川乌头洗净，大者破开，小者全用　苍术　吴茱萸各四两　京三棱半两　白盐十二两，用水煮四味，候乌头透，控干洗尽盐

上为末。米糊圆梧子大，每服五十圆，空腹，温酒、盐汤任下，凡水病必忌盐，此药用盐，无所忌。

升麻和气饮

治如前。方见疮疥门

天麻煎

治如前。方见疮疥门

癣证治

凡癣种类亦多，所谓苔癣、瓦癣、荷叶癣，虽以皮肤气血凝滞所为，或有风湿搏成者，或为人传染得之者，种状不同，治之各有方。

昨叶荷草散

治一切癣，无问风湿气血，与夫相染而生者。

昨叶荷草即瓦松，晒干，一两　枯矾一钱　雄黄半钱

上为末。以羊蹄菜根先蘸醋揩癣上，令痒破，即以药末乘湿涂傅，不过三两次即愈。

妬精疮证治

夫逞欲人多患妬精疮者，以妇人阴中先有宿精，男子与之交接，虚热即成，初发在阴头如粟，拂之则痛甚矣，两日出清脓，作白孔，蚀之大痛。妇人亦有此病，生在玉门内，正似疳蚀疮，不痛为异耳。

麝香散

治妬精疮。

麝香　黄矾　青矾各等分

上为末。小便后傅之。

白散子

治妬精疮，痒不可忍者，及皮肤诸疮，手抓疽疮。

晋矾不拘多少，煅　轻粉每服入少许

上研匀，掺疮上，立差。如治漏疮，每挑一钱，入黄檗末一钱、轻粉半钱。

津调散

治妬精疮，脓汁淋漓，臭烂。

黄连　款冬花各等分

上为末。以地骨皮、蛇床子煎汤洗，用软帛挹干，以津调药傅之，最忌不得用生汤洗，诸疮皆然。

蒲黄散

治阴蚀疮。

蒲黄三两　水银一两

上研匀，先以猪肉汤浸洗，挹干，以药掺之。一方：治男女阴疮，以硫黄末傅之。

大风叙论

经所载疠风者，即方论中所谓大风恶疾，癞是也。虽名曰风，未必皆因风，大率多是嗜欲劳动气血，热发汗泄，不避邪风冷湿，使淫气与卫气相干，致肌肉愤䐃，气有所凝，则肌肉不仁，荣气泣浊，则胕热不利，故色败，皮肤疡溃，鼻梁阘① 坏，《千金》所谓自作不仁极猥之业，虽有悔言，而无悔心，良得其情。然亦有传染者，又非自致，此则不谨之故。气血相传，岂宿业缘会之所为也，原其所因，皆不内外涉外所因而成也，证候多

① 阘：四库本、人卫本均作"塌"。

端，并见诸后。

大风治法

凡治大风，须推其所因，凡因风寒湿热，劳逸饮食，与夫传染不可混滥，散寒温风湿，清热，调和气血，颖然不同。若例以泻风药治之，则失其机要矣。昔见一僧得病，状如白癜①，卒不成疮，但每旦起白皮一升许，如蛇蜕，医者谓多啖炙煿所致，与《局方》解毒雄黄圆，三四服而愈。岂非得其因邪治之。

第一浴法

麻黄根　地骨皮　草乌头各二两

上为剉散。研朴消二两，匀和，每用药二两，水一桶，椒一合，葱三十茎，艾叶一两，同煎十沸，入米醋一中盏，打匀，去滓，坐温室中，且用手巾搭四肢，候汤可浴即浴，令汗透面上如珠流，更坐室中，或睡片时尤佳。候汗解，方着衣，避风而出。五日再浴。如此两上浴，便服换骨丹。

换骨丹

九肋鳖甲去裙　海蜈蚣细剉，各半两

上以盐泥固济，候干，火煅存二分性，为末，巴豆半两去皮膜，顺手研，青州枣七个去核，入巴豆膏在枣中，火烧令焦，存巴豆五分性。将枣巴豆烂研如泥，入前二味末，同研匀，以醋煮糊，为圆如绿豆大。每服七圆，虚者四五圆，用温齑汁下，候利恶物如脓血、烂鱼肠，即住，即此三两服。未利，更加一二圆，次服遇仙丹。

遇仙丹

人参　紫参各一两　苦参　白僵蚕去嘴，各二两

上为末。白面糊圆梧子大，每服三十圆，温盐汤吞下，食前，日二，次服疏风散。

疏风散

山栀子仁一两半　大黄　白滑石　熟地黄　悬豆酥炙焦黄，各二两

上为末。入朴消半两，令匀，每服一钱，食后，淡茶清调下，次以佛手膏去疮。

佛手膏

去黑紫疮核。

班猫七个，去翅足　巴豆七粒，去皮杏仁二七粒，去皮尖　红娘子二七个，去翅足砒霜一钱，别研　盆硝一钱　黄蜡半两　韶粉半两　沥青研，各半两　硫黄　黄丹各三钱　腻粉炒，十钱　绿豆一合　槐角三条麻油四两　乱发鸡子大，一两

上用油煎令发化，次下红娘子，次下巴豆、槐角等，逐味下，焦者漉出，方下硫黄、盆硝及丹、粉等，以箅子不住手搅，令匀，滴水成珠为度。用时先将针轻手刺疮核，用药一粟米大，放针处，次日挤疮，有黑臭脓血出，三两日血渐少，次服去毒丹。

去毒丹

赤芍药　甘草　滑石各半两　巴豆去皮，炒，别研，后入　黑牵牛一两，半生半炒朴消　大黄各② 一分

上为末。面糊圆，绿豆大，临卧时服十五圆，金银薄荷汤下，加至二十圆，次服甘草散。

甘草散

甘草　滑石各半两　山豆根一两，生大黄一分，生

上为末。每服一钱，蜜熟水调下，日二服，次服解毒圆。

————

① 癜：四库本同。人卫本作白癞。底本眉批"别本作癞"。

② 各：原本无。据四库本、人卫本补。

解毒圆

栝蒌根三两　甘草半两，炒　大黄一分，生　朴消一分，别研

上为末。面糊圆，如绿豆大，每服二十圆至三十圆，白汤下，次服福神丹。

福神丹

诃子四个，炮　巴戟炒　黑牵牛生，各半两　甘遂三钱，生　赤小豆四十九粒，生

上为末。面糊圆如绿豆大，每服十圆至十五圆，薄荷汤下，次用水膏药。

水膏药

傅贴破处，及面脚上疮，令生肉。

陈皮去灰土，半斤，炒紫色　陈麦米半斤，炒紫　藿香　马蹄香各一两　麝香一钱，别研

上同为末。入麝香，用冷水调，扫傅疮上有脓处，如损破，即煎槐枝汤洗，再上药，此十方乃倪处士秘传，曾用有验，大要病人须能如法将息理会，敬而信之。

通天再造散

治大风恶疾。

郁金半两，生　大黄一两，炮　白牵牛六钱，半生半炒　皂角刺一两，炮，经年黑大者

上为末。每服五钱，日未出，面东以无灰酒下，尽量为度，晚利黑头小虫，病稍轻者，止利如鱼肠臭秽物，忌毒半月，但食稠粥软饭，渐生眉毛，皮肤如常，甚者不过三两次，须将理，不可妄有劳动，及终身不得食牛、马、骡、驴等肉，犯者死，不救。

三济圆

治如前。

当归　熟地黄　川芎　荆芥穗各二两　防风　细辛各一两　桂心一分

上为剉散。先以醋一升，浸一宿，漉出，焙干，再以生地黄一斤，捣汁，浸一宿，焙干，酒一升浸一宿，焙干，旋入乳香半两，以余酒、醋、地黄汁释蒸饼，为圆如梧子大，用好川乌头一个，炮裂剉，荆芥穗半两，浸酒三升，旋温下药五十圆。

八叶汤

淋渫大风疮。

桑叶　荷叶　地黄叶　皂角叶　蒴叶　苍耳叶　菖蒲叶　何首乌叶

上等分，晒干，烧存性，为末，如面药，洗手、面、身体。

料　简

大风恶疾，疮痍荼毒，脓汁淋漓，眉鬓堕落，手足指脱，顽痹痛痒，颜色枯痒，鼻塌眼烂，齿齼唇揭，病证之恶，无越于斯，负此病者，百无一生。犹且爱恋妻孥，复着名利，不仁之行，仍欲更作，死而无悔，深可悲伤。凡遇此疾，切须断盐，及一切口味，公私世务，悉宜屏置，能不交俗事，绝庆吊，幽隐林下，依法治疗，非但愈疾，亦能因是而至神仙，所谓因祸而得福也。

《三因极一病证方论》卷之十五

卷之十六

斑疮证治

夫斑疮病，《内经》与张仲景皆不载，寻撱方论，盖自魏朝，方有以白头赤根者，俗呼为豌豆，即斑疮也。细粟如麻者，俗呼为麻，即肤疹也，又有大者，俗呼为芋、为萍，此皆轻重之不齐，故命名异耳。《百问》云：悔不得转利①，以疮疹发于表，利之则毒气入里。庞安常云：身疼，壮热，须少解散，藏闭毒攻，非利不愈，必令汗下。初虞世亦云：疮疹发于肌肉，属阳明，古人治法，皆以承气汤利之。诸说矛盾，不无疑误，今皆存之，要当分其未发已发为治，若其始发，必作寒热如伤寒状，方证所载，耳冷，尻冷，痎嗽者，皆疮疹证。又小儿初得，手足搐搦如风痫者，亦疮疹候，便可与宣热拔毒，必须利之，《千金》治豌豆疮初发欲发者，单煮大黄服之，即明文也；若其已发，只须解肌，用升麻、紫草辈是也，如是分之，诸说自泮。又此病多因伤寒失于汗下，或时气胜复，岁主客气，及天行疫病，长幼相染者，当随因辨证治之，其间唯倒黶最危，宜早为治。

三豆饮子

治天行豆疮，但觉有此证，预服则不发。

赤小豆　黑豆　绿豆各一升　甘草半两

上净淘豆，入甘草，以水煮熟，逐日空心任性，食豆饮汁，七日，疮自不发。

升麻汤

治大人小儿伤风、寒、温、疫，头痛，寒热，体痛，斑疮已发未发并可服。

升麻　干葛　甘草炙　芍药各等分

上为剉散。每服秤五钱重，水二盏，煎七分，去滓，热服，小儿量与。一法，加紫草茸煎。

鼠粘子散

治伤寒斑疮毒气，咽膈不利，声不出，疼痛。

鼠粘子炒　丹参　升麻　甘草炙　干薄荷炙，等分

上为剉散。每服三钱，水一盏半，煎七分，去滓，不拘时，小儿量与之。

龙脑膏

治斑疮倒黶。

猪心血调脑子成膏，以紫草茸煎汤解开，稀稠得所服，无脑子，用辰砂。

一法，白鹅叶烧灰。为细末。每服二钱，入麝香少许，沸汤调下。

仙灵散

治斑疮入眼。

仙灵脾　威灵仙各等分

上为末。每服二钱，食后，米汤调下。

豆皮饮

治小儿，因小儿出疮，毒入眼，

---

① 悔不得转利：人卫本同。四库本作"治法不得专利"。底本将"悔"描改作"慎"。

生翳。

真绿豆皮　白菊花　真谷精草去根，各等分

上为末。每服一大钱，干柿一个，粟米泔一盏，同煎，候泔尽，只将干柿去核，日服三。

丹毒叙论

经云：诸痛痒疮，皆属心，心虚寒则痒，心实热则痛。丹毒之病，由心实热也，心生血，主于脉，血热肌浮，阴滞于阳，即发丹毒。方论有云，以其色赤，如丹砂涂，故得丹名，然又有水丹、白丹、五色油丹，岂专以赤为名也。又有赤硫、天火、殃火、尿灶、废灶、野火等。古方以为小儿出入游行，触犯所致，此因容或有之，若小儿在襁褓中，未能出入，亦患此者，是岂因触犯耶？大率皆血热之所为也，叙例于后。

丹毒证治

天火丹者，肉中忽赤，如丹涂之色，痛痒不定，甚至遍身，白丹者，肉中肿起；痒痛如吹状；鸡冠丹者，亦名荣黄丹，肉上粟起如鸡冠；水丹者，遍体热，起黄色，如水在皮中；五色油丹者，亦名油肿；赤硫丹，肿热，赤色流入四肢。以上皆不问大小，如天火、骨火、殃火、尿灶、朱田、野火等丹，多着少小。但自腹内生，出四肢者，则易愈；自四肢生，入腹者，则难治。

香栾皮汤

治诸种丹毒，发于四肢、腹背、头面、或赤、或白、或痒、或痛、或寒、或热。

香栾皮一两

上以一大碗水同煎，取半碗，以翎毛刷患处，神效。

伏龙肝散

治少小诸种丹毒。

伏龙肝不拘多少

上为末。以鸡子白和傅之，日三次。

金花散

治一切丹毒。

郁金　黄芩　甘草　山栀　大黄　黄连　糯米

上七味，各一两，生为末，蜜和冷水调，以鹅毛上患处。

料　简

治丹毒方，《千金》、《外台》甚多，无出用至冷物。凡至冷物，无过藻菜，如有患丹毒，热肿等，取渠中藻菜，细切熟捣，傅丹上，厚三分，干则易之，最良。

瘾疹证治

世医论瘾疹，无不谓是皮肤间风，然既分冷热，冷热即寒暑之证，又有因浴出凑风冷而得之者，岂非湿也，则知四气备矣。经云：诸痛痒[1]疮皆属于心。心实热则痛，虚寒则痒。又阳明主肌肉，属胃与大肠，亦有冷热分痛痒，不可不审。世人呼白者为婆膜，赤者为血风，名义混殽，当以理晓，内则察其脏腑虚实，外则分其寒暑风湿，随证调之，无不愈。

加味羌活饮

治风寒暑湿，外搏肌肤，发为瘾疹，憎寒，发热，遍身搔痒，随脏气虚实，或赤或白，心迷闷乱，口苦咽干。

羌活　前胡各一两　人参　桔梗　甘草炙　枳壳麸炒　川芎　天麻　茯苓各半两　蝉蜕去头足　薄荷各三钱

上为末。每服二大钱，水一盏，姜三

————

[1]　痛痒：二字原互倒，据《素问》乙转。

片，煎七分，不以时服。

加味乌荆圆

治瘾疹，上攻头面，赤肿搔痒，搔之，皮便脱落作疮，作痒或痛，淫液走注，有如虫行。

川乌汤洗浸三五次，去皮尖，焙干，秤　荆芥穗各半斤　杜当归水浸三日，洗，焙干，秤一斤　薄荷五两

上为细末。好醋煮米粉糊为圆，梧子大，每服五十圆，温酒茶清下。

曲术汤

治因浴出凑风冷，遍身瘾疹，搔之，随手肿突，及眩晕呕哕。

白术一两　神曲二两，炒　甘草一分

上为末。每服二钱，米饮调下。一方，以土朱研炒，冷酒调下二钱，不饮，以茶调之。

傅药

景天一斤，细捣，取汁傅上，热炙手，摩之再三度，差。

胡臭漏腋证治

胡臭与漏腋，虽不害人性命，而害人身，奉亲事君，乃至交游，皆非所宜，修身之士，务为清洁者，或得此患，不可不思有以去之。夫胡臭者，多因劳逸汗渍，以手摸而嗅之，致清气道中，受此宿秽，故传而为病。方论有天生臭之说，恐未必皆然。多见为人相染者，盖其气吸上元宫，遂散百脉，多相沾染，忌之为得。漏腋者，亦由腋下挟汗，致污衣数重皆透，然未必臭，以二证致[1]之，其病自别，古方共作一病，未为至论。

蜘蛛散

治胡臭熏人，不可向迩者。

大蜘蛛一个，以黄泥入少赤石脂，捣罗极细，入盐少许，杵炼为一窠，蜘蛛在内焚以火

近，烧令通红，候冷剖开

上一味，研细，临卧入轻粉一字，用酽醋调成膏，傅腋下。明早登厕，必泻下黑汁，臭秽不可闻，于远僻处倾弃埋之，免致染人，神良。

六物散

治漏腋，腋下、足心、手掌、阴下、股里，常如汗湿污衣者。

干枸杞根　干蔷薇根　甘草各半两　胡粉　商陆根　滑石各一分

上治下筛，以苦酒少许和涂，当微汗出，易衣，更涂之，不过三著，便愈。或一岁复发，又涂之。

头痛证治

头者，诸阳之会，上丹产于泥圆宫，百神所夺[2]。凡头痛者，乃足太阳受病，上连风府眉角而痛者，皆可药愈。药或上穿风府，陷入于泥圆宫而痛者，是为真头疼，不可以药愈，夕发旦死，旦发夕死，责在根气先绝也。原其所因，有中风、寒、暑、湿而疼者，有气、血、食、饮、厥而疼者，有五脏气、郁、厥而疼者。治之之法，当先审其三因，三因既明，则所施无不切中。

芎辛汤

治伤风、寒、生冷，及气虚、痰厥，头疼如破，兼眩晕欲倒，呕吐不定。

附子生，去皮脐　乌头生，去皮尖　天南星　干姜　甘草炙　川芎　细辛各等分

上为剉散。每服四大钱，水二盏，姜五片，茶芽少许，煎七分，去滓，食后。

藿香散

治伤风，挟涎饮上厥，头疼，偏正、

---

① 致：人卫本同。四库本作"考"。
② 夺：四库本同。人卫本作"集"。

夹脑诸风。

藿香半两　川乌头汤浸七次，去皮尖，一两　乳香三皂角子大　草乌头炮制，去皮尖，半两

上为末。每服一字，薄荷茶清调下，食后服。

惺惺散

治伤寒发热，头疼脑痛。

石膏　甘草生　麻黄去节，汤，各等分

上为末。每服二钱，水一小盏，茶半钱，葱白三寸，碎擘，煎三五沸，先嚼葱白，细咽下，去枕仰卧，如发热，再投一服，出汗立愈。

玉屑散

治伤寒发热，涩潮上厥，伏留阳经，头疼眩晕，不可忍者。

石膏煅

上研细。每服葱白点茶调下二钱，小儿量大小，加减与之。

芎术汤

治着湿，头重，眩晕，苦极不知食味，暖肌补中，益精气。

川芎半两　白术半两　附子生，去皮尖，半两　甘草　桂心一分

上为剉散。每服四大钱，水二盏，姜七片、枣一个，煎七分，去滓，食前服。

救生散

治外伤风冷，内积忧思，气郁聚涎，随气上厥，伏留阳经，头疼，壮热，眩晕，或胸膈寒痞，兼服宽中圆，并攻之。

菊花蒂　川芎　石膏煅，各一两　甘草一分

上日干为末。每服三钱，煎葱汤调下，如觉胸痞，即调此，下宽中圆，不计时服。

宽中圆

治气滞不快，饮食不消，胸膈痞塞，凝痰聚饮，状如伤寒，头疼，胸痞。

大附子炮，去皮脐　木香炮　青皮　大黄湿纸裹，煨，各等分

上为末。醋煮糊圆，梧子大，每服十圆，姜汤下，头疼甚，则调救生散送下。

天南星圆

治肾厥，头疼不可忍。

硫黄　石膏　天南星炮　焰硝各等分

上为末。糊圆如梧子大，每服三十圆，空心，食前，温酒下。

硫朱丹

治肾厥及痰厥头疼，诸药不效。

硫黄　川乌头炮，去皮，各半两　朱砂水飞，二两　天南星一两，炮制

上为末。姜汁煮糊圆，梧子大，每服十五圆，生姜薄荷汤下。

葫芦巴散

治气攻头痛如破者。

葫芦巴炒　三棱剉，醋浸一宿，各一两　干姜炮，一分

上为末。每服二钱，生姜汤或酒调下。

雄黄圆

治八般头风，及眩晕，恶心吐逆，诸药不治。

通明雄黄一两　川乌头生，去皮尖，一两半

上二味为末。滴水圆如梧子大，每服十圆，煨葱白茶清下，即用后药搐鼻。

搐鼻药

荜茇　良姜各一分　白芷一钱　细辛半钱

上为末。每服一小字，先含水一口，分搐鼻内，吐水即止。

大附圆

治元气虚壅上攻，偏正头疼，不可忍。

大附子炮，去皮脐，一枚

上为末。葱汁糊圆，绿豆大，每服十圆至十五圆，茶清下。一法：以川乌头炮去皮尖为末，用韭叶自然汁和圆，治风虚痰涎头疼。

如圣饼子

治气厥，上盛下虚，痰饮风寒，伏留阳经，偏正头疼，痛连脑巅，吐逆恶心，目瞑耳聋，常服清头目，消风痰，暖胃气。

川乌头生，去皮　天南星　干姜各一两　甘草　川芎各二两　天麻　防风　半夏洗去滑，各半两

上为末。汤浸蒸饼，和圆鸡头大，捻作饼子，晒干，每服五饼，同荆芥三五穗细嚼，茶酒任下，熟水亦得，不拘时候。

眼叙论

夫眼者，五脏之精明，一生之至宝，如天之有日月，其可不保护之。然骨之精为瞳子，属肾；筋之精为黑眼，属肝；血之精为络果①，属心；气之精为白眼，属肺；肉之精为约束，属脾。契②筋骨血气之精，与脉并为系，系上属于脑，后出于项中。故六淫外伤，五脏内郁，饮食房室，远视悲泣，抄写雕镂，刺绣博奕，不避烟尘，刺血发汗，皆能病目。故方论有五轮、八廓、内外障等，各各不同。尤当分其所因，及脏腑阴阳，不可混滥。如目决其面者，为兑眦，属少阳；近鼻上为外眦，属太阳；下为内眦，属阳明。赤脉从上下者，太阳病；从下上者，阳明病；从外走内者，少阳病。此三阳病，不可混也。睛色赤，病在心；色白，病在肺；色青，病在肝；色黑，病在肾；色黄，病在脾；色不可名者，病在胃中。此五脏三阳病，不可混也，仍叙三因于后。

三因证治

病者喜怒不节，忧思兼并，致脏气不平，郁而生涎，随气上厥，逢脑之虚，侵淫眼系，荫注于目，轻则昏涩，重则障翳，眵泪努肉，白膜漫睛，皆内所因，或数冒风寒，不避暑湿，邪中于项，乘虚循系以入于脑，故生外翳。医论中所谓青风、绿风、紫风、黑风、赤风、白风、白翳、黄翳等，随八风所中，变生诸证，皆外所因。或嗜欲不节，饮酒无时，生食五辛，热啖炙煿，驰骋田猎，冒涉烟尘，劳动外精，丧明之本，所谓恣一时之游佚，为百岁之固愆，皆不内外因，治之各有方。

千金神曲圆

明目，百岁可读细书，常服益眼力。

神曲四两　磁石二两，煅，醋淬七次　光明砂一两

上为末。炼蜜为圆，梧子大，米饮服五圆，食前，日三服。

羌活散

治风毒气上攻，眼目昏涩，翳膜生疮，及偏正头痛。目小黑花累累者。

羌活　川芎　天麻　旋覆花　青皮　天南星炮　藁本各一两

上为末。每服二钱，水一盏，姜三片、薄荷七叶，煎七分，食后服。一法，入牵牛末二两，以生姜汁煮糊，圆如梧子大，酒任下二三十圆。

白蒺藜散

治肾脏风毒上攻，眼目赤肿，热泪昏涩，努肉攀睛。

白蒺藜炒，去角　防风　甘草生　僵

---

①　果：人卫本同。四库本作"裹"。

②　契：四库本同。人卫本作"裹撷"。

蚕去丝嘴，各一两，直者　南星一两半，黑豆二合，青盐半两，水煮透取出，焙秤，不用盐豆　甘菊花三两，生

上为末。每服二钱，煎甘草汤下，食后服，忌炙煿。

洗肝散

治肝热，赤脉贯睛，涩痛，冲风泪下，兼治热血攻心。

白蒺藜一两半　防风　羌活各半两　马牙硝二两　甘草一分

上为末。每服二钱，白汤调下，食后服。

椒红圆

明目，暖水脏，补虚方，久服驻颜、缩小便。

川椒取红四两　巴戟去心　金铃子剉，炒　茴香炒　附子炮，去皮脐，各一两

上为末。山药三两为末，酒煮糊，搜为圆梧子大，空心，盐汤下三五十圆。

煮肝散

治眼赤。有耳痒证，则用四生散，入羊子肝煮，甚妙。

四生散

方见癫风门。每服四钱匕，盐酒入羊子肝煮，空心温服，羊子肝即羊肝上小片子者是。

驱风散

治风毒上攻，眼肿痒涩，痛不可忍，或上下睑[1]眦赤烂，翳肉侵睛。

五倍子一两，去尘土　蔓荆子一两半，洗

上为剉散。每服三钱，水二盏，铜石器内煎及一盏，澄清，热洗，留滓，二服再煎。

立胜散

治风毒攻眼，及时眼隐涩，羞明，肿痛。

黄连　黄檗　秦皮去粗皮　甘草等分

上为剉散。每服四钱，水一盏，枣一枚、灯心七茎，煎数沸，去滓，以新羊毫笔蘸，刷眼，候温，即用手沃之。一法：不用黄檗、甘草，有黄芩、防风。

神仙照水膏

治瘴翳[2]。

蜡一两　黄丹一两，水飞　蛇蜕一分，灼烧　水银一钱　初生乌鸡壳一个

上用柳木槌研细，滴蜡为饼，临卧用之，候天明，将水照眼，药堕水中，膜尽去。

檠竹沥膏[3]

治一切赤眼障翳。

慈竹一段去两头节　黄檗去粗皮，刮细者，满填竹内

上用砖对立，置竹砖上，两头各安净碗，以干竹火烧令沥出，尽收之，以钗股铜筋点。

通利膏

治眼赤涩，翳膜遮障，时多热泪。

杏仁二十一个，口[4]去皮尖，嚼细　乳香皂子大　轻粉一字

上旋入口中都嚼，候津液满口，吐出，瓷器中，置火上，令四边沸，以绵滤别盏中，入生脑子如皂子大，研匀，再滤过，以铜筋点之。

通神膏

治眼生翳膜，赤脉努出，涩痒疼痛，有泪。

沙蜜四两　青盐　麝香各一字　乳香

---

[1]　睑：原作"脸"，据人卫本改。四库本作"眶"。

[2]　瘴翳：四库本、人卫本均作"障翳"。

[3]　檠竹沥膏："檠"原作"蘗"，四库本同。据人卫本改。

[4]　口：人卫本同，四库本作"汤"。

硇砂滴淋过　枯矾各半字　当归半钱　黄连一钱

上件乳钵内研破，同蜜入青竹筒内，密封阁定，煮半日，厚绵滤过，点眼。

蛤粉圆

治雀目，不拘久近，但日落便不见物。

上色蛤粉细研　黄蜡等分

上镕蜡搜粉，为圆如枣大，每用猪肝一片，二两许，批开，裹药一圆，麻线缠，瓷器内，水一碗，煮熟，取出，乘热熏眼，至温，吃肝。以知为度。

鼻病证治

肺为五脏华盖，百脉取气于肺，鼻为肺之闉阖，吸引五臭，卫养五脏，升降阴阳，故鼻为清气道，或七情内郁，六淫外伤，饮食劳逸，致清浊不分，随气壅塞，遂为清涕，鼻洞，浊脓脑丝①，衄血息肉，久而为齆，虽种种不同，未始不涉三因，有致泥圆泪乱，变生诸证。

羊肺散

治肺虚壅，鼻生息肉，不闻香臭。

羊肺一具，洗　白术四两　苁蓉　木通　干姜　川芎各二两，为细末

上以水量打稀稠得所，灌肺中，煮熟，细研，焙干为末，食后，米饮服一二钱。

细辛膏

治鼻塞脑冷，清涕出不已。

细辛　川椒　干姜　川芎　吴茱萸　附子去皮脐，各三分　皂角屑，半两　桂心一两　猪脂六两

上煎猪脂成油，先一宿，以苦酒浸前八味，取入油，煎附子黄色，止，以绵惹塞鼻孔。

通草散

治鼻齆，气息不通，不闻香臭，并有息肉。

木通　细辛　附子炮，去皮脐，各等分

上为末。蜜和，绵裹少许。纳鼻中。

一法

以瓜蒂为末，绵裹纳鼻中，或吹入亦可。

一法

以枯矾研为面，脂和，绵裹少许纳鼻中，数日息肉与药消落。

粉黄膏

治肺热，鼻发赤瘰，俗谓酒皶。

硫黄一分，为末　萝卜切去盖，剜作瓮子，入硫黄在内，以竹针盖定，正安糠火，煨一宿，取出研细　轻粉　乌头尖各少许，为末

上研匀，以面油调，卧时傅，早晚洗去，以酥调，尤佳。

一法

用乳香、硫黄、细辛、轻粉等分为末，水调傅。

一法

栀子为末，蜡圆小弹子大，茶酒任下一圆。

凡鼻头微白者，亡血也；赤者，血热也，酒客多有之。若时行衄血，不宜断之，或出至一二升不已，即以龙骨为末，吹入。凡九窍出血，皆用此法，甚良。余衄方，见失血门。

唇病证治

唇者，脾之候也，意舍之所荣，燥则干，热则裂，风则𥆧动，寒则揭，气郁则生疮，血枯则沴而无色。治之之法，内则随证调其脾，外当以药傅之。

———————

① 浊脓脑丝：人卫本同。四库本作"浊脑脓丝"。

清脾汤

治意思过度，蕴热于脾，口干唇燥，沸裂无色。

黄芪　香白芷　升麻　人参　甘草炙　半夏汤去滑，等分

上为剉散。每服四钱，水一盏半，姜五片、枣二个、小麦三十粒，煎七分，去滓，不以时服。

羌活散

治风湿入脾，致唇口瞤动，胗揭，头疼目眩，及四肢浮肿，如风水状。

羌活三两　茯苓　薏苡仁各一两

上为末。每服二钱，水一大盏，煎七分，入淡竹沥一匙许，再煎，服。

菊花圆

治脾肺气虚，忧思过度，荣卫枯耗，唇裂沸紧，或口吻生疮，容色枯悴，男子失精，女子血衰，悉主之。

甘菊花　枸杞子　肉苁蓉酒浸洗切　巴戟去心各等分

上为末。蜜圆梧子大，每服三五十圆，米汤下。

青灰散

治唇紧，燥裂生疮，面无颜色。

青布烧灰

上研细，以猪脂调，夜傅，睡。

一法

以头垢傅之。

凡沸唇，紧唇，唇上生疮，唇裂，并以甲煎傅之，弥效。

口病证治

夫口，乃一身之都门，出入荣养之要道，节宣微爽，病必生焉。故热则苦，寒则咸，宿食则酸，烦躁则涩，虚则淡，疸则甘。五味入口，藏于胃脾，行其精华，分布津液于五脏，脏气偏胜，味必偏应于

口。或劳郁则口臭，凝滞则生疮，不可失睡，失睡则愈增。

龙石散

治上膈壅毒，口舌生疮，咽嗌肿痛，以少许掺患处，咽津。

寒水石煅，三两　辰砂二钱半，别研　生脑子半字

上为末。日夜数次用，小儿疮疹攻口，先以五福化毒丹扫，却用此药掺，立效。

赴筵散

治口疮疼痛。

五倍子一两，洗　黄檗蜜涂，炙紫色　滑石各半两

上研细末，每服半钱许，掺患处，咽津不妨，便可饮食。

绿云膏

治口疮，臭气，瘀烂，久而不差。

黄檗半两　螺青二钱

上研细，临卧置一字在舌下，不妨咽津，迟明差。一法：以铜绿易螺青。

兼金散

治蕴毒上攻，或下虚邪热，病口生疮。

细辛　黄连各等分

上为末。先以熟水温帛揩净，掺药患处，良久，涎出，吐之。

杏粉膏

治口疮，以凉药傅之不愈者。

杏仁十粒，去皮尖　轻粉一字

上研杏仁细，调匀，临卧傅疮上，少顷，吐之勿咽。

生香膏

治口气热臭。

甜瓜子去壳

上一味，研细，蜜熬少许调成膏，食后含化。或傅在齿间。一方：用香附子炒

去毛，为末，每早晚揩少许牙上。

齿病证治

齿为关门，肾之荣，骨之余也。肾衰则齿豁，精固则齿坚。又大肠支脉在牙龈，主灌注于牙，大肠壅则齿为之浮，大肠虚则宣露，挟风则攻目头面，疳䘌则龉脱为痔，皆气郁而生，诸证不同，治之各有方，安肾圆、八味圆，并治虚壅，牙齿疼痛浮肿。

安肾圆

方见腰疼门。

八味圆

方见脚气门。

西岳莲华峰神传齿药方

猪牙皂角及生姜，西国升麻熟地黄。木律旱莲槐角子，细辛荷叶要相当。剪荷叶心用青盐等分同烧煅，研细将来使最良。揩齿牢牙髭鬓黑，谁知世上有仙方。

常用齿药

牢牙。去风冷，蛀䘌，宣露，不问老少，用之甚效。

槐枝　柳枝各长四寸，一握，切碎　皂角不蛀①者七茎　盐四十文重

上同入瓷瓶内，黄泥固济，糠火烧一夜，候冷取出，研细，用如常法。有石佛庵主，年七十余，云，祖上多患齿疼脱落，得此方效，数世用之，齿白齐密，乃良方也。

玉池散

治风蛀牙疼，肿痒动摇，牙龈溃烂，宣露出血，口气等疾。

地骨皮　香白芷　川升麻　防风　细辛　川芎　槐花　当归　藁本　甘草各等分

上为末。每用一字许揩牙，或大段痛，即取二钱，水一盏半，黑豆半合、生姜三片，煎至一盏，稍温，漱②，候冷吐之殊效，或用金沸草散熏漱，亦佳。

舌病证治③

舌者，心之官，主尝五味，以荣养于身，资于脾，以分布津液于五脏。故心之本脉，系于舌根，脾之络脉，系于舌傍；肝脉，循阴器，络于舌本。凡此三经，或为风寒湿所中，使人舌卷缩而不能言，或忧怒思恐所郁，则舌肿满而不得息。心热，则破裂生疮；肝壅，则出血如涌；脾闭，则白苔如雪。诸证虽异，治之各有方。

升麻柴胡汤

治心脾虚热上攻，舌上生疮，舌本强，颊两边肿痛。

柴胡　升麻　芍药　栀子仁　木通各一两　黄芩　大青　杏仁去皮尖，各三分　石膏煅，二两

上为剉散。每服四大钱，水一盏，姜五片，煎七分，去滓，食后服。

金沸草散

治风寒伤于心脾，令人憎寒发热，齿浮舌肿。

荆芥穗四两　旋覆花　前胡　麻黄去节，各三两　甘草炙　芍药赤者　半夏汤七次，各一两

上为剉散。每服四大钱，水一盏半，姜七片、枣二个，煎七分，去滓，漱口，吐一半，吃一半。世医用此发散伤风伤寒，及加杏仁、五味子治咳嗽，皆效，独

---

① 蛀：原作"种"，人卫本同。据四库本改。

② 漱：原作"嗽"，据四库本、人卫本改。

③ 舌病证治：底本作"舌病证候"，据本书目录改。

未知治舌肿牙疼。辛未年有人患舌肿如吹，满塞其中，粥药不入，其势甚危，大煎一剂，乘热以纸笼气熏之，遂愈。又一妇人牙疼，治疗不差，致口颊皆肿，亦以此药熏漱而愈，故特记之。

烙肿法

凡舌肿，舌下必有噤虫，状如蝼蛄、卧蚕，有头尾，头小白，可烧铁烙，烙头上，即消。

黑散子

治舌忽然肿破。

釜底煤研细

上以醋调，傅舌上下，脱去更傅，能先决出血竟，傅之弥佳。一法，用盐等分调。

薄荷蜜

治舌上生白苔，干涩，语话不真。

薄荷自然汁　白蜜等分

上先以生姜片蘸水揩洗，竟，傅之，良。

文蛤散

治热壅，舌上出血如泉。

五倍子洗　白膠香　牡蛎粉各等分

上为末。每用少许掺病处，或烧铁箄熟，烙孔上。

矾石散

治风湿寒，舌强不能语。

枯矾　桂心各等分

上为末。每一钱安舌下，或用正舌散治之。方见中风门

凡失欠颊车蹉，但开不能合，以酒饮之，令大醉，睡中吹药搐其鼻，嚏透，即自正。

咽喉病证治哽附

夫喉以候气，咽以咽物，咽接三腕①以通胃，喉通五脏以系肺，气谷攸分，皎

然明白，有为水喉、谷喉之说者，谬说也。《千金》复云："喉咙候脾胃，咽门候肝胆"。亦非至论，智者当以理推，不可强存乎人矣。诸脏热则肿，寒则缩，皆使喉闭，风燥亦然。五脏久咳则声嘶，嘶者喉破也，非咽门病。咽肿则不能吞，干则不能咽，多因饮啖辛热，或复呕吐咯伤，致咽系干枯之所为也，与喉门自别。又有悬痈暴肿，闭塞喉咙，亦如喉闭，但悬痈在上腭，俗谓莺翁，又谓之鹅聚，俗语声讹，不可不备识。

小续命汤

治卒喉痹，不得语。方见中风门

加杏仁去皮尖，七个煎，甚效。

玉钥匙

治风热喉痹，及缠喉风。

焰硝一两半　硼砂半两　脑子一字　白僵蚕一分

上为末。研匀，以竹管吹半钱许入喉中，立愈。

神效散

治喉闭热肿，语声不出。

荆芥穗别为末　蓖麻生，去皮，别研各等分

上入生蜜少许，圆如皂子大，以绵裹含化，急则嚼化。一法：用朴消，不用荆芥。

蜜附子

治腑寒，咽门闭，不能咽。

大附子生，去皮脐

上切作大片，蜜涂，炙令黄，含咽津，甘味尽，更涂炙用。

玉屑无忧散

治缠喉风，咽喉疼痛，语声不出，咽

---

① 三腕：人卫本同。四库本作"三脘"，义长。

物有碍，或风涎壅滞，口舌生疮，大人酒癥，小儿奶癖，或误吞骨屑，哽塞不下。

玄参　贯众　滑石　缩砂仁　黄连　甘草　茯苓　山豆根　荆芥穗各半两　寒水石煅　硼砂各三钱

上为末。每服一钱，先抄入口，以新水咽下。此药除三尸，去八邪，杀九虫，辟瘟，疗渴。

荆芥汤

治风热肺壅，咽喉肿痛，语声不出，喉中如有物哽，咽之则痛甚。

荆芥穗半两　桔梗二两　甘草一两

上为剉散。每服四钱，水一盏，姜三片，煎六分，去滓，温服。

一法

去荆芥穗，名如圣汤。

解毒雄黄圆

治缠风及急喉痹，卒然倒仆，失音不语，或牙关紧急，不省人事，或上膈壅热，痰涎不利，咽喉肿痛。

雄黄飞，一分　郁金一分　巴豆去皮，出油，二七个

上为末。醋糊圆，绿豆大，热茶清下七圆，吐出顽涎，立省，未吐，再服，如未至死，心头尚温，灌药下喉，无有不活。

干姜散

治悬痈壅热，卒暴肿大。

干姜　半夏汤洗去滑，等分

上为末。以少许着舌上，咽津。一法：用盐抹筯头，张口拄之。日五六次。

麻仁散

治谷贼尸咽，咽喉中痒，此因误吞谷芒，抢刺痒痛。

脂麻炒，不以多少

上为末。汤点服，凡谷贼属咽，马喉风属喉，不可不分。

马鞭草散

治马喉痹，洪肿连颊，吐气数者。

马鞭草根

上捣自然汁，每服咽一合许。一法：用马衔铁汁服，亦妙。

凡治哽之法，皆以类推，如鸬鹚治鱼哽，磁石治针哽，发灰治发哽，狸虎治骨哽，亦各随其类也。

蜜绵薤白引法①

通治诸哽。

煮薤白令半熟，以线系定，手捉线，少嚼薤白咽之，度薤至哽处，数牵引，哽即出矣。一法　绵一小块，以蜜煮，用如食薤法。

玉屑无忧散

治一切物哽。方见前治缠喉风下

耳病证治

肾虽寄窍于耳，当知耳为听会，主纳五音，外则宫商角徵羽，内则唏嘘呵吹呬，内关五脏，外合六淫。故风寒暑湿，使人聋聩耳鸣；忧思喜怒，多生内塞；其如劳逸，不言而喻。复有出血，生脓，聤耳，底耳，或耵聍上直庚切下乃顶切不出，飞走投入，诸证既殊，治各有法。

菖蒲圆

治耳卒痛及聋塞不闻声。

菖蒲　附子炮，去皮脐，各等分

上为末。以醋圆如杏仁大，绵裹纳耳中，日二易之。

补肾圆

治肾虚耳聋，或劳顿伤气，中风虚损，肾气升而不降，致耳内虚鸣。

山茱萸　干姜炮　巴戟　芍药　泽泻　菟丝子酒浸　远志去心　桂心　黄芪　石

———————————

① 引法：底本、四库本无。据本书目录补。

斛　干地黄　细辛　附子炮　当归　牡丹皮　蛇床子　甘草　苁蓉酒浸　人参各二两　菖蒲一两　防风一两半　茯苓半两　羊肾二枚

上为末。以羊肾研细，酒煮面糊为圆，如梧子大，食前盐酒任下三十圆至五十圆。

蜡弹圆

治耳虚聋。

白茯苓二两　山药炒，三两　杏仁去皮尖，炒，一两半　黄蜡二两

上以前三味为末。研匀，镕蜡为圆，如弹子大，盐汤嚼下，有人止以黄蜡细切嚼，点好建茶送下，亦效。

干蝎散

治耳聋，因肾虚所致，十年内一服效。

干蝎黄色小者并头尾，用四十九个，生姜切如蝎大四十九片，二味银石器内炒至干，为细末

上向晚勿食，初夜以酒调作一服，至二更以来，徐徐尽量饮，五更耳中闻百十攒笙响，便自此闻声。

解仓饮子

治气虚热壅，或失饥冒暑，风热上壅，耳内聋闭彻痛，脓血流出。

赤芍药　白芍药各半两　当归　甘草炙　大黄蒸　木鳖子去壳，各一两

上为剉散。每服四钱，水一盏，煎七分，食后，临卧服。

麝香散

治聤耳、底耳、耳内脓出。

桑螵蛸一个，慢火炙及八分熟，存性　麝香一字，别研

上为末。研令匀，每用半字掺耳内，如有脓，先用绵捻纸以药掺之。一法：用染坯、枯矾，等分为末，以苇管吹入耳中，即愈，或入麝香，更佳。

诸百虫入耳

用麻油灌之，即效。

诸耳中出血

以龙骨末吹入，即止。

《三因极一病证方论》卷之十六

卷之十七

妇人论

夫天地造端于夫妇，乾坤配合于阴阳，虽清浊动静之不同，而成象效法之有类。原兹妇人之病，与男子不同者，亦有数焉。古方以妇人病比男子十倍难治，不亦言之深乎。但三十六病，产蓐一门，男子无之，其如外伤风暑寒湿，内积喜怒忧思，饮食房劳，虚实寒热，悉与丈夫一同也。依源治疗，可得而知之。

求子论

夫有夫妇，则有父子，婚姻之后，必求嗣续。故圣人谓不孝有三，无后为大者，言嗣续之至重也。凡欲求子，当先察夫妻有无劳伤、痼害之属，依方调治，使内外和平，则妇人乐有子矣。

荡胞汤

治妇人立身已来全不产，及断绪久不产三十年者。

朴消　牡丹皮　当归　大黄蒸一饭久　桃仁汤，去皮尖，面炒，各半两　细辛去苗　厚朴去粗皮切，姜制，炒　赤芍药　桔梗　人参　茯苓　桂去皮　甘草炙　牛膝酒浸　橘皮各三钱，一字　附子炮，去皮脐，一两　虻虫去嘴翅，炒焦　水蛭切，炒，各四十枚

上为剉散。每服四大钱，水酒合一盏半，煎取六分，去滓，空腹服，日三夜一，温覆，得少汗，必下积血及冷赤脓如小豆汁；斟酌下尽，若力弱，大困不堪者，只一二服，止。然恐恶物不尽，不得药力，能尽服尽好；不尔，着坐导药。

坐导药

治全不产及断绪，服前荡胞汤，恶物不尽，用此方。

皂角去皮子　吴茱萸　当归各一两　细辛去苗　五味子　干姜炮，各二两　大黄蒸　矾石枯　戎盐　蜀椒各半两

上为细末，以绢袋盛，大如指，长三寸余，盛药令满，缚定，纳妇人阴中，坐卧任意，勿行走，小便时去之，更安，一日一度易新者，必下清黄冷汁，汁尽，止；若未见病出，可十日安之。本为子宫有冷恶物，故令无子，值天阴冷，则发疼痛，须候病出尽方已，不可中辍。每日早晚用苦益菜煎汤熏洗。

秦桂圆

治妇人无子。昔金城范守进此方。见《经验》

秦艽去芦　桂心不见火　杜仲去皮，姜制，炒丝断　防风三分　厚朴去皮，姜制，三分　附子去皮脐，生用　茯苓各两半　白薇　干姜炮　牛膝酒浸　沙参　半夏汤洗，各半两　人参一两　细辛去苗，二两一分

上为细末，炼蜜为圆，如赤豆大。每服五十圆，食前温酒、醋汤任下；如未效，更加圆数，觉有则止，神效并如彼说，不复繁引。

探胞汤

断经三月，不知是胎，验之方。

川芎不拘多少

上为末。浓煎艾汤，调二钱，空腹服，微动则有胎。

脉　例

经云：阴搏阳别，谓之有子。搏者近也，阴脉逼近于下，阳脉别出于上，阴中见阳，乃知阳施阴化，法当有子。又少阴脉动甚者，妊子也。手少阴属心，足少阴属肾，心主血，肾主精，精血交会，识投于其间，则有娠。又三部脉浮沉正等，无病者，有妊也。余并如《脉经》说。

恶　阻

妇人中脘宿有风冷痰饮，经脉不行，饮与血搏，多喜病阻。其状颜色如故，脉理顺时，不知病之所在，但觉四肢沉重，头目眩晕，恶闻食臭，喜啖咸酸，至三四月则大剧，吐逆不自胜持，多卧少起。此由经血既闭，水渍于脏，脏气不得宣通，头溃闷，经脉秘涩，故使四肢沉重。挟风，则头目眩晕；留饮，则呕吐无时。

竹茹汤

治妊娠择食，呕吐头疼，颠倒痰逆，四肢不和，烦闷。

人参　橘皮　白术　麦门冬去心，各一两　甘草炙，一分　白茯苓　厚朴姜制，各半两

上为剉散。每服四大钱，水一盏半，姜五片，入竹茹一块如指大，同煎至七分，去滓，空心服。

半夏茯苓汤

治妊娠恶阻，心中溃闷，头目眩晕，四肢怠堕，百节烦疼，痰逆呕吐，嫌闻食气，好啖咸酸，多卧少起，不进饮食。

半夏汤洗七次，三两　茯苓　熟地黄各一两八钱　橘皮　细辛　人参　芍药　川芎　紫苏叶　桔梗　甘草炙，各一两二钱

上为剉散。每服四大钱，水二盏，姜七片，煎七分，去滓，空腹服。有客热，烦渴口生疮者，去橘皮、细辛，加前胡、知母；腹冷下利者，去地黄，入桂心炒；胃中虚热，大便闭，小便涩，加大黄一两八钱，去地黄，加黄芩六钱。

茯苓圆

治妊娠阻病，心中烦闷，头晕重，憎闻饮食，气便① 呕逆，吐闷颠倒，四肢重弱，不自胜持，服之即效。要先服半夏茯苓汤两剂后，可服此方。

茯苓　人参　桂心炒　干姜炮　半夏汤洗七次　橘皮各一两　白术　葛根　甘草炙　枳实麸炒，去瓤，各二两

上为末。蜜圆，如梧子大。每服三五十圆，米饮下，日三服。

小地黄圆

治妊娠，酸心吐清水，腹痛不能食。

人参　干姜炮，各等分

上为末。用生地黄汁圆，如梧子大。每服五十圆，米汤下，食前服。

养胎大论

夫养胎，须分能所。母为能养，子为所养，名义既殊，致养亦别，故谓之重身。父母交会之初，子假父母精血，投识于其间，然后成妊，元气质始之谓也。一月血聚，谓之始胚；二月精凝，谓之始膏；三月成形，谓之始胎，此亦无次第中次第也。道生一，一生二，二生三，三生万物。既以三而成，故不得不数月而分也。成形之后，阴阳施化，男女始分，故随见外象，而有感于内。四月始受少阴君火气以养精，五月受太阴湿土气以养肉，

---

① 气便：人卫本同。四库本作"气滞"。

六月受少阳相火气以养气，七月受阳明金气以养骨①，八月受太阳水气以养血，九月受厥阴木气以养筋，十月脏腑俱备，神明已全，俟时而生，此皆所养胎息之所成始成终也。若能养者，惟在乃母，依经所载而时养之，无妄服食，针灸劳逸等，不特伤胎，亦乃自伤，不可不备学也。为保傅母，尤宜熟识之。谨备列母之能养、避忌诸法，以继诸后。

避忌法

一月足厥阴脉养，内属于肝，肝藏血，不可纵怒，及疲极筋力，冒触邪风；亦不可妄针灸其经。二月足少阳脉养，内属于胆，胆合于肝，共荣于血，不可惊动，及针灸其经。三月手心主脉养，内属右肾，肾主精，不可纵欲及悲哀、触冒寒冷；亦不得针灸其经。四月手少阳脉养，内属三焦，三焦精府，合肾以养精，不可劳逸及针灸其经。五月足太阴脉养，内属于脾，脾养肉，不可妄思及饥饱、触冒卑湿；亦不可针灸其经。六月足阳明脉养，内属于胃，胃为脏腑海，合于脾以养肉，不得杂食及针灸其经。七月手太阴脉养，内属于肺，肺以养皮毛，不可忧郁及叫呼、触冒烦躁；亦不得针灸其经。八月手阳明脉养，内属于大肠，合肺以养气，毋食燥物，致气涩；及针灸其经。九月足少阴脉养，内属于肾以养骨，不可怀恐及房劳、触冒生冷；亦不得针灸其经。十月足太阳脉养，内属于膀胱以合肾，太阳为诸阳生气，故使儿脉续缕皆成，六腑通畅，与母分气，神气各全，俟辰而生。唯不说手少阴心养者，盖心为五脏大主，如帝王不可有为也。若将理得宜，无伤胎脏，更能知转男、胎教之法，斯为尽善，叙例于后。

转女为男法

论曰：阳施阴化，所以有娠，遇三阴所会，多生女子。但怀娠三月，名曰始胎，血脉不流，象形而变。是时男女未定，故今② 于未满三月间，服药方术，转令生男也。其法以斧置妊妇床下，系刃向下，勿令人知。恐不信者，令待鸡抱卵时，依此置窠下，一窠尽出雄鸡。此虽未试，亦不可不知。凡受胎三月，逐物变化。故古人立胎教，能令生子良善长寿，忠孝仁义，聪明无疾。盖须十月之内，常见好境象，无近邪僻，真良教也。如有触忤伤胎，治各有法。据徐之才逐月养胎、伤胎③ 等方，备则备矣，事烦少用，故不暇录。识者当自阅，今出安胎方如后。

安胎饮

治妊娠胎寒腹痛，或胎热多惊，举重腰痛，腹满胞急，卒有所下，或顿仆闪肭，饮食毒物，或感时疾，寒热往来，致伤胎脏。

川芎　枳壳切，麸炒去瓤，各两半　熟地黄三两　糯米二合

上为剉散。每服四大钱，水一盏半，姜五片，枣一枚，金银少许，同煎至七分，食前服。

白术散

治妊娠宿有风冷，胎痿不长，或失于将理，动伤胎气，多致损堕。常服保护胎脏。

白术　川芎各四两　川椒去合口者并子，炒出汗，三两　牡蛎粉煅，二两

上为末。每服二钱，温酒、米汤任调

---

① 骨：人卫本同。四库本作“皮”。

② 今：人卫本同。四库本作“令”。

③ 伤胎：人卫本同。四库本作“安胎”。

下。腹痛，加白芍药；心下毒痛，加川芎；心烦呕吐，加细辛一两，半夏二十粒，汤洗入。若渴者，以大麦汁调服，病虽愈，尽服勿置。味恶多阻人，宜作圆服。亦治室女带下诸疾。

罩胎散

治妊娠伤寒大热，闷乱燥渴，恐伤胎脏。

卷荷叶嫩者焙干，一两　蚌粉花半两

上为末。每服二钱，入蜜少许，新汲水调下，食前服。

漏阻例

怀妊全假经血以养胎，忽因事惊奔，或从高坠下，顿仆失据；或冒涉风寒，触忤邪祟，致暴下血，胎干不动，奔上抢心，腹中急逼，或血从口出，皆伤胎证也。

胶艾汤

治妊娠不问月数深浅，因顿仆，胎动不安，腰腹痛，或有所下，或胎奔上刺心，短气。安胎。

熟地黄一两　艾叶炒　当归　甘草炙　芍药　川芎　阿胶炙，各一两　黄芪一两

上为剉散。每服四钱，水一盏半，煎七分，去滓，食前温服。胸中逆冷，加生姜五片、枣三枚同煎。

苎根汤

治胎无故下血，腹痛不可忍，或下黄汁如漆、如小豆汁者。

野苎根二两，剉炒　金银各一两

上为一剂。水酒各一盏，煎至一盏，去滓，分二服，不以时服。

桂枝茯苓圆

治妇人宿有癥痼，妊娠经断，未及三月即动，此癥也；经断三月，而得漏下不止，胎动在脐上者，为癥痼害，当去其癥。又论妊娠六月动者，前三月经水利时，胎也①；下血者，后断三月，衃也。所以下血不止者，其癥不去故也，当下其癥。

桂心不焙　茯苓　牡丹皮　桃仁去皮尖，麸炒　芍药各等分

上为末。炼蜜圆，如弹子大。每服一圆，嚼细，温酒、米汤任下，食前服。

千金保生圆

养胎益血，安和子脏。治妊娠将理失宜，或因劳役，胎动不安，腰腹痛重，胞阻漏胎，恶露时下，子脏挟疾，久不成胎；或受妊不能固养，痿燥不长，过年②不产，日月虽满，转动无力，或致损堕；及临产节适乖宜，惊动太早，产时未至，恶露先下，胎胞枯燥，致令产难，或横或逆，痛极闷乱，连日不产，子死腹中，腹上冰冷，口唇青黑，吐出冷沫；新产恶血上冲，运闷不省，喘促汗出；及瘀血未尽，脐腹疞痛，寒热往来，或因产劳损，虚羸未复，面黄体瘦，心忪盗汗，饮食不进，渐成蓐劳。入月常服，壮气养胎，正顺产理，润胎易产；产后常服，滋养血气，和调阴阳，密腠理，实腑脏，治风虚，除痼冷。

甘草炙　贝母　秦椒去目，炒出汗　干姜炮　桂心炒　黄芩　石斛去根　石膏煅　糯米炒　大豆卷炒，各一分　当归酒浸一宿，微炒，半两　麻子仁两半，别研

上为末。炼蜜为圆，如弹子大。每服一圆，并用温酒或枣汤任下，细嚼，空心服。

---

① 也：底本无，四库本同。据人卫本补。
② 年：人卫本同。四库本作"月"。

子烦证治

竹叶汤

治妊娠苦烦闷者。以四月受少阴君火气以养精，六月受少阴① 相火气以养气，若母心惊胆寒，多好烦闷，名子烦。

防风去叉　黄芩　麦门冬去心，各三两　白茯苓四两

上为剉散。每服四大钱，水一盏半，竹叶十数片，煎七分，去滓温服。

腹痛下利治法

当归芍药散

治妊娠腹中绞痛，心下急满，及产后血晕内虚，气乏崩中，久痢。常服通畅血脉，不生痈疡，消痰养胃，明目益津。

白芍药八两　当归　茯苓　白术各二两　泽泻四两　川芎四两。一法两半

上为末。每服二钱，温酒调下，食前服。《元和纪用经》云：本六气经纬圆，能祛风补劳，养真阳，退邪热，缓中，安和神志，润泽容色，散邪寒、温瘴、时疫。安期先生赐李少君久饵之药，后仲景增减为妇人怀妊腹痛。本方用芍药四两，泽泻、茯苓、川芎各一两，当归、白术二两，亦可以蜜为圆服。

鸡黄散

治怀身下痢赤白，绞刺疼痛。

鸡子一个乌② 者尤妙。就头作窍，倾出青者，留黄　黄丹一钱，入前鸡子壳内，打令黄匀，以厚纸裹，黄泥固济，火上煨取，焙干

上为末。每服二钱，米饮调下，一服愈者是男，两服愈者是女。凡冷热利断③ 下门中选无毒者，皆可。

小便病证治

凡妊娠胎满逼胞，多致小便不利者，或心肾气不足，不能使胞冷，清浊相干，为诸淋病；或胞系了戾，小便不通，名曰转胞。又胎满，尿出不知时，名遗溺。治之各有方。

苦参圆

治妊娠小便难，饮食如故。

当归　贝母炒　苦参各三两　滑石半两

上为细末，蜜圆，小豆大。米饮下二十圆，不拘时服。

葵子散

治妊娠小便不利，身重恶寒，起则眩晕及水肿者。

葵子五两　茯苓三两

上为末。每服二钱匕，米饮调下，小水利则愈。

又方

入榆白皮一两。

八味圆

治妇人病，食饮如故，烦热不得卧，而反倚息。以胞系了戾不得溺，故致此病，名转胞。但利小便则愈，以八味圆中有茯苓故也。方见少阴脚气门

白薇芍药散

治妊娠遗尿，不知出时。

白薇　芍药各等分

上为末。酒服方寸匕，日二三服。

胎水证治

凡妇人宿有风寒冷湿，妊娠喜脚肿，俗呼为皱脚；亦有通身肿满，心腹急胀，名曰胎水。

---

① 少阴：人卫本同。四库本作"少阳"。
② 乌：人卫本同。四库本作"乌鸡"。
③ 利断：人卫本同。四库本作"滞"。

鲤鱼汤

治妊娠腹大，胎间有水气。

白术五两　苪药　当归各三两　茯苓四两

上剉散。以鲤鱼一头，修事如食法，煮取汁，去鱼不用，每服药四钱，入鱼汁一盏半、姜七片、陈皮少许，煎七分，去滓，空心服。

商陆赤小豆汤

治妊娠手脚肿满挛急。

赤小豆　商陆干各等分

上为剉散。每一两，水一碗，煎至七分盏，汁清服。

肾著汤

治妊娠腰脚肿痛。

茯苓　白术各四两　干姜炮　甘草各二两，炙　杏仁去皮尖，炒，三两

上为剉散。每服四钱，水一盏半，煎七分，去滓，食前服。

滑胎例

凡怀妊已满十月，形体成就，神识咸备，分气趣产，宜服滑胎汤药。

枳壳散

瘦胎易产。胡阳公主服，效。

枳壳剉，麸炒，去瓤，黑色，四两　甘草二两，炙

上为末。每服二钱，空心沸汤点服。至七月方可服。临月忌登高厕。

榆白皮散

治临产预服滑胎。

榆白皮　槐枝　瞿麦　木通　大麻仁各等分

上为剉散。每服五大钱，水二盏，煎七分，去滓，日二服。

产难证治

妇人怀忧，无逾妊产，顷刻之间，便

至夭害，故以阵面健儿为比，不亦危矣。凡欲生产，切不得喧闹，选一年高性善老娘，并纯谨家人扶持。不可挥霍，致令产妇忧恐。如腹中痛甚，且令扶行，或痛多阵，眼中出火，方是儿转，至行不得，方好上蓐。产自有时，痛不甚者，名曰弄痛，须且熟忍，时至自产，莫妄费力，定是难产。切忌丧孝秽污家人来；产讫亦不可见，恐伤子。须依产图方位，无致触犯禁忌为佳。产图见《太医局方》。

催生汤

治产妇阵疏难产，经三两日不生，或胎死腹中，或产母气乏委顿，产道干涩。才觉阵痛破水，便可投之。

苍术二两，米泔浸洗　桔梗一两　陈皮六钱　白芷　桂心　甘草炙，各三钱　当归　川乌头炮，去皮尖　干姜炮　厚朴制　苪药　半夏汤洗七次　茯苓　附子炮，去皮脐　南星炮，各二钱　川芎一钱半　枳壳麸炒，四钱　南木香一钱　杏仁炒，去皮尖　阿胶麸炒，各二钱半

上为末。每服一大钱，温酒下；觉热闷，用新汲水调白蜜服。

铅丹

催生，及难产横逆。

水银二钱　黑铅一钱，铫内熔，投水银结成砂子

上用熟绢巾纽出水银，细研，以汗衫角纽做圆子，绿豆大。临坐草时香水吞一二圆立效，仍须敬仰。

产科论序

世传产书甚多，《千金》、《外台》、《会王产宝》、马氏、王氏、崔氏皆有产书，巢安世有《卫生宝集》、《子母秘录》等。备则备矣，但仓卒之间，未易历试。惟李师圣序郭稽中《产科经验保庆集》

二十一篇，凡十八方，用之颇效。但其间叙论，未为至当，始用料理简辨于诸方之下，以备识者，非敢好辨也。

产科二十一论评

第一论曰：热病胎死腹中者何？答曰：因母患热病，至六七日以后，脏腑极热，熏煮其胎，是以致死，缘儿身死，冷不能自出。但服黑神散暖其胎，须臾胎气暖即自出。何以知其胎之已死？但看产妇舌色青者是其候也。

黑神散

桂心　当归　芍药　甘草炙　生干地黄　干姜炮，各一两　黑豆炒，去皮，二两　附子炮，去皮脐，半两

上为末。每服二钱，空心温酒调下。

一法

无附子，有蒲黄。

评曰：夫妊娠，谓之重身，二命系焉。将理失宜，皆能损胎，不特病熏煮所致。或因顿仆惊恐，出入触冒，及素有癥瘕积聚，坏胎最多。候其舌青，即知子死。《养胎论》云：面青舌赤，母死子生；唇青吐涎，子母俱毙。又有双怀二胎，或一死一活，其候尤难知，自非临歧观变，未易预述，不可不备学也。然以黑神散温胎，未若补助产母，使其气正，免致虚乏困顿，胎自下矣，催生汤殊胜黑神散。

催生汤

治胎死腹中，或产母气乏委顿，产道干涩。方见产难门

第二论曰：难产者何？答曰：胎侧有成形块，为儿枕，子欲生时枕破，与败血裹其子，故难产，但服胜金散，逐其败血即自生，若逆生横生并皆治之。

胜金散

麝香一钱　盐豉一两，旧青布裹了，烧令红，急以乳槌研细

上为末。取秤槌烧红，以酒淬之，调下一钱。

评曰：产难，不只胎侧有儿枕破与败血裹凝，随其胎息因缘，自有难易。其如横逆，多因坐草太早，努力过多，儿转未逮，或已破水，其血必干，致胎难转。若先露脚谓之逆，先露手谓之横。法当以微针刺之，使自缩入，即服神应黑散，以固其血，必自转生。《养生方》云：仓皇之间，两命所系，不可不广传。盖赞黑散之功也。或以盐涂儿脚底，抓搔之。

神应黑散

治横生、逆生、难产。

百草霜　香白芷各等分

上为细末。每服二钱，童子小便、好醋各一茶脚许，调匀，更以沸汤浸四五分服，止一服见功，甚者再服，已分娩矣。一名乌金散。

第三论曰：胎衣不下者何？答曰：母生子讫，血流入衣中，衣为血所胀，是故不得下。治之稍缓，胀满腹中，以次上冲心胸，疼痛喘急者，但服夺命丹，以逐去衣中之血，血散胀消，胎衣自下，而无所患；更有牛膝汤，用之甚效，录以附行。

夺命丹

附子半两，炮，去皮脐　牡丹皮一两　干漆一分，捣碎，炒烟尽

上为末。酽醋一升、大黄末一两，同熬成膏，和药，梧子大。温酒下五七圆，不以时服。

牛膝汤

治产儿已出，胞衣不下，脐腹坚，胀急痛甚；及子死腹中，不得出。

牛膝酒浸　瞿麦各四两　滑石八两　当归酒浸　木通各六两　葵子五两

上为剉散。每服三钱，水两盏，煎七

分，去滓，不以时服。

第四论曰：产后血晕者何？答曰：产后气血暴虚，未得安静，血随气上，迷乱心神，故眼前生花；极甚者，令人闷绝不知人，口噤神昏气冷。医者不识，呼为暗风，若作此治之，病必难愈，但服清魄散自差。小产同前①

清魄散

泽兰叶一分　人参一分　荆芥穗一两　川芎半两

上为末。温酒、热汤各半盏，调一钱，急灌之，下咽即开眼气定，省人事。

评曰：产后眩晕，顷刻害人，须量虚实为治。若胸中宿有痰饮阻病不除，产后多致眩晕，又血盛气弱，气不使血，逆而上攻，此等皆非清魄可疗。瘀晕，仍用半夏茯苓汤；血壅，须用牡丹散。但快药尤难辄用，当识轻重，所谓扰乎可扰，扰亦无扰。若气血平人，因去血多致晕者，芎劳汤尤佳。

半夏茯苓汤

方见恶阻门。

牡丹散

治产后血晕，闷绝狼狈。若口噤，则拗开灌之必效。

牡丹皮　大黄蒸　芒消各一两　冬瓜子半合　桃仁三七粒，去皮尖

上为剉散。每服五钱，水三盏，煎至盏半，去滓，入芒消又煎，分二服。欲产，先煎下以备缓急。《金匮》以此治肠痈，但分两少异。

芎劳汤

方见眩晕门。

第五论曰：产后口干痞闷者何？答曰：产后荣卫大虚，血气未定，食面太早，胃不能消化，面毒结聚于胃脘，上熏胸中，是以口干燥渴，心下痞闷。医者不识，认为胸膈壅滞，以药下之，万不得一，但服见睍② 圆。

见睍圆

姜黄　京三棱炮　毕澄茄　陈皮　人参　高良姜　蓬术炮，各一两

上为末。用萝卜慢火煮烂，研细，将汁煮面糊圆，如梧子大。用萝卜汤下三十圆。

评曰：产后口干痞闷，未必止因食面。或产母内积忧烦，外伤燥热，饮食甘辛，使口干痞闷，当随其所因调之可也。烦心，宜四物汤去地黄，加人参、乌梅煎；若外伤燥热，看属何经，当随经为治，难以备举。饮食所伤，见睍圆却能作效。

四物汤

方见下第六论。

第六论曰：产后乍寒乍热者何？答曰：阴阳不和，败血不散，能令乍寒乍热。产后血气虚损，阴阳不和，阴胜则乍寒，阳胜则乍热，阴阳相乘，则或寒或热。若因产劳，脏腑血弱，不得宣越，故令败血不散，入于肺则热，入于脾则寒，医人若误作疟疾治之，则谬矣。阴阳不和，宜增损四物汤；败血不散，宜夺命丹。又问：二者何以别之？答曰：时有刺痛者，败血；但寒热无它证者，阴阳不和，增损四物汤不一，皆随病加减。

增损四物汤

当归　人参　芍药　川芎　干姜炮，各一两　甘草炙，四钱

上剉散。每服四钱，水一盏，姜三片，煎六分，去滓热服，不以时候。

---

① 小产同前：宋本、人卫本无，据四库本补。

② 睍：宋（底）本作"现"，四库本、人卫本均作"睍"因据改，下同。

评曰：乍寒乍热，荣卫不和，难以轻议。若其败血不散，岂止入脾肺二脏耶？大抵一阴闭一阳，即作寒热，阴胜故寒，阳胜故热，只可云败血循经流入，闭诸阴则寒，闭诸阳则热，血气与卫气解则休，遇又会而复作，大调经散、五积散入醋煎。

大调经散

治产后血虚，恶露未消，气为败浊凝滞，荣卫不调，阴阳相乘，憎寒发热，或自汗，或肿满，皆气血未平之所为也。

大豆炒，去皮，一两半　茯神一两　真琥珀①　一钱

上为末。浓煎乌豆紫苏汤调下。

五积散

方见伤寒太阴经，入醋煎妙。

第七论曰：产后四肢浮肿者何？答曰：产后败血乘虚停积于五脏，循经流入四肢，留淫日深，却还不得，腐坏如水，故令四肢面目浮肿。医人不识，便作水气治之。凡治水气，多用导水药，极虚人。夫产后既虚，又以药虚之，是谓重虚，往往因致夭枉，但服调经散，血行肿消即愈。

调经散

没药别研　琥珀别研　桂心　赤芍药　当归各一钱　细辛　麝香各半钱，别研

上为末。每取半钱匕，生姜汁、温酒各少许，调匀服。

评曰：产后浮肿多端，有自怀妊肿至产后不退者，亦有产后失于将理，外感寒暑风湿，内作喜怒忧惊，血与气搏，留滞经络。气分血分，不可不辨。要当随所因脉证治之，宜得其情。调经散治血分固效，但力浅难凭，不若吴茱萸汤、枳术汤、夺魂散、大调经散，皆要药也。

加减茱萸汤

治妇人脏气本虚，宿挟风冷，胸膈满痛，腹胁绞刺，呕吐恶心，饮食减少，身面虚浮，恶寒战栗，或泄利不止，少气羸困；及因生产，脏气暴虚，邪冷内胜，宿疾转甚。

吴茱萸汤洗七次，炒，一两半　桔梗　干姜炮　甘草炙　麦门冬去心　半夏汤洗七次　防风　细辛②　当归酒浸，炒　茯苓　牡丹皮　桂心各半两

上为粗末。每服四钱，水一盏半，煎七分，去滓，食前热服。

枳术散③

治心下坚大如盘，边如旋盘，水饮所作，名曰气分。

枳实麸炒，去瓤，一两半　白术三两

上剉散。每服四钱，水盏半，煎七分，去滓温服，腹中软，即当散也。

夺魂散

治妇人产后虚肿喘促。利小便则愈。

生姜三两，取汁　白面三两　半夏七个，汤洗去滑，破

上以生姜汁搜面，裹半夏为七饼子，炙焦熟，为末。熟水调一钱，小便利为效。

大调经散

最治产后肿满，喘急烦渴，小便不利。方见第六论

第八论曰：产后乍见鬼神者何？答曰：心主身之血脉，因虚④伤耗血脉，心气则虚，败血停积，上干于心，心不受触，遂致心中烦躁，卧起不安，乍见鬼神，言语颠倒。医工不识，呼为血邪，如此治之，必不得愈。但服调经散，每服加

---

① 真琥珀：人卫本同。四库本作"真神"。

② 细辛：人卫本同。四库本无。

③ 枳术散：原作"枳术汤"，据本书目录改。

④ 虚：人卫本同。四库本作"产"。

龙脑一捻，得睡即安。

调经散

方见第七论，每服加龙脑一捻。

第九论曰：产后不语者何？答曰：人心有七孔三毛，产后虚弱，多致停积败血，闭于心窍，神志不能明了。又心气通于舌，心气闭塞，则舌亦强矣，故令不语。如此但服七珍散。

七珍散

人参　石菖蒲　川芎　生干地黄各一两　细辛一钱　防风　朱砂各半两，别研

上为末。每服一钱，薄荷汤调下，不以时服①。

第十论曰：产后腹痛又泻痢者何？答曰：产后肠胃虚怯，寒邪易侵，若未满月，饮冷当风，乘虚袭留于肓膜，散于腹胁，故腹痛作阵，或如锥刀所刺，流入大肠，水谷不化，洞泻肠鸣，或下赤白，肢胁膜胀，或走痛不定，急服调中汤立愈；若医者以为积滞取之，则祸不旋踵。谨之谨之！

调中汤

高良姜　当归　桂心　芍药　附子炮川芎各一两　甘草炙，半两

上为剉散。每服三钱匕，水三盏，煎至一盏，去滓热服。

评曰：产后下痢，非止一证，当随所因而调之，既云饮冷当风，何所不至。寒热风湿，本属外因；喜怒忧思，还从自性；况劳逸饥饱，皆能致病。若其洞泄，可服调中；赤白滞下②，非此能愈，各随门类，别有正方。今录桃胶散、白头翁汤以备用，余从滞下门选用之。

沉香桃胶散

治产后利下赤白，里急后重，疗刺疼痛等证。

桃胶瓦上焙干　沉香　蒲黄纸隔炒，各

等分

上为末。每服二钱，陈米饮调下，食前服。

白头翁汤

治产后下利虚极。

白头翁　甘草炙　阿胶各二两　黄连蘗皮去粗皮　秦皮去粗皮，各三两

上为剉散。每服四钱，水一盏半，煎七分，去滓，空心服。

第十一论曰：产后遍身疼痛者何？答曰：产后百节开张，血脉流走，遇气弱，则经络分肉之间，血多留滞，累月不散，则骨节不利，筋脉急引，故腰背不得转侧，手脚不能动摇，身热头痛也。若医以为伤寒治之，则汗出而筋脉动摇，手足厥冷，变生它病，但服趁痛散以默除之。

趁痛散

牛膝酒浸　甘草炙　薤白各一分　当归　桂心　白术　黄芪各半两　独活半两生姜半两

上剉散。每服半两，水五盏，煎至二盏，去滓，食前分二次热服。

评曰：趁痛散不特治产后气弱血滞，兼能治太阳经感风头疼，腰背痛，自汗发热。若其感寒伤食，忧恐惊怒，皆致身疼，发热头痛，况有蓐劳诸证尤甚，趁痛散皆不能疗，不若五积散入醋煎用却不妨。

五积散

方见伤寒太阴经。

第十二论曰：产后大便秘涩者何？答

————————

① 不以时服：人卫本同。四库本又方：川芎，生地，当归，白芍，丹参，石菖蒲，熟大黄。

② 滞下：原本作"带下"，四库本同。今据人卫本改，以与下文合。

曰：产卧① 水血俱下，肠胃虚竭，津液不足，是以大便秘涩不通也。若过五六日，腹中闷胀者，此有燥粪在脏腑，以其干涩未能出耳，宜服麻仁圆以津润之。若误以为有热而投以寒药，则阳消阴长，变动② 百出，性命危矣。

麻仁圆

麻仁研　枳壳麸炒　人参　大黄各等分

上为末。蜜圆如梧子大。空心温酒下二十圆；未通又加圆数。

评曰：产后不得利，利者百无一生。去血过多，脏燥，大便秘涩，涩则固当滑之，大黄似难轻用，唯葱涎调腊茶为圆，复以葱茶下之必通。

阿胶枳壳圆

治产后虚羸，大便秘涩。

阿胶　枳壳麸炒，去瓤，等分

上为末。蜜圆如梧子大，别研滑石为衣。温水下二十圆；半日来未通又服。

第十三论曰：产后血崩者何？答曰：产卧③ 伤耗经脉，未得平复，而劳役损动，致血暴崩，淋沥不止；或因咸酸不节，伤蠹荣卫，气衰血弱，亦变崩中。若小腹满痛，肝经已坏，为难治，急服固经圆以止之。

固经圆

艾叶　赤石脂煅　补骨脂炒　木贼各半两　附子一个，炮，去皮脐

上为末。陈米饮和圆，梧子大。食前温酒、米汤下二十圆。

评曰：血崩不是轻病，况产后有此，是谓重伤，恐不止咸酸不节而能致之。多因忧惊恚怒，脏气不平；或产后服断血药早，致恶血不消，郁满作坚④，亦成崩中，固经圆似难责效，不若大料煮芎藭当归加芍药汤，候定，续次随证合诸药治之

为得。

芎藭当归加芍药汤方

方见眩晕门，加芍药等分。

第十四论曰：产后腹胀闷、呕吐不定者何？答曰：败血散于脾胃，脾受之，不能运化精微而成腹胀；胃受之，则不得受纳水谷而生吐逆。医者不识，若以寻常治胀止吐药疗之，病与药不相干，转更伤动正气，疾愈难治，但服抵圣汤。

抵圣汤

赤芍药　半夏汤洗七次　泽兰叶　人参　陈皮各二钱　甘草炙，一钱

上为剉散。每作一剂，用水二碗，生姜半两，煎至二盏，去滓，分三次热服。

第十五论曰：产后口鼻黑气起及鼻衄者何？答曰：阳明者经脉之海，起于鼻，交頞中，还出挟口，交人中，左之右，右之左。产后气消血散，荣卫不理，散乱入于诸经，却还不得，故令口鼻黑起⑤ 及变鼻衄。此缘产后虚热变生此证，其疾不可治，名胃绝肺败。此证不可治，不出方。

第十六论曰：产后喉中气急喘者何？答曰：荣者血也，卫者气也，荣行脉中，卫行脉外，相随上下，谓之荣卫。因产所下过多，荣血暴竭，卫气无主，独聚肺中，故令喘也，此名孤阳绝阴，为难治。若恶露不快，败血停凝，上熏于肺，亦令喘急，但服夺命丹，血去喘息自定。

夺命丹

方见第三论。

评曰：产后喘急固可畏，若是败血上

---

① 产卧：人卫本同。四库本作"产后"。

② 变动：人卫本同。四库本作"变病"。

③ 产卧：人卫本同。四库本作"产后"。

④ 作坚：人卫本同。四库本作"瘕坚"。

⑤ 黑起：人卫本同。四库本作"黑气起"。

熏于肺，犹可责效夺命丹。若感风寒，或因忧怒，饮食咸冷等，夺命丹未可均济，况孤阳绝阴乎？若荣血暴绝，宜大料煮芎劳汤亦自可救；伤风寒，宜旋覆花汤；性理郁发，宜小调经散，用桑白皮、杏仁煎汤调下；伤食，宜见晛圆、五积散。

芎劳汤

方见眩晕门。

旋覆花汤

治产后伤风，感寒暑湿，咳嗽喘满，痰涎壅塞，坐卧不宁。

旋覆花　赤芍药　半夏曲　前胡　荆芥穗　五味子　甘草炙　茯苓　麻黄去节，汤　杏仁各等分

上为剉散。每服四大钱，水一盏半，姜五片，枣一枚，煎七分，去滓，食前服。

大调经散

方见第七论。

五积散

方见伤寒太阴经，入醋煎。

见晛圆

方见第五论。

第十七论曰：产后中风者何？答曰：产后五七日内，强力下床；或一月之内，伤于房室；或怀忧发怒，扰荡冲和；或因着艾伤艾，伤动脏腑，得病之初，眼涩口噤，肌内瞤搐。渐至腰脊筋急强直者不可治，此乃人作，非偶尔中风所得也。

评曰：问产后中风，风是外邪，血虚则或有中者，直答以人作，不可治，问答不相领解，如何开示后人，立论之难有如此者。若是中风，当以脉辨，看在何脏，依经调之，强力下床，月内房室，忧怒着灸，非中风类，蓐劳、性气、火邪，治各有法，非产后病。不暇繁引，学者识之。

第十八论曰：产后心痛者何？答曰：心者，血之主。人有伏宿寒，因产大虚，寒搏于血，血凝不得消散，其气遂上冲击于心之络脉，故心痛。但以大岩蜜汤治之，寒去则血脉温而经络通，心痛自止，若误以为所伤治之，则虚极，寒益甚矣。心络寒甚，传心之正经，则变为真心痛，朝发夕死，夕发朝死，药不可轻用如此。

大岩蜜汤

干熟地黄　当归　独活　吴茱萸汤干姜炮　芍药　桂心　甘草炙　小草各一两　细辛半两

上剉散。每服半两，用水三大盏，煎至一盏，去滓，微热服。

评曰：产后心痛，虽非产蓐常病，庸或有之，九痛未必便是血痛，设是，岩蜜汤岂可用熟地黄？熟地黄泥血，安能去痛？此方本出《千金》，用生干地黄耳。茱萸一升合准五两，干姜三两，细辛治陈寒在下焦，方本一两，却减作半两，制奇制耦，量病浅深，自有品数，不可妄意加减。然以岩蜜汤治血痛，不若失笑散用之有效。

失笑散

治心腹痛欲死，百药不效，服此顿愈。

五灵脂　蒲黄微炒，各等分

上末。先用酽醋调二钱，熬成膏，入水一盏，煎七分，食前热服。

第十九论曰：产后热闷气上，转为脚气若何？答曰：产卧血虚生热，复因春夏取凉过多，地之蒸湿，因足履之，所以着而为脚气，其状热闷掣疭，惊悸心烦，呕吐气上，皆其候也，可服小续命汤两三剂，必愈。若医者误以逐败血药攻之，则血去而疾益增剧。

小续命汤

方见中风门。

评曰：脚气固是常病，未闻产后能转为者。往往读《千金》见有产妇多此疾之语，便出是证，文辞害意，可概见矣。设是热闷气上，如何令服续命汤？此药本主少阳经中风，非均治诸经脚气，要须依脚气方论阴阳经络调之。此涉专门，未易轻论，既非产后要病，更不繁引。

第二十论曰：产后汗出多而变痉者何？答曰：产后血虚，肉理不密，故多汗，因遇风邪搏之，则变痉也，痉者，口噤不开，背强而直，如发痫状，摇头马鸣，身反折，须臾十发，气息如绝，宜速斡口灌小续命汤，稍缓即汗出如雨，手拭不及者，不可治。

小续命汤

方见中风门。

评曰：产后汗出多变痉，亦令服续命汤，此又难信。既汗多，如何更服麻黄、官桂、防己、黄芩辈，不若大豆紫汤为佳，《太医局方》大圣散亦良药也。

大豆紫汤

方见眩晕门。

第二十一论曰：产后所下过多，虚极生风若何？答曰：妇人以荣血为主，因产血下太多，气无所主，唇青肉冷，汗出，目瞑神昏，命在须臾，此但虚极生风也，如此则急服济危上丹。若以风药治之，则误矣。

济危上丹

乳香　太阴玄精　五灵脂　硫黄　陈皮　桑上寄生　阿胶炙　卷柏生，各等分

上将前四味同研匀，石器内微火炒，勿令焦了，又研极细，复入余药为末，用生地黄汁和圆，梧子大。温酒或当归酒下二十圆，食前服。

评曰：所下过多伤损，虚竭少气，唇青肉冷，汗出神昏，此皆虚脱证，何以谓之生风？风是外淫，必因感冒中伤经络，然后发动，脏腑岂能自生风也？虚之说，盖因《脉经》云：浮为风为虚。此乃两病合说，在人迎则为风，在气口则为虚。后学无识，便谓风虚是一病，谬滥之甚，学者当知。

《保庆集》二十一论，人用既多，因评其说，仍将得效方附行。外有产科诸证，并叙于后。

《三因极一病证方论》第十七

卷之十八

蓐劳证治

妇人因产理不顺，疲极筋力，忧劳心虑，致虚羸喘乏，寒热如疟，头痛自汗，肢体倦怠，咳嗽痰逆，腹中绞刺，名曰蓐劳。

石子汤

治蓐劳。

猪肾一对，去脂膜，四破；无则以羊肾代之　香豉　葱白　粳米　当归　芍药各二两

上为剉散。分两剂。每一剂用水三升，煮取一小碗，去滓，分三服，任意服。

阴脱证治

妇人趣产，劳力努咽太过，致阴下脱，若脱肛状，及阴下挺出，逼迫肿痛，举重房劳，皆能发作，清水续续，小便淋露。

硫黄散

治产后劳，阴脱。

硫黄　乌贼鱼骨各半两　五味子一分

上为末。掺患处。

当归散

治阴下脱。

当归　黄芩各二两　芍药一两一分　猬皮烧存性，半两　牡蛎煅，二两半

上为末。每服二钱，温酒、米汤任意调下。忌登高举重。

熨法

单炒蛇床子，乘热布裹熨患处。亦治产后阴痛。

桃仁膏

治产后阴肿妨闷。

桃仁去皮尖　枯矾　五倍子各等分

上以后二味为末，研桃仁膏，拌匀傅之。

硫黄汤

治产劳，玉门开而不闭。

硫黄四两　吴茱萸　菟丝子各一两半　蛇床子

上为剉散。每服四钱，水一碗，煎数沸，滤滓，洗玉门，日再洗。

下乳治法

产妇有三种① 乳脉不行：有气血盛而壅闭不行者，有血少气弱涩而不行者。虚当补之，盛当疏之。盛者，当用通草、漏芦、土瓜根辈；虚者，当用成炼钟乳粉、猪蹄、鲫鱼之属，概可见矣。

漏芦散

治乳妇气脉壅塞，乳汁不行；及经络凝滞，乳内胀痛，留蓄邪毒，或作痈肿。此药服之，自然内消，乳汁通行。

漏芦二两半　蛇蜕炙，十条　栝蒌一十

---

① 　三种：人卫本同。四库本作"两种"。

枚，急火烧存性①

上为末。每服二钱，温酒调下，不以时，仍吃热羹汤助之。

成炼钟乳散

治乳妇气少血衰，脉涩不行，乳汁绝少。

成炼钟乳粉

上研细。每抄二钱，浓煎漏芦汤调下。

母猪蹄汤

治如前。

母猪蹄一只，治如食法　通草四两

上以水一斗浸，煮熟，得四五升，取汁饮；不下更作。

青桑膏

治乳硬作痛。

嫩桑叶右采，研细

上米饮调，摊纸花，贴病处。《千金》云：凡患乳痛，四十以下可治，五十以上不可治，治之则死；不治，自得终其天年。

恶露证治

产后儿枕不散，乃血瘕坚聚，按之攧手，日晡增剧，疼痛淋露不快，上攻心胸，困顿狼狈，宜服黑龙丹、当归汤、夺命丹治之。

黑龙丹

治产后一切血疾垂死者。但灌药无有不效者，神验不可言。

当归　五灵脂　川芎　高良姜　干地黄生者，各一两

并细剉。入一橡头沙合内，赤石脂泥缝纸筋，盐泥固济，封合，炭火十斤煅通红，去火候冷，开取合子，看成黑糟，乃取出细研，入后药。

百草霜别研，五两　硫黄　乳香各钱半

花乳石　琥珀各一钱

上为细末，米醋煮糊圆，如弹子大。每服一圆，炭火烧通红，生姜自然汁与无灰酒各一合，小便半盏，研开，顿服，立效。

当归汤

治产后败血不散，儿枕硬痛，或发或止；及新产乘虚，风寒内搏，恶露不快，脐腹坚胀。

当归微炒　鬼箭取羽用　红蓝花②各一两

上为剉散。每服三钱，酒一大盏，煎七分，去滓，食前温服。

夺命丹

方见前第三论。

虚烦证治

产蓐最难调理，所以忌问男女，及不许见秽恶者，皆古人预防其妄念也。每见妇人以得男则喜，得女则忧，忧喜太早，致心虚烦闷，多自此始。盖去血过多，血虚则阴虚，阴虚生内热，内热曰烦，其证心胸烦满，吸吸③短气，头痛闷乱，骨节疼痛，晡时辄甚，与大病后虚烦相类。

人参当归汤

治产后烦闷不安。

人参　当归　麦门冬去心　干地黄桂心各一两　芍药二两

上为剉散。每服四大钱，水二盏，先将粳米一合，淡竹叶十片，煎至一盏，去米、叶，入药并枣三枚，煎七分，去滓，食前服。地黄宜用生干者，虚甚则用熟。

---

① 烧存性：人卫本同。四库本下有橘叶一药。

② 红蓝花：人卫本同。四库本作"红花"。

③ 吸吸：人卫本同。四库本作"呼吸"。

蒲黄散

治产后虚烦必效。

蒲黄不以多少，纸上炒

上一味，每服一钱匕，东流水调下，不以时候。

虚渴证治

产后去血过多，津液不回，肾气虚弱，多使人烦渴，引饮无度，虽非三消，其证颇同。治之当养血通气、回津补肾方效。

熟地黄汤

治产后虚渴不止，少气脚弱，眼昏头眩，饮食无味。

熟干地黄一两　人参三两　麦门冬二两　栝蒌根四两　甘草半两

上为剉散。每服四钱，水二盏，糯米一撮，生姜三片，枣三枚，煎七分，去滓，食前服。

六气经纬圆

治同前。方见前妊娠腹痛下利门当归芍药散①

淋闭证治

诸治产前后淋闭，其法不同。产前当安胎，产后当去血，如其冷、热、膏、石、气淋等，为治则一，但量其虚实而用之。瞿麦、蒲黄，最为产后要药，唯当寻其所因，则不失机要矣。

茅根汤

治产后诸淋，无问冷、热、膏、石、结气，悉主之。

白茅根八两，生　瞿麦穗　白茯苓各四两　蒲黄　桃胶　滑石　甘草炙，各一两　子贝十个，烧　葵子　人参各二两　石首鱼脑骨二十个，烧

上为剉散。每服四大钱，水一盏半，姜三片，灯心二十茎，煎七分，去滓温服；亦可为末，煎木通汤，调下二钱。如气壅闭，木通、橘皮煎汤调下。

产后杂病治法

当归养血圆

治产后恶血不散，发渴疼痛；及恶露不快，脐腹坚胀；兼室女经候不匀，赤白带下，心腹腰脚疼痛。

当归　赤芍药　牡丹皮　延胡索各二两，炒　桂心一两

上为末，蜜圆，如梧子大。温酒、米饮下三五圆，食前温服；痛甚，细嚼咽下。

四神散

治产后留血不消，积聚作块，急切疼痛，犹如遁尸；及心腹绞痛，下利。

当归　芍药　川芎　干姜炮，各等分

上为末。每服方寸匕，温酒调下。

丁香散

治产后咳逆。

石莲肉十个，去心炒　丁香十枚

上为末。水半盏，煎数沸服。

当归黄芪汤

治产后腰脚疼痛，不可转侧，壮热自汗，身体强，气短。

黄芪二两　当归三两　芍药二两

上剉散。每服四大钱，水一盏半，姜五片，煎七分，去滓，食前温服。

竹叶汤

治产后伤风，发热，面正赤，喘而头痛。

干葛三分　防风　桔梗　桂心　人参　甘草炙，各一分　附子炮，去皮脐，半两

————

① 方见前……当归芍药散：底本作"方见前妊娠腹痛门"，据本书卷17内容改。

上为剉散。每服四钱，水一盏半，姜五片，枣三个，竹叶十片，煎七分，去滓，空腹服。呕者，加半夏。

神授散

治妇人产后一切疾病，不问大小，以至危笃不能者。

牡丹皮　白芍药　桂心　陈皮　青皮各半两　当归　百合水浸　川芎　甘草炙干姜炮，各一两　人参　神曲　麦蘖炒，各三钱　红花一钱半

上为末。每服二钱，水一盏，姜三片，枣一枚，煎七分，空腹服。孕妇不得服。

调补法

产后气血既衰，五脏俱损，唯得将补，不可转利，虽恶血未尽，亦不可便服补药，须候七日外，脐下块散，方可投之，若痛甚切者，或崩伤泄利，虚赢喘乏，别生它疾，带起宿患，宜寻阅诸方，审详调理，不必拘以日数也，如黑神散却不妨。

黑神散

治产后诸疾。

当归　白芍药　甘草炙　白姜炮　桂心　黑豆炒，去皮　蒲黄　熟地黄各等分

上为末。温酒或小便任意调下，空心服。忌如常。一法去蒲黄，加附子。

四顺理中圆

治新产血气俱伤，五脏暴虚，肢体赢乏，少气多汗。才产直至百晬，每日常服，壮气补虚，调养脏气，蠲除余疾，消谷嗜食。兼治产后脏虚，呕吐不止。

甘草炙，二两　人参　白术　干姜炮，各一两

上末，炼蜜圆，如梧子大。每服三十圆，温米饮下，空心食前服。

当归建中汤

治产后劳伤，虚赢不足，腹中疗痛，吸吸少气，小腹拘急，痛连腰背，时自汗出，不思饮食。产讫直至满月，每日三服，令人丁壮强健。

当归四两　桂心三两　白芍药六两甘草炙，二钱

上剉散。每服四大钱，水一盏半，姜三片，枣二枚，煎七分，去滓，入饴糖一块，再煎消服。崩伤内衄，加阿胶、地黄，煎。

济阴丹

治产后百疾。百日内常服，除宿血，养新血。方见后

人参养血圆

治产后出月，赢瘦不复常。方见后

羊肉汤

治产后腹中疼痛，虚劳不足，里急胁痛。并治寒疝。

当归三钱　生姜一两一分　精羊肉四两橘皮半两

上剉散。水三碗，酒少许，煎至一碗，去滓，分二服。或少加葱、盐亦佳。

妇人女子众病论证治法

妇人三十六病，未论所述，名品不同，或云七癥、八瘕、九痛、十二带下，共三十六。虽有名数，不见证状。又论云：十二癥者，是所下之物不同，一如清血，二黑血，三紫汁，四赤肉，五脓痂，六豆汁，七葵羹，八凝血，九清盥，十米泔，十一如月浣，十二经不应期。九痛者，热伤痛，冷涩痛，淋沥痛，小便时痛，经来时痛，胁胀痛，汁出如虫啮痛，胁下分痛，腰胯折痛。七害者，窍孔不利，阴中寒热，小腹急坚，脏内不仁，子门揭睅，洞泄恶吐。五伤者，两胁支满，

心引胁痛，气结不通，邪思泄利，前后痼寒。三痼者，羸瘦不生肌，断绪不乳产，经水闭塞。亦名三十六病，名品虽殊，无非血病。多因经脉失于将理、产蓐不善调护，内作七情，外感六淫，阴阳劳逸，饮食生冷，遂致荣卫不输，新陈干忤，随经败浊，淋露凝滞，为癥为瘕，流溢秽恶，痛害伤痼，犯时微若秋毫，作病重如山岳。古人所谓妇人之病，十倍男子，虽言之太过，亦明戒约之切也。

白垩丹

治妇人三十六病，崩中漏下，身瘦，手足热，恶风怯寒，咳逆烦满，拘急短气，心、胁、腰、背、腹、肚与子脏相引痛，溺下五色，心常恐惧，遇恚怒忧劳即发，皆是内伤所致。

白垩煅　白石脂煅　禹余粮煅，醋淬　乌贼鱼骨　牡蛎煅　龙骨煅　细辛各一两半　当归　芍药　黄连　白茯苓　干姜炮　桂心　人参　石苇去毛，一两　瞿麦穗　白芷　附子炮，去皮脐　白蔹　甘草炙，各一两　川椒炒去汗，半两

上为末，蜜圆梧子大。空心，酒下三十圆至五十圆。

济阴丹

治妇人久冷无子，及数经堕胎。皆因冲任之脉虚损，胞内宿挟疾病，经水不时，暴下不止，月内再行，或前或后，或崩中漏下，三十六疾，积聚癥瘕，脐下冷痛，小便白浊。以上疾证，皆令孕育不成，以至绝嗣。此药治产后百病。百日内常服，除宿血，生新血，令人有孕，及生子充实。亦治男子亡血诸疾。

木香炮　茯苓　京墨烧　桃仁炒，去皮尖，各一两　秦艽　甘草炙　人参　桔梗炒　石斛酒浸　蚕布烧　藁本各二两　当归　桂心　干姜炮　细辛　牡丹皮　川

芎各一两半　川椒炒　山药各三分　泽兰　熟地黄　香附各四两，炒　苍术八两　大豆卷炒，半升　糯米炒，一升

上为末，蜜圆，每两作六圆。每一圆嚼细，食前温酒、醋汤任下。

乌鸡煎

治妇人百病。

吴茱萸醋煮　良姜　白姜炮　当归　赤芍药　延胡索炒　破故纸炒　川椒炒　生干地黄　刘寄奴　蓬莪术　橘皮　青皮　川芎各一两　荷叶灰四两　白熟艾用糯米饮调饼，二两　乌骨鸡一只，银刀割去肠，酥炙①

上为末，醋糊圆，如梧子大。每服三、五十圆。具汤使如后。

月经不通，红花苏木酒下；白带，牡蛎粉调酒下；子宫久冷，白茯苓煎汤下；赤带，建茶清下；血崩，豆淋酒调绵灰下；胎不安，蜜和酒下；肠风，陈米饮调百草霜下；心疼，菖蒲煎酒下；漏阻下血，乌梅温酒下；耳聋，蜡点茶汤下；胎死不动，斑蝥二十个煎酒下；腰脚痛，当归酒下；胞衣不下，芸薹研水下；头风，薄荷点茶下；血风眼，黑豆甘草汤下；生疮，地黄汤下；身体疼痛，黄芪末调酒下；四肢浮肿，麝香汤下；咳嗽喘痛，杏仁桑白皮汤下；腹痛，芍药调酒下；产前后痢白者，白姜汤下；赤者，甘草汤下；杂者，二宜汤下；常服，温酒、醋汤任下，并空心食前服。

延龄丹

治妇人众病，无所不治。

熟地黄　川芎　防风　槟榔　芫荑炒　蝉蜕洗　柏子仁别研　马牙消烧　人参　黄芪　白薇　川椒各半两　鲤鱼鳞烧　晚

———————
① 乌骨鸡……酥炙：底本及人卫本均无，据四库本补。

蚕砂炒　当归　木香炮　附子炮,去皮脐
石膏煅　泽兰各一两　藁本　厚朴姜制,炒
甘草炙　白姜炮,各一两半　红花炒　吴茱
萸洗,各一分

上为末,炼蜜搜和,杵数千下,圆如
弹子大。每服一圆。具汤使如后。

血瘕块痛,绵灰酒下;催生,温酒细
嚼下;血劳血虚,桔梗酒下;血崩,棕榈
灰酒下;血气痛,炒白姜酒下;血风,荆
芥酒下。血晕闷绝,胎死腹中,胞衣不
下,并用生地黄汁、童子小便、酒各一
盏,煎二沸调下。常服,醋汤、温酒化
下,并空心食前服。

交感地黄煎圆

治妇人产前产后,眼见黑花,或即发
狂,如见鬼状,胞衣不下,失音不语,心
腹胀满,水谷不化,口干烦渴,寒热往
来,口内生疮,咽中肿痛,心虚松悸,夜
不得眠,产后中风,角弓反张,面赤,牙
关紧急,崩中下血,如豚肝状,脐腹疼
痛,血多血少,结为癥瘕,恍惚昏迷,四
肢肿满,产前胎不安,产后血刺痛。

生地黄二斤,研,以布裂取汁,留滓
当归一两　延胡索糯米内炒赤色,去米,一
两　生姜二斤,洗研如上法,以生姜汁炒地黄
滓,地黄汁炒生姜滓,各至干堪为末则止　蒲
黄四两,炒香　南番琥珀二两,别研

上为末,蜜为圆,弹子大。当归汤化
下一圆,食前服。

皱血圆

调补冲任,温暖血海,治胞络伤损,
宿瘀干血不散,受胎不牢,多致损堕。常
服,去风冷,益血。

当归　牛膝酒浸　延胡索炒　芍药
茴香　蒲黄纸炒　香附去毛　蓬术煨　菊
花　熟地黄　桂心各二两,为末　乌豆一
升,醋煮为末

上用醋煮乌豆,干,取豆为末,再入
二碗,煮至一碗,留在作糊为圆,如梧子
大。酒饮任下五十圆。

人参养血圆

治女人禀受怯弱,血气虚损。常服补
冲任,调血脉,宣壅破积,退邪热,除寒
痹,缓中,下坚胀,安神,润颜色,通气
散闷。兼治妇人怀身,腹中绞痛,口干不
食,崩伤眩晕;及产出月,羸瘦不复常者。

人参　赤芍药　川芎　菖蒲各一两,
炒　当归二两　熟地黄五两　乌梅肉三两

上为末,蜜搜,杵数千下,圆如梧子
大。每服五十圆至百圆,温酒、米汤任
下,食前服。

四物汤

调益荣卫,滋养气血。治冲任虚损,
月水不调,脐腹㽲痛,崩中漏下,血瘕块
硬,发歇疼痛,妊娠宿冷,将理失宜,胎
动不安,血下不止;及产后乘虚,风寒内
搏,恶露不下,结生瘕聚,小腹坚痛,时
作寒热。又治血脏①虚冷,崩中去血。

熟地黄　当归酒浸,洗　川芎　白芍
药各等分

上为剉散。每服四钱,水一盏半,煎
七分,去滓,空心服。忌葱、萝卜。

温经汤

治冲任虚损,月候不匀,或来多不
断,或过期不来,或崩中去血过多不止。
及治曾经损堕,损妊娠瘀血停留,小腹中
痛,发热下利,手心烦热,唇口干燥;治
小腹有寒,久不受胎。

半夏汤七次去滑　当归酒浸一宿　川芎
人参　白芍药　牡丹皮　桂心　阿胶蛤粉
炒　甘草炙,各二两　吴茱萸汤洗,炒,三
两　麦门冬去心,五两

---

① 血脏:人卫本同。四库本作"气血"。

上为剉散。每服三钱，水一盏半，生姜五片，煎八分，去滓热服，空心食前。

牡丹散

治血虚劳倦，五心烦热，肢体疼痛，头目昏重，心忪颊赤，口燥咽干，发热盗汗，减食嗜卧；及血热相搏，月水不利，脐腹胀痛，寒热如疟。又治室女血弱阴虚，荣卫不和，痰嗽潮热，肌体羸瘦，渐成骨蒸。

牡丹皮　芍药　甘草一半盐汤浸，炙，一半生用　桂心　没药别研　延胡索　红花　当归　乌药各一两　陈皮　苏木　鬼箭　蓬术炮，各一分　干漆炒，二钱

上为末。每服二钱，白水煎七分。忌生冷。

伏龙肝散

治气血劳伤，冲任脉虚，经血非时，忽然崩下，或如豆汁，或成血片，或五色相杂，或赤白相兼，脐腹冷痛，经久未止，令人黄瘦口干，饮食减少，四肢无力，虚烦惊悸，使人无子。

伏龙肝　赤石脂煅，醋淬　牡蛎煅，取粉　乌贼骨取粉　禹余粮煅，醋淬　桂心各等分

上为细末。空腹，酒、饮任调下二钱。白多者，加牡蛎、乌贼骨；赤多者，加赤石脂、禹余粮；黄多者，加伏龙肝、桂心，随病加之。

一法　有龙骨。

艾煎圆

治崩伤淋沥，小腹满痛。常服补荣卫，固经脉。

食茱萸①　汤洗　当归各七钱半　熟地黄　白芍药各一两半　石菖蒲炒　川芎　人参各一两　熟艾四两，用糯米饮调作饼，焙

上为末，煮酒煮糊为圆，梧子大。每服五十圆，酒饮任下。

滋血汤

治妇人血风，血热血虚，经候涩滞，经脉不通，四肢麻木，肌体浑身疼痛倦怠，将成劳瘵。

马鞭草取穗　荆芥穗各四两　桂心　当归　枳壳汤浸，麸炒　赤芍药　川芎各二两　牡丹皮一两

上粗为末。每服四大钱，水一盏半，乌梅一枚，煎七分，去滓，空心服。

抵当汤

治妇人经水不利。

水蛭剉，炒　虻虫去翅足，各炒，三十个　桃仁三十七个，炒，去皮尖　大黄蒸，三钱三字

上为粗末。每服四钱，水一盏半，煎七分，去滓温服；血未利，更服。亦治男子有瘀血，膀胱痛。

万病圆

治室女月经不通，脐下坚结，大如杯升，发热往来，下痢羸瘦，此为血瘕；若生肉癥，不可为也。血瘕，一作气瘕，此即石瘕证也。

干漆杵细，炒令火烟出，烟头青白一时久　牛膝酒浸一宿，各一两六钱　生地黄四两八钱，取汁

上以地黄汁入，下二味为末，慢火熬，俟可圆即圆，如梧子大。空心，米饮或温酒下二圆，日再。勿妄加，病去止药。妇人气血虚，经不行，若服破血行经药，是杀之也。谨之！

矾石兑圆

治妇人经水闭，不利，脏坚癖不止，中有干血，下白物。

矾石三分，烧　杏仁一分，去皮尖，炒

上研杏仁细，入矾灰，加少蜜圆，如

---

① 食茱萸：人卫本同。四库本作"吴茱萸"。

枣大。绵裹，内阴中；未知再作。

三棱煎

治妇人血癥血瘕，食积痰滞。

三棱　蓬术各四两　青皮　半夏汤洗，七次　麦蘖各三两

上用好醋六升，煮干，焙为末，醋糊圆，梧子大。醋汤下三四十圆；痰积，姜汤下。

乌金散

治妇人血气，血癥血风，劳心烦躁，筋骨疼痛，四肢困瘦。

好黑豆十两　没药　当归各半两，洗，焙干为末

上先将黑豆不犯水净拭，用沙瓶一只，入豆在内，以瓦片盖，盐泥固济，留嘴通气，炭火二斤煅，烟尽，存性，以盐泥塞瓶嘴，退火，次日取出，豆如鸦翼，研细，方入后末研匀。不拘时候，温酒调下二钱，重者不过三五服。忌鲤鱼、毒肉、水母之类。

乌喙圆

治肠覃病，因寒气客于肠外，与胃气相搏，正气不荣，系瘕内着，恶气乃起。其生也，始如鸡卵，久久乃成，状如怀胎，按之坚，推即移，月事时下，故曰肠覃。亦治乳余疾，大小便不利，并食有伏虫，胕胀，㿗疝毒肿，久寒邪气。

乌喙炮，去皮尖，一钱　半夏汤洗七次，四钱　石膏煅　藜芦炒　牡蒙　苁蓉酒浸，各一钱　桂心　干姜炮，各一钱三字　巴豆六七个，研膏

上末，蜜圆如绿豆大。每服三五圆，食后，酒、饮任下。治男子疝痛。

木香散

治妇人脾气、血气、血蛊①、气蛊②、水蛊、石蛊。

木香　沉香　乳香研　甘草炙，各一

分　川芎　胡椒　陈皮　人参　晋矾各半两　桂心　干姜炮　缩砂各一两　茴香炒，一两半　天茄五两，赤小者，日干秤

上洗，焙为末。空心，日午温陈米饮调下二钱。忌羊肉。

石荃散

治妇人血结胞门，或为癥瘕在腹胁间，心腹胀满，肿急如石水状，俗谓之血蛊。

石荃一两　当归尾　马鞭草各半两　红花炒，半两　乌梅肉各半两　蓬莪炮　三棱炮　苏木节　没药　琥珀别研，各一分　甘草一钱

上为末。浓煎苏木酒调下二钱；不饮酒，姜枣煎汤，调亦得。

大腹皮饮

治妇人血瘿，单单腹肿。

大腹皮　防己　木通　厚朴姜制　栝蒌　黄芪　枳壳麸炒　桑白皮炙　大黄蒸　陈皮　青皮　五味子各等分

上剉散。每服秤一两，水一碗，煎至六分盏，去滓，入酒一分，温服，不以时候。

大黄甘遂汤

治妇人小腹满，如敦敦状，小便微难而不渴，产后者，为水与血并结在血室也。

大黄四两，蒸　甘遂炮　阿胶炒，各二两

上剉散。每服三钱，水一盏，煎七分，去滓温服，其血当下。

小柴胡汤

治妇人伤风七八日，续得寒热，发作

---

①　血蛊：底本、四库本作"血虫"。据人卫本改。

②　蛊：原文作"虫"。据四库本、人卫本改为蛊，下同。

有时，经水适断，此为热入血室，其血必结，故使如疟状，发作有时。方见少阳经伤风，伤寒门云，伤风必须有汗，宜加桂心

小麦汤

治妇人脏躁，喜悲伤欲哭，状若神灵所作，数呻欠。

小麦一升　甘草三两

上为剉散。每服半两，水二盏，枣四枚，煎至六分，去滓空心温服。亦补脾气。

牡丹圆

治妇人月病，血刺疼痛。方见疝气门

黄芪五物汤

治妇人血痹。方见痹门

竹茹汤

治妇人汗血、吐血、尿血、下血。

竹茹　熟地黄各三两　人参　白芍药　桔梗　川芎　当归　甘草炙　桂心各一两

上为剉散。每服四钱，水一大盏，煎七分，去滓，不以时候。

膏发煎

治妇人谷气实，胃气下泄，阴吹而正喧。

头发灰　猪脂

上调匀。绵裹如枣核大，纳阴中。

蠹疮证治

凡妇人少阴脉数而滑者，阴中必生疮，名曰蠹疮。或痛或痒，如虫行状，淋露脓汁，阴蚀几尽，皆由心神烦郁，胃气虚弱，致气血留滞。故经云：诸痛痒疮，皆属心。又云：阳明主肌肉，痛痒皆属心。治之，当补心养胃，外以熏洗坐导药治之乃可。

补心汤

方见心脏虚实门。

狼牙汤

治妇人阴中蚀疮烂溃，脓水淋漓臭秽。

狼牙一味，剉，浓煎汁，以绵缠箸头，大如茧，浸浓汁沥阴中，日数次。

雄黄兑散

方见狐惑门。凡蚀于肛者，单烧雄黄末熏之；蚀于下部则咽干，苦参汤洗。

养胃汤

方见五痿门

小儿论

凡小儿病，与大人不殊，唯回气、脐风、夜啼、重舌、变蒸、客忤、积热、惊痫、解颅、魃病、疳病、不行数证，大人无之，其如伤风、伤寒、斑疮、下痢，用药则一，但多少异耳。诸方前已类编，可披而得，故不重引。然养小之书，隋唐间犹未甚该博，吾宋则有《钱氏要方》、《张氏妙选》、《胡王备录》、《幼幼新书》，及单行小集，方论证状，动计千百，不胜备矣。今略取《保生要方》具前数证，以防缓急之需，博雅君子，不妨广览。

小儿初生回气法

小儿初生，气欲绝，不能啼者，必是难产，或冒寒所致。急以绵絮包裹抱怀中，未可断脐带，且将胞衣置炭火炉中烧之，仍捻大纸捻，蘸油点灯于脐带上，往来遍带燎之。盖脐带连儿脐，得火气由脐入腹，更以热醋汤荡洗脐带，须臾气回，啼哭如常，方可浴。洗了即断脐带。

小儿初生所服药法

小儿初生，急以绵裹指，拭尽口中恶

血；若不急拭，啼声一出，即入腹成百病矣。亦未须与乳，且先与拍破黄连浸汤，取浓汁调朱砂细末，抹儿口中，打尽腹中旧屎，方可与乳。儿若多睡，听之，勿强与乳，则自然长而少病。

小儿初生通大小便法

小儿初生，大小便不通，腹胀欲绝者，急令妇人以温水先漱口了，吸咂儿前后心并脐下、手足心共七处，每一处，凡三五次漱口，吸咂取红赤为度，须臾自通，不尔无生意。有此证，遇此方，可谓再生。

小儿脐风撮口证

小儿初生，一七日内，忽患脐风撮口，百无一活，坐视其毙者皆是，良可悯。有一法极验，世罕有知者。凡患此，儿齿龈上有小泡子，如粟米状，以温水蘸熟帛裹手指轻轻擦破，即口开便安，不用服药，神效。

《千金》变蒸论

凡小儿有生三十二日一变，再变为一蒸，十变而五小蒸，又三大蒸，积五百七十六日，大小蒸都毕，乃成人。小儿所以变蒸者，是荣其血脉，改其五脏。变者上气，蒸者体热。其轻者，本热[①] 而微惊，耳冷尻冷，上唇头白泡起，如鱼目珠子，微汗出；其重者，体壮热而脉乱，或汗，或不汗，不欲食，食辄吐哯，目白睛微赤，黑睛微白，变蒸毕，自明矣，此其证也。单变小微，兼蒸小剧。凡蒸，平者五日而衰，远者十日而衰。先期五日，后之五日，为十日之中，热乃除耳。或违日数不除，切不可妄治及灸刺，但少与紫圆微下之，热歇便止。若身热耳热，尻亦热，此乃他病，可作别治。

紫圆

治小儿变蒸，发热不解；并挟伤寒温壮，汗后热不歇；及腹中有痰癖，哺乳不进，乳则吐哯；食痫，先寒后热者。

代赭石　赤石脂各一两　巴豆三十粒，去壳，压油　杏仁五十粒，去皮尖

上以前二味为末，别研巴豆、杏仁为膏，相和更捣一二千杵，当自相得；若硬，入少蜜同杵之，密器中收三十日。儿服如麻子大一粒，与少乳汁令下，食顷后，与少乳勿令多，至日中当小下热除；若未全除，明日更与一粒。百日儿服如小豆一粒，以此准定增减。夏月多热，喜令发疹，二三十日辄一服佳。紫圆无所不治，虽下不虚人。

夜啼四证

小儿夜啼有四证：一曰寒，二曰热，三曰重舌口疮，四曰客忤。寒则腹痛而啼，面青白，口有冷气，腹亦冷，曲腰而啼，此寒证也。热则心躁而啼，面赤，小便赤，口中热，腹暖，啼时或有汗，仰身而啼，此热证也。若重舌口疮，则要乳不得，口到乳上即啼，身额皆微热，急取灯照口，若无疮，舌必肿也。客忤者，见生人气忤犯而啼也。

蒜圆

治冷证腹痛夜啼。

大蒜一颗，慢火煨香熟，取出细切，稍研，日中或火上焙半干，研　乳香半钱，别研

上研匀，圆如芥子大。每服七粒，乳空时乳头以乳汁送下。

灯花散

治热证心躁夜啼。

灯花三两颗

———————

① 本热：人卫本同，四库本作"体热"。

上研细。用灯心煎汤，调涂口中，以乳汁送下，日三服。

蒲黄散

治小儿重舌。

真蒲黄微炒，纸铺地上出火气

上研细。每抄些小掺舌下，时时掺之自愈，更以温水蘸熟帛裹指，轻轻按掠之，按罢掺药。

牡蛎散

治小儿口疮。

牡蛎煅通红，取出候冷，研细，以纸裹了，埋一尺土中，七日出火气，三钱　甘草炙为末，一钱匕

上和匀。时时抄少许掺口中，或咽或吐，皆无害。

治客忤夜啼法

用本家厨下火柴头一个火灭者，以朱书云：吾是天上五雷公，将来作神将，能收夜啼鬼，一缚永不放，急急如律令！柴头以火烧焦头为上，书了勿令儿知，立在床下，倚床前脚里，男左女右。

黄土散

治小儿卒客忤。

灶中黄土　蚯蚓屎各等分

上研匀。和水涂儿头上及五心，良。

积热证治

小儿积热者，表里俱热，遍身皆热，颊赤口干，小便赤，大便焦黄。先以四顺清凉饮子利动脏腑，热则去。或既去复热者，内热已解，而表热未解也。当用惺惺散、红绵散加麻黄微发汗，表热乃去。表热去后，又发热者，何也？世医到此，尽不能晓，或再用凉药，或再解表，或以谓不可医，误致夭伤者甚多。此表里俱虚，气不归元，而阳浮于外，所以再发热，非热证也。只用六神散入粳米煎，和其胃气，则收阳气归内，身体便凉；热重者，用银白散。

四顺饮子

治小儿头昏颊赤，口内热，小便赤，大便少，此里热也。

大黄　当归洗　赤芍药　甘草各等分

上为末，三岁上小儿，每服一大钱，水一盏，煎至七分，作二服，食后服。

一法

用芍药，欲利小便，则用赤者；虚热者，加甘草；下利者，减大黄；冒风邪，加麻黄去节；中风，身体强，戴眼者，加独活，并于一两中加减半钱。

惺惺散

桔梗　细辛　人参　甘草炙　白茯苓栝蒌根　白术

上等分为末。每服一钱匕，水一小盏，薄荷三叶，同煎四分，温服，不拘时候。

红绵散

僵蚕炒　白术炒，直者①　天麻一两，生用　天南星二两，薄片切，油浸黄　苏木节二两半，别研

上为末。每服一钱，水一小盏，入红绵少许，同煎至六分，温服。凡小儿风热，头目不清，并宜服之。若伤寒有表证，发热者，每服入去节麻黄末半钱以下；有里热，心躁渴者，入滑石末半钱以下，同煎服之。

六神散

人参　白茯苓　干山药　白术　白扁豆　甘草炙，各等分

上为末。每服一大钱，水一小盏，枣一个，生姜二片，同煎至五分，通口服。

———

① 白术炒直者：人卫本同。四库本无。按，白术不言"炒直"，此系衍文。

此药用处甚多，治胃冷，加附子；治风证，加天麻；治利，加罂粟壳。

银白散

干山药　白术　白茯苓各半两　人参　白扁豆　知母　甘草炙　升麻各等分

上等分为末。每服一钱，水一小盏，枣一个，煎七分，温服，不拘时候。

急慢惊风证治

小儿发痫，俗云惊风，有阴阳二证：身热面赤而发搐搦，上视，牙关紧硬者，阳证也；因吐泻，或只吐不泻，日渐困，面色白，脾虚，或冷而发惊，不甚搐搦，微微目上视，手足微动者，阴证也。阳证用凉药，阴证用温药，不可一概作惊风治也。又有一证，欲发疮疹，先身热惊跳，或发搐搦，此非惊风，当服发散药。

阳痫方

朱砂一分，研　腻粉　麝香各半钱　芦荟　白附子　甘草各二钱　胡黄连一钱　蝎梢七个　僵蚕十条　金箔七片　赤脚蜈蚣一条，炙

上为末。二岁以上，服半钱匕，以金银薄荷汤调下；三岁以上，服半钱。如口不开，灌入鼻中。

阴痫方

黑附子生，去皮脐　生天南星　半夏各二钱　白附子一钱半

上研细，井花水浸七日，每日换水，浸讫控干，入朱砂二钱、麝一钱拌匀。每服一字，薄荷汤调下，量儿加减。一方，用附子生去皮脐，为末，每服二钱，以水一盏半，生姜二片，同煎至半盏，分三二服，量儿加减。吐者，入丁香五粒① 同煎，乳空时服；或用水浸炊饼为圆，如粟米大，每服二十粒亦可。余方见癫痫门。

解颅治法

三辛散

治小儿头骨应合而不合，头骨开解，名曰解颅。

细辛　桂心各半两　干姜七钱半

上为末。以乳汁和，傅颅上，干复傅之，儿面赤即愈。

蛇蜕散②

蛇蜕③　炒焦为末

上用猪颊车中骨髓，傅顶上，日三四度。曾有人作头巾裹头遮护之，久而合，良法也。

魃病证治

《千金》论小儿有魃病者，是娠妇被恶神导其腹中，令儿病也。魃亦小儿④也，其证微微下利，寒热去来，毫毛鬖发鬖鬖不悦者是也，宜服龙胆汤。妇人先有小儿未能行，而母更有娠，使儿饮此作魃也，假令儿黄瘦骨立，发热发落。

龙胆汤

治小儿出腹，血脉未盛实，寒热温壮，四肢惊掣，吐呗者，若能进哺，中食实不消，壮热，及变蒸不解，中客人鬼气，并诸痫惊。

龙胆草　柴胡　黄芩　桔梗　钩藤皮　芍药　炙草　茯苓各二钱半　蜣螂二枚　大黄一两，湿纸裹，煨

上剉散。以水一升，煮取五合，为一

―――――

① 五粒：原作"五分"。四库本作"五个"。据人卫本改。

② 蛇蜕散：原作"又方"，据本书目录补足方名。

③ 蛇蜕：原作"蜿蜕"。四库本作"蛇壳"。据人卫本改，以与方名合。

④ 小儿：四库本同，人卫本作"小鬼"。

剂，十岁已下小儿可服。若儿生一日至七日，分一合为三服；八日至十五日，为二服或三服；生十六日至二十日，分二合为三服；小儿生二十日四十日，尽以五合为三服，皆以得下即止。此为出腹婴儿所作；若日月长大者，以次日例为其有客忤及有鬼气，可加人参、当归各二钱半，百日者，加一钱一字；二百日儿，加二钱半；一岁儿者，加五钱，余皆准此。

疳病证治

小儿疳病，多因缺乳，其食太早所致；或因久患脏腑胃虚虫动，日渐羸瘦，足不能行，发竖、发热，无精神，肥儿圆主之。

肥儿圆

川连　神曲各一两　大麦蘖半两，炒木香二钱　肉果面裹，煨　槟榔各五钱　肉豆蔻面裹煨，各半两①

上为末，神曲糊为圆，如梧桐子大。每服三二十圆，量儿岁，开水送下。

六神圆

使君子　诃子　肉豆蔻去壳，各半两，三味用面裹，同入慢灰火，煨令面熟为度②肉果各用面裹，火煨面熟为度　芦荟各一两，细研入

上为末，煮枣肉和圆，如麻子大。每服五圆至七圆，温米饮汤下。

龙胆圆

治疳病③发热。

龙胆草　川连　使君子肉　青橘皮各等分

上为末，猪胆汁和为圆，如梧桐子大。每服三十粒，以意加减，临卧时滚水下。

不行证治④

五加皮散

治小儿生三岁，不能行者。由受气不足，体力虚怯，腰脊腿膝，脚筋骨软，不能行。

五加皮

上味，以粥饮调，用酒少许，每服一栗壳许，日三服。

鹿茸地黄圆⑤

治小儿足软不能行。

----

① 肉豆蔻……半两：按，肉豆蔻与前肉果重复，当删其一。四库本无"肉豆蔻"有"肉果五钱"。人卫本无"肉果"有"肉豆蔻半两"。此外四库本、人卫本另有史君（子）肉各五钱或半两。此方主治胃虚虫动之小儿疳病，当以有史君子一味者为是。谛视底本最后几页各版，可见其上半部分笔画细致清晰，堪称精椠可爱，而下半部分字迹粗重漶漫，令人卒难识读。再考本书书末最后一行有"雍正七年仲夏影述古堂珍藏宋本补全"16字手笔批注（旁有"长洲汪骏昌藏"一印），可知此页上半部分字画清晰者系用宋本影抄新补，而下半部分则系底本原样。从本书刊刻特点及避讳习惯上可以判断，底本卷10、11、12、13、17、18总凡6卷系所谓"元人覆刻本"，此处正是两个本子的拼配，因此出现上下龃龉的情形不足为怪。

② 肉豆蔻……为度：按，肉豆蔻与后肉果重复，当删其一。四库本无"肉豆蔻"有"肉果五钱"。人卫本无"肉果"有"肉豆蔻半两"。此外四库本、人卫本另有丁香、木香二药各五钱或半两。此方名为六神丸，当以有丁香、木香二味者为是。

③ 疳病：底本为"病"，据人卫本、四库本改。

④ 不行证治：底本无，据人卫本、四库本补。

⑤ 鹿茸地黄丸：四库本同。人卫本无此方。

鹿茸鲜者一只，酥炙黄　熟地　山药
萸肉各四两　丹皮三两　茯苓　泽泻各二两
　　右为末，熟蜜和圆如梧子大，每服三钱，青盐汤下。

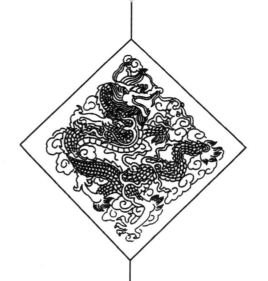

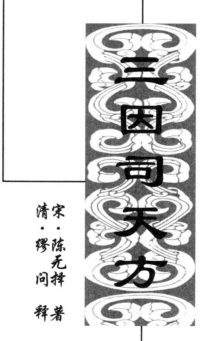

三因司天方

宋·陈无择 著

清·缪问 释

三因司天方目录

叙

民受天地之气以生，天地之气分为四时，叙为五节。阴阳运行焉，五行升降焉。自其代禅言之谓之运，自其应候言之谓之气。运有太过、不及；气有胜复、逆从。则失其中和之常，民生其中，得其有余、不足之偏则致病。古圣人节宣之，济其不及以泻其过，制其胜复以调其逆从，故雨旸燠寒风得其时，而民无夭札。经曰：必先岁气，毋伐天和，此之谓也。所谓节宣之者，即天地偏胜，所生之气味，以还治天地之偏胜，其中正反补泻主治之殊，佐使君臣调剂之变，不出乎阴阳五行刚柔生克之理，以制之要，其迭相为经之妙。非神而明之者，不能通其化裁之道矣。《黄帝·素问》其说至详，然未有专方，后贤未由措手也。宋·陈无择推本《素问》，立天干十方、地支六方，见证用药，条分而缕析之。过与不及治而平之，本气以正方治之，天气加临，复分病证而加减之，其精详醇备蔑以加矣。数百年来修明之者，间有一二，择焉不精，语焉不详，甚至求其说而不得，继以不信，往往而是也。江阴缪君芳远，学贯百家，才罗今古，悯陈氏之学久失其传，以游艺之余疏通而解释之，复以生克运化之际论说，未能遽详也，各绘图以明之。其自叙云：言病必本诸《内经》，言药必衷诸《本草》，可以信今传后而无杜撰之讥，此所堪自信者。因命沅司校仇之役，且属为叙。沅秉质鲁钝，学殖荒落，医药之理，尤所未谙[1]，受而读之，绎其理广博精深，玩其辞布帛菽粟，阐发古人，嘉惠后学。诚所谓述而不作，信而可征者，已末学肤受，扬诩无由，因即原叙所论阴阳五行之道，暨所闻于缪君者，还以质之。太史公曰：非好学深思，心知其意，固难为浅见寡闻道也。

嘉庆元年岁在[2]丙辰十有二月壬午后学江沅兰泉拜撰

---

① 尤所未谙：缪之模本作"尤为未谙"。
② 在：原作"抂"，据缪之模本改。

自叙

　　余弃举业，悬壶事亲，每读司天运气之说，几欲废书而叹。恨古人不立说著方，以为天地间一大缺陷也。后见吾邑姜体乾先生治病神效，读其方必多至二十余品，心窃非之。然人所不能措手者，投剂辄效，殊难窥其底蕴也。后登堂造请，乃出宋板陈无择《三因司天方》以示，余始知先生之用药，无问内外气血，每于《司天方》中或采取数味、或竟用全方，然后杂以六经补泻之品。故其方似庞杂而治病实有奇功，于是录其全本而归。每欲绘图作论以发明其意，缘雨棹霜篷，长年仆仆，未克竟绪。丙午秋抱病斋居，勉谢人事①，因率笔书论一十六首，虽文理荒谬，见笑大方，然论病悉本诸《内经》，议药尽归之《本草》，从无杜撰一语，遗害后贤。惜坊刻无传，欲付剞劂而力不逮。丁巳春，毗陵赵中宪公子粤峤来苏就诊，偕长公子山痴同至，得此方读之，恐古书湮没，急命付梓，以公同好。其寿世之心为何如哉，于是叙其颠末以记一时之知遇焉。

時嘉慶二年之四月澄江繆問芳遠自叙

---

① 人事：繆之模本上有"故"字。

司天方原叙①

  夫五运六气，乃天地阴阳运行升降之常道也。五运流行有太过不及之异，六气升降有逆从胜复之差。凡不合于政令德化者，则为变眚，皆能病人，故经云：六经波荡，五气倾移，太过不及，专胜兼并，所谓治化，人之应也。或遇变眚，聿兴灾沴，因郁而发，以乱其真常之德，而致折伤，复随人藏气虚实而为病者，谓之时气，与夫感冒所伤，天行疫沴，迥然不同。前哲知天地有余不足，违戾之气，还以天道所生德味而平治之。经论昭然，人鲜解意，恐成湮没，故叙而记之。

---

  ① 司天方原叙：此叙即《三因极一病证方化》卷5"五运论"之文。按，缪之模本下有"宋青田鹤谿陈言无择著五运论"13字。

凡例

——是书司天在泉，经文民病尚多，悉照原本节录，非敢割截经文也。

——此书坊刻无传，惟《东医宝鉴》载有十六方，而于客气之加临毫无加减，其药味分两稍有不同，亦悉宗原本。

——是书配合气味用药之妙，悉本经义，舍是书而别求元解，毫无依据，后贤之论司天者不为不多，言之而不能详，一无有俾来学，惟此可为用药规模。

——司天方惟吾宗仲醇公论，为出于汉魏之后，谓前此越人无其文，后之叔和鲜其说，至暮年始悔立言之误，见于家乘自述志中，谅亦未见是书之故也。

——是书明季戴元礼先生曾叙其方，未经刊行，而吾邑姜公亦欲刻，不果。今得毗陵赵公，不惜捐背①，急付剞劂行世，始知古书之隐显，似有前定也。

——是书一切方论各图，不过聊以指点初学，以便深造斯道，其挂一漏万处极多，实为表彰前烈起见，非敢借以沽名也。欲窥全豹，《内经》具存，有志者不难深求也。

——论中圈点，皆蒙友生奖借，未敢删去，倘见地差舛，若蒙赐以教言，自应承示改正，断不敢自以为是也②。

---

① 背：缪之模本同。据上下文理，当是"赀"之讹。
② 论中圈点……自以为是也：此条缪之模本无。

宋陈无择司天方目录①

天干诸方

六甲年附子山萸汤

六乙年紫菀汤

六丙年川连茯苓汤

六丁年苁蓉牛膝汤

六戊年麦冬汤

六己年白术厚朴汤

六庚年牛膝木瓜汤

六辛年五味子汤

六壬年茯苓汤

六癸年黄芪茯苓②汤

地支诸方

子午正阳汤

丑未备化汤

寅申升明汤

卯酉审平汤

辰戌静顺汤

巳亥敷和汤

明戴元礼司天叙③一首

在泉原叙④一首

附引张介宾运气论⑤

五运图

五运主运图

天地六气图

六气主气图

二十四气图

逐年客气图

司天在泉间气图

天符图

岁会图

同天符同岁会图

五运太少齐兼化图

南北政图

九宫八风图⑥

天干论十首

地支论六首⑦

---

① 宋陈无择司天方目录：按，此目录系底本原文所有，但项目不全，且有条目所示与正文内容不能顺序吻合之处，只能视之为全书内容之综括提炼，不足以担当正式目录之功能。本次校刊在书前冠以新制目录的同时，原文保留此旧本目录。

② 茯苓：缪之模本无"苓"字，本书正文"苓"作"神"，是。

③ 明戴元礼司天叙：缪之模本此下有"即五运论陈鹤溪撰"8 字小注。

④ 在泉原叙：暂未见，不详是否即是书中"六气论原叙"之指。

⑤ 附引张介宾运气论：考其内容系指"运气总说"一节。

⑥ 九宫八风图：书中未见此图。

⑦ 天干论十首地支论六首：按，此十大论在刻本中并未单独成篇，而是系于原书干支十六方各方之后。

考五音

宫商角徵羽，有太少正之分，太过阳年曰太，不及阴年曰少，平运曰正。凡数以少羽为一，少徵为二，少角为三，少商为四，少宫为五，太羽为六，太徵为七，太角为八，太商为九。其生数，太角木生少徵火，少徵火生太宫土，太宫土生少商金，少商金生太羽水，此太少相生之义也。凡《内经》言上宫同正宫等法，于太少齐化图中阅之即明。

考五星

岁星属肝，十二年一周天，在音为角，在象为木；

荧惑星属心，七百四十日一周天，在音为徵，在象为火；

镇星① 属脾，二十八年一周天，在音为宫，在象为土；

太白星属肺，三百六十五日一周天，在音属商，在象为金；

辰星属肾，三百六十五日一周天，在音为羽，在象为水。

五星以土为尊，五音以角为长，《内经》五运总以角为首也。

胜复考

《内经》胜复之说，总以客气为主，胜如金克木、木克土之义，谓之胜；复则子复母仇，如金克木，木生火即烁金②，此胜复之理也。

考气化

凡运气，有司天、在泉、中运。中运者，主气之化而运动之，其位在中。凡司天、在泉两运其机也。司化在上，中化在中，地化在下。司天中运，皆以木火土金水之数言，在泉亦以木火土金之数言也。

譬如壬辰之岁，上为太阳，中为木运，下为太阴。本文寒化六，六是水之成数，是司天也；风化八，八是木之成数，是中运也；雨化五，五是土之生数，是在泉也。余仿此③。

---

① 镇星：原作“镇心”，音近之讹。据上下文意改。另按，缪之模本已用红笔将“心”改作“星”。

② 即烁金：缪之模本作“以烁金也”。

③ 余仿此：缪之模本作“余依此”。

宋·陈无择·三因司天方

后学兰陵缪问芳远氏释
门人吴门谷勇立、琴川戴步瀛仝校

运气总说①

张介宾曰：世有一等偏执浅见者，每訾运气之学，无益于医，且云疾病相加，岂可例以运气施治，必不可也。余喻之曰：若所云者，是②真运气之不必求，虽求无益也。然而运气之道，岂易言哉！凡岁气之流行，即安危之关系。或疫气遍行，而一方皆病风温；或清寒伤藏，则一时皆犯泻痢；或痘疹盛行，而多凶多吉，期各不同；或疔毒遍生，而是阴是阳，每从其类；或气急咳嗽，一乡并兴③；或筋骨疼痛，人皆道苦；或时下多有中风；或前此盛行痰火。诸如此者，以众人而患同病，谓非运气之使然欤！

观东垣于元太和二年制普济消毒饮，以救时行疫疠，所活甚众，非此而何？第运气之显而明者，时或盛行，犹为易见；至其精微，则人多阴受，而识者为谁？夫人殊禀赋，令易寒暄，利害不侔，气交使然。故凡以太阳之人，而遇流衍之气，以太阴之人，而遇赫曦之纪，强者有制，弱者遇扶，气得其平，何病之有？或以强阳遇火，则炎烈生矣；阴寒遇水，则冰霜及矣。天有天符，岁有岁会，人得无人和乎？能先觉预防者，上智也；能因几④辨理者，明医也；既不能知，而且云乌有者，下愚也。然则，运气之要与不要，固

不必辨。独慨夫知运者之难其人耳。故达人之见，必顺天以察运，因变以求气，得其义则胜复盛衰之理，随其几⑤而应其用矣。戴人云：病如不是当年气，看与何年运气同。便向某年求活法⑥，方知都在至真中⑦，庶乎得运气之意矣。世皆弃去运气，余故引此篇以弁其首，有心者必有同好也。

缪问曰：人生于地，气应于天。天地之运气，互为胜复，则脏腑之阴阳，互为盛衰。衰则所胜妄行，已虚而彼实；盛则薄所不胜，已实而彼虚。苟实其实而虚其

---

① 运气总说：按，缪之模本此节之下并非直接跟随着干支十六方及其方论，其下所谓"五运六气论方"，实分"五运论方"与"六气论方"2部分。其"五运论方"的首节与书前"司天方原叙"相重，标题为"宋青田鹤谿陈言无择编五运论"（其下尚有"戴元礼作司天原叙"8字小注）；次则为"五运时气民病证治"云云，然其详略亦与今刻本不同。

② 是：《类经·运气类十·附运气说》卷24作"似"。

③ 一乡并兴：成都抄本作"一乡并举"。

④ 几：缪之模本同。成都抄本作"机"。

⑤ 几：缪之模本、成都抄本均作"机"。

⑥ 便向某年求活法：缪之模本下有"张子和诗"4字小注。

⑦ 方知都在至真中：缪之模本下有"戴述之"3字小注。

虚，害生益甚。能实其虚，而虚其实，虽病何伤。经曰：无盛盛，无虚虚。又曰：有者求之，无者求之。盛者责之，虚者责之。味斯旨也，于运气之道，思过半矣。

六甲年经文

岁土太过，雨湿流行，肾水受邪。民病腹痛，清厥，意不乐，体重烦冤。甚则肌肉萎，足痿不收，行善瘈，脚下痛，饮发，中满，食减，四肢不举。病腹满，溏泄，肠鸣，反下甚。而太谿绝者，死不治。

主方附子山萸汤

附子炮　山萸肉各一钱五分　半夏肉蔻各一钱二分半　木瓜　乌梅各一钱　丁香　木香① 各七分　生姜七片　大枣二枚

缪问曰：敦阜之纪，雨湿流行，肾中之真气被遏，则火用不宣，脾土转失温煦，此先后天交病之会也。《内经》谓："湿淫于内，治以苦热"，故以附子大热纯阳之品，直达坎阳，以消阴翳，回厥逆而鼓少火，治肾而兼治脾。但附子性殊走窜，必赖维持之力而用益神，有如真武汤之用白芍，地黄饮之需五味是也。此而不佐以萸肉之酸收，安见其必入肾而无劫液之虑；不偕以乌梅之静镇，难必其归土而无烁肺之忧。非徒阳弱者赖此见功，即阴虚者投之中綮矣。然腹满溏泄为风所复，土转受戕，此治肝宜急之秋也。脏宜补，以萸肉专培厥阴；腑宜泻，借木瓜以泄甲木。所以安甲乙者，即所以资戊己也。肉果辛温助土，有止泻之功，兼散皮外络下诸气，治肉痿者所需。再复以半夏之利湿，丁、木香之治胃，木瓜、乌梅之疗痿，眼光四射矣。风气来复，有酸味群药补之泄之，尚何顾虑之有哉。

六乙年紫菀汤

岁金不及，炎火乃行，民病肩背瞀重，鼽嚏，血便注下。复则头脑户痛，延及脑顶，发热。口疮，甚则心痛。

主方紫菀汤

紫菀　白芷　人参　黄芪　杏仁　地骨皮　桑白皮　甘草各一钱　生姜三片　大枣二枚

缪问曰：凡岁金不及之年，补肺即当泻火，以折其炎上之势。若肺金自馁，火乘其敝，民病肩背痛瞀重，鼽嚏便血注下，不救其根本可乎哉？盖肩背为云门、中府之会，肺脉所循，鼻为肺窍，肺伤则鼽嚏。肺与大肠为表里，气不下摄则为便血注下，脏病而腑亦病矣。此时若为清火止泄之谋，一如姜维之守剑阁，终不免阴平之度。计惟有婴城自守，急补肺金②为得耳。人参、黄芪以固无形之气，统摄走泄之阴，气交之火必潜伏金中；地骨皮甘平微苦，能泻肺中伏火，凉其沸腾之血；又肺苦气上逆，泄之以杏仁之苦；肺欲收，敛之以白芍之酸。桑皮甘寒，补血益气，吐血所需；紫菀苦温，下气寒热咸赖，合之甘草之补土生金，缓诸药于至高之分，而参芪得指臂之效。为水所复，不用别药，即以养金之法，并为御水之谋，盖补土可以生金，而实土即堪御水也。

六丙年川连茯苓汤

岁水太过，寒气流行，邪害心火。民病身热，烦心躁悸，阴厥，上下而寒，谵妄心痛，甚则腹大胫肿，喘咳，寝汗出，憎风。病反腹满，肠鸣溏泄，食不化，渴

---

① 木香：《三因极一病证方论》卷5作"藿香"。

② 急补肺金：成都抄本作"急补肺阴"。

而妄冒。神门绝者，死不治。

主方黄连茯苓汤

川连　赤苓各一钱二分半　麦冬　车
前　通草　远志各七分半　半夏　黄芩
甘草各五分　生姜七片　大枣二枚

缪问曰：岁水太过，寒气流行，邪害
心火，此而不以辛热益心之阳，其故何
耶？按六丙之岁，太阳在上，泽无阳焰，
火发待时；少阴在上，寒热凌犯，而气争
于中；少阳在上，炎火乃流，阴行阳化，
所谓寒甚火郁之会也。故病见身热烦躁，
谵妄胫肿腹满等症，种种俱水湿郁热见
端，投以辛热，正速毙耳。丙为阳刚之
水，故宗《内经》气寒气凉，治以寒凉
立方，妙在不理心阳而专利水清热，以平
其汩没之害。黄连味苦，可升可降，寒能
胜热者，以平其上下之热；更以黄芩之可
左可右，逐水湿，清表热者，以泄其内外
之邪；通草性轻，专疗浮肿；车前色黑，
功达水源；茯苓、半夏，通利阳明；甘草
为九土之精，实土御水，使水不上凌于
心，而心自安，此围魏救赵，直趋大梁之
法也。心为主宰，义不受邪，仅以远志苦
辛之品，媚兹君主，即以祛其谵妄，游刃
有余。心脾道近，治以奇法也。但苦味皆
从火化，恐燥则伤其娇藏，故佐以麦冬，
养液保金。且陈氏谓麦冬合车前，可已湿
痹，具见导水之功能。土气来复，即借半
夏之辛，以补肝而疏土之实，用药之妙，
岂思议可及哉。

六丁年苁蓉牛膝汤

岁木不及，燥乃大行，民病中清，胠
胁痛，少腹痛，肠鸣溏泄。复则病寒热，
疮疡痈疹痱痤，咳而鼽。

主方苁蓉牛膝汤

苁蓉　牛膝　木瓜　白芍　熟地　当
归　甘草各一钱　生姜三片　大枣三枚①
乌梅一枚　鹿角一钱

缪问曰：是汤与六庚年之牛膝汤，同
为补肝之剂，而补之之法，大有迳庭矣。
民病胠胁少腹痛②，厥阴之络下络少腹，
肝虚则阳下陷而为痛。木动则风内攻而为
肠鸣鹜溏。是年风燥火热，多阳少阴，不
资液以救焚，则熇熇之势，遂成滋蔓，是
当藉天一之源，以制其阳焰者也。但肾为
肝母，徒益其阴，则木无气以升，遂失春
生之性；仅补其阳，则木乏水以溉，保无
陨落之忧，故必水火双调，庶合虚则补母
之义。苁蓉咸能润下，温不劫津，坎中之
阳所必需；熟地苦以坚肾，湿以滋燥，肾
中之阴尤有赖，阴阳平补③，不致有偏胜
之害矣。再复当归、白芍辛酸化阴，直走
厥阴之脏，血燥可以无忧。但为火所复而
寒热，而疮疡，问尝思之，则知一从少
阳，始为寒热；一从少阴，始发疮疡。木
瓜之酸泄少阳，甘草之甘泻少阴。合之牛
膝、乌梅俱主寒热；鹿角一味，专散疮
疡，且止少腹痛。姜枣和营卫止泻痢，同
一补肝，而法有不同如此。

六戊年麦冬汤

岁火太过，炎暑流行，肺金受邪。民
病疟、少气、咳喘、血溢、血泄、注下、
嗌燥、耳聋、中热、肩背热。甚则胸中
痛，胁支满胁痛，膺背肩胛间痛，两臂内
痛，身热骨痛而为浸淫。病反谵妄狂越，
咳喘息鸣，下甚，血溢血泄不已。太渊绝
者，死不治。

---

① 大枣三枚：《三因极一病证方论》卷5
无大枣。

② 少腹痛：原作"少肢痛"，据成都抄本
改。

③ 阴阳平补：成都抄本作"阴阳并补"。

主方**麦门冬汤**

麦冬　白芷　半夏　竹叶　钟乳　桑皮　紫菀　人参各一钱　甘草五分　姜三片　枣二枚

缪问曰：岁火太过，炎暑流行，肺金受邪，民病疟，少气、咳喘、血溢、血泄、注下、嗌燥、耳聋等症，肺脏受烁可知，此而不阴阳并补，则金败水竭，火无所畏，多将熇熇矣。人参益肺之气，麦冬养肺之阴。张元素谓：参味苦甘能泻心肺之火，麦冬味苦兼泄心阳，且救金且抑火，一用而两擅其长。复以钟乳，益气补虚，止咳下气，肺之欲有不遂乎。然肺为多气之脏，益之而不有以开之，譬犹不戢之师也。桑皮甘寒，紫菀微辛，开其膹郁，更藉其止血之功。再以半夏、甘草以益脾，虚则补其母也。白芷辛芬，能散肺家风热，治胁痛称神。竹叶性升，引药上达，补肺之法，无余蕴矣。水气来复，实土即可御水，又何烦多赘乎。要知此方之妙，不犯泻心苦寒之品，最为特识。盖岁气之火，属在气交，与外淫之火有间，设用苦寒，土气被戕，肺之化原绝矣。是方也，惟肺脉微弱者宜之，若沉数有力及浮洪而滑疾者，均非所宜，此中消息，愿后贤会之。

六己年白术厚朴汤

岁土不及，风乃大行，民病飧泄，霍乱，体重腹痛，筋骨繇复，肌肉𥆧酸，善怒。咸病寒中。复则胸胁暴痛，下引少腹，善太息，食少失味。

主方**白术厚朴汤**

白术　厚朴　半夏　桂心　藿香　青皮各一钱　干姜炮　甘草炙，各一钱五分

缪问曰：岁土不及，寒水无畏，风乃大行，民病飧泄、霍乱等症，皆土虚所见端。但土虚则木必乘之，是补太阴尤必兼

泄厥阴也。夫脾为阴土，所恶在湿，所畏在肝，其取资则在于胃。古人治脾必及胃者，恐胃气不得下降，则脾气不得上升，胃不能游溢精气，脾即无所取资，转益惫耳。故君以白术甘苦入脾之品，燥湿温中，佐以厚朴之苦温，平胃理气，是补脏通腑之法也。肝为将军之官，凌犯中土，是宜泄之。桂心辛甘，泄肝之气；青皮苦酸，泻肝之血。辛酸相合，足以化肝。复以甘草，缓肝之急，监制破泄之品，毋许过侵脏气，战守兼施矣。再合藿香之辛芬，横入脾络；炮姜之苦辛，上行脾经；半夏之辛滑，下宣脾气，其于上下、左右、升降、浮沉，种种顾虑总不外乎奠安中土也。脾气固密，一如重帏峻垣，狂飙可御，不畏乎风气之流行矣。金气来复，又得厚朴、半夏泻肺气之有余，不用苦寒戕土，即《内经》以平为期，不可太过之义也。是方独不用姜枣，以脾之气分受邪，无藉大枣入营之品，且畏姜之峻补肝阳，锦心妙谛，岂语言能推赞哉。

六庚年牛膝木瓜汤

岁金太过，燥气流行，肝木受邪。民病两胁下少腹痛，目赤痛，眦疡，耳无所闻。体重烦冤，胸痛引背，两胁满且痛引少腹。甚则喘咳逆气，肩背痛，尻阴股膝髀腨䯒足皆痛。病反暴痛，胠胁不可反侧，咳逆甚而血溢。太冲绝者，死不治。

主方**牛膝木瓜汤**

牛膝　木瓜各一钱　白芍　杜仲　枸杞子　松节①　菟丝子　天麻各七分半

---

①　松节：《三因极一病证方论》卷5作"黄松节"，同书卷3"三阴并合脚气治法"四蒸木瓜圆方论中说："黄松节即茯苓中木"。而缪氏所指"通利血中之湿，且治关节诸疼"之松节，系松木之节，不可混同。

甘草五分　生姜二片　大枣二枚

缪问曰：此治岁金太过，肝木受邪之方也。夫金性至刚，害必凌木，民病胁与少腹痛，目赤痛，眦疡，耳不闻，胸背两胁少腹痛，是非肝为金遏，郁而不舒，胡上下诸痛悉见耶？盖金者主气与声也，肺气逆行，上蒙清窍，耳乃无闻。肝为藏血之会，火复阴伤，不获荣养肢体，缘见诸痛，其用药之例，补肝之血，可以从酸，补肝之气，必不得从辛矣。何则，酸可育肝之阴，辛则劫肝之血，故方用白芍补厥阴之阴，且制肺金之横；杜仲养风木之气，自无辛烈之偏，同为气血交补义，仍重取肝阴，最为有见。至松节通利血中之湿，且治关节诸疼，牛膝、菟丝益肝润下，复以枸杞甘平润肺，不用泻金而金自宁，此则柔克之法也。合之木瓜舒筋，天麻熄风，牛膝达下，顾虑周密，虽有火气来复，喘咳气逆，总可无忧矣。

六辛年五味子汤

岁水不及，湿乃大行。民病腹满，身重濡泄，寒疡流水，腰股发痛，腘腨股膝不便，烦冤，足痿清厥，脚下痛，甚则跗肿。寒疾于下，甚则腹满浮肿。复则面色时变，筋骨并辟，肉𥆧瘛，目视𥇀𥇀。肌肉胗发，气并膈中，痛于心腹。

主方五味子汤

五味子　附子炮　巴戟　鹿茸　山茰　熟地黄　杜仲炒，各一钱　生姜七片　盐少许

缪问曰：辛年主病，身重，濡泄，寒疡，足痿清厥等症，皆涸流之纪，肾虚受湿也。然而淡渗逐湿则伤阴，风药胜湿益耗气，二者均犯虚虚之戒矣。盖肾中之阳弱，少火乏生化之权，则濡泻。肌肉失温煦之运，湿乃着而不流，入气分则为身重，入血分则为寒疡。肾中之阴弱，则痿

痛而烦冤，即《内经》所称内舍腰膝，外舍谿谷，皆湿之为害也。故以单刀直入之附子，急助肾阳，遍走经络，驱逐阴霾，破竹之势，有非他药可及者，再佐以熟地甘苦悦下之味，填补肾阴，五味之酸敛，收阴阳二气于坎中，固护封蛰，无遗憾矣。巴戟甘温，入阴除痹有效。鹿茸咸温，补血益髓称神。精不足者，补之以味是也。为木所复，目视𥇀𥇀，筋骨洴澼，肝虚可知。肝欲辛，补之以杜仲之辛；肝喜酸，与之以茰肉之酸，况二药并行，能除湿痹而利关节，补肝即所以益肾，又子能令母实之义，非独治其来复也。

六壬年茯苓汤

岁木太过，风气流行，脾土受邪。民病飧泄食减，体重烦冤，肠鸣，腹支满。甚则忽忽善怒，眩冒巅疾。反胁痛而吐甚，冲阳绝者，死不治。

主方茯苓汤①

茯苓　白术　厚朴　青皮　干姜炮　半夏　草果　甘草各一钱　姜三片　枣二枚

缪问曰：是方治发生之纪，风气流行，脾土受邪之剂也。民病飧泄食减，体重烦冤，肠鸣腹满，甚则忽忽善怒。肝木乘脾极矣，是当用肝病实脾法，以为根本之地。夫风淫所胜，治以苦甘。白术、甘草，一苦一甘，以补脾之体，佐以草果、厚朴，辛香消滞，以宣脾之用，健运不怠，脏腑交赖矣。然土又恶湿，补之而不去其害，究非法程。臣以茯苓、半夏通利阳明，驱无形之邪，导之从小便下达，坤土资辛淡之品，而湿乃行，治痹之法尽乎此矣。但风淫所胜，宜稍犯之。青皮之酸，甘草之甘，所谓以酸泻之，以甘缓之

---

① 茯苓汤：《三因极一病证方论》卷5作"苓术汤"。

是也。不涉血分，顾虑藏阴，合之炮姜，焦苦醒脾，且以制金之来复。复则胁痛而吐，泄之缓之，已具备于诸药之中。姜、枣调营益卫，治中所需。信乎，丝丝入扣之方也。

六癸年黄芪茯神汤

岁火不及，寒乃大行。民病胸中痛，胁支满，两胁痛，膺背肩胛间及两臂内痛，郁冒朦昧，心痛暴瘖，胸腹大，胁下与腰背相引而痛，甚则屈不能伸，髋髀如别。复则病鹜溏，腹满，食饮不下，寒中，肠鸣泄注，腹痛，暴挛痿痹，足不任身。

主方黄芪茯神汤

黄芪　茯神　远志　紫河车　米仁①炒，各一钱　生姜三片　大枣二枚②

缪问曰：按六癸之岁，其藏为心，其发为痛。揆厥病情，无一非心血不足见端，盖心为生血之脏，血足则荣养百骸，不足则病多傍见，如胸胁肩臂腰背诸痛，甚则屈不能伸是也。再按肩臂之络，青灵、少海诸穴，咸系于心。方用河车，甘咸之品，以有情者，大补其心之血；茯神甘淡之品，急益其心之气；更恃远志，辛能达下，挈离入坎，以育心之神，简而该切而当矣。然土气来复，是亦妨心之一大劲敌也。传曰：将欲取之，必先与之。黄芪、苡米甘淡悦脾。而黄芪走表，尤有止痛之功，苡米舒筋，大有治痿之效，是与之为彼用者，反借之以自庇也。要之气交之病，多属脏气凌犯，非如六腑之可泻，即或稍犯，亦不可太过。天干十方，具本此义，特为拈出，可为世之操刀者，顶门下一针矣。

六气论原叙③　　以下地支六方

夫阴阳升降，在天在泉④，上下有位，左右有纪，地理之应，标本不同，气应异象，逆顺变生，太过不及，悉能病人。世谓之时气者，皆天气运动之所为也。令能知地理本气，然后以天气加临为标，有胜有复，随气主治，悉见病原矣。

论正阳汤

子午之岁，少阴司天，阳明在泉，气化运行先天，民病关节禁固，腰痛，气郁而热，小便淋，目赤心痛，寒热更作，咳嗽，鼽衄，嗌干，饮发，黄疸，喘甚，下连小腹，而作寒中，宜**正阳汤**。

白薇　元参　川芎　桑白皮　当归白芍　旋覆花　炙甘草各一钱　生姜五片

上剉，水煎服。

初之气，太阳加临厥阴，主春分前六十日有奇，民反周密，关节禁固，腰椎痛，中外疮疡。加枣仁⑤、升麻。

二之气，厥阴加临少阴，主春分后六

---

① 米仁：《三因极一病证方论》卷5作"酸枣仁"。

② 大枣二枚：按，缪之模本在"五运论方"之末有这样一段总结的话："凡遇六甲六丙六戊六庚六壬乃土水火金木太过，为五运先天。六乙六丁六己六辛六癸乃金木土水火不及，为五运后天。民病所感，治之各以五味所胜调和之，以平为期。病如不是当年起，看与何年运气同。便向此中寻妙诀，扶持造化夺天工。"

③ 六气论原叙：缪之模本本节之标题作"六气论"下有"戴元礼司天论原叙"8字小注。成都抄本无此节。按此叙即《三因极一病证方论》卷5"六气叙论"之文。另按，缪之模本之"六气论方"之结构与它本不同。在此节"六气论"之后尚有"本气所主"、"客气加临"2小节，次则为"六气时行民病证治"云云，然其详略亦与今刻本不同。

④ 在天在泉：缪之模本作"司天在泉"。

⑤ 枣仁：《三因极一病证方论》卷5作"杏仁"。

十日有奇，民病淋，目瞑目赤，气郁于上而热。加车前、茯苓。

三之气，少阴加临少阳，主夏至前后各三十日有奇，民病气厥心痛，寒热更作，咳喘，目赤。加麻仁、杏仁。

四之气，太阴加临太阴，主秋分前六十日有奇，民病寒热，嗌干，黄疸，衄蚵，饮发。加荆芥、茵陈。

五之气，少阳加临阳明，主秋分后六十日有奇，民乃康，其病温。依正方。

终之气，阳明加临太阳，主冬至前后各三十日有奇，民病肿于上，咳喘，甚则血溢，病生皮腠，内舍于心，下连少腹，而作寒中。加苏子。

缪问曰：少阴司天之岁，经谓热病生于上，清病生于下，水火寒热，持于气交。民病咳血，溢血，泄，目赤，心痛等症，寒热交争之岁也。夫热为火性，寒属金体，用药之权，当辛温以和其寒，酸苦以泄其热，不致偏寒偏热，斯为得耳。当归味苦温，可升可降，止诸血之妄行，除咳定痛，以补少阴之阴；川芎味辛气温，主一切血，治风痰饮发如神；元参味苦咸，色走肾而味及心，《本经》称其寒热积聚咸宜。三药本《内经》咸以软之，而调其上之法也。桑皮甘寒悦肺；芍药酸以益金；旋覆重以镇逆，本《内经》酸以收之，而安其下之义也。白薇和寒热，有维持上下之功，生姜、甘草一散一和，上热下清之疾胥愈矣。

初之气，太阳寒水加厥阴风木，民病关节禁固，腰膝痛，气郁而热，加枣仁之苦温，升麻之苦寒，以利其气郁，气利则诸痛自止；

二之气，厥阴风木加少阴君火，民病淋，目赤，加车前以明目，茯苓以通淋；

三之气，少阴君火加少阳相火，民病热厥心痛，寒热更作，咳喘，目赤，加

麻、杏二味，一以开肺，一以润燥耳；

四之气，太阴湿土加太阴湿土，民病衄蚵，黄疸，嗌干，饮发。加荆芥入木泄火，止妄行之血；茵陈入土，主湿热之黄。藏器谓荆芥搜肝风，治劳渴、嗌干、饮发，均为专药；

五之气，少阳相火加阳明燥金，民病温，依正方；

终之气，阳明燥金加太阳寒水，民病上肿，咳喘，甚则血溢，加苏子以下气。传曰：刚克，柔克，真斯道之权衡也。

论备化汤

丑未之岁，太阴司天，太阳在泉，气化运行后天，民病关节不利，筋脉痿弱，或湿厉① 盛行，远近咸若，或胸膈不利，甚则浮肿，寒疟，血溢，腰椎痛，宜**备化汤**。

木瓜　茯神各一钱五分　牛膝　附子炮，各一钱二分半　熟地　覆盆子各一钱　甘草七分

上剉，入姜五片，水煎服。

初之气，厥阴加临厥阴，主春分前六十日有奇，民病血溢，筋络拘强，关节不利，身重筋痿。依正方。

二之气，少阴加临少阴，主春分后六十日有奇，民乃和，其病瘟疠大行，远近咸若。去附子，加防风、天麻。

三之气，太阴加临少阳，主夏至前后各三十日有奇，民病身重，胕肿，胸腹满，加泽泻。

四之气，少阳加临太阴，主秋分前六十日有奇，民病腠理热，血暴溢，疟，心腹满热，胪胀甚则胕肿。依正方。

五之气，阳明加临阳明，主秋分后六

① 湿厉：成都抄本作"湿疠"。《三因极一病证方论》卷5作"温疠"。

十日有奇，民病皮腠。依正方。

终之气，太阳加临太阳，主冬至前后各三十日有奇，民病关节禁固，腰椎痛。依正方。

缪问曰：丑未之岁，阴专其令，阳气退避，民病腹胀跗肿，血溢，寒湿等症，寒湿合邪可知。夫寒则太阳之气不行，湿则太阴之气不运，君以附子大热之品通行上下，逐湿除寒，但阴极之至，则阳必伸，湿中之火逼血上行，佐以生地，凉沸腾之血，并以制附子之刚。覆盆味甘平，补虚续绝，强阳益阴。牛膝、木瓜，治关节诸痛，即经所谓赞其阳火，令御其寒之大法也。茯苓除满和中，生姜、甘草，辛甘温土，且兼以制地黄之腻隔，甘草并可缓附子之伤阴，谓非有制之师耶。

初之气，厥阴风木加厥阴风木，民病血溢，筋脉拘强，关节不利，身重筋痿，依正方；

二之气，少阴君火加少阴君火，民病温厉，故去附子之热，加防风甘温以散邪，天麻熄风以御火；

三之气，太阴湿土加少阳相火，民病身跗肿满，故加泽泻，以逐三焦停湿；

四之气，少阳加太阴；

五之气，阳明加阳明；

终之气，太阳加太阳，俱依正方。抑其太过，扶其不及，相时而定，按气以推，非深心于阴阳之递嬗，药饵之工劣，乌足以语此。

论升明汤

寅申之岁，少阳司天，厥阴在泉。气化运行先天，民病气郁热，血溢，目赤，咳逆，头疼，呕吐，胸臆不利，燥渴，聋瞑身重，心痛，疮疡，烦躁，宜**升明汤**。

紫檀　车前子　青皮炒　半夏　酸枣仁　蔷薇①　甘草各一钱

上剉，入姜五片，水煎服。

初之气，少阴加临厥阴，主春分前六十日有奇，温病乃起，其病气怫于上，血溢，目赤，咳逆，头痛，血崩，胁满，肤腠中疮。加白薇、元参。

二之气，太阴加临少阴，主春分后六十日有奇，民乃康，其病热郁于上，咳逆，呕吐，疮发于中，胸嗌不利，头痛，身热昏愦，脓疮。加丁香。

三之气，少阳加临少阳，主夏至前后各三十日有奇，民病热中，聋瞑，血溢，脓疮，咳呕，鼽衄，渴，嚏欠，喉痹，目赤，善暴死。加赤芍、漏芦、升麻。

四之气，阳明加临太阴，主秋分前六十日有奇，民气和平，其病满身重。加茯苓。

五之气，太阳加临阳明，主秋分后六十日有奇，民避寒邪，君子周密。依正方。

终之气，厥阴加临太阳，主冬至前后各三十日有奇，民病关闭不禁，心痛，阳气不藏而咳。加五味子。

缪问曰：是岁上为相火，下属风木，经谓风热参布，云物沸腾，正民病火淫风胜之会也。枣仁味酸平，《本经》称其治心腹寒热邪结，熟用则补肝阴，生用则清胆热，君之以泄少阳之火。佐以车前之甘寒，专泄肝家风热，上治在天之因，下疗在泉之疾，一火一风，咸赖此耳。紫檀为东南间色，寒能胜火，咸足柔肝，又上下维持之圣药也。风木主令，害及阳明，呕吐血溢，俱肝木冲胃所致。蔷薇为阳明专药，味苦性冷，除风热而散疮疡，兼清五脏客热，合之青皮、半夏、生姜，平肝和

---

① 蔷薇：《三因极一病证方论》卷 5 作"蔷蘼"。《本草纲目》卷 18 曰："蔷蘼乃营实苗"，而营实又名蔷薇。

胃，散逆止呕，甘草缓肝之急，能泻诸火，理法兼备之方也。是年药例，宜咸，宜辛，宜酸，咸从水化则胜火，辛从金化则平木，风火相煽，尤赖酸以收之，即经所谓渗之，泄之，渍之，发之也。渗之是利小便，泄之是通大便，渍之是行水，发之是出汗，平平数药，无微不入矣。

初之气，少阴君火加厥阴风木，候乃大温，民病温，血溢，血崩，咳逆，头痛，胸满，疮疡。故加白薇苦咸之品，主风温灼热，以清血分之邪。元参苦寒以除气分之热；

二之气，太阴湿土加少阴君火，民病热郁，呕吐，胸臆不利，身热，脓疮。加丁香醒脾止吐；

三之气，少阳相火加少阳相火，民病热中，干呕，衄血，聋瞑，目赤，喉痹，善暴死。加赤芍酸寒，以清血分之热。漏芦之咸寒，以清气分之邪。盖漏芦能通小肠消热毒，且治目赤也。升麻散火邪；

四之气，阳明燥金加太阴湿土，民病胸满，身重。加茯苓利湿泄满；

五之气，太阳加阳明，不用加减；

终之气，厥阴加太阳，阳气不藏而咳。加五味之酸以敛之。

论审平汤

卯酉之岁，阳明司天，少阴在泉。气化运行后天，民病中热，面浮，鼻肿，衄嚏，小便黄赤，甚则淋。或历气行，善暴仆振栗，谵妄，寒疟，痈肿，便血。宜**审平汤**。

远志　紫檀香各一两五钱　天门冬山茱萸各一钱二分半　白术　白芍药　甘草各一钱

上剉，入姜五片，水煎服。

初之气，太阴加临厥阴，主春分前六十日有奇，民病中热胀，面目浮肿，善眠[1]衄衂，嚏欠，呕，小便黄赤，甚则淋。加茯苓、半夏、紫苏[2]。

二之气，少阳加临少阴，主春分后六十日有奇，疠大至，民善暴死。加白薇、元参。

三之气，阳明加临少阳，主夏至前后各三十日有奇，民病寒热。去白术、远志、萸肉，加丹参、车前[3]。

四之气，太阳加临太阴，主秋分前六十日有奇，民病暴仆振栗，谵妄，少气，嗌干引饮，及为心痛，痈肿疮疡，疟寒之疾，骨痿，血便。加枣仁、车前[4]。

五之气，厥阴加临阳明，主秋分后六十日有奇，民气和。依正方。

终之气，少阴[5]加临太阳，主冬至前后各三十日有奇，民乃康平，其病温。依正方。

缪问曰：阳明司天，阳专其令，炎暑大行，民见诸病，莫非金燥火烈见端。治宜以咸以苦以辛，咸以抑火，辛苦以助金，故君以天冬，苦平濡润，化燥抑阳，古人称其治血妄行，能利小便，为肺家专药，有通上彻下之功。金不务德，则肝必受戕，萸肉补肝之阳，白芍益肝之阴，但火位乎下，势必炎上，助燥滋疟，为害尤烈。妙在远志，辛以益肾，能导君火下行，佐紫檀之咸，以养心营，且制阳光上

---

[1]　善眠：原本作"善眼"，据成都抄本改，与《素问·六元正纪大论篇》合。

[2]　紫苏：《三因极一病证方论》卷5此下还有"生姜"一味。

[3]　车前：《三因极一病证方论》卷5作"泽泻"。

[4]　加枣仁车前：《三因极一病证方论》卷5上有"去远志、白术"5字。

[5]　少阴：原作"少阳"，成都抄本亦同。据运气理论改，与下文缪氏论中"终之气，少阴太阳"合。

僭，面肿便赤等症，有不愈者哉。甘草润肺泻心，运气交赖，力能大缓诸火，佐白术以致津，合生姜以散火，配合气味之妙，有非笔舌所能喻者。

初之气，太阴湿土加厥阴风木，民病面浮，呕吐。加茯苓、半夏，利水和脾，紫苏补中益气；

二之气，少阳相火加少阴君火，民病寒热，善暴死，加白薇之苦咸，以治寒热；元参之苦寒，以泄三焦之火；

三之气，阳明燥金加少阳相火，燥热相合，故去白术之燥、远志之破泄、萸肉之补阳，加丹参之苦寒以治寒热，佐以车前益肾导火；

四之气，太阳寒水加太阴湿土，民病谵妄少气，骨痿等症。加枣仁入心以育神，车前入肾以治痿；

五之气，厥阴阳明；

终之气，少阴太阳，俱不用加减，成法可稽，兹不复赘。

论静顺汤

辰戌之岁，太阳司天，太阴在泉，气化运行先天，民病身热，头痛，呕吐，气郁，中满，瞀闷，足痿，少气，注下赤白，肌腠疮疡，发痎疟，宜**静顺汤**。

白茯苓　木瓜各一钱二分半　附子炮牛膝各一钱　防风　诃子　干姜炮　甘草炙，各七分半

上剉，作一贴，水煎服。

初之气，少阳加临厥阴，主春分前六十日有奇，民乃厉，温病乃作，身热，头痛，呕吐，肌腠疮疡。去附子，加枸杞。

二之气，阳明加临少阴，主春分后六十日有奇，民病气郁中满。仍加附子[①]。

三之气，太阳加临少阳，主夏至前后各三十日有奇，民病寒，反热中，痈疽，注下，心热瞀闷。去姜、附、木瓜，加人

参、枸杞、地榆、生姜、白芷。

四之气，厥阴加临太阴，主秋分前六十日有奇，民病大热，少气，肌肉萎，足痿，注下赤白。加石榴皮。

五之气，少阴加临阳明，主秋分后六十日有奇，民乃舒。依正方。

终之气，太阴加临太阳，主冬至前后各三十日有奇，民乃惨凄，孕死。去牛膝，加当归、白芍、阿胶。

缪问曰：太阳司天之岁，寒临太虚，阳气不令，正民病寒湿之会也。防风通行十二经，合附子以逐表里之寒湿，即以温大阳[②]之经。木瓜酸可入脾之血分，合泡姜以煦太阴之阳。茯苓、牛膝，导附子专达下焦。甘草、防风，引泡姜上行脾土。复以诃子之酸温，醒胃助脾之运，且赖敛摄肺金，恐辛热之僭上刑金也。

初之气，少阳相火加临厥阴风木，故去附子之热，且加枸杞之养阴；

二之气，阳明燥金，加少阴君火，大凉反至，故仍加附子以御其寒；

三之气，太阳寒水加少阳相火，民病寒，反热中，痈疽，注下，不宜酸温益火，故去姜、附、木瓜。热伤气，加人参以益气；热伤血，加地榆以凉血；枸杞益营，生姜悦卫，白芷消散外疡；

四之气，厥阴风木加太阴湿土，风湿交争，民病足痿，痢下赤白，加石榴皮甘酸温涩，且治筋骨腰脚挛痛，并主注下赤白；

五之气，少阴君火加阳明燥金，民病乃舒，舒之为言徐也，无有他害，故依正方；

终之气，太阴湿土加太阳寒水，民病惨凄，一阳内伏，津液为伤，去牛膝破血

---

①　仍加附子：《三因极一病证方论》卷5作"依前入附子、枸杞"。

②　大阳：成都抄本作"太阳"。

之品，加归、芍入肝以致津，阿胶入肾以致液，丝丝入簽，世谓司天板方，不可为训，冤哉。

论敷和汤

己亥之岁，厥阴司天，少阳在泉。气化运行后天，民病中热，而反右胁下寒，耳鸣，掉眩，燥湿相胜，黄疸、浮肿、时作温厉，宜**敷和汤**。

半夏　五味子　枳实　茯苓　诃子　干姜泡　陈皮①　甘草炙，各一钱　枣仁②

上剉，入枣二枚③，水煎服。

初之气，阳明加临厥阴，主春分前六十日有奇，民病寒于右之下。加牛蒡子。

二之气，太阳加临少阴，主春分后六十日有奇，民病热于中。加麦冬、山药。

三之气，厥阴加临少阳，主夏至前后各三十日有奇，民病泣出，耳鸣、掉眩。加紫菀。

四之气，少阴加临太阴，主秋分前六十日有奇，民病黄疸而为胕肿。加泽泻、山栀。

五之气，太阴加临阳明，主秋分后六十日有奇，寒气及体。依正方。

终之气，少阳加临太阳，主冬至前后各三十日有奇，人乃舒，其病瘟疠。依正方④。

缪问曰：风木主岁，经谓热病行于下，风病行于上，风燥胜复形于中，湿化乃行，治宜辛以调其上，咸以调其下，盖辛从金化，能制厥阴，咸从水化，能平相火。搜厥病机，或为热，或为寒，耳鸣、浮肿、掉眩，温厉，病非一端，方如庞杂，然其用药之妙，非具卓识，何从措手哉？此方是配合气味法，论其气，则寒热兼施；论其味，则辛酸咸合用。有补虚，有泻实，其大要不过泻火平木而已。半夏⑤辛能润下，合茯苓之淡渗，祛湿除

黄。枣仁生用，能泻相火。甘草功缓厥阴，风在上，以甘酸泄之，火在下，以五味子之咸⑥以制之。《别录》载五味有除热之功，非虚语也。炮姜温右胁之冷；枳实泄脾藏之湿；橘皮、诃子，醒胃悦脾，无邪不治矣。

初之气，阳明燥金加厥阴风木，民病右胁下寒，加牛蒡辛平润肺，导炮姜至右胁以散其寒；

二之气，太阳寒水加少阴君火，民病热中，加麦冬以和阳，山药以益土；

三之气，厥阴风木加少阳相火，民病泣出、耳鸣、掉眩，木邪内肆也，加紫菀清金平木；

四之气，少阴君火加太阴湿土，民病黄疸，胕肿，加泽泻以逐湿，山栀以清湿中之热；

五之气，太阴加阳明；

终之气，少阳加太阳，并从本方。

---

① 陈皮：《三因极一病证方论》卷5作"橘皮"。

② 枣仁：《三因极一病证方论》卷5方中无"枣仁"有"枣子"。按，古籍中"枣仁"多指酸枣仁，而"枣子"多指大枣。据医理分析，此处当以"枣仁"为是。

③ 入枣二枚：《三因极一病证方论》卷5本方煎服法中不入枣。

④ 依正方：按，缪之模本在"六气论方"之末有这样一段总结的话："凡六气数起于上而终于下，岁半以前自大寒后，天气主之；岁半以后自大暑后，地气主之；上下交互，气交主之。司气以热，用热无犯；司气以寒，用寒无犯；司气以凉，用凉无犯；司气以温，用温无犯。间气同其主，无犯；异其主，则小犯之。是谓四畏，必谨察之。若天气反时，则可依时及胜其主则可犯，以平为期，而不可过也。重(？)孙之模抄。"该文源于《三因极一病证方论》卷5之"六气凡例"。

⑤ 半夏：原作"牛夏"，据成都抄本改。

⑥ 咸：成都抄本作"酸"。

附图说

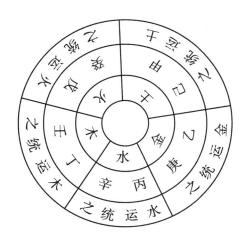

图 1　五运图

天干取运，逢六而合，如甲己合化土是也，余仿此。

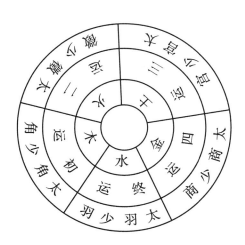

图 2　五运主运图

初运大寒日交，二运春分后十三日交，三运芒种后十日交，四运处暑后十日交，终运立冬后四日交。

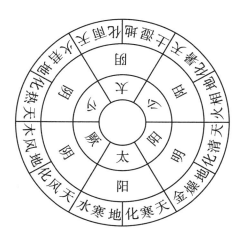

图 3　天地六气之图

经云：五运阴阳者，天地之道也，在天为气，在地成形，形气相感，而化生万物。司天主上，在泉主下，左右四间，各有专主，加临胜复，疾病生焉。

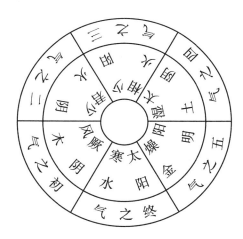

图 4　六气主气图

地支取气，地气静而守位为岁。岁之常，木为初之气，主春分前六十日有奇；君火为二之气，主春分后六十日有奇；相火为三之气，主夏至前后各三十日有奇；土为四之气，主秋分前六十日有奇；金为五之气，主秋分后六十日有奇；水为终之气；主冬至前后各三十日有奇。

巳 小立 满夏	午 夏芒 至种	未 大小 暑暑	申 处立 暑秋
辰 谷清 雨明			酉 秋白 分露
卯 春惊 分蛰			戌 霜寒 降露
寅 雨立 水春	丑 大小 寒寒	子 冬大 至雪	亥 小立 雪冬

图 5　二十四气图

经曰：五日谓之候，三候谓之气，六
气谓之时，四时谓之岁。三候成一气，即
十五日也；三气成一节，谓立春，春分，
立夏，夏至，立秋，秋分，立冬，冬至，
此八节也；三八二十四气，而分四时，一
岁成矣。春秋言分者，阴阳寒暄之气，至
此而分；冬夏言至，至者阴阳之气，至此
而极也。

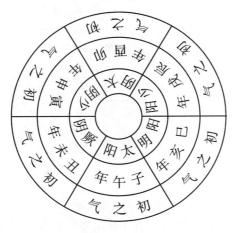

图 6　逐年客气之图

此逐年客气也，主气厥阴为初之气，
少阴为二之气，太阴为三之气，少阳为四
之气，阳明为五之气，太阳为终之气，此
六气之不动者也。照此图算，客气如巳亥

之年，初之气阳明燥金加临厥阴风木，则
二之气太阳寒水加临少阴君火，依次推
之，便知客气之逐步迁移矣。客气克主则
甚，主气克客则微。

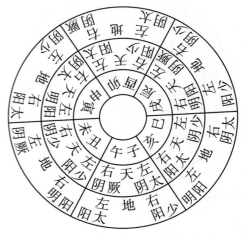

图 7　司天在泉间气图

天之气逆行，故图中凡言天者，以右
为左。地顺行，故凡言地者，皆照顺行
法。每年地之左间，为初之气；天之右
间，为二之气；司天为三之气；天之左
间，为四之气；地之右间，为五之气；在
泉为终之气，一定不易者也。

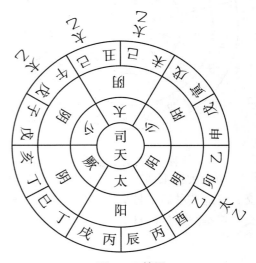

图 8　天符图

天符者，中运与司天相符也，如丁年
木运，上见厥阴司天，即丁巳之类，共十

二年。○太乙天符者，如戊午年以火运火支，又见少阴君火司天，三合为治也，共四年。

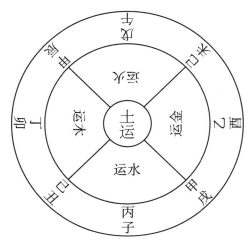

图9　岁会之图

岁会者，中运与年支同气化，如木运临卯，火运临午之类，共八年。

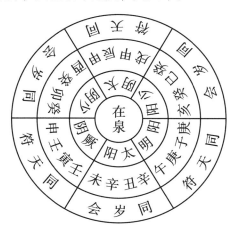

图10　同天符同岁会图

凡中运与在泉合其气化，阳年曰同天符，阴年曰同岁会。如甲辰年阳土运，而太阴在泉，则为同天符。癸卯年阴火运，而少阴在泉，则曰同岁会。共十二年遇而气同则平，遇而气异则逆。

运气六十年，内有天符十二年，岁会八年，同天符六年，同岁会天符二年，同岁会六年，太乙天符四年，支德符四年，

顺化运十二年，天刑运十年，小逆运十二年，不和运十二年，图不备载。

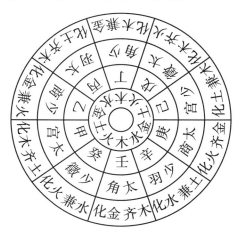

图11　五运太少齐兼化图

十干以甲、丙、戊、庚、壬为阳，乙、丁、己、辛、癸为阴，阳年为太过，阴年为不及。五音遇阳曰太，遇阴曰少，宫、商、角、徵、羽，所以有太少之分也。太角六壬年也，太徵六戊年也，太宫六甲年也，太商六庚年也，太羽六丙年也。五运各统六年，五六得三十阳年也；少角六丁年也，少徵六癸年也，少宫六己年也，少商六乙年也，少羽六辛年也，五运亦各主六年，乃三十阴年也。然君火、相火、寒水常为阳年司天，湿土、燥金、风木常为阴年司天。其五太五少，所纪不同者，盖遇不遇使然也。凡木运太角岁曰发生即太过，少角岁曰委和即不及，正角岁曰敷和即平气；火运太徵岁曰赫曦则太过，少徵岁曰伏明则不及，正徵岁曰升明则平气；土运太宫岁曰敦阜是太过，少宫岁曰卑监是不及，正宫岁曰备化是平气；金运太商岁曰坚成为太过，少商岁曰从革为不及，正商岁曰审平为平气；水运太羽岁曰流衍乃太过，少羽岁曰涸流为不及，正羽岁曰静顺乃平气也。○图中齐化者，凡阳年太过，则为我旺，倘遇克我之气，设有不能胜我者，我得而齐之。如戊运水

司天，上羽同正徵，是以火齐水也，庚运火司天，上徵同正商，是以金齐火也。○兼化者，凡阴年不及，则为我弱，则胜我者来兼我化，以强兼弱也，如己运木司天，上角同正角，是以木兼土也，辛运土司天，上宫同正宫，是以土兼水也，丁运金司天，上商同正商，是以金兼木也。读《内经》而不知齐化兼化，如遇上角同正角等语，真不解所谓矣，宜阅者弃之如遗也。以上凡言上者，司天也，凡正宫正商之类者，乃五运之平气为正也。凡言太少则非平气，而有过不及之分矣。

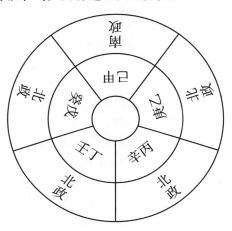

图 12　南北政之图

土为万物之母，故甲己独为南政也，脉当各有不应，不当应而应者，谓之阴阳交，尺寸反者，斯为害矣。○南政之年，司天在上，在泉在下。北政之岁，在泉应上，司天应下，人气亦应之。

司天在泉　脉不应考

南政之岁，君火在上，则上不应，在下则下不应。北政之岁，君火在上，则下不应，在下则上不应，在左则右不应，在右则左不应。当沉而浮，当浮而沉也。

甲己之岁，土运面南，寸在南而尺在北，少阴司天，两寸不应，少阴在泉，两尺不应。乙、丙、丁、戊、庚、辛、壬、癸之岁，四运面北，则寸在北而尺在南，少阴司天，两尺不应，少阴在泉，两寸不应，乃以南为上，北为下，少阴主两寸尺。厥阴司天在泉，则右不应，太阴司天在泉，则左不应。若覆其手诊之，则沉反为浮，细反为大也。

客有问余曰：司天十六方，板方也。病变百出，而仅寥寥数方，统治多病，毋乃嫌其隘乎？余曰：子未读《内经》耶！司天在泉，《内经》另为立说，专治气交之病，其教人致治之法，论天之气，寒热温凉，论地之味，辛苦甘酸咸淡平，其主客之胜复，已觉游刃有余。入理深谈，是不可以多寡计也。昔陈青田先生会《内经》之旨，参天之理，尽地之义，制支干一十六方，以示来学。用之得当，如鼓应桴。代有哲人，论及司天，皆无所发明致治之理，使学者不欲卒读。使舍是方，何所式宗哉？自有《内经》以来开千古不传之秘，惟此支干十六方。推而广之，存乎其人耳。滑伯仁云：不明五运六气，检尽方书何济。其推重司天，不綦重耶！吾师论成，爰书此以附其末。

　　时　嘉庆二年之四月　受业门人严昌曾苏台氏谨跋

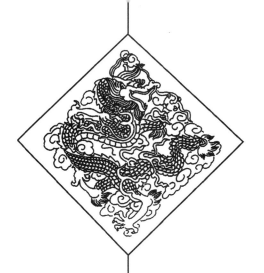

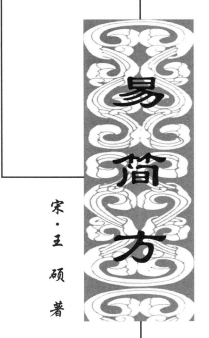

易简方

宋·王硕 著

易简方目录

《直斋书录解题·医书类》

《易简方》一卷，永嘉王硕德肤撰。增损方三十首，㕮咀药三十品，市肆常货圆子药十种，以为仓卒应用之备，其书盛行于世。

《经籍访古志·补遗》

《校正注方真本易简方论》三卷（影永正旧钞本，聿修堂藏）。按此本所原盖为元刊郓山是春堂本，而以杨伯启纯德堂重刊本对校者，比之通行本，文字殊佳。但其以注文为正文者，系写手误混，宜加识别。卷末云："永正四年丁丑五月十二日书写毕"。又案：聿修堂藏又有天正八年钞本，并为一卷，宽政中望三英所刻巾箱本亦然。

重刻易简方叙

　　宋·王德肤《易简方》，盖其法易而其方简，对证施药，运用之妙，犹于指掌。余家旧藏施政卿所著《续易简方》而未观此书，久已为遗恨耳。乃探诸天禄石渠之秘，索之二酉石室之藏，皆莫得焉。先是，余读平安甲慎斋《医方纪原》，因知其家独藏之，企望之思不止，然无由苇航矣。会其门人丰玄甫者颇好学，每陪藩侯东，东则过余庐。偶谈及此，因使玄甫绍介而乞借焉。甲即许诺，而令玄甫更斋之千里。余得而写已藏焉，拱璧不啻十袭以秘。时有望子鹄者，从余而学，有附骥志，乃谓曰："世鲜古方书，冀刻而与同志者俱之可乎？"余乃然其志。然此书也出人所秘吾岂敢？遂再令玄甫告其故，则亦复许诺焉。于是乎，余许子鹄刻焉。为世好便简为巾箱云。《易》云："易则易知，简则易从。"呜乎！《易简》之名得哉。夫慎斋博洽多识，洛阳巨擘云。方今至使吾党终遂其愿，不亦求志隐君子乎？乃为之序尔。

宽延改元冬十一月鹿门望三英识

　　医言神圣工巧尚矣，然有不可传者，有可传者。就其可传者言之，其略则当先胗脉，次参以病，然后知为何证，始可施以治法。古人所谓脉、病、证、治四者是也。如头疼发热，人总谓之感冒，不知其脉浮盛，其病恶风自汗，其证则曰伤风，治法当用桂枝；若其脉紧盛，其病恶寒无汗，其证则曰伤寒，治法当用麻黄；风寒证交攻，则两药兼用。倘脉之不察，证之莫辩，投伤寒以桂枝，投伤风以麻黄，用药一误，祸不旋踵。又况六淫外感，七情内贼，停寒瘟热，痰饮积聚，交互为患，证候多端。亦有证同而病异，证异而病同者，尤难概举。若欲分析门类，明别是非，的用何药，谁不愿此？奈何素不知脉，况自古方论，已不可胜纪。宁能不惑于治法之众，将必至于尝试而后已？用药颠错，诸证蜂起，殆有甚于桂枝、麻黄之误。古语有之"看方三年无病可治，治病三年无药可疗"正谓是也。故莫若从事于简要，今取常用之方，凡一剂而可以外候兼用者，详著其义于篇，庶几一览而知，纵病有相类，而证或不同，亦可均以治疗。假如中风，昏不知人，四肢不收，六脉沉伏，亦有脉随气奔，指下洪盛，当是之时，脉亦难别，徒具诸方，何者为对？加之有中寒、中暑、中湿、中气、痰厥、饮厥之类。证大不同，而外候则一，急欲求其要领，则皆由内蓄痰涎，因有所中，发而为病。总治之法，无过下气豁痰，可解缓急，气下痰消，其人必苏。自余杂病，以类而求，其稍轻者，对方施治，自可获愈。或未全安，亦可藉此以俟招医。若夫城郭县镇，烟火相望，众医所聚，百药所备，尚可访问，其或不然，道途修阻，宁无急难，仓皇斗捧[1]，即可办集。今取方三十首，各有增损，备㕮咀生料三十品，及市肆常货圆药一十种，凡仓猝之病，易疗之疾，靡不悉具。惟虚损、癫痫、劳瘵、癥瘕、渴利等患，既难亟愈，不复更录。是书之作，盖自大丞相葛公始辞国政，归休里第，命硕以常所验治方，抄其剂量大概，以备缓急之须。硕自惟幺麽不学，辱丞相知遇，不敢辞也。已而士夫间，颇亦知之，不以其肤浅，而访问者踵至。遂因已编类者，揭其纲目，更加辨析于其间，其略亦粗备矣。倘或可未（诒让案：疑当作求），敢不与卫生之家共之？

承节郎新差监临安府富阳县酒税务王硕述

---

　　① 仓皇斗捧：卢檀《易简方纠谬》卷3"孙志宁伤寒简要"引作"仓皇斗凑"。

哎咀生药料三十品性治

人参去芦

味甘，微寒，微温，无毒。主补五脏，安神定魄，止惊悸，除邪气，调中进食，止消渴烦闷，疗咳嗽喘急。治蜂虿螫人，嚼而封之。

甘草炙黄

味甘，平，无毒。主五脏六腑寒热邪气，坚筋骨，长肌肉，止烦闷惊悸，通九窍，利百脉。中附子、巴豆毒及百药毒，并饮馔中毒者，甘草煎汤饮之。

附子去皮脐

味辛、甘，温、大热，有大毒。主风寒湿，湿气伤，中经络，破癥堕胎，脚冷痛，邪气入腹，霍乱吐泻，伤寒下利。治耳聋，醋浸，削如小指大，纳耳中。

白茯苓去黑皮

味甘，平，无毒。主胸胁逆气，心下恇忡，利痰饮，通小便，止好唾，退水肿，定呕吐，疗惊悸健忘。治面□① 及产妇黑胞如雀卵色，为末，蜜和傅之。

白术择不油者

味苦、甘，温，无毒。主风寒湿痹，止汗消谷。疗风眩头疼，消痰水，治水肿，除心下急满、霍乱吐利。治中寒湿，口噤不知人者，用酒煎，连进数服。

南木香不见火

味辛，温，无毒。主邪气，辟毒疫，强志益气，妇人血痛心痛，冷气疝癖，气块胀痛。止泻止利。治胡臭，醋浸，置腋下夹之即愈。

丁香去枝②

主温脾胃，止霍乱、冷气腹痛，杀酒毒，定呕吐，温中快膈。治干霍乱不吐不下，用十四枚为末，热汤一大盏调之，顿服。不差者再服之。

半夏汤洗七次

味辛，平，生微寒，熟有毒。主伤寒寒热，心下坚，消痰开胃，进食定吐，下气消痈肿，止咳嗽。治自缢、墙压、溺水、鬼魇、产乳。凡此五绝，为末吹入鼻中，心温者可治。

南星汤洗七次

味苦、辛，有毒。主中风，化痰涎，治麻痹。下气破坚，散血堕胎，消痈肿，利胸膈。治急中牙噤，为末以中指点揩牙齿三五十指，候开，始得进药。

草果去皮

味辛，温，无毒。主温中去恶气，止呕逆，定霍乱，消酒毒。治赤白带下，去皮入乳香一小块，用面裹炮焦黄，和之为末，米饮调服。

桂去皮，不见火

味甘、辛，大热，有小毒。温中利肝肺气，心腹痛，伤风自汗，堕胎通血脉。疗腹内冷气不可忍。治产后腹中癥痛，并

---

① □：《证类本草》卷12引《圣惠方》作"䵟疱"2字。

② 丁香去枝：原书缺性味。《证类本草》卷12曰："丁香，味辛，温，无毒"可参。

卒中痛，外肾偏肿疼痛，为末，汤、酒任意服。

干姜泡烈，净洗

味辛，温，大热，无毒。主胸满咳逆上气，温中止血止汗，逐风湿痹、肠澼下利，霍乱胀满，止唾血，除肾冷，止泻定呕。治鼻衄血，削令头尖塞鼻中。

橘红去白洗

味苦，温，无毒。主胸中瘕热逆气，利水谷，下气止呕，益脾消谷，疗上气咳嗽，破癥瘕疟癖。治卒失声，浓煎汤升许，顿服。

枳实去瓤炒

味苦、酸，微寒，无毒。主风痒麻痹，除胸痞，痰癖饮积，大便秘结，心腹结气，两胁虚胀。治妇人阴肿坚痛，用半觔剉，炒令热，故帛裹熨，冷即易之。

川芎蒡不见火

味辛，温，无毒。主中风入脑头痛，温痹筋挛缓急。治劳伤，补血壮筋骨，疗失血并疮肿，排脓，止痛。治妊妇因有所伤，子死腹中，以为细末，酒调服。

川乌生去皮

味辛、甘，大热，有大毒。主中风，恶风自汗，除寒湿痹，破积聚，消胸上痰，心腹冷痛堕胎。治风腰脚冷，痛痹疼痛，用三分生捣罗，酽醋调涂于故帛上傅之。

当归酒浸

味甘、辛，温、大温，无毒。主咳逆上气，虚劳寒热，妇人漏下，治疮疡生肌肉。治一切风，一切□①，一切血，补一切劳。治小儿脐风疮久不差者，为末傅之。

白芍药洗去粉

味苦、甘，无毒。主邪气腹痛，除血

痹，逐败血，利膀胱，消痈肿，除寒热，主时气脚气，去风补劳。治金疮血不止，为末傅之，仍炒为末，米饮或酒任意调服。

苍术泔浸

味苦、甘，无毒。主风寒湿痹，温中去饮，治一切风疾，五劳七伤，开胃进食，腰脚酸弱。治中脘停饮，时或呕逆，不进食，去皮，米泔进七日，炼蜜为圆，熟水咽下。

厚朴姜制

味苦，温、大温，无毒。主中风伤寒，温中益气，厚肠胃，开胃健脾，疗腹中胀满，妇人产前产后脏腑不调。治月水不通，浓煎每日三服，以效为度。

藿香叶去枝

味甘，微温，无毒。主脾胃呕逆，疗风水毒肿，去恶气，疗霍乱心痛，温中快气。治口臭上壅，去尘土，浓煎汤时时灌漱，常用为妙。

白芷不见火

味辛，温，无毒。主女子漏下赤白，寒热头风，长肌肤，悦颜色，疗风邪。治痈疽痔瘘，排脓止痛，去面皯疵瘢。治大人小儿发丹及瘾疹，煎汤泡之。

五味子去枝

味辛，温，无毒。主益气咳逆上气，强阴益精，除热润肺，生津补虚，解酒毒，止烦渴。五月宜用木杵臼捣，瓷中入少蜜，以沸汤投之，蜜封置火边。

细辛去苗

味辛，温，无毒。主咳逆头痛，风湿

---

① 一切□：按，《证类本草》卷8 当归条引《日华子》云："治一切风，一切血，补一切劳"；《本草纲目》卷14 当归条引"大明"曰："治一切风，一切气，补一切劳"可资参考。

痹痛，温中下气，消痰利水，除喉痹，疗血闭并偏正头风。治风中不省人事，单用此碾为细末，吹鼻中即苏。

桔梗 去芦炒

味辛、苦，微温，有少毒。主胸胁痛，腹满肠鸣，补血气，除寒热，温中下气，去蛊毒，排脓补内漏。治喉痹及咽喉疼，浓煎服。

干葛 新者

味甘，平，无毒。主消渴，解肌热，治热呕，疗诸痹，解诸毒及酒毒，治伤风寒一切发热。治金疮中风痉欲死，并一切去血不止，为末，酒调服。

前胡 去苗

味苦，微寒，无毒。去疾实①下气，治伤寒，开胃下食，疗骨节烦闷，能去热实，并时气内外俱热。治小儿夜啼，为末，蜜圆熟水下。

柴胡 去苗

味苦，平，微寒，无毒。主心腹及肠胃中结气，积热寒热，推陈致新，伤寒烦热，五劳七伤。治时气内外热不解者，煎服之。

麻黄 汤煎，去节

味苦，温、微温，无毒。主中风伤寒，发表出汗，破癥坚积聚，通九窍，调血脉，疗咳嗽喘急。治自汗，止汗用根节，并故竹扇杵末扑之。

黄芩 去芦

味苦，平，大寒，无毒。主诸热黄疸，疗痰热及胃中热，去关节烦闷，女子血闭。治五淋单煮服。治火丹为末水调傅之。

见春堂注方善本
杨氏纯德堂重刊

---

① 疾实：刘时觉本作"痰实"。

增损饮子药三十方纲目

三生饮

治卒中　痰厥　饮厥　气虚眩晕　不省人事　附：中气　中风　中寒　中湿癫痫

姜附汤

治中寒　阴证伤寒　发热下利　附：霍乱吐泻　转筋　厥逆　中风湿　中寒湿

附子汤

治风寒暑气　合痹　腰脚酸疼　附：劳倦体疼　历节风　寒湿相搏　中湿发汗

五积散

治感冒发热　寒湿相搏　头项强痛　麻痹　腰痛　附：催生　产后发热　小肠气　脚气赤肿　疮疥

养胃汤

治感冒发热　伤脾发热　余热头疼　瘴气　恶心　附：发疟　寒疫

参苏饮

治感冒风寒　一切发热　痰饮　呕逆　小儿室女　附：痰气中人　虚劳失血

柴胡汤

治伤寒发热　劳复　热入血室　小儿温热　附：伤寒诸证　咳嗽　潮热　大小便秘　寒热如疟

真武汤

治伤寒自利　汗后发热　心悸头眩　水停中脘　附：大小便利　咳嗽　发热泄泻　虚劳　生气血

四逆汤

治阴证伤寒一切冷厥　发热下利　附：伤寒诸证　脉不出　霍乱吐泻　气虚阳脱

温胆汤

治病后虚烦　惊悸　涎饮　不得睡　附：伤寒坏证　呕吐　烦渴　结胸吃逆①

缩脾饮

治伏暑　烦渴　烦燥　附：伤暑　发热头疼　霍乱吐泻　小便赤涩　中暑

芎辛汤

治一切头疼　痰饮厥逆　头风　附：眼睛疼　头重眩晕

渗湿汤

治寒湿　溏泄　腰脚酸疼　伤湿　附：脾胃虚寒　呕吐　腰重　腰疼

降气汤

治上盛下虚　喘急中满　脚气上攻　附：肿满　大便秘　老人上壅

杏子汤

治咳嗽　咯血　痰饮　附：感冒风寒　痰壅　喘急

理中汤

治脾胃不和　病后调理　胸中有寒　霍乱诸证　附：中寒湿　泄泻　结胸伤寒中附子毒　吐衄血

————————

① 吃逆：刘时觉本作"呕逆"。

建中汤

治腹中切痛　发热自汗　附：四肢疼痛　疝气入腹　病后劳倦　产后虚损

四君子汤

治脾胃不和　停饮　附：病后调理　目眩　元气虚　诸证下血

平胃散

治脾胃不和　呕逆咽酸①　霍乱附：辟寒湿气　中脘痞塞　病后调理　疟疾　黄疸

二陈汤

治痰饮　头眩心悸　寒热　呕吐　脾寒　附：病后调理　痁疾　黄疸　妊妇吐食　瘕痛

四七汤

治七气所伤　痰涎　喘急　呕逆附：白浊　气不升降　恶阻　腹满

四兽饮

治疟疾　瘴疟　附：脾胃虚弱　劳疟

断下汤

治赤痢　白痢　附：泄泻　吐逆恶心血痢　休息痢　禁口痢

胃风汤

治胃受风湿　下血　附：虚劳寒热痰饮寒热

芎归汤

治一切失血　失血眩晕　产前　产后附：血虚寒热　崩中　肠风　赤白带下诸证妄行

枳壳汤

治缩胎易产　宽中下气　腹中诸疾附：冷气攻刺　肾气脚气　产后　经事不调　血闭

四物汤

治气血不足　产后失血　血虚寒热附：败血刺痛　安胎　血痢　产后进食妊妇吐食

逍遥散

治虚劳寒热　血虚寒热　室女骨蒸附：五心热　经血节闭　痰饮中节　灸膏肓②

惺惺饮③

治小儿风热　疮疹　伤寒时气　一切风热　附：伤食　倒黡　咽喉痛　积热大小便秘

白术饮

治小儿泄泻　烦渴　附：呕吐　泻后虚损　慢惊风　暑月吐泻　伤食

四明杨伯启见于平准库相对开置书籍总铺打发即行　　收书君子幸鉴

---

①　咽酸：刘时觉本作"吐酸"。

②　灸膏肓：底本"灸"作"炙"，据本书正文内容改。

③　惺惺饮：原作"惶惶饮"，据本书正文改。

市肆圆子药一十种纲目

养正丹

治上盛下虚　翻胃吐食　霍乱　中风
附：喘急　脚气入腹　老人寒秘　眩晕

来复丹

治中脘气闭　痰饮厥逆　呕吐　霍乱
附：中暑　小儿慢惊　肾厥头疼　寒秘
心腹痛

震灵丹

治虚损　泄　泄泻　痢疾　崩漏
附：赤白带　盗汗　失血

苏合香圆

治鬼疰客忤　卒心痛　妇人血痛　惊
痫　附：卒中　擷扑内损　一切卒病　夜
睡不宁　闷绝

感应圆

治饮食所伤　胀满　霍乱　附：饮食
积气　邪气入腹　心腹痛　呕吐　赤白痢

消暑圆

治中暑　烦燥　引饮　附：伤暑头痛
痰饮停积　饮水过多

红圆子

治脾积气　妇人血痛　脾劳　饮食不
化　附：中脘痞痛　黄疸　产后　癫痫

妊妇呕吐

白圆子

治风痰　麻痹　小儿惊风　妇人血风
附：中风　咳嗽　白浊　癫痫　痰饮

如圣饼

治诸证头痛　头风　清头目　附：伤
寒头疼　温中快膈　痰饮

大己寒丸

治久寒积冷　心腹疠痛　泄泻　阴证
伤寒　附：中脘停寒　滑泄

此书乃亲传真本，复加校正，与文肆
所卖者大相辽绝，补漏阙者二十余段。如
降气汤论疝气之类是也。论中多举《局
方》等药而不载方，今并注其下计三十
余方。如小续命汤之类是也。若论中举其
名而方见于他段者，则不复更注，如白术
酒、术附汤之类是也。至于市肆圆子，不
曾该载治疗修合之法，则人欲自行修制
者，必须参以《局方》而后可。今并该
载其法，略无差阙，信为大备。家有其
书，则凡遇疾病一披阅之，瞭然毕见，且
板小字净，水陆之间，便于携带，尤为尽
美。旧刊工黑日勤，字画漫灭，今重刻
梓，收书幸鉴！

易简方论药目

三生饮

治卒中痰气上壅。

附：星香散治气盛人卒中；

　　附香饮治气虚人卒中；

　　醒风汤治卒中风痰壅；

　　小续命汤治卒中风不省人事。

姜附汤

治中寒晕倒。

附：白通汤治伤寒发热；

　　生附白术汤治中风湿；

　　附子麻黄汤治中寒湿。

附子汤

治风寒湿合痹。

附：八物汤治历节风；

　　术附汤治履寒湿脾弱；

　　茯苓白术汤治风湿入肌肤。

生料五积散

治感冒风寒。

附：升麻和气饮治疮疥癣；

　　败毒散治感冒头痛项强。

养胃汤

治感寒伤冷。

附：十味养胃汤治感寒疫；

　　不换金正气散治四时伤寒；

　　藿香正气散宽中顺气。

参苏饮

治发热头疼。

附：茯苓补心汤治虚劳发热；

　　青木香丸治阴癫肿痛。

柴胡汤

治伤寒瘟疫。

附：大柴胡汤治伤寒结热大便秘。

真武汤

治伤寒发热腹疼。

四逆汤

治阴证伤寒。

附：附子散治阴证伤寒无汗；

　　桂枝汤解伤寒。

温胆汤

治虚烦不睡。

附：竹叶汤治伤寒后余热；

　　既济汤治伤寒下利发热。

增损缩脾饮

解伏热，消暑毒。

附：五苓散治小便赤涩；

　　香薷饮治伤暑发热头疼；

　　白虎汤治中暑昏闷。

芎辛汤

治一切头疼。

附：必效散治一切头疼；

　　芎术除眩汤治着湿头重眩晕。

渗湿汤

治寒湿所伤。

附：肾著汤治腰重冷疼。

降气汤

治气滞痰实，脚气上壅。

附：神秘汤治上气喘急不卧；

　　九宝汤治喘疾不睡；

茱萸汤治脚气上攻；

石南丸治风毒脚弱少力；

木瓜丸治干湿脚气；

神功丸治气壅风热；

三黄丸治积热大小便秘涩；

如圣饮治咽疼①。

杏子汤

治外感内伤一切咳嗽。

附：小青龙汤治咳嗽及脚气喘急；

麻黄汤治感冒咳嗽；

平气饮治久嗽暴嗽喘急。

理中汤

治脾胃不和。

附：附子理中汤治寒湿所中；

治中汤治霍乱吐泻；

丁香温中汤治呕逆恶心；

补中汤治泄泻；

附子补中汤治溏泄不已；

八味汤治不喜饮食；

四顺饮治霍乱腹痛；

枳实理中汤治吐利后胸痞。

建中汤

治腹中切痛。

附：附子建中汤治霍乱吐泻；

黄芪建中汤治诸虚不足；

当归建中汤治妇人血气虚损。

四君子汤

治脾胃不和，中脘停饮。

附：异功散调治病后小儿吐泻；

甘桂汤治停饮目眩；

六君子汤治痰饮脾虚寒；

四桂散② 治气虚耳鸣；

加味四君子汤治肠风五痔下血。

平胃散

治脾胃五噎八痞，膈气反胃。

附：六味平胃散治胃寒呕吐；

八味平胃散治气不舒快；

去术平胃散治酒疸身黄；

草果平胃散治脾寒痁疾③。

二陈汤

治痰饮呕吐。

附：枳实半夏汤治停痰嗽呕；

丁香茯苓汤治陈寒流滞呕吐；

白术半夏汤治胃虚停饮；

半硫丸；

水煮半夏丸治黄疸呕吐。

四七汤

治七气痰涎壅盛。

四兽汤

治疟疾瘴气。

附：快脾饮治脾寒；

驱疟饮治疟疾热多者；

七宝汤治疟疾。

断下汤

治下痢赤白。

附：水煮木香丸治痢脓血泄滑；

参苓白术散治脾虚吐泻。

胃风汤

治便血瘀血肠风。

附：十补汤治虚劳消渴；

玄兔煎治三消渴，禁精止浊。

芎归汤

治去血眩晕。

附：桂香饮治产后腹疼；

顺元汤治崩中漏下，妇人常服资血；

芍药顺元汤治白带；

乌金散治虚难催生。

---

① 如圣饮治咽疼：本书正文中治咽疼之方名"甘桔汤"。

② 四桂散：本书正文引作"加味四柱散"，似当据改。

③ 痁疾：原作"痞疾"，据本书正文改。

枳壳汤

缩胎宽气。

附：大圣散治经候不调血气痛疼；

温经汤治经血不调冷痛。

增损四物汤

治妇人血气产后下血过多。

附：六合汤治经血凝滞腹痛；

胶艾汤① 治胎动下血；

四神汤治血虚腹疼；

黑神散治产后瘀血攻冲撮痛。

逍遥散

治妇人血劳，烦热体痛。

附：人参散治妇人血热虚劳；

十四味建中汤治荣卫不足；

乐令汤治诸虚劳伤；

养荣汤治劳伤虚损；

双和汤治虚劳烦热。

惺惺散

治小儿风热疮疹，伤寒时气。

附：四圣散治疮疹倒撷黑陷；

如圣饮② 治咽疼；

升麻葛根汤疮疹未发先服；

四顺饮治小儿头昏，大小便秘涩；

消毒饮治疮疹不快及热毒；

紫霜丸治食不化，吐、粪酸臭。

白术散

治小儿泄泻。

附：增损白术散治小儿吐呕；

益黄散治脾虚呕吐，食不消化；

六神汤治虚冷泄泻；

睡惊丸治因惊泄泻；

香连丸治泄泻；

大青膏治因惊发热搐搦；

夺命丹治急慢风天弔奶痫；

镇心丸治惊恐镇心神；

理中丸开胃气进乳食。

养正丹③

却邪辅正，助阳接真。

震灵丹

补真元，治劳伤。

苏合香丸

疗传尸，止吐利。

感应丹

治伤冷停积，因酒食吐利。

来复丹④

和阴阳，止吐利。

消暑丸

解暑毒，化痰涎。

醋煮红圆子

治脾积气滞。

附：小镇心丸解心热，止癫痫。

青州白丸子

治半身不遂，化痰消饮。

如圣饼子

治气厥痰饮头疼。

大己寒丸

治久冷腹疼。

---

① 胶艾汤：原作“胶芥汤”，据本书正文改。

② 如圣饮：原作“如圣散”，据本书正文改。

③ 养正丹：原本“养”作“艰”，据本书正文改。

④ 来复丹：本书正文“来复丹”置于“养正丹”下。

校正注方真本易简方论

增损饮子治法三十首

三生饮

治卒中，昏不知人，口眼㖞斜，半身不遂，咽喉作声。痰气上壅，无问外感风寒，内伤喜怒，或六脉沉伏，或指下浮盛，并宜服之。兼治痰厥、饮厥及气虚眩晕，悉有神效。但口开手散，眼合遗尿，声如鼾睡者，并难治疗。

南星一两　川乌半两　生附半两　木香一分

上㕮咀，每服半两，水二盏，姜十片，煎至六分，去滓温服。

或口噤不省人事者，用细辛、皂角各少许，或只用半夏为末，以芦管吹入鼻中，俟喷嚏，其人少苏，然后进药。痰涎壅盛者，每服加全蝎五枚，仍服养正丹镇坠之，以其用硫黄、黑锡，皆有利性，则痰涎随去矣。一法，气盛人止用南星八钱，木香一钱，加生姜十四片，煎两服，名**星香散**。一法气虚人用生附并木香、生姜如前，数煎服，名**附香饮**。亦有用天雄代附子者，无不效。因气中者，以沸汤化苏合香圆，乘热灌服；仍用前药汁浓磨沉香一呷许，再煎一沸，服之，俟服煎药已定，审其灼然是风，方用**醒风汤**、**小续命汤**之类。凡初得病，疑似之间，皆可用此（醒风汤用南星二钱，防风二钱，甘草一钱。小续命汤用麻黄、人参、黄芩、芍药、芎䓖、甘草、杏仁、防己、肉桂各半钱，防风一钱，附子一分，姜减前数一半，煎服）。中寒则用附

子理中汤、姜附汤之类。中湿则用白术酒、术附汤之类。中暑不录于此，可于缩脾饮方中求之。痰饮厥逆，气虚眩晕，止守本方，不必加减。若头目昏疼，肌肉瞤动，气息短急及癫痫等患，多由痰气所致，此药尤得其宜。

姜附汤

治中寒口噤，四肢强直，失音不语，或卒然晕倒，口吐涎沫，状如暗风，手足厥冷，或复烦躁。阴证伤寒，大便自利而发热者，尤宜服之。兼治中脘虚寒，久积痰水，心腹冷痛，霍乱转筋，四肢厥逆。

干姜二两　熟附二两

上㕮咀，每服四钱，水二盏，煎六分，去滓，温服。若其人未苏则先用三生饮方中治法，次方服此。或虑此药太燥，即以附子理中汤相继服饵。姜附汤本治伤寒经下之后，又复发汗，内外俱虚，身无大热，昼日烦燥，夜即安静，不呕不渴，六脉沉伏。

一方附子生用，名**白通汤**，治伤寒发热，大便自利；一方用白通汤倍加白术，甘草减半，名**生附白术汤**，治中风湿，昏闷恍惚，腹满身重，手足缓纵，津津自汗，失音不语，便利不禁。一方用姜附汤加麻黄、白术、甘草、人参等分，名**附子麻黄汤**。治中寒湿，昏晕缓弱，腰背强急，口眼㖞斜，语声浑浊，心腹膜胀。气上喘急，不能动转。以上证候，更宜审而用之。

附子汤

治风寒湿合痹，骨节疼痛，皮肤不仁，肌肉重著，四肢缓纵，腰脚酸疼。

生附一两　芍药　官桂　甘草　茯苓　人参各半两　白术三分

上咬咀，每服四钱，水二盏，姜七片，煎至六分，去滓食前服。恶甜者，减甘草一半。兼治疲极筋力，气虚倦怠，遍体酸疼。

一方治历节风，四肢疼痛如槌锻不可忍者，加干姜半两，去生附，用熟附等分，名**附子八物汤**，煎如前法。若寻常寒湿相搏，身体烦疼而脚软痛，及气虚头眩，止用白术、附子各一两，甘草半两，姜、枣煎服，名**增损术附汤**。又履湿地觉腰重脚弱，尤宜服之。若为湿气所中，则白术倍附子之数，仍用白术半两，酒一盏，煎至六分，连进数服，取微汗即愈。不能饮者，以水煎。若冒雨，湿着于肌肤，或因汗出浸渍，或澡浴得病，于增损术附汤中加茯苓、官桂如甘草之数，名**茯苓白术汤**。大率风湿为患，遽用麻黄发表之药，汗出既多，则腠理空虚，使为偏废之疾，不可不知。若中伤寒，气寒泣血，令人无汗，当用麻黄，汗出即愈。盖中牟之地，生麻黄处，雪为之不积者数尺，故治寒病，最得其宜。

生料五积散

治感冒风寒，肩脊拘急，发热头疼，或为寒湿所搏，一身凛然。急用此药，如服养胃汤法，以被盖，汗出即愈。

苍术　桔梗　枳壳　陈皮各六钱　白芍药　白芷　川芎　当归　甘草　官桂　半夏　茯苓各三钱　麻黄六钱　厚朴　干姜各四钱

上咬咀，每服四钱，水一盏半，姜三片、葱白一根，煎至六分去滓，食前服。

寒湿腰疼，每服加桃仁七枚，去皮尖煎。寻常被风寒湿气交互为病，颈项强直，或半身偏疼，或复麻痹，但服此药，加麝香末少许煎服。妇人经候不调，心腹撮疼，或闭壅不通，加醋一合煎服。产妇催生及胎死腹中，亦如前法；能饮者更加酒半盏。产后发热，不问感冒风寒及恶露为患，均可治疗，煎如本方。腹中血块，尤宜加醋煎。伤寒手足逆冷，面青呕吐者，宜加熟附少许。或疝癖癥瘕，膀胱小肠气痛，加茱萸半钱、盐少许。脚气加茱萸、木瓜；大便闭者，加大黄；脚气下注，焮然赤肿者，以大便流利为度；脚气初发，增寒壮热者，亦宜此药加大黄利之。一方治浑身疮疥，脓水淋淫，经时不愈，去麻黄加升麻、大黄名**升麻和气饮**。盖疮癣为患，多因内有所蕴，发在皮肤，若只外傅以药，何由得愈？不若以此涤之。若寒湿之气注下作疮，疮愈则毒气入腹，为害不浅。此药尤效。已上三证，若觉壅盛多热，脾胃素壮者，则以**败毒饮**①，亦加大黄煎服（用人参、茯苓、甘草、前胡、芎䓖、羌活、独活、桔梗、柴胡、枳壳各等分，每服二钱，水一盏。生姜、薄荷各少许，煎至七分，温服）。

养胃汤

治外感风寒，内伤生冷，增寒壮热，头目昏疼，肢体拘急，不问风、寒二证及内外之殊，均可治疗。先用厚被盖睡，连进此药数服，加以薄粥热汤之类佐之，令四肢微汗瀄瀄然，候干则徐徐去被，谨避外风，自然解散。若先自有汗，亦须温润以和解之。或有余热，则以参苏散款款调之。或尚头疼，则以浓煎生姜葱白汤下圣

热服。

---

① 败毒饮：本书"易简方论药目"作"败毒散治感冒头痛项强"。

饼子①。二证既除，则不必服药，但节其饮食，适其寒温，自然平治。大抵感冒古人不敢轻发汗者，止由麻黄能开腠理，或不得其宜，则导泄真气，因而致虚，变生他证。此药乃平和之剂，止能温中解表而已，初不致于妄扰也。兼能辟山岚瘴气，四时瘟疫常服尤佳。

厚朴　苍术　半夏各一两　茯苓　人参　草果　藿香半两　橘红三分　甘草一分

上㕮咀，每服四钱，水一盏半，姜七片、乌梅一个，煎至六分，去滓热服。

或发寒疟，或感寒疫及恶寒者，并加附子，足为十味。**不换金散、藿香正气散**皆此药也。然不若此方之备（不换金散用藿香、厚朴、苍术、陈皮、半夏、甘草等分）。正气散用大腹皮、白芷、茯苓、紫苏各一两，厚朴、白术、陈皮、苦梗、甘草、半夏曲各一两，藿香三两，煎法并如前，但减姜四片，不用乌梅。兼治饮食伤脾，发为痎疟，或脾胃虚寒，呕逆恶心，皆可佐以红丸子。

参苏饮

治一切发热，头疼体痛。若增寒壮热者，先服养胃汤，次服此药。单单发热者，止宜服此，以热退为度。因感冒亦如服养胃汤法，以被盖卧，连进数服，汗出即愈。或尚有余热，疑似之间，皆令微汗，不妨初无表散之药，且勿谓紫苏耗气，不肯多服，更宜徐徐服之，自然平治。因痰饮发热，但连日频进此药，以热退为度，期不可便止。虽有前胡、干葛，但能解散肌热；枳壳、橘红辈，自能宽中快膈，不致伤脾。兼大治中脘痞满，呕逆恶心，开胃进食，无以踰此。毋以性凉为疑，一切发热皆能作效，不必拘其所因也。小儿、室女尤宜服饵。兼治气盛或气虚人痰气上壅，咽喉不利，哮呷有声，气

急短急，上盛下虚，宜加木香半两煎服，其效尤验。此药治虚劳发热，其效尤著。

前胡　人参　紫苏叶　干葛　半夏　茯苓各三分　枳壳　陈皮　甘草　桔梗各半两

上㕮咀，每服四钱，水一盏半，生姜七片、枣子一个，煎至六分，去滓，不以时候服。

素有痰饮者，候热退，以二陈汤、六君子汤间服。本方治痰饮停积，中脘闭塞，眩晕增烦，忪悸呕逆及痰气中人，停留关节，手脚弹曳，口眼㖞斜，半身不遂，食已即呕，头痛发热，状如伤寒者，悉能主之。一方用此药三两，加局方四物汤一两半（用熟地黄、当归、白芍药、川芎各等分）合和，**名茯苓补心汤**。大治男子、妇人虚劳发热，或五心烦热，并治吐血、衄血、便血，并妇人下血过多致虚热者，并得其宜。寻常感冒风寒，头目昏重，鼻流清涕，宜用此药加川芎半两煎服。疝气初发，必先增寒壮热，甚者呕逆恶心，每服此药加木香半两服之，两日寒热必退。或阴癞尚肿，牵引作楚，再于此药每服加灯心二十茎煎，**下青木香圆**（用黑牵牛二两四钱炒香，别捣末，木香二钱，槟榔、酸枣米饭裹，纸包煨熟，补骨脂、炒荜澄茄各四钱为细末，清水为圆，如绿豆大，每服三、五十圆）。仍用五苓散（用泽泻、猪苓、赤茯苓各二两半，白术一两半，桂一两，为细末）多加灯心煎服。或觉微渴，即是肾恶燥，可于五苓散中去白术加滑石末，剉作饮子，三药日各三服，以病退为期，能专心服之，无不应手而愈。此病乃寒气下注，入注癞中，多令大小腑不通，急服此三药，以通利为效。若大便已通利，则少服青木香圆，多服增损五苓散。或小便流利已多，

----

① 圣饼子：按，卢檀《易简方纠谬》卷1云："圣饼子名多重出，若是《局方》如圣饼子，当明言令分晓"，可资参考。

则少服五苓散，多服青木香圆，切不可畏虚预止。此等用药甚浅近，人多忽之，信既不及，服必不多，安能取效？或谓其肾经本虚，不可更用此药导利，此大不然。益因肾虚①，邪气袭之，若非逐去外邪，病何因愈？或畏虚用平稳之剂及热药兜住，大小腑必秘，入腹冲心，痛不可当，为祸甚速。只当依此疗之，俟流利之后，病势已退，徐服茱黄、川楝、桃仁、附子之类亦不为晚。或因用心过度，发热及寒热往来者，亦宜用此，但杂以四物汤，须谷气素壮乃可服。

柴胡汤

治伤寒瘟病，身热恶风，头项强急，胸满胁痛，烦渴呕哕，小便不利，大便秘硬。或过经未解，潮热不除，非汗、非下之证，并宜服之。妇人经事来少，日晡发热，大便秘，别无虚证者，宜用此药加大黄，减柴胡数，各等分，加桃仁，减甘草数各一半，服之微利为效。及瘟后劳复，发热头疼，或往来寒热。妇人伤寒，经血适来，或经血适断，发热恶寒，昼日明了，暮则谵语，此为热入血室，其血必结，故使寒热如疟，此药主之。小儿温热，悉能治疗。此药非止治伤寒，其他发热，并宜服之。

柴胡二两　半夏　黄芩　人参　甘草各三分

上㕮咀，每服五钱，水一盏半，姜七片、枣一个，煎六分，去滓食前服。

若腹痛，去黄芩加芍药半两；心下悸，去黄芩加茯苓一两。若不渴，外有热者，去人参加桂三分，温被盖覆，令有汗则解；若咳嗽，去枣加五味子三分、干姜半两；胸中烦而不呕者，去半夏、人参加栝蒌实半两；渴者，去半夏加栝蒌根一两；胸中痞硬者，去枣加煅了牡蛎一两。伤寒十三日不解，胸腹满而呕，晡则发潮，发已而微利，乃医以圆药利之，非其治也，宜加芒硝一两。伤寒十余日，结热在里，往来寒热，或心下急，郁郁微烦，或口生白胎，大便不通，或发热汗出，或腹中满痛，或日晡发热如疟，或六七日，目中不了了，晴不和，无表里证，大便难，身微热者，实也，去人参，加枳实半两、大黄一两，名**大柴胡汤**。脉之以利为度，热除不宜遽服补药，仍忌羊肉、腰子、酒，并难化之物。或有所伤，是名食复，难以治疗，切宜戒之。饮食须是大当节省，不可多食，谨忌两月，仍避房室。

真武汤

治伤寒数日以后，发热腹疼，头目昏沉，四肢疼痛，大便自利，小便或利，或涩，或咳，或呕者，皆宜服之。若已经汗下不解，仍发热者，心下悸，头眩晕，身眴动，振振欲擗地者，此由渴后饮水，停留中脘所致，大宜服之。

茯苓　芍药　熟附各三分　白术二分

上㕮咀，每服四钱，姜五片，水一盏半，煎至六分，去滓，食前温服。

小便利者，去茯苓；大便利者，去芍药，加干姜二分；呕者每服加生姜五片；咳者加五味子三分，细辛、干姜各一分；发热而泄泻者，服此未退，当投四逆汤，仍服震灵丹，当应手而愈。此药不惟阴证伤寒可服，若虚劳之人，增寒壮热，咳嗽下痢，皆宜服之。因易名固阳汤。增损一如前法。今人每见寒热证多用地黄、当归、鹿茸辈补益精血。殊不知此等药味多甘，却②欲恋膈，若脾胃大段充实，服之方能滋养，然犹恐因时致伤胃气，胃为仓廪之官，受纳水谷之处，五脏皆取气于胃，所谓精气血气，皆由谷气而生。若用

---

① 益因肾虚：刘时觉本"益"作"盖"。

② 却：原本作"劫"，据上下文义改。

地黄等药，未见其为生血，而谷气已先有所损矣。孙兆谓补肾不如补脾，正谓是也。故莫若以固阳汤调其寒热，不致伤脾，饮食不减则气血自生。若劳瘵之疾已成，无药能疗，惟膏肓灸法最为效验，然或伤晚，亦恐不及。其他证状，胃风汤、逍遥散方中具言之。

四逆汤

治阴证伤寒自利不渴，呕哕不止，或吐利俱作，小便或涩或利，脉微欲绝，腹痛肠满，手足厥冷，或咳或悸，内寒外热，下利清谷，四肢沉重，或汗出厥逆者，或汗出热不去者，并宜服之。及治一切虚寒冷厥，理中汤方中亦互言之。或伤寒病在表，医误下之，续后下利不止，虽觉头疼体痛，发热恶寒，四肢拘急，表证悉具，未可攻表，宜先服此药，以助阳救里，次服**桂枝汤**（用桂枝、芍药、甘草，每服四钱，水一大盏，姜四片、枣一个。煎六分，去滓服）以解表证。

甘草一两　干姜一两　熟附三分

上㕮咀，每服四钱，水一盏半，煎六分，去滓，食前温服。

服此药利止亡血者，加人参半两；面赤者，每服加葱白一茎；腹痛者加芍药一两；呕者加生姜一两；咽痛者，加桔梗半两；利止脉不出者，加人参一两。霍乱吐泻之后，并宜服之。阴证伤寒，或无汗，唇青面黑，身脊强急，四脱①厥冷，昏不知人，未欲服四逆汤者，先与**附子散**，用附子三分，官桂、当归、白术各半两，半夏、干姜各一分，用葱煎服，被覆取汗。或气虚阳脱，体冷无脉，气息欲绝，不省人事者，当灸丹田、气海，仍以葱一束，以索缠如饼大，切去根叶，存白二寸，以烈火燃一面令通热，勿至灼人。乃以热处着病人脐下，上以熨斗盛火熨之，温则易以他饼，其人苏醒，手足温而有汗

乃差，仍服四逆汤、姜附汤之类。

温胆汤

治大病后，虚烦不得睡，兼治心胆虚怯，触事易惊，或梦寐不详，或异象眩感，遂致心惊胆慑，气郁生涎，涎与气搏，变生诸证；或短气悸乏，或复自汗，或四肢浮肿，饮食无味，心虚烦闷，坐卧不安，悉能主之。

半夏　枳实各一两　橘红一两半　甘草四钱　茯苓三分

上㕮咀，每服四钱，水一盏半，姜七片、枣一个，竹茹一块（即刮竹青也）如钱大，煎至六分，去滓，食前热服。

方治伤寒后虚烦，及一切病后虚烦，夜睡不宁，并宜用之。若伤寒后尚有余热，并热在上焦，兼汗下后表里但虚不可攻者，宜用**石膏竹叶汤**（用石膏三两，半夏半两，麦门冬一两，甘草、人参各四钱，竹叶五片。每服四钱，水二盏，生姜五片，煎一盏半，去滓，入粳米百粒，再煎米熟，去米温服）。下利发热者，于竹叶汤中去石膏，加熟附，名**既济汤**，呕者二陈汤。一法治伤寒坏证，时或发热，消渴烦燥，用新罗参不拘多少，煎汤浸令冰冷，候盛渴之时与之顿服，热则随去矣。大抵伤寒渴者不可多与之水，积胸中便为结胸，然亦须濡沫之可也（治结胸法见于理中汤方中）。伤寒之后有冷逆者，此证最危，当用半夏一两，生姜两半，白水煎服。其他病亦恶吃逆，当用丁香十粒、干柿蒂十五粒，煎汤半钱，乘热顿服。

增损缩脾饮

解伏热，除烦渴，消暑毒，止吐利，霍乱之后服热药太多，致烦燥者，浸冷如水，尤宜服之。

草果仁四两　乌梅三两　甘草二两半

————————

① 脱：刘时觉本作“肢”。

上㕮咀，每服五钱，水一碗，生姜十片，煎至八分，浸以熟水令极冷，以解烦渴，或欲热或温，并任意服之。

一方用草果、乌梅、缩砂、甘草各等分，干葛、白扁豆各减半，老人加附子煎如前。头疼，宜用此下消暑圆。若因饮食生冷过多，致霍乱吐泻者，亦宜用此，然须先以治中汤、二陈汤之类煎服，仍服来复丹。烦燥者，方以浸冷**香薷饮**（用香薷一斤，厚朴、扁豆减半。每服四钱①，水一盏，酒一分，煎分②，去滓，水中沉冷，连进三服③）服之，自然平愈。今人往往读香薷饮之证，才见霍乱，遽尔投之，殊不知夏月伏阴在内，因食生冷，以致霍乱，岂宜投以浸冷之药？故合先治中脘，方以香薷饮解其烦燥，不可不知。若饮水过多，小便赤涩，当服**五苓散**（方见参苏饮）。以其能利水道，有泽泻、茯苓故也。若盛夏于道途间为暑气所中，闷倒不省人事者，急扶在阴凉之处，切不可与冷水，当以布巾衣物等蘸热汤熨脐下及丹田、气海，续以汤淋布上，令彻脐腹温暖，即渐苏醒。若商卖及庸雇之人，仓卒无汤，掬路中热土于脐下，仍拨开作窍，令人更溺其中，并以大蒜烂研，以水调灌下。中暑之证，面垢，六脉沉伏，冷汗自出，昏不知人，先以汤巾如前法熨脐腹，次以来复丹为末，冷水灌下，仍用**白虎汤**（用石膏四两，知母一两半，甘草七分半，煎法如竹叶汤。见温胆汤）、竹叶石膏汤服之。此一定之法，不可改易。多有病家无主病人，亲友问疾，各立一说，各传一方，皆谓屡经作效，来者既众，议论纷然，不知孰是，犹预之间，遂致困笃。莫若参以外证，确意服药，无信浮言，以贻后悔。一法，用道上热土与大蒜等分烂研，冷水调服，仍以蒜少许置鼻中，气透即苏，续与白虎汤、竹叶石膏汤之类。凡觉中暑者，急嚼生姜一

大块，冷水咽下。暑气中人，谨不可探以冷水，亦不宜单用冷水灌之。

芎辛汤

治一切头疼，但发热者难服。其余痰厥、饮厥、肾厥、气厥等证。偏正头疼难忍者，以此药并如圣饼子服之，不拘病退，多服自能作效。气虚年高人仍服养正丹、黑锡丹，并用此调钟乳粉间服。诸证头疼，紧捷之法，无以踰此。但头疼多用石膏，盖取其坠痰饮，然恐性寒，故以钟乳粉代之。肾厥头疼，尤得其宜。或疑钟乳粉为煅炼药，则用软石膏煅过为末服，亦验。

生附　乌头　南星　干姜　细辛　川芎各一分　甘草三分

上㕮咀，每服四钱，水二盏，姜七片、茶芽少许，煎至六分，去滓，食前服。中脘素寒者，不用茶芽。

若气壅盛，只用川芎一两，细辛半两，甘草二两，煎如前法。一方用高良姜晒干，不见火，碾为细末，口含冷水，以少许搐入鼻中，如此数搐即愈。久患头疼，尤能作效。一方治头疼以细辛二钱，川芎、白芷减半，为细末，搐入鼻中。若气虚人，以附子一只，生去皮切作数片，用生姜自然汁一大盏浸一宿，慢火炙干，再炙再蘸，候渗尽姜汁为度。良姜等分为细末，腊茶调服，**名必效散**。一方用白芷四钱，生乌头一钱，为末，每服一字许，茶汤调服。有人患眼睛疼者，先令含水，次用此药搐入鼻中，其效尤验。若治着湿

①　四钱：《太平惠民和剂局方》卷2作"三钱"。

②　煎分：《太平惠民和剂局方》卷2作"煎七分"。

③　连进三服：《太平惠民和剂局方》卷2作"连吃二服"。

头重眩晕，用川芎、白术、生附各等分，官桂、甘草减半，**名芎术除眩汤**，每服四钱，姜十片，煎服。

渗湿汤

治寒湿所伤，身重腰冷，如坐水中，小便或涩或利，大便溏泄，皆因坐卧湿处，或因雨露所袭，或因汗出衣里冷湿，久久得之，腰下重疼，两脚酸痛，腿膝或肿或不肿，小便利反不渴，悉能主之。

苍术　白术　甘草各一两　干姜三两　橘红　茯苓　丁香各一两

上㕮咀，每服四钱，水一盏半，姜三片、枣一十个，煎至六分，去滓，食前温服。

此药治脾胃不和，呕逆恶心，大便时时溏泄，尤得其宜。一方减橘红、丁香，**名肾著汤**，腰重而冷疼者，大宜服此。或不因湿气所伤，止是风寒相搏，以致腰疼，宜服生料五积散，加桃仁数个煎服。若肾虚致疼，当服补药。

降气汤

治虚阳上攻，气滞不快，上盛下虚，膈壅痰实，咽干不利，嗽咳中满，喘急气粗，脐腹膨胀，满闷虚烦，微渴引饮，头目昏眩，腰痛脚弱，四肢倦怠。此药专治脚气上攻，中满气急，更有下元虚冷，并尊年气虚之人，素有上壅之患，服补药不得者，用之立效。大便秘者，仍用此药下黑锡丹、养正丹等药；少年气盛大便秘，上壅，脾胃素壮者，用此药下**神功丸**（用大黄面裹煨、诃梨勒皮各四两，人参、大麻仁别捣如膏，各二两。为细末，炼蜜为丸，每服二十九，温酒米饮吞下）、**三黄丸**（用大黄煨、黄连、黄芩等分。为细末，炼蜜为丸，每服三十丸，用熟水吞下）。治上壅咽疼者，先用降气汤，不效则服**甘桔汤**，用生甘草、桔梗各二钱，荆芥五穗，白水煎服。

前胡　厚朴　甘草　当归各二两　肉桂　陈皮各三两　半夏五两

上七味㕮咀，并紫苏子五两，微炒碾破，极难得真者。须是细而香者，共为八味。如无紫苏子真者，只服参苏饮亦佳。每服四钱，水一盏半，姜五片、枣一个。煎六分，去滓不以时候服。

凡人中风中气，痰饮肿满及脚气等患，多是虚气上攻，胸膈不快，不进饮食，此药大能降气，乃真俞山人降气汤①后加参、附、五加、大腹之类，却非其真。若素无脚气，只是上气喘急不得卧者，亦宜用之；或只以橘皮、紫苏、人参、五味子、桔梗各等分，**名神秘汤**；甚者用此药调钟乳粉，下养正丹；脚气入腹，大便闭，不任冷药者，亦宜用降气汤，咽养正丹以温利之。详见养正丹方中。素有喘疾，遇寒暄不常之时，发则连绵不已。夜不能睡，则服**九宝汤**，用龙脑薄荷、紫苏叶、大腹皮、麻黄各一两，桑白皮、官桂、杏仁、橘皮、甘草各减半。每服水一盏半，生姜十片，乌梅二个，煎至六分，去渣，专心服之，其效甚验。年高人患喘嗽者，亦宜服之。小儿室女，哮喘之患，其效尤著。切不可谓薄荷冷，紫苏耗气，麻黄发散不肯多服。盖病有主对服之不妨。时间②感冒，头重鼻塞，或流清涕，或作咳嗽，并宜服此。惟虚劳自汗人不可服。脚气之证，人多不识，若作他病治之，入腹攻心，为祸甚速。《千金》论见食呕吐，或腹痛下利，或大小便秘，或胸中冲悸，不欲见光明，或精神昏愤，言语错乱，或热或冷，或转筋，或

---

① 俞山人降气汤：底本"俞"作"愈"，今据《太平惠民和剂局方》卷3治一切气之［绍兴续添方］改。

② 时间：刘时觉本作"时令"，可从。

肿或不肿，或腿① 腿顽痹，或缓纵挛急或小腹不仁皆脚气之证。凡小觉有此急须治之，伤缓则气上入腹，胸胁逆滞，喘急自汗及呕吐者，皆不可治。今人患脚气者，多因气实而死，终无服药致虚而尪②。故脚气人不得大补，亦不可大泻，切不得畏虚预止汤药，宜服降气汤，间以**茱萸汤**。用槟榔二两，橘红、茱萸、木瓜、紫苏各一两半。㕮咀，每服四钱，姜十片，煎服。仍多服**石楠丸**（用当归、石楠叶、薏苡仁、川芎、赤芍药、赤小豆、牵牛，炒、大腹子，连皮用、橘红、杏仁，去皮尖麸炒、麻黄各二两，五加皮、牛膝各三两，木瓜、独活、杜仲，炒、草薢各四两，并为细末，以酒浸蒸饼为丸。每服二十丸，木瓜汤下）、**木瓜丸**（用熟地黄、橘红、乌药各四两，石楠藤、杏仁，去皮尖、牛膝，酒浸、苁蓉，酒浸、续断、干木瓜各二两，赤芍、当归各一两，黑牵牛，炒三两。为细末，酒糊为丸，每服五十丸，空心木瓜汤或温酒吞下）。以大便溏利为效。此数药用之极验，更于养正丹方中互言之矣。然只以备缓急之需，如诸经受病，却当详审。一方以八味降气汤加川芎、细辛、桔梗、茯苓共十二味名大降气汤，治法亦同。若尊年人，虚气上壅，当间以生附加生姜煎，临熟以药汁浓磨沉香，再煎一两沸，服之尤为稳当。

杏子汤

治一切咳嗽，不问外感风寒，内伤生冷及虚劳咯血，痰饮停积，悉皆治疗。

人参　半夏　茯苓　细辛　干姜　芍药　甘草　官桂　五味子各等分

上㕮咀，每服四钱，水一盏半，杏仁去皮尖剉五枚、姜五片，煎至六分，去滓，食前服。

若感冒得之，加麻黄等分。如脾胃素实者，用罂粟壳去筋膜细剉，以醋淹炒，等分加之，每服添乌梅一个煎服，其效尤

验。若呕逆恶心者，不可加此。一法，去杏仁、人参，倍加麻黄，添芍药如麻黄之数，干姜、五味子各增一半，**名小青龙汤**。大治久年咳嗽，痰涎壅盛，夜不得睡，仍专治脚气喘急。此方虽有麻黄，既有官桂，不致于发汗，服之不妨。丈夫妇人，咳嗽哮嗽，不问老人小儿，皆宜服九宝汤。见于降气汤方后，其效最验。时下感冒咳嗽尤宜服之。一方用麻黄、甘草、杏仁、五味子、茯苓等分，橘红倍之名**麻黄汤**。尤为切当。二方中有麻黄，恐其发汗不肯服之。若治肺感寒邪，咳喘嗽急，药病既有主对，不致更能宣发，服之不妨。但先自有汗，并虚劳咳嗽之人则不可用。一方用紫苏、桑白皮、麻黄、青皮、五味子、杏仁、甘草等分，**名平气饮**。生姜七片，乌梅一个煎服。久年咳嗽、暴嗽、气虚喘急，皆得其宜。

理中汤

治脾胃不和，饮食减少，短气虚羸，时复呕逆。或大病差后，胃中有寒，时喜咳唾。或霍乱之后，气虚未禁热药，并宜服之。但药味大甜，当减甘草一半，增损治疗，悉见于后。

人参　干姜　白术　甘草各二两

上㕮咀，每服四钱，水一盏半，煎至六分，食前热服。为寒气、湿气所中者加熟附子一两，**名附子理中汤**。霍乱吐泻者，加橘红二两，不必更用青皮，**名治中汤**。干霍乱心腹作痛，欲吐不吐，欲下不下，先以盐汤少许顿服，候吐出令透，即进此药。呕逆恶心者，于治中汤中加丁香半两、半夏一两，**名丁香温中汤**，每服加生姜十片。泄泻者加橘红、茯苓各一两，

---

① 腿：同"髀"，大腿。刘时觉本径作"脚"，似欠妥。

② 尪：按文理当作"尪"。

名**补中汤**。溏泻不已者，于补中汤中更加附子一两，名**附子补中汤**。泻甚者，断下汤方中求之。不喜饮食，水谷不化者，附子补中汤中再加缩砂一两，共成八味名**八味汤**。若霍乱吐下，心腹作痛，手足逆冷，于本方中去白术，加熟附名**四顺饮**。甚者服四逆汤之类。若伤寒结胸，先以桔梗、枳壳等分煎服；不愈者及诸吐利后胸痞欲绝，心膈高起急痛，手不可近，于理中汤加枳实、茯苓各一两，名**枳实理中汤**；伤寒结胸渴者，再于枳实理中汤加栝蒌根一两；下利者，去栝蒌加牡蛎一两。一法，霍乱后转筋者，理中汤加火煅石膏一两。理中汤加减法：寒多不饮水而吐者，去术，加生姜两半；利多者还用术；腹中痛者，加人参半两；脐上筑者，肾气动也，去术加官桂一两半，肾恶燥故去术，恐作奔豚，故加官桂；悸多者，加茯苓一两；渴欲水者，添加术半两；若寒者，添加干姜半两；腹满者，去术加附子一两。一法，治饮酒过多，及啖炙煿热食，发为鼻衄，加川芎一两。一法，专治伤胃吐血，以此药能理中脘，分利阴阳，安定血脉，只用本方。中附子毒者，亦用本方，或止用干姜、甘草等分煎服，仍以乌豆汤解之。

建中汤

治腹中切痛，增损治疗，各各不同，并见于后，此药饮酒人不喜甘者，不宜服之。此药与桂枝汤用药一同，但减芍药如官桂之数，专治伤寒发热自汗，用桂枝汤（方已见四逆汤）表之。

官桂三分　白芍药一两半　甘草半两

上咬咀，每服四钱，水一盏半，姜五片、枣一个，煎至六分，去滓，食前热服。

方治妇人血疼，男子心腹疠痛，心腹疼痛甚者，加远志半两。积气作痛者，当于感应丸方中求之。或吐或泻，状如霍乱，及冒涉湿寒，贼风入腹，拘急切痛，加附子三分，名**附子建中汤**。疝气发作，当于附子建中汤煎时加蜜一筋头许，名**蜜附子汤**，更于参苏饮方中求之。一方治男子妇人诸虚不足，小腹急痛，胁肋䐜胀，脐下虚满，胸中烦悸，面色萎黄，唇口干燥，少力身重，胸满短气，腰脊强痛，骨肉酸疼，行动喘乏，不能饮食，或因劳伤过度，或因病后不复，加黄耆一两半，名**黄耆建中汤**。一方治妇人一切血气虚损，四肢惰怠，及产后劳伤，虚羸不足，腹中疠痛，吸吸少气，小腹虚急，痛引腰背，时自汗出，不思饮食，加当归一两，名**当归建中汤**。若产后半月，每日三服，令人丁壮。若腹中尚有刺痛，乃有败血停留，则不可服之，宜用大圣散（用泽兰、石膏各二两，桔梗、吴茱萸炒、厚朴、卷柏、白茯苓、细辛、防风、柏子仁各一两，人参、藁本、川乌去皮脐、干姜炮、黄耆、五味子、白芷、丹参、白术、川椒去目及闭口者炒出汗，各三分，当归、芍药、川芎、甘草炙、芫荑仁各一两三分，生地黄一两半，阿胶炒、白薇各半两，肉桂二两一分，并为细末，每服二分，空心热酒调下），并加醋五积散之类。

四君子汤

治大人小儿，脾胃不和，中脘停饮，大病之后，宜服此药。但味甘，恐非快脾之剂，常服宜减甘草一半，增损之法见于方后。

人参　茯苓　白术各一两　甘草半两

上咬咀，每服四钱，水一盏，姜七片、枣一个，煎至六分，去滓，不以时候服。

一方加橘红等分，名**异功散**，尤宜病后调理。一方去人参，加官桂一两，甘草一分，名**甘桂汤**。治停饮目眩。一方去甘草，加枳壳、桔红、半夏等分，名**六君子汤**，专治素有痰饮，胸膈痞闷，脾胃虚

寒，不嗜饮食，服燥药不得者，大宜服
之。一方去甘草，加木香、熟附等分，名
加味四柱散①，姜、枣煎。治丈夫元脏气
虚，真阳耗散，两耳常鸣，脐腹冷痛，头
眩目晕，四肢倦怠，小便滑数，泄泻不
止，大病之后，尤宜用此调理。一方加黄
芪、白扁豆等分，名**加味四君子汤**，大治
肠风，并五痔下血，面色萎黄，心松耳
鸣，脚弱力乏，口淡无味，姜、枣煎服，
研为细末服之尤佳。此方人之信服者顺
效。李次仲云：看不上面，自有奇效。

平胃散

治脾胃不和，不思饮食，心腹胁肋膨
胀刺痛，口苦无味，胸满短气，呕哕恶
心，噫气吞酸，面色萎黄，肌体瘦弱，怠
惰嗜卧，体重腹疼，常多自利，或发霍
乱，及五噎八痞，膈气反胃，并宜服之。

厚朴三两半　　苍术五两半　　橘红三两半
甘草一两

上㕮咀，每服四钱，水一盏半，姜五
片、枣一个，煎至六分，去滓，食前服。
常服调气暖胃，化宿食，消痰饮，辟风寒
冷湿，四时不正之气。

一法加茯苓、丁香各三两，共成六
味，治胃寒呕吐，多加生姜煎服。一法，
若其人气不舒快，中脘痞塞，不进饮食，
加缩砂、香附子各三两，共为八味，加生
姜煎服。病后调理，亦宜服之。一方去苍
术，余各等分，白水煎服，治酒食所伤，
眼睛头面遍身黄色，名曰酒疸，久服神
验。仍以红圆子任之。一法加草果、乌梅
各一枚，治脾寒痁疾，姜七片同煎，久服
可效。如未效，于四兽饮方中求之。

二陈汤

治痰饮为患，或呕吐恶心，或头眩心
悸，或中脘不快，或发为寒热，或因食生
冷，脾胃不和，悉主之。

半夏五两　　橘红五两　　茯苓三两　　甘
草一两

上㕮咀，每服四钱，水一盏半，姜七
片、乌梅一个，煎至六分，去滓热服，不
拘时候。伤寒后不敢进燥药者，亦宜服
饵。用此快脾则饮食倍进，易得复常。治
痁疾，加草果如半夏之数，下红圆子。因
酒食所伤，发为黄疸，亦宜用此加草果，
咽红圆子，多服取效。呕吐者，加丁香如
甘草之数，恶甜者减甘草，甚者并服**半硫
圆**（用硫黄研细，柳槌杀过，半夏汤洗为末，
等分，以生姜自然汁熬蒸饼末，为圆如梧子大，
每二十丸，姜汤空心下）用半夏一两为细
末，入丁香、槟榔各一两，旋以生姜自然
汁圆如梧子大，名**水煮半夏圆**，先以汤二
盏煎沸，次下圆子，煎令极熟，以匙挑
服，用药汁咽下，更服养正丹。烦燥者于
二药中并去丁香，仍服来复丹、黑锡之
类，俟大便利，无不作效。呕家不以温药
微利大便，则无由愈。此数药皆有硫黄，
能温利之；秘甚者用加味感应圆。若先溏
利，是为虚寒，不宜用此，可于理中汤、
震灵丹方中求之。妊妇恶阻，古方用茯苓
元、茯苓汤，非快脾之剂，服者病反增
剧，不若用此，极验。余见四物汤、红圆
子方中。一方名**枳实半夏汤**，治痰饮停
留，胸膈痞闷，或咳嗽气塞，头目昏重，
呕哕恶心，烦皆拘急，用半夏、陈皮各一
两，枳实一两，多加生姜煎。一方名**丁香
茯苓汤**，治久积陈寒，流滞肠胃，呕吐痰
沫，或有酸水，全不入食，用丁香、木
香、干姜、附子、半夏、橘皮、肉桂、缩
砂等分，加生姜煎。一方名**白术半夏汤**，

---

① 加味四柱散：本书"易简方论药目"
作"四柱散"。按，《太平惠民和剂局方》卷3
之"四柱散"药仅木香、茯苓、人参、附子4
味，并无白术，与此加味方略异。

治胃虚停饮，痰逆恶心，中脘刺痛，腹胁搅疼，头目昏晕，肢节倦怠，不思饮食，用白术、丁香、赤茯苓各一两，半夏二两，肉桂半两，陈皮半两，亦加生姜煎。生姜乃呕家圣药，凡呕吐宜多。

四七汤

治喜怒悲忧恐惊之气结成痰涎，状如破絮，或如梅核在咽喉之间，咯不出、咽不下，此七气所为也。或中脘痞满，气不舒快，或痰涎壅盛，上气喘急，或因痰饮中节，呕逆恶心，并宜服之。

半夏五两　茯苓四两　厚朴三两　紫苏叶二两

上㕮咀，每服四钱，水一盏半，姜七片、枣一个，煎至六分，去滓热服，不以时候。

若因思虑过度，阴阳不分，清浊相干，小便白浊，用此药下青州白圆子最为切当。妇人情性执著，不能宽解，多被七气所伤，遂致气填胸臆，或如梅核上塞咽喉，甚者满闷欲绝，产妇尤多此证，宜服此剂，间以香附子药，久服取效。切不可谓紫苏耗气，且谓新产血气俱虚，不肯多服，用之效验，不可具述。妇人恶阻，尤宜服之，间以红圆子尤效。一名厚朴半夏汤，一名大七气汤。《局方》有七气汤，用半夏五两，人参、官桂、甘草各一两，白水煎服。方治七气并心腹绞痛，然药味太甜，恐未必能止疼顺气，当于感应圆方中求之。一方治七情所伤，中脘不快，气不升降，腹胁胀满，用香附子炒半斤，橘红六两，甘草一两，煎服尤快。切不可谓其耗气，此药大能资血养气，芎归汤中亦言之。

四兽饮[①]

治五脏气虚，喜怒不节，劳逸兼并，致阴阳相胜，结聚涎饮，与卫气相抟，发

为疟疾，悉能主之。兼治瘴疟，最有神效，常服温中快膈。

半夏　茯苓　人参　白术　草果　橘红各等分　甘草减半

上同枣子、乌梅、生姜并等分，㕮咀，以盐少许淹食，须厚皮纸裹，用水湿之，慢火炮令香熟，焙干。每服半两，水二盏，煎六分，去滓，未发前并进数服。

一方治脾寒，名**快脾饮**，用草果、人参、白术、橘红、半夏、厚朴、缩砂仁、附子等分，甘草减半，每服四钱，水二盏，姜十片、乌梅二个、枣子一枚，煎至六分，去滓，不以时候服。用此药下红圆子尤妙。兼治脾胃虚弱，中脘停寒，不进饮食，四肢无力。治热多名**驱疟饮**，用前胡、柴胡各一两，官桂、桔梗、厚朴各三分，黄耆、干姜、甘草各半两，上㕮咀，每服四钱，水一盏半，姜五片、枣二枚，煎六分，去滓热服。一方名**七宝汤**，用常山、陈皮、青皮、槟榔、草果仁、厚朴、甘草各等分，每服半两，水酒各一盏，煎至六分，当发日侵晨服之。此药既有常山，必须吐而后愈，当日或大作，世谓斗药是也。虚怯人不宜服此，脾胃素虚寒者亦不宜服。若寒多者，宜用附子一只，炮，以盐水浸，再炮再浸，如此七次，去皮切片，分作两服。用水二盏，姜十四片、枣七个，煎七分盏，当发日空心温服，名七枣汤。疟疾多因中脘有饮，用常山作效者，以甚能吐之，不若用辰砂、黄丹辈，坠之为佳。其方用黄丹一两，煨大蒜去皮研膏，圆作三圆，当发日早嚼一圆，用井花水或热水咽下。畏蒜气者，白水为丸。一法用生硫黄、辰砂各为细末，寒多倍硫黄，热多倍辰砂，寒热等者匀

---

① 四兽饮：本书"易简方论药目"作"四兽汤"。

用。每服三钱，腊茶清调服。临发日早辰进之，当日或大作或不作，皆是其效。须早用之为佳，不然恐连绵不已，遂致困顿。若积日既久，变成痨疟，宜灸膏肓。

断下汤

治下痢赤白，无间久近长幼，及治休息痢疾。

草果连皮一个　白术　茯苓各一钱　甘草半钱

上哎咀，用大罂粟壳十四枚，去筋膜并萼蒂，剪碎，用醋淹炒，燥为粗末，同前作一剂。水二大盏，姜七片，枣子、乌梅各七个，煎至一大盏，分二服服之。赤痢者加乌豆二七粒，白者加干姜半钱。凡罂粟壳治痢，服之其效如神，但性紧涩，多令人呕逆，既用醋制，加以乌梅，不致为患。然呕吐人则不可服，大率痢疾古方谓之滞下，多因肠胃素有积滞而成，此疾始得之时不可遽止，先以加巴豆感应圆十余粒，用白梅煎，茶或姜汤下，令大便微利仍以前药服之，无不应手作效。

若脾胃素弱，用罂粟壳二两，制如前法。橘红半两、肉豆蔻半两为末，用乌梅肉二两，蒸过烂研，别以醋煮，米糊为圆如梧桐子大，每服五十圆，米饮姜汤下，兼治泄泻不止，一服即愈。更令药力相接为佳。泻痢之用罂粟壳，人多不敢服，令制度得宜，服之不妨。但用之令有撙节，自获奇功，非比麻黄之表散寒邪，大黄之荡涤蕴热，必欲其脉病相参，次是何证，方可服之，故难轻用。如觉恶心，却以理中汤、四君子汤加豆蔻、木香辈调其胃气，仍以二陈汤、**水煮木香圆**（用罂粟壳二两八分，青皮、甘草各二两四分，当归、诃子炮去核、木香各六两。为细末，炼蜜为丸如弹子大，每服一丸，水八分盏，煎至六分，空心温服）定其呕吐，各见本方。大凡痢疾，乃腹心之患，尊年人尤非所宜，苦畏

首畏尾，用平和之剂决难作效，必致危笃。虽欲服此，则已脱矣。其如秦皮、地榆、黄檗、苦木桐之类，其性苦寒，却难轻服。血痢当胃风汤并胶艾汤之类，震灵丹亦好，白者宜服附子理中汤，震灵丹、白丹之属更宜审而用之，更宜以罂粟壳药服之相参。若五色杂下，泄泻无时，当用熟乌头一两，厚朴、甘草、干姜各一分，生姜煎服。诸证并宜佐以罂粟壳之药。今之治痢多用驻车圆、黄连阿胶圆之类，其中止有黄连肥肠，其性本冷，若所感稍轻，及余痢休息不已，则服之有效。若病之稍重，非此可疗。徒谓其稳当而悠悠服之，乃自取其困顿也。俗谓禁口痢者，多因病人服痢药太过，伤损胃气。若全不进食，或添呕吐，鲜有不致毙者，宜以四柱散、理中汤、**参苓散**（用扁豆二两半，姜汁浸去皮炒；人参、白术、茯苓、甘草炒，各二两；莲肉一两；山药二两；桔梗炒令黄、薏苡仁、缩砂各一两。为细末，每服二分，煎枣汤调下）、四君子汤之类，加肉豆蔻、木香辈，姜枣乌梅煎服，仍咽震灵丹等药。若谷气旋生，所思之物则随意与之，必不甚忌，但欲软煮熟食，勿多与耳。惟鸡鹅并猪羊肠肚所煮杂汁，并鲜鱼不可食。或服此等药后，遍数及疼痛倍于服痢药之时，皆不妨俟饮食稍进，却于前调脾胃药中加罂粟壳旋旋治之，自获痊安。

胃风汤

治大人小儿，风冷乘虚入客肠胃。风散气，故血行大腑，多便鲜血，及肠胃湿毒，下如豆汁，或下瘀血，日夜无度，此药主之。今人多用以治痢并泻，皆非所宜。若患血痢，脾胃壮者可服。此药兼治肠风下血，及妇人下血过多，面色萎黄，筋力衰惫者，服之尤能滋补，但性味不便于脾胃，恐伤谷气耳。

人参　白茯苓　芎䓖　官桂　当归

白芍药　白术并等分

上㕮咀，每服四钱，水一大盏，粟米百余粒，同煎七分，去滓稍热服，空心食前，小儿量力减之。

此方加熟地黄、黄耆、甘草等分，足为十味，名**十补汤**。大治虚劳。嗽加五味子；有痰加半夏；发热加柴胡；有汗加牡蛎；虚寒加附子；寒甚加干姜，皆依本方等分。此须脾胃壮者可服，稍不喜食，则不可用。往往今人止因脾虚停积痰饮，发为寒热，便作虚劳治之，服此等药愈伤胃气，至于不救者，比比皆是。于真武汤方中互言之，施治之法，却于逍遥饮方中求之。有人患消渴者，用十补汤煎，代汤饮服之，仍下《三因方》**中玄兔煎**（用菟丝子酒浸软，研，焙干，别末取十两，白茯苓、莲肉各三两，五味子七两，酒浸别碾，并为末，用山药末六两，将浸药酒煮糊，杵熟为丸如梧子大，每服五十丸，米饮空心服）其效甚著。须是戒酒色，并火上炙煿之物，以久服取效。若骨蒸发热，饮食自若，有用十补汤加柴胡各二两，分作十服服之。

芎归汤

治一切去血过多，眩晕闷绝，不省人事，伤胎去血，产后去血，崩中去血，金疮去血，拔牙去血不止者，心烦眩晕头重，目暗耳聋，举头欲倒，悉能主之。

芎䓖　当归各等分

上㕮咀，每服四钱，水一盏半，煎七分，去滓热服，不以时候。

若产后眩晕，宜加芍药等分服之。不因去血过多，则是痰饮眩晕，合用二陈汤、四七汤之类，各见本方。芎归汤其名甚多：一名**桂香饮**，治产后腹疼，不可忍者，加官桂等分，酒与小便合煎，服之立效。一名当归汤，治妊妇子死或不死，胎动不安，每服用水酒合煎，连进数服。胎若已死，服之便下，若未死者，其胎良安。一名佛手散，治产后腹痛体热，兼治产后诸疾，逐败生新。一名琥珀散，临月服之则缩胎易产。一名羊肉汤，治虚损羸乏，腹中疠痛，往来寒热，吸吸少气，不能支持，头眩自汗，腹内拘急，每服加精羊肉一两、生姜十片，水二盏，煎六分。一名君臣散，治室女妇人，心腹疼痛，经脉不调，用水煎服。若妊妇胎气不安，产后诸疾，加酒煎。难生倒横，子死腹中，先用黑豆一大合炒热，水与小便合煎，连进数服，自能作效。产难多用百草霜、香白芷等分为末，名**为金散**①，每服二钱，童子小便、好醋各一合，沸汤浸服。止一服见效，甚者再服，已分兔矣。一方五积散，加醋煎亦能催生。兼治男子妇人吐衄便利，及治诸证失血，用此药佐以来饮圆、百草霜末，每服百余丸，或以其他烧灰药皆能作效。不可遽以燥涩之剂止之，必致壅遏腐败，却生他证。大抵血不能行，气使之然，若得其平，则血循故道，必无妄行之患矣。香附子善能导气，用之每得其宜。产后恶血注心，迷闷喘急，心膈作痛，亦用黑豆一合，加生姜自然汁半合煎服。若崩中漏下，失血过多，久不能止，服前药芎归汤不效者，用香附子一两，炒去皮毛，入甘草一分，为末，清米饮点服，**名顺元汤**，仍以神灵丹间之。有白带者，顺元汤中加芍药半两，则以白丹间之。或谓香附耗气，则不然。许学士谓此药资血养气，妇人仙药，虽羸劣人，尤宜服之。

枳壳汤

缩胎易产，妊娠临月服之。兼能宽中下气，治肠中诸疾，尤得其宜。

――――――

①　为金散：据本书"易简方论药目"当作"乌金散"。《本草纲目》卷14白芷条引此方亦名"乌金散"。

枳壳五两　甘草两半

上㕮咀，每服四钱，水一盏，煎至六分，去滓热服。或为细末，更加香附子三两尤妙。

丈夫妇人，冷气攻刺，胁肋疼痛，加葱白三寸，火煨入药煎服。能饮者，细嚼葱白，热酒调服。胸膈气闭，饮食不进，葱白汤调服。肾气肿痛，煨葱白二寸，茴香一撮，同嚼，热酒调服。若久久服之，永不发动。腰脊气痛，葱白汤调服，服讫即卧少时。脚气发动，空心热酒或木瓜煎汤调服。妇人因脾寒，血闭成块，热酒调服。产后血气不和，热酒调服。心腹气痛，口吐清水，饮食不进，胸膈膨胀，盐汤调服。冷物伤脾，发痛无时，胡椒煎汤调服。大小便不通，煎白牵牛汤调服。妇人血晕，两太阳疼，头旋欲倒者，煎艾汤调服。小儿面黄，胃冷吐食，煎木瓜汤调服。妇人经血不行，手足发热，或身潮热，先用葱白汤，次用菖蒲汤调服。若经血不调，脾胃稍壮者，当用**大圣散**（方见建中汤）服之数月，特有神效。若经血不调，血脏冷痛者，当用**小温经汤**（用吴茱萸三两，半夏二两半，麦门冬五两半，当归、川芎、牡丹皮、人参、肉桂、阿胶、甘草、芍药各二两，每服水一盏半，姜五片煎，空心热服）、大圣散仍用红圆子佐之。

增损四物汤

治妇人血气不足，四肢惰怠乏力少气。兼治产后下血过多，荣卫虚损，阴阳不和，乍寒乍热，并宜服之。

当归　川芎　白芍药　人参　干姜甘草各等分

上㕮咀，每服四钱，水一盏，煎六分，去滓热服。

若产后寒热，腹刺痛中，则有败血，当用五积散加醋煎，及大圣散服之。若所下过多，犹有刺痛，亦宜服此二药。一方

治经血凝滞，腹内血气作疼，用局方四物汤（方见参苏饮）加莪术、官桂等分，名**六合汤**。地黄滞血，安能止痛？不如只用五味。治下血不止，及妊妇胎动，局方四物汤中加熟艾、干姜、甘草、阿胶、黄芪等分，名**胶艾汤**。一方治血痢，局方四物汤中加胶、艾。治产后血搏，口干烦渴，加栝蒌、麦门冬；两胁胀满，加厚朴、枳实；虚烦不得睡，加竹叶、人参；大渴烦躁，加知母、石膏。已上加味并局方四物汤。一方治妇人血虚，心腹疼痛不可忍者，局方四物汤中去地黄，加干姜，名**四神汤**。大率产后不问下血多少，须日进**黑神散**（用熟地黄、蒲黄、当归、肉桂、芍药、干姜、甘草各四两，黑豆半升。为米①，每服二钱，酒半盏，童子小便半盏，同煎调下）三服。下血少者，以大圣散间之，至二腊②以后，腹内略无疼痛，方服四物汤、建中汤之类。若早服之，则补住败血，为后患不浅。黑神散、大圣非逐血药，但能推陈致新，多服不妨。今人往往疑其逐血性寒，此皆不然者，其用药可见矣。若恶血去多，徐徐补之，并亦不为晚，不可姑息，以贻后患。古方用四顺理中丸为产后进食之剂，既用蜜圆，又倍甘草，其甜特甚，岂能快脾？不若只用理中汤，素有痰饮者，二陈汤之类服之为佳。且如妊妇恶阻，古方有茯苓圆、茯苓汤，内有地黄、竹茹、川芎辈，安能定呕？服之则愈见增极。大抵恶阻，皆由素有痰饮以致之，可用二陈汤并红圆子，用之极效，不可不知。

逍遥散

治血虚劳倦，五心烦热，肢体疼痛，

————

① 为米：《太平惠民和剂局方》卷9作"右为细末"。

② 二腊：刘时觉本作"二服"。

头目昏重，心忪颊赤，口燥咽干，发热盗汗，减食嗜卧，及血热相搏，月水不调，脐腹胀痛，寒热如疟。又疗室女血弱，荣卫不和，痰嗽潮热，肌体羸瘦，渐成骨蒸。

白茯苓　白术　当归　白芍药　柴胡各一两　甘草三钱

上㕮咀，每服四钱，水一大盏，烧生姜一块，切片，煎至六分，去滓，食前热服。

一方名**人参散**，治妇人血热，虚劳骨蒸，兼治邪热客于经络，肌热痰嗽，五心烦燥，头目昏痛，夜多盗汗，补真气，解劳倦，用人参、白术、茯苓、柴胡、半夏、当归、赤芍药、干葛、甘草、黄芩各等分，㕮咀，每服四钱，水一盏半，生姜五片，枣二个，煎至六分，不拘时候。应有劳热之证，皆可服之，热退即止。但妇人寒热，亦有因经血节闭者，遂致五心烦热及骨节间热，或作虚劳治之，反以为害，积日既久，乃成真病。法当行其经血，若月事以时，自然平治，宜以局方大圣散，用红花煎酒调服，不能饮者，以醋汤代之，仍以红圆子醋汤咽下。此二药大治经事不调，或腹有血块，若久无子息，服之数月，其效特异，非可数服，责其无功。但是病后虚损发热并虚劳寒热，及久患疟疾，皆宜灸膏肓。轻者每穴五十壮，重者三数百壮，当夜热若未除，次日再灸数十壮。或有余热，逐日灸一二七壮，养其火力，以热退为期。今人见病人畏灸，谓力无胜火，当候少愈，此大不然，倘能渐安，又何必灼艾？此皆悠悠之语，及其病成，则悔无及矣。凡灸此穴者，切不可灸三脘、腹中、脐下等处，若前后受火，则炎气交攻，中脘鬲截，往往呕吐清水，或气息喘急或渴欲引饮，名为火邪，多有致毙。治法以黑豆煎汤，徐徐解之，轻者

尚可疗也。或谓灸膏肓多致不救，不然，乃灼艾伤晚，已不及耳。或因下血过多，发为寒热，当用当归、地黄之类如**大建中汤**（用当归、人参、甘草、黄芪、川芎、肉桂、白芍药、熟地黄、白术、附子、半夏、麦门冬、苁蓉、茯苓各等分。每服水一盏半，姜三片，枣子一个，食前温服）、**乐令汤**（用黄芪、人参、橘红、当归、肉桂、细辛、前胡、甘草、茯苓、麦门冬、芍药各二两，附子、熟地黄各一两，半夏、远志各两半，每服水一盏半，姜五片，枣子一个，食前服）、**养荣汤**（黄芪、当归、肉桂、甘草、橘红、白术、人参各一两，芍药三两，地黄、五味子、茯苓各三两，远志半两。每服水一盏半，姜三片、枣子二个，空心服）、**双和汤**（白芍药七两半，黄芪、当归、熟地黄、川芎各三两，甘草、肉桂各二两一分。为细末，每服二分，水一盏半。姜三片、枣子一个，食前服）、**十补饮**（方见胃风汤）辈是也。然有痰饮停节之人，则难用此。盖当归、地黄与痰饮不得其宜，反伤胃气，因是不进饮食遂成真病，致于不救者多矣。痰饮中节，至生寒热者，宜以二陈汤、参苏饮等药疗之，应手而效。更有服远热冷药太过，因而咳嗽、下痢、发热、自汗皆不可用，惟真武汤增损，名固阳汤。仍以震灵丹服之。其详更于真武汤中求之，乃早灸膏肓，其效尤著。

惺惺饮①

治小儿风热疮疹，伤寒时气，头痛壮热，目涩多睡，咳嗽气粗，鼻塞清涕。

白术　桔梗　细辛　人参　茯苓　甘草各一两

上㕮咀，每服二钱，用水一盏，瓜蒌根等分，入薄荷三叶，煎至半盏，时时与服。

《钱氏方》谓小儿壮热昏睡，伤风

---

① 惺惺饮：本书"易简方论药目"作"惺惺散"。

热，疮疹，伤食皆相似，未能辨认，间服惺惺饮、小柴胡汤、升麻汤，不若参苏饮治诸般发热，不问何证，每每用之甚效。须逐日多服，以热退为期，不可遽止。此数药均能治疗。惟伤食则大便酸臭，水谷不化，畏食吐食，宜以药下之，先服**紫霜圆**（用代赭石醋淬研、赤石脂研各一两，巴豆三十粒去皮心出油炒研，杏仁五十个去皮尖麸炒研，酒浸蒸饼，丸如黄米大。儿生满月服一丸，如一岁至三岁并服二丸，乳汁送下）、感应圆，仍以参苏饮与服。若发热耳冷，肌冷足冷，四肢乍冷乍热，腮赤面赤，喷嚏呵欠，惊跳不安，昏昏多睡，皆疮疹之候也，当用温凉之药，切忌妄下。已发未发，**升麻汤**（用升麻、葛根、芍药等分，甘草减半。白水煎服）、**消毒饮**（用牛蒡子、荆芥等分，甘草减半。白水煎服）皆得其宜。若三日未见形迹，当以生酒涂其身上，时时看之，状如蚤痕者是也。或发不透，及倒撅黑陷，极为利害，紫草、木通、甘草、枳壳、黄芪等分，白水煎服，名**四圣散**。若小儿咽喉疼者，用生甘草、桔梗等分，白水煎，名**如圣饮**。更有小儿头昏颊赤，口内热气，小便赤涩，大便秘结，此为里热，当服大黄、当归、芍药、甘草等分，白水煎服，名**四顺饮**。若审是疮疹之证，不宜用此。

白术散

治小儿泄泻，胃热烦渴，不问阴阳，并宜服之。

人参　白术　木香　茯苓　甘草　藿香各一两　干葛二两

上㕮咀，每服二钱，水一盏，煎至半盏，量大小与服，仍用**香连圆**间之。渴欲饮水者，时时煎服，取意饮之，弥多弥好。

白术散一方治呕吐，白术、人参各一两，半夏一两半，茯苓、干姜、甘草各半

两，姜枣煎服。《钱氏方》谓：小儿吐泻当温补之，每用**理中圆**（用人参、干姜、白术、甘草等分为末，炼蜜为丸如弹子大，每服半丸，以汤化开服）以温其中，五苓散以导其逆，连进数服，兼用四君子汤加橘红等分，名异功散调之。若已虚损，若因虚发热，必作慢脾风，急用金液丹（用明净硫黄十两研飞入瓷合，以水和赤石脂封口，盐泥固济，晒干，地内先埋一小罐，盛水满，安合子在上，用泥固济，慢火养七昼夜候足，加顶火一斤煅，候冷取出研细，蒸饼一两，汤浸为丸如梧子大。每服十丸，研细化服）杂以青州白圆，等分为末，米饮调服，多服乃效。若胃气已生，则旋减金液，却以异功散等药徐徐调之。若食不消化，脾胃虚寒，呕吐恶心者，当服**益黄散**，用陈皮半两，青皮、诃子肉、甘草各一分，丁香一钱，量大小煎服。小儿暑月吐泻，其证不一，宜详审用药，不可差缪。若不因吐泻后，忽因惊发热搐搦者，名急惊风，则服**大青膏**（用天麻一分，白附子生一分半，蝎梢去毒半分，朱砂一字研，青黛一分研，麝香一字，天竺黄一字炒，乌蛇肉二字，酒浸焙干，同再研细，生蜜和成膏，每服半皂子大，薄荷水化服）、**夺命丹**（用南星炮一分，蟾酥一分酒浸一宿，干蝎七枚炒，白附子半分炮，麝香一字研，青黛半分研，以粟米粥和丸如绿豆大。以青黛为衣，每用一丸，荆芥薄荷汤化下）等药。又有因伤食并伤风，发热惊跳，搐搦如风者，乃是疮疹之候，宜服参苏饮，仍于惺惺散方中求之。有因惊者，泄泻其色必青，宜服**睡惊丸**（用蛇含石尖烧红醋淬，仍用醋煮铁粉，南星碾粉，用薄荷汁为饼，灸热茯苓、史君子去壳各半斤，入金银箔各百片，麝香一两，脑子半两，糯米糊为丸如皂子大，朱砂为衣，每一丸，薄荷水临卧磨服）、**镇心丸**（用人参、茯苓、甘草各五两，山药十五两，紫河车二两半，用黑豆水煮软，切片焙干，朱砂研十两，麝香五分，龙脑一两，牙硝一两半

为细末，炼蜜丸如鸡头大，用金箔百二十片为衣，每服一丸，薄荷汤下）。有伏暑者，小便必涩，宜服五苓散。有伤食者，其吐并粪必酸臭气，宜服紫霜圆。有虚冷者，泄泻无度，或复溏利，宜以**六神汤**加附子服之，用人参、茯苓、山药、白术、白扁豆、甘草等分，姜枣煎服。风证加天麻，痢加罂粟壳，热痢当用断下汤中治法。吐泻初定，当以天南星为细末，每服加冬瓜子仁七粒煎服，以防变痫。若泻色青，当用惊药。小儿之病与大人无异，用药一同，当量力用之。唯回气、脐风、夜啼、重舌、变蒸、客忤、惊痫、解颅、魅病、疝气、不行数证，大人无之，自有专科，不敢滥及。

鄞城杨伯启父
刊于纯德书堂

市肆圆药治法

养正丹

治中风涎潮，不省人事，四肢厥冷，如伤寒阴盛，自汗唇青，脉沉，妇人产后血气身热，月候不匀，带下腹痛。

硫黄研　黑锡去滓，秤　水银　朱砂研，各一两

上用黑盏一只，火上镕铅成汁，次下水银，以柳枝搅匀，次下朱砂，搅不见星子放下，少时方入硫黄，急搅成汁和匀，有焰以醋洒，候冷取出，研如粉极细，用糯米粉煮糊为丸如绿豆大，每服五十圆，食前米饮咽下。

此药用硫黄、黑锡，本有利性，或例作丹。若卒中之患，痰涎壅盛，用此镇坠，使大便溏利，病亦随去。于三生饮中选药为之汤使。若气虚喘急，或发咳嗽，沉附汤调钟乳粉咽下。生姜、生附各四分，水二盏，煎六分，临熟磨沉香少许，却于降气汤中选药用之。翻胃之患，皆因中脘停寒，涎饮凝滞，食入即吐，当用此药以□□、生姜、熟附各四分，丁香十粒，同煎咽下。但丁、附性热，恐为痰饮隔节，畜在上焦，反为僭燥，则于二陈汤中选药用之。凡呕吐大便秘者，先以加味感应圆微利之，次用此药，无不克效。半硫圆亦有利性，用之尤为切当，并水煮半夏圆服之。见二陈汤方后。若脚气之患，入腹冲心，或见呕逆之证，无法可疗。《千金》以大黄利之，大黄性寒，病既深入，必难导达，是速其呕吐也。不若用此，或黑锡丹、来复丹之类，煎降气汤咽下，更须多服，以大便流利为度。脚气无补法，此有利性即非补药，服之无疑。痃癖疝气，膀胱奔豚之气入腹者，亦宜用此。若尊年之人，大腑寒秘者，尤宜服之。黑锡丹、来复丹亦此之类，用之亦效。治男子妇人痰饮眩晕，佐以三生饮服之，最为捷法。

来复丹

治荣卫不交养，心肾不升降，上实下虚，气闭痰厥，心腹冷痛，脏腑虚滑。

硫黄一两，透明者　消石一两，同硫黄为细末，入定碟内，以微火略炒，用柳蓖子搅，令阴阳气相入，再研细，名二气末　五灵脂二两，择五台山者，用水澄去砂石，日干，秤　橘红二两，去白　青皮二两，去白　玄精石一两，研，水飞

上为细末，次入玄精石末、二气末，拌匀，以好滴醋打糊为丸，如豌豆大，每服五十圆，米饮食前下。

此药可冷可热，治法当与养正丹、黑锡丹相类，但体轻不能镇坠耳。然消石既寒，佐以橘皮，其性疏快，硫黄且能利人，若作暖药用止泻者，误矣。但霍乱一证，吐利交作，盖由饮啖生冷，或冒暑热

之气，中脘节闭，挥霍变乱。此药通利三焦，分理阴阳，服之其功最验。兼治反胃呕吐，其效尤著。中暑昏乱，此药最为切当。小儿惊风，用亦有验。盖已上证候，皆由涎饮中节，有以致之。此药温利，涎饮既去，则诸证悉除。若男子妇人，心腹作痛，服疏利之剂得效者，未应遽补，当以此药徐徐服之，令大便常通则痛不复作矣。呕吐用之，其意亦然，不可不知。肾厥头疼，老人风秘，并宜常服。一法，治老人并虚损之人，寒气入腹，大小便不通者，用生姜半两，连根叶和泥葱一茎，盐一捻，豆豉五十粒，烂研略炒，盦脐心，作两剂更易用之，以利为度，亦良法也。

震灵丹

治男子真元衰惫，五劳七伤，脐腹冷疼，肢体酸痛，头目晕眩，中风瘫缓，手足不遂，心肾不足，精滑梦遗，膀胱疝坠，小肠淋沥，夜多盗汗，久泻久痢。八风五痹①，一切沉寒痼冷，妇人血气不足，崩漏虚损，带下久冷，胎藏无子。

余粮四两，火煅醋淬，以手撚碎为度　代赭石四两，如上法　赤石脂四两　的乳香②二两，别研细　五灵脂二两，去砂石，研　紫石英四两　没药二两，研　朱砂一两，水飞

上禹、代、赤、紫并入甘锅内，盐泥固济，候干，用炭一十斤，煅通红，火尽为度，入地坑出火毒二宿，同后四味为细末，糯米粉煮糊为丸如小鸡头大，待干出光，每服三粒，随病汤使咽下。

妇人崩中下血，米饮调香附末下。带下赤白，炒艾醋汤下。男子遗精白浊，米饮调茯苓末下。老人血痢，白梅茶下。吐泻兼作者，缩砂、附子煎汤下。阴证伤寒，发热自利，干姜附子汤下。沉寒痼冷，温酒咽下。肠风便血，清米饮调百草霜下。休息痢疾，乌梅煎汤下。若男子应有走失或泄泻之后，常服者用枣汤。妇人

应是虚损或失血之后，常服当用醋汤就中汤使，或有服饵不便者，当斟酌易之。此药极固秘元气，无飞走之性，服之不致僭燥，但是微渴，并肥伟人不宜用此，常服恐涩滞气血，为壅节之患。若用以治病，极有功效，则不拘此说。

苏合香圆

疗传尸骨蒸，殗殜肺痿，痊忤鬼气，卒心痛，霍乱吐利，时气鬼魅，瘴疟，赤白暴利，瘀血月闭，玄癖丁肿，惊痫鬼忤中人，小儿吐乳，大人狐狸等疾。

白术二两　丁香二两　苏合香油一两，入安息香内　朱砂研，水飞，二两　沉香二两白檀香二两　乌犀镑，一两　草拨二两　青木香二两　龙脑一两　麝香一两　薰陆香别研，一两　香附子去毛，二两　安息香二两，别为末，用无灰酒一升熬膏　诃梨勒煨取皮，二两

上为细末，入研药匀用，安息香膏并炼白蜜和剂，每服一大圆，沸汤少许化令开，乘热呷服。能饮者以热酒少许调之。

治卒中，昏不知人，及霍乱不透，心腹撮痛，鬼疰客忤，癫痫惊怫，或擗扑伤损，气晕欲绝，凡是仓卒之患，悉皆疗之。口噤不能服者，抉开灌之，如灌不下，则用三生饮中治法，搐鼻令苏，然后进药。此药随身不可暂阙，辟诸恶气并御山岚瘴气，无以踰此。若吊丧问疾，尤不可无。但市肆所卖，多用脑子，当于火上辟去。若用心过度，夜睡不安，尤宜服之，以酒调服。此药善治诸证暴亡之疾。

感应圆

治虚中积冷，停积胃脘，不能转化，

---

① 八风五痹：底本"痹"作"脾"。据《太平惠民和剂局方》卷5［吴直阁增诸家名方］改。

② 的乳香：《太平惠民和剂局方》卷5［吴直阁增诸家名方］作"滴乳香"。

或因气伤冷，因饥饱食，饮酒过多，霍乱吐泻，久痢赤白，中酒呕吐，痰逆恶心。妊娠伤冷，新产有伤。若久有积寒，吃热药不效者，并悉治之。

丁香一两半　南木香一两半　肉豆蔻二十斤①　干姜一两，炮　巴豆七十个，去皮心膜，研细出油如粉　百草霜用村家锅底，刮研，二两　杏仁肥者去双仁，一百四十个，去尖汤浸一宿，去皮，别研极烂如膏

上七味，除巴豆粉、百草霜、杏仁外，捣为细末，同拌研细，用好腊匮和，先将腊六两溶化作汁，以重绵滤去滓，更以好酒一升，于银石器内煮蜡溶，滚数沸，倾出候酒冷，取蜡秤用。春夏合用清油一两，于铫内熬令沫散香熟，次下酒煮蜡四两同化作汁，就锅内乘热拌和前项药末。秋冬合清油一两半成剂，分作小铤子，每用见②成铤子半两，入巴豆二十枚，去壳不去油，烂研成膏，一处研令极匀，圆如绿豆大，每服十丸，姜汤咽下。

本方巴豆去油取霜，盖取其稳当，然未必能疗疾。若通医用之，必不去油，盖此药自是驱逐肠胃间饮积之剂，非稍假毒性，安能有荡涤之功？如局方感应圆，今③人见饮食不化，中脘痞满，率多服之，以为宽中快膈。此大不然，觉快之药，自当用消化之剂，如枳壳、缩砂、豆蔻、橘皮、麦蘖、三棱、蓬术之类是也，与转利饮积之药不同。巴豆治挥霍垂死之病，药至疾愈，其效如神，真卫生伐病之妙剂。参术虽号为善良，却能为害。每见尊贵之人，服药只求平稳，而于有瞑眩之功者不敢轻服，医虽知其当用，亦深虑其相信之不笃，稍有变证，或恐归咎于己，姑以参术等药迎合其意，倘有不虞亦得以藉口，而不知养病丧身，莫不由此。今人往往见巴豆不去油不敢轻服，况尊贵之人既有声色之举，于心有慊，尤不肯用巴豆

之性，佐以温暖之剂，止能去菀重，不动藏气，有饮则行，无饮不利。若病人体虽不甚壮实，既有饮气、积气之患，与夫邪气入腹，大便必秘，若非挨动，病何由去？犹豫不决则病势攻扰，愈见羸乏。莫若于病始萌之时，气体尚壮，对证用之，宿痼既除，旋加调理，自获十全。心腹疞痛不可忍者，当服此以大便通利为效。或未甚通，倍加丸数，服之以利为期。若通利后大腑不调，或泄浊不止，或愈见绞痛，当以家菖蒲煎汤解之，却于㕮咀方中选药调理，自能平复。或见服药后，痛或愈甚，流利后痛或未除，便谓前药之误，殊不知乃阴阳扰乱，脏气未平耳。若遽更医，却承前药之力，寻即获愈，遂收功于后而归咎于前。如此者多，不可不知。心痛甚而大便秘甚者，至于厥逆，或面青口噤，或六脉沉伏者，痛使之然，非虚说也。当先以苏合香圆囆④之，次投此药。治恶心呕吐，全不纳食而大便秘者，多由饮停胃脘，膈节不通，宜以此药微微利动，却于二陈汤方中求之。治赤白痢疾，脐腹疞痛，多由肠胃间积滞所致，先以此药微利，次方断下，可于断下汤方中求之。兼治男子痃癖疝气，膀胱奔豚，肾气脚气，攻刺入腹，亦用此药微微利之，却服降气汤之类。酒积食积，痰饮为患，妇人血气，并宜服之。凡服此药作效者，不宜遽补，当以来复丹、半硫丸之类，间以汤剂调理，使大便不至再秘，则诸苦悉除矣。

---

① 二十斤：《太平惠民和剂局方》卷3作"二十个"。

② 见：刘时觉本作"现"。

③ 今：原作"令"，据刘时觉本改。

④ 囆：刘时觉本作"灌"，可从。

消暑圆

大解暑毒。

半夏一斤，好醋五升煮干　茯苓半斤
甘草生，半斤

上为细末，姜汁作糊丸如梧子大，无见生水为妙。每服百圆，熟水咽下。

中暑为患，药下即苏，伤暑发热头疼，用之尤验。夏月常服，止渴利便，虽多饮水，亦不为害，应是暑药，皆不及此。若痰饮停节，或为饮食所伤，并用姜汤咽下。入夏之后，不可阙此。其他治暑之法，见缩脾饮方中。

红圆子

治丈夫脾积气滞，胃膈满闷，面黄腹胀，四肢无力，酒积不食。妇人脾血积气，诸般血癥气块。小儿食积，骨瘦面黄，渐成脾劳。

蓬莪术五斤　荆三棱五斤，水浸软切片
橘皮五斤，拣净　青皮五斤　胡椒三斤　干姜三斤，炮　阿魏三斤　矾红

上为细末，醋糊为丸梧子大，矾红为衣，每服六十圆，姜汤咽下。

大治大人、小儿脾胃等患，极有细效。但三棱、蓬术本能破癥消癖，其性猛烈，人不以此为常服之剂。然今之所用者，以出产之处隔绝，二药不得其真，乃以红蒲根之类代之，性虽相近而功力不同，以其治病不能伤耗真气，应老人、虚人，小儿、妊妇，但服之无疑。此药须是合令臻志，用好米醋煮陈米粉为圆，若自修合之时，当去阿魏、矾红，寻常饮食所伤，中脘痞满，服之应手而愈。大病之后，谷食难化，及治中脘停酸，并用姜汤咽下。脾寒疟疾，生姜橘皮汤下。心腹胀满，紫苏桔皮汤下。脾疼作痛，菖蒲汤下。酒疸、谷疸，遍身皆黄，大麦煎饮下。两胁引乳作痛，沉香汤下。酒积食积，面黄腹胀，时或干呕，煨姜汤下。妇人脾血作痛，及血癥气瘕，并经血不调，或过时不来，并用醋汤咽下。寒热往来者，尤宜服之。产后状如癫痫者，此乃败血上攻，迷乱心神所致，当以此药用热醋汤下，其效尤速。男子妇人有癫痫之患者，未必皆由心经蓄热，亦有因脾气不舒，遂致痰饮上迷心窍，故成斯疾。若服凉剂过多，则愈见昏乱。当以此药衣以辰砂，用橘红煎汤咽下，名小镇心圆。妊妇恶阻呕吐，全不纳食，百药不疗，惟是最妙，仍佐以二陈汤服之。但人疑其堕胎，必不信服，每每易名用之，时有奇功。然恐妊妇服之，此后偶尔伤动，必皈咎①于此药，故不敢极言其妙。增损四物汤方中亦言之矣。

青州白圆子

治男子妇人半身不遂，手足顽麻，口眼㖞斜，痰涎壅塞，小儿惊风，大人头风，妇人血风。

南星三两，生用　白附二两，生用　半夏七两生用，以水洗白者　川乌头半两去皮脐，生用

上为细末，以生绢袋盛，用井花水摆，未出者更以手揉出，如有滓，更研再入袋中，摆尽为度。于磁盆中日晒夜露，至晓换水搅又晒，至来日每换水搅，如此春五日，夏三日，秋七日，冬十日，去水晒干如玉片，碎研，以糯米粉煎粥为丸如绿豆大。每服五十丸，姜汤咽下。此药本方所服圆数极少，恐难愈病今加数服之。

治一方痰涎为患，及中风偏废之疾，常服悉有功效。咳嗽痰实，咽喉作声，老人小儿皆宜服之。若小儿吐泻后发热，多

---

① 皈咎：即"归咎"。《康平本伤寒论》乌梅丸、当归四逆汤及当归四逆加吴茱萸生姜汤等方中"当归"多作"当皈"是其例也。

作慢脾惊风，当杂以金液丹等分为末，米饮调下。终觉稍定，间以温药治之，用之甚验。男子妇人，小便白浊，及思虑过多，致阴阳不分，清浊相干，此药极能分利。若心多惊悸，夜睡不宁，或复健忘。甚者状如癫痫，皆由心气郁结成，思虑伤脾致，痰饮中节，迷乱心经之所致也。不宜遽用凉心之剂，当服此药，佐以温胆汤之类。若心下怔忡，懊憹眩晕，头目昏沉、肌肉瞤动，颈项强痛，四肢酸疼，手足战灼，甚者半身不遂，多应痰饮使然，若例作心病、风病并寒湿治之，恐非其宜。亦当用此，仍以三生饮、参苏饮等药佐之。一方用南星、白附等分，半夏倍之，滴水为圆，服之亦效。小儿气急，咽喉有声，或时时发搐，或复咳嗽，宜以此药旋消磨之，圆作小丸，熟水咽下。

如圣饼子

治气厥，上盛下虚，痰饮风寒，伏留阳经①，偏正头疼，吐逆恶心。

川乌炮，去皮脐　南星洗　干姜各一两甘草　川芎各二两　天麻　防风去芦　半夏各半两，生用

上为细末，汤浸蒸饼和圆如鸡头大，捻作饼子，晒干，每服二十饼②，嚼破，姜汤咽下。本方只服五饼，安能作效？

初感伤寒，因汗而解，尚余头疼，浓煎葱白生姜汤下。此药须是自合，庶几糊少且药料精到，故易为效也。一切头疼，不问内外所因并偏正头风，并宜服之，久服更不再发，更于芎辛汤方中求之。兼治中脘痰饮停积，及疗脾胃饮食所伤，温中快膈，尤得其宜。

大己寒圆

治久寒积冷，心腹疞痛，泄泻肠鸣，自痢自汗，米谷不化，阳气暴衰，手足厥冷，伤寒阴盛，神昏脉短，并宜服之。

干姜六斤，炮　良姜六斤　官桂四斤草拨四斤

上为细末，煮糊为丸如梧子大，每服五十圆，米饮咽下。此药热燥，能治脏腑虚寒，滑而下利，及泄泻肠鸣，水谷不化。

若心腹疞痛，中脘停寒，大便溏泄者，尤宜服此。若阳气暴绝，阴气独胜，手足厥冷，伤寒阴盛，神思昏沉，肢体怠惰，时复下利，并可服之。多有泄泻、溏泻之患，用温热药③ 不止者，宜用紧涩之剂，可于断下汤方中求之。

　　　　　　　东瓯戴咏古斋刻字

---

① 伏留阳经：底本作"状留阳经"，据《太平惠民和剂局方》卷3治一切气之［绍兴续添方］改。

② 每服二十饼：《太平惠民和剂局方》卷3作"每服五饼"，此处系王硕有意改写。

③ 温热药：底本作"湿热药"，据上下文及医理改，所谓"温热药"即指大己寒圆类方药。

近日海外诸国，以高丽、流求、日本、越南为能通文教，而日本尤崇尚儒业，多汉以来古书。去年夏，得其国人涩江全善、森立之所纂《经籍经访古志》，皆宋元间善本。所列吾乡遗书，独有忠文王公所注坡诗，而医书乃有王执中《针灸资生经》，王硕《易简方论》，施发《察病指南论》、《续易简方论》，卢祖常《续易简方论集》，王暐《续易简方脉论》凡六种。硕书去冬得之沪上，初未知为乡先生作，及考陈氏《书录解题》，言"《易简方》一卷，永嘉王硕德肤撰。增损方三十首，哎咀药三十品，市肆常货圆子药十种，以为仓卒应用之备，其书盛行于世"。乃知硕固吾乡宋时名医。此本为其国宽文元年望三英重刊。《访古志》所谓巾箱本也。陈氏《录》称一卷，《访古志》则云三卷，盖其书分三类，每类各有标目而系方论于后，《志》遂析为三卷，实则硕书本无卷数也。此本首列三英重刊序，次硕自序。三英序不详硕爵里，自序言："大丞相葛公归休里第，命以常所验治方抄其大概，以备缓急"。考《宋史》，葛邲以绍熙三年为右丞相，次年即罢政，则知是书成于光、宁之间。又序末系衔自称"承节郎新差监临安府富阳县酒税"，则知硕以武臣初官充监当差遣，其大略可考如此。《郡志·经籍》仅据陈氏录载《资生经》及硕此书，而诸家书目皆无著录，至钦定《四库全书目录》亦但有《资生经》而已，然则此书之在中国失传久矣。硕虽不由科第，他无所表，见此书亦第其平时经验诸方未为详备，而流传远至海外。当时施、王、卢三家之作，似皆以乡里术业相同，相与祖述赓续而推广之。陈氏所谓"盛行于世"，殆非虚语。然非今日中外同文之盛，亦安从复见其书哉？此诚可喜也已。今日本方以文字通于中华，使节往来，时或得其秘笈。彼三家者，犹当一一致之，以备德肤一家之学云。

　　光绪戊子逊学叟记于邵屿寓庐

---

①　涩江全善：底本作"涩全善"，据《历代史志书目著录医籍汇考·书目篇》所载"经籍访古志、补遗"条改。

宋永嘉王德肤《易简方》一卷，见陈氏《直斋书录》、马氏《经籍考》，明以后自《文渊阁书目》外，绝无箸录，盖中土久无传本矣。此本为倭宽延中刊本（当中土嘉庆间），其㕮咀药料性治及饮子药治法后，模刻旧本木记有"是春堂注方善本"及"四明杨伯启刻于纯德书堂"等字，而市肆圆子药纲目后，亦有题记云："所举《局方》多不载方，今并注其下"云云，盖正文为德肤元本而注则重刻者所增益，故书端有"校正注方真本"之题，大抵皆书肆所为。所谓杨伯启者，亦陈芸居、余仁仲之流亚与？册中所载方皆寻常习用圆剂，今医家犹传用之，无异闻新义，以其简明易检，故宋时盛行于世，屡经刊校，流播海外，更历元、明，佚而复显，足以补四库储藏之阙，亦藏书家所宜珍秘也。曩游沪渎，于书肆购得此本，敬呈先君子，以其为吾乡宋元医家最古之册，惊喜累日，手跋其后，拟重刊之。而先君子以乙未冬捐馆舍，诒让孤露余生，未遑理董，既释服，乃检付梓人，以仰成先志。倭本增注亦大书与正文同，今改为小字，以便省览，亦以其非德肤旧本，不宜淆捆① 也。倭中所传尚有施发《察病指南论》、《续易简方论》，卢祖常《续易简方论集》，王暐《续易简方脉论》，皆吾乡宋元医家佚书，俟更访求，赓续刊之，亦先君子之志也。

　　　　光绪戊戌孟陬孙诒让记

---

① 捆：音 hǔn，同，混合。

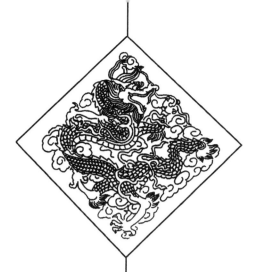

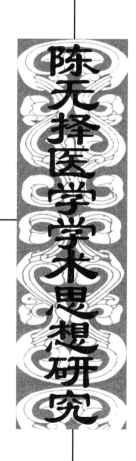

一、陈无择生平述略

（一）陈言的生卒年代

关于陈言的生卒年代有不同的说法，长青氏在《山西中医》1991年第7卷第4期"古代名医小传·陈言"一文中说："陈言，字无择，号鹤溪道人，宋代处州青田（今浙江青田县）鹤溪人，约生于北宋宣和三年（公元1121），卒于南宋绍熙元年（公元1190年），享年约69岁。"按照长青氏的说法，则陈言大约经历了北宋：徽宗（赵佶）宣和、钦宗（赵桓）靖康；南宋：高宗（赵构）建炎、绍兴、孝宗（赵昚）隆兴、乾道、淳熙、光宗（赵惇）绍熙5帝8朝的漫漫岁月。而刘时觉的《永嘉医派研究》一书中认为："陈言……大约绍兴、淳熙年间（1131～1189）在世。"此论源于贾得道先生《中国医学史略》的论说。

以上二说，虽不相同，亦不相远。总以陈氏生活于北宋之末、南宋之初，且以身在南宋的时期为主。

（二）陈言的籍贯

《三因极一病证方论·序》之署名为"青田鹤溪陈言无择"。浙江省青田县，属隋时之括苍县地，唐·景云初（公元710年）析置，历代因之，因青田山而得名。因其旧属括苍，故也有人称之为括苍陈言。如陈振孙《直斋书录解题》之《产育保庆集一卷》中说："近时括苍陈言尝评其得失于《三因极一病证方论》。"同书《三因极一方六卷》一目中也说："括苍陈言无择撰。三因者，内因、外因、不内外因，其说出《金匮要略》，其所述方论，往往皆古书也。"

综上所述，陈言的籍贯属浙江青田县本无疑义，然而近有学者刘时觉氏在其《永嘉医派研究》对"鹤溪"一词详加考究得出了不同的结论。亦成新说，录以备参，其文曰："陈氏原籍青田似乎已无疑问，《处州府志》、《青田县志》、《经籍访古志》及《中医大辞典》等，都有明确记载，其源盖出自陈氏《三因方》自序所署'青田鹤溪陈言无择'。但正因这个署名，考得陈氏原籍当属今浙江省景宁县，并非青田。

鹤溪，一名沐鹤溪，《景宁县志》、《青田县志》俱载：'世传浮邱伯沐鹤于此，故以名溪'。浮邱伯，传说为黄帝时人，'著《相鹤经》，有所谓青田之鹤，跨携以自随，因隐于鹤溪之滨，筑台垂钓'。以溪名地，则有沐鹤乡和鹤溪镇。其地处青田县治西南五百余里，宋时属青田县。明景泰三年（1452年），兵部尚书孙原贞巡抚浙江，以山谷险远，治理不易，奏析青田县之柔远乡和沐鹤乡而置景宁县，县治即为鹤溪镇……

今青田县城亦以鹤名，以城北有青田山，传说'有双白鹤，年年生子，长便飞去，故又名太鹤山。道书以为三十六洞天'，又称'元鹤洞天，周回四十里'。以此名镇，为鹤城镇。

所以，鹤溪鹤城，同以鹤名，而此鹤竟非彼鹤。宋代名医陈无择，当为鹤溪人，即今浙江省景宁畲族自治县鹤溪镇人。"

刘氏考证虽细，但他的考证前提是将"鹤溪"认作地名，但也有文献记载陈氏以"鹤溪"为号，而书序落款时同时写出字、号来，在古代似乎也不为怪异。由此观之，陈言的籍贯是今浙江省景宁县一说，还需进一步考证。当然，刘时觉先生说："陈氏长期侨居温州，从事医学理论研究和临床工作，也收徒授业，开展医学教育。"还是可信的，因为与其同时的，陈无择的朋友、学生——永嘉卢祖常称之为"吾乡良医"，明代永嘉姜准亦称之为"永嘉陈言无择"。而古之永嘉即今之浙江温州。

（三）陈言的著述

1. 公认系陈氏所撰之书

（1）《依源指治》（六卷）

成书于绍兴三十一年辛巳（1161年），其《三因极一病证方论·序》中说："余绍兴辛巳为叶表弟桷伯材集方六卷，前叙阴阳病脉证，次及所因之说、集注《脉经》，类分八十一门，方若干道，题曰《依源指治》。伯材在行朝，得书欲托贵人刊行，未几下世遂已。"此外，《三因极一病证方论·料简诸疫证治》中也说："辛巳年余尝作《指治》。"其所谓《指治》，系《依源指治》之简称。

（2）《三因极一病证方论》（又名《三因极一病源论粹》）十八卷

成书于乾道九年癸巳（1173年）及淳熙元年甲午（1174年）间，已是《依源指治》成书后的12年了。陈言《三因极一病证方论·料简诸疫证治》中说："余……至癸巳复作此书。"所谓"此书"即指《三因极一病证方论》或曰《三因极一病源论粹》，因《三因极一病证方论·序》中明确说："淳熙甲午复与友人汤致德远、庆德夫，论及医事之要无出三因，辨因之初无逾脉息。遂举《脉经》曰关前一分，人命之主。左为人迎，右为气口。盖以人迎候外因，气口候内因。其不应人迎气口，皆不内外因。傥识三因，病无余蕴。故曰医事之要无出此也。因编集应用诸方，类分一百八十门，得方一千五十余道，题曰《三因极一病源论粹》。"

《全国中医图书联合目录》02959 对此书有所著录，并提供 22 个可供查阅的版本。

（3）《宋陈无择三因司天方》二卷图说一卷

《全国中医图书联合目录》第 03125 著录此书，署名为宋·陈言（无择）撰，清·缪问（芳远）释。《联目》提供了 4 个版本，最早为清嘉庆二年丁巳（1797）刻本。

2. 可能系陈氏所撰之书

其它疑似陈氏之书，因署名不确，尚无定论，故仅录其书目以备参考。这类著作约略有：《纂类本草》、《济阴举要》、《海上方》等。

（1）《纂类本草》

据李经纬先生主编的《中医人物词典》309 页介绍："（陈言）倡用'名、体、性、用'四字'读《脉经》，看《病源》，推方证，节本草'。乾道中（1165～1173）《纂类本草》即以此四字分项提要解说药物。该书未明题作者姓名，仅有鹤溪道人序，据残存条文内容等推考，可能亦系陈言所撰。"

郑金生先生亦认为此书系陈言所撰，他为刘时觉先生《永嘉医派研究》所作的序文中说："当人们称赞李时珍《本草纲目》述药分为八项时，罕有人知'分项述药'正是陈言所倡，并在《纂类本草》中直接运用此法。"

（2）《济阴举要》

日本·丹波元胤《中国医籍考》（人民卫生出版社 1956 年版）983 页提示《医藏目录》中曾著录有陈鹤溪《济阴举要》一书，阙卷数。严世芸《中国医籍通考》第三卷 3862 页也予以著录，但未作深考。因陈言亦有"鹤溪道人"一号，故此拈出，录以备参考。

按：《医藏目录》，明·殷仲春撰。

《嘉兴县志·隐逸》卷七曰：殷仲春，字东皋。隐居城南，茅屋葭墙，不避雨，弦歌卖药，澹如也。喜购古贴残书，补葺考校。生平落落寡合，遇显者辄引避。

（3）《海上方》

郭霭春《中国分省医籍考》（上册）991页在"《三因极一病证方论》十八卷"一目后紧接着著录了"《海上方》宋·陈言。见嘉庆四十年《浙江通志》卷五十五《艺文志》。"一目。以上著录提示《海上方》也有可能为陈无择所著。

（四）陈言的治学思想、方法与学术建树

1. 陈言的治学思想及治学方法

陈言的治学方法用一句话概括——即以儒学治医学，这在其《三因极一病证方论·太医习业》有最为生动的体现。他说道："国家以文武医入官，盖为养民设，未有不自学古而得之者。学古之道，虽别而同。为儒必读五经三史、诸子百家，方称学者。医者之经……史书……诸子……百家……等是也。"完全以治儒之法以治医。当然强调由博返约是其一贯之主张与特点，这与当时的时代背景相关。

据贾得道《中国医学史略》所述："两晋南北朝医学，以'方书'的大量出现为其特点，至唐代的《千金方》和《外台秘要》，可以说已集方书之大成。但到北宋，这种趋势，仍有继续发展。《太平圣惠方》和《圣济总录》就是这种趋势的集中表现。《太平圣惠方》收方16834首，《圣济总录》更超过两万首……这种情况，不但使病者无法选择，就是专业医生，也常有无所适从之感。而更重要的是疾病与治疗之间失掉了理论的联系，使治疗成为试方的手段。这是方书无限发展的一种很不良的结果……宋代，就

更有许多医生，想从实际上纠正这种倾向，使漫无边际的方书，向系统和简约方面发展。如陈言的《三因方》企图把各种疾病都归入三因，然后按因施治……想从理论上的系统化而使治病方法纳入有理可循的途径，从而达到简约的目的。"（见《中国医学史略》P142）

元·朱震亨《格致余论·相火论》（北京：人民卫生出版社1956年9月第1版106页）以"通敏"二字评论陈言，其文曰："以陈无择之通敏，且以暖炽（按，"炽"当作"识"）论君火，日用之火言相火，而又不曾深及，宜乎后之人不无聋瞽也，悲夫！"是有一定缘由的，这主要是基于其学问的渊博有约而言。

（1）博通诸家

①医书的泛览

陈无择对于医书之广泛涉猎，我们可以从《三因极一病证方论》卷二"太医习业"篇的论述中略窥一斑，其文曰："为儒必读五经、三史、诸子、百家，方称学者。医者之经，《素问》、《灵枢》是也；史书，即诸家本草是也；诸子，《难经》、《甲乙》、《太素》、《中藏》是也；百家，《鬼遗》、《龙树》、《金镞刺要》、《铜人》、《明堂》、《幼幼新书》、《产科保庆》等是也。儒者不读五经，何以明道德性命，仁义礼乐；医不读《灵》、《素》，何以知阴阳运变，德化政令。儒不读诸史，何以知人材贤否，得失兴亡；医不读本草，何以知名德性味，养生延年。儒不读诸子，何以知崇正卫教，学识醇疵；医不读《难》、《素》，何以知神圣工巧，妙理奥义。儒不读百家，何以知律历制度，休咎吉凶；医不读杂科，何以知脉穴骨空，奇病异证。"此仅约略言之，而其书所引医书还有：《太平圣惠》、《乘闲集效》、《神功万全》、《局方》、《养生

必用》、《延年方》、《经心录》、徐之才《逐月养胎伤胎方》、《元和纪用经》……等多种。

②它书的涉猎

由上文可知陈言其实是一位儒、医皆通的学者，故其读书范围定不会局限于医家一类，这在他的著作中也有所反映。现略举一二为例：

苏辙《龙川略志》（十卷） 苏辙（1039—1112），字子由，晚年自号颍滨遗老，四川眉山人，宋代著名的政治家、文学家。《龙川略志》是其晚年隐居循州龙川时所写，主要是追忆其平生参与的各项政治活动的史料性内容，但其中也涉及一些苏辙本人亲闻亲历的医学、养生方面的遗闻佚事。因此资料来源尚称可靠。

《龙川略志》卷二"医术论三焦"全文如下："彭山有隐者，通古医术，与世诸医所用法不同，人莫之知。单骧从之学，尽得其术，遂以医名于世。治平中，予与骧遇广都，论古今术同异。骧既言其略，复叹曰：'古人论五脏六腑，其说有谬者，而相承不察，今欲以告人，人谁信者？古说：左肾，其府膀胱；右肾，命门，其府三焦，丈夫以藏精，女子以系胞。以理主之，三焦当如膀胱，有形可见，而王叔和言三焦有脏无形，不亦大谬乎！盖三焦有形如膀胱，故可以藏，有所系；若其无形，尚何以藏系哉？且其所以谓之三焦者何也？三焦分布人体中，有上、中、下之异。方人心湛寂，欲念不起，则精气散在三焦，荣华百骸，及其欲念一起，心火炽然，翕撮三焦精气，入命门之府，输写而去，故号此府为三焦耳。世承叔和之谬而不悟，可为长太息也。'予甚异其说。后为齐州从事，有一举子徐遁者，石守道之婿也，少尝学医于卫州，闻高敏之遗说，疗病有精思。予为道骧之言，遁喜曰：'齐尝大饥，群丐相啖割而食，有一人皮肉尽而骨脉全者。遁以学医故，往观其五脏，见右肾下有脂膜如手大者，正与膀胱相对，有二白脉自其中出，夹脊而上贯脑。意此即导引家所谓夹脊双阙（一本作关）者，而不悟脂膜如手大者之为三焦也。单君之言，与所见悬合，可以正古人之谬矣！'"

再观陈言《三因极一病证方论》卷八"三焦精腑辨正"其文如下："古人谓左肾为肾脏，其腑膀胱；右肾为命门，其腑三焦。三焦者，有脂膜如手大，正与膀胱相对，有二白脉自中出，夹脊而上贯于脑。所以《经》云：丈夫藏精，女子系胞。以理推之，三焦当如上说，有形可见为是。扁鹊乃云：三焦有位无形，其意以为上、中二焦，如沤、如雾，下焦如渎，不可遍见，故曰有位无形。而王叔和辈，失其旨意，遽云无状空有名，俾后辈承缪不已。且名以召实，无实奚召，果其无形，尚何以藏精系胞为哉？其所谓三焦者何也？上焦在膻中，内应心；中焦在中脘，内应脾；下焦在脐下，即肾间动气，分布人身，有上、中、下之异。方人湛寂，欲想不兴，则精气散在三焦，荣华百脉；及其想念一起，欲火炽然，翕撮三焦精气流溢，并命门输泻而去，故号此腑为三焦耳。学者不悟，可为长太息。"

两相比较很容易得出这样的结论：陈言此说的事实部分得自《龙川略志》无疑，只是在言语次序及医理详略上略作调整而成。前者论说缘由生动直观，而后者医理阐释层次清晰。

《石林避暑录》（二卷） 陈言《三因极一病证方论》卷六"圣散子方"之方论中引此书，其文曰："见《石林避暑录》亦云宣和间，此药盛行于京师，太学生信之尤笃，杀人无数。"《石林避暑录》系指宋叶梦得（1077—1148），字少蕴，号石林之《避暑录话》一书。

此外书中还提及《广五行记》、《刘根别传》、《钱谱》、《道藏》、《内典》等非医家类书籍。

③师友之交流

书籍固然重要，但与掌握知识的学者、师友交流切磋是更加直接和必不可少的一个学业进步的条件，此亦属博通诸家之一端。《三因极一病证方论·序》中就谈到"淳熙甲午复与友人汤致德远、庆德夫，论及医事之要无出三因，辨因之初无逾脉息。遂举《脉经》曰关前一分，人命之主。左为人迎，右为气口"云云。想必汤致（字德远）、汤庆（字德夫）二人，亦通医解药，方能细心聆听陈氏"医事之要无出三因，辨因之初无逾脉息"的著名论断。这是陈氏自己的记述。而后学卢祖常氏《易简方纠谬》中说"吾乡良医陈无择先生有所悟而述……愚（按，指卢氏）少婴异疾，因有所遇，癖于论医，先生（按，指陈氏）每一会面，必相加重议……"的论述，这是与之切磋者的记述。相信这种非正式的，却是有益的学术交流在当时不在少数。

（2）约以三因

陈氏是一位既有实践又有理论的医家，泛览与广博并不是目的，他是一位真正实践着"广以观万，约以守一"的医生。他在《三因极一病证方论·太医习业》中说道："使学者一览无遗，博则博矣，倘未能反约，则何以适从。予今所述，乃收拾诸经筋髓，其亦反约之道也。"他是这样说的，也是这样做的，可以说陈言《三因极一病证方论》理论上的出发点和落脚点，都在"三因"2字上，所谓"医事之要无出三因"。至于其学术特点的细节，以及他如何将"三因"的概念在各科病种中加以灵活应用，将在其学术讨论中专门论述，此仅概括言之。

①继承、发展了《黄帝内经》、《伤寒杂病论》等的病因学理论，创立了"三因学说"：

相关内容详见"《三因极一病证方论》的学术成就和理论建树"章。

②实践上继承、发展了《局方》由博返约、贴近实用的方书编撰方法

范行准先生《中国医学史略》中说："陈言《三因极一病证方论》虽以《金匮》'三因'为名而实发挥《局方》之学。"事实上，陈言不只是在选方用药上发挥了《局方》之学，更主要的是在理方思路上继承和发展了《局方》由博返约的思路，应当说由博返约和贴近实用是有宋一代中医方书极大发展和丰富之时代背景的必然要求，陈言及其弟子诸书适应了时代发展的需要。

③尤其突出的是，他在古人脉病证治的基础上创立了病因辨证方法等：

陈言在《三因极一病证方论·五科凡例》中说："凡学医，必识五科七事。五科者，脉、病、证、治，及其所因；七事者，所因复分为三。故因脉以识病，因病以辨证，随证以施治，则能事毕矣。故《经》曰：有是脉而无是诊者，非也。究明三因，内外不滥，参同脉证，尽善尽美。"他在古人强调脉、病、证、治的基础上强调了三因，使之成为医之五科之一，七事之三。他是如何实践、创立或是购建这样一个脉病证治基础上的三因辨证体系的呢？

贾得道先生对此有一个约略的分析："在实践上，他还企图把各种疾病，都按三因分类。如本书的编排，除第一卷论脉以外，第二至第七卷为外因病，包括中风、中寒、中暑、中湿、痹病、脚气、伤

风、伤寒、伤湿、五运六气所病及疫病、疟病、疝病、厥病、痉病、破伤风等；第八卷为内因病，包括五脏六腑虚实寒热证治及癃冷、积聚、五劳六极、气病、噎膈等。但自第八卷以下，其分类就不很明显了，而有些疾病如衄血、九痛、霍乱、咳嗽、腰痛等本身又分别按三因分证来论述。显然，陈氏在此是遇到困难了。如果只从总的方面说，一切疾病都离不开三因，尚勉强可以通得过去，而要把各种疾病都按三因来分类，就更行不通了。因为所有疾病的发生，都是内外因相联系的，决不可孤立地归之于内因或外因。何况他所说内因，实际上推究起来，仍然是离不开外因的。因为一切情绪的变化，都是外界的社会条件所引起来的。"（见《中国医学史略》P179）

2. 陈言的学术建树及其历史地位

关于对陈言学术建树细节的讨论详见专章，此处希望从一个更加宏观的视角来审视一下陈言其人其书。从宏观的历史大视角考察，我们不得不承认，陈言的《三因极一病证方论》并不是一部部头很大的方书总集，但耐人寻味的是陈言不但给此书冠以"三因极一"这样一个综合性极强的名目，而且还将其书名稳稳地落脚于"方论"二字上，而不是他时时处处强调的脉病证治五科七事云云。不得不说这也是所谓"重方思想"的一种体现。医家重方药的思想是通贯于古今的，约略言之：《汉书·艺文志》已有"经方"之门类，张仲景就是典型的经方派；《隋书·经籍志》有《四海类聚方》2600卷的著录，将占该志全部医籍卷数之大半；唐·孙思邈的著作明标其目为《千金要方》、《千金翼方》；宋代《太平圣惠方》；明代《普济方》皆宏篇巨制。山西已故著名中医版本目录学家李茂如先生曾说："重方思想在清代也特别有据，中国有王子接的《绛雪园古方选注》、《伤寒古方通》，日本有东洞的《方机》、《方极》等。"事实上，大部头方书的不断涌现是"重方思想"的体现，而注重由博反约，和试图用较为统一、规范的理论去统率诸方，也应当视为"重方思想"的一种必然要求和合理体现。

当然陈言选择的用于统率诸方的理论体系，是基于对病证的整体把握与理解之上的一种从病因入手的切于实用的理论体系。其《三因极一病证方论》正是这种尝试的体现和结果，而非简单的对所选临床有效诸方的罗列，在这个角度上考虑陈无择《三因极一病证方论》远较其学生王硕之《易简方》高明。换言之，陈言是通过对病证规律性的理论思考和把握，实现对诸方的审视和裁汰的。所以表面看来陈言最为精彩的论述在于其对于各科疾病的病因学归类与探讨，但其深层次的或者说终极的目的在于指出一条正确应用诸方的途径。陈无择用其三因理论指导实践，用其所选方剂验证理论。时至今日虽然陈氏所选诸方并非都是多数临床医家所习用之方剂，但其力求从理论高度去理解和把握所用诸方的思想理念却是多数临床家所认同和追求的目的，这也许就是其书的价值和灵魂所在。

当然要做到病证方论的统一，必需下极大的工夫从浩如烟海的古医书、古方书中去探求和实践，这个过程是艰苦的。他说："及我大宋，文物最盛，难以概举……本朝《太平圣惠》、《乘闲集效》、《神功万全》备见《崇文》，名医别录岂特汗牛充栋而已哉！使学者一览无遗，博则博矣，倘未能反约，则何以适从。予今所述，乃收拾诸经筋髓，其亦反约之道也。"

在可能的情况下陈言对于所选之方，也注意从文献学角度做一番溯本求源的工作，比如在《三因极一病证方论》卷六的败毒散煎煮法后，他说："初虞氏究其方，知出《道藏》乃叙云：自非异人杰出，志与神会，则莫之敢为"云云，是探方之源；而同书卷十七的当归芍药散煎煮法后，他补充说道："《元和纪用经》云：本六气经纬丸，能祛风、补劳、养真阳，退邪热，缓中，安和神志，润泽容色。散邪寒、温瘴、时疫。安期先生赐李少君久饵之药，后仲景增减为妇人怀妊腹痛本方，用芍药四两，泽泻、茯苓、川芎各一两，当归、白术二两，亦可以蜜为丸服"亦是此意，虽然他指出的当归芍药散的传承统绪还有待于进一步确认。但能够注意到方剂流传变化的考证也是其人注重方剂的一个方面。循着陈言的这一思路，可以对其书卷八所涉及的"七气汤"做一个简单的考证。从选方对比的新意中我们不难看到陈氏对于所选之方的重视和审慎。

《三因极一病证方论》卷八"七气证治"中有七气汤和大七气汤二方，其文如下：

七气汤

治脏腑神气不守正位，为喜、怒、忧、思、悲、恐、惊忤郁不行，遂聚涎饮，结积坚牢，有如坏块，心腹绞痛，不能饮食，时发时止，发则欲死。

半夏汤洗去滑，五两　人参　桂心　甘草炙，各一两

右剉散，每服四钱，水盏半，姜七片、枣一枚，煎七分，去滓，食前服。

大七气汤

治喜怒不节，忧思兼并，多生悲恐，或时振惊，致脏气不平，憎寒发热，心腹胀满，傍冲两胁，上塞咽喉，有如炙脔，吐咽不下，皆七气所生。

半夏汤洗七次，五两　白茯苓四两　厚朴姜制炒，三两　紫苏二两

右剉散，每服四钱，水盏半，姜七片，煎七分，去滓，食前服。

其中大七气汤实即张仲景《金匮要略·妇人杂病脉证并治第二十二》的半夏厚朴汤，《金匮要略》原文如下：

妇人咽中如有炙脔，半夏厚朴汤主之。半夏厚朴汤方：

半夏一升　厚朴三两　茯苓四两　生姜五两　干苏叶二两

右五味，以水七升，煮取四升，分温四服，日三夜一服。

赵怀舟、贾颖同志曾在"仲景佚方'人参汤'初考"一文（见《山西中医》1998年第5期46～47页）中指出，《伤寒论》中存在着一首隐藏着的"人参汤"，其药物组成及可能的煎服法如下：

人参三两　桂枝三两　半夏半升（洗）干姜三两　大枣十二枚（擘）　甘草二两（炙）

右六味，咬咀，以水七升，煮取三升，去滓，温服一升，日三服。

此方与《三因极一病证方论》的"七气汤"药物组成基本相同。考虑到张仲景多数方剂的方名都是其方药物组成的全部或部分药物名称的罗列，我们有理由相信：非但《三因极一病证方论》一书中所载录的"大七气汤"系仲景之方，而且与之相偶之"七气汤"可能亦系仲景之方，只是此二方在选入《伤寒杂病论》时，都更易了方名。"七气汤"改称"人参汤"；"大七气汤"改称"半夏厚朴汤"。

如果上述考证不误，且陈言能在未看到其所选"七气汤"即仲景佚方"人参汤"的相关文献资料的前提下，就将仲景相关二方——半夏厚朴汤和人参汤加以对比拈出则相当不易。因为他实际是从理论上肯定了二方的同源性。其学生王硕在《易简方·四七汤》中提到此事时说：

"（四七汤）一名厚朴半夏汤（仲景方名），一名大七气汤（陈言方名），《局方》有七气汤，用半夏五两，人参、官桂、甘草各一两，白水煎服。"虽亦将药物组成与仲景佚方人参汤类似的《局方》"七气汤"与"大七气汤"或"四七汤"相提并论，却不提乃师之《三因极一病证方论》，不知何故？宋元以降及至于明，张介宾《景岳全书·古方八阵·和阵》卷54第47方为"七气汤"，第48方为"三因七气汤"，亦是一提《三因》，一乃避之。

总而言之，我们认为陈言及其《三因极一病证方论》不但是中医病因学和中医病因辨证方法的奠基者，而且也是"重方思想"学术医苑中的一枝奇葩。

（五）陈言的弟子

据贾得道先生《中国医学史略》记载："王硕，字德肤，永嘉人。据说是陈言的学生，曾做过'承节郎、监临安府富阳县酒税务'的小官。其著作有《易简方》一卷……本书出版后，影响很大。据刘辰翁说：'自《易简方》行而四大方废，下至《三因》、《百一》、诸脏方废，至《局方》亦废'。以后更有孙志的《增修易简方论》，卢祖常的《续易简方论》，施发的《续易简方论》以及徐若虚的《易简归一》等，虽然毁誉不一，但都是针对本书而作的。一本小小的著作，引起这样大的震动，在我国医学史上，还是比较少见的事情。"

另据宋·永嘉砥镜老人卢祖常《易简方纠谬》记载"乡之从先生游者七十余子，类不升堂入室，惟抄先生所著《三因》一论，便谓学足，无病不治而去，宜其年不永而名无闻。硕虽尝一登先生门……"从一个侧面说明了陈言曾以其所著《三因极一病证方论》为教材授

徒带教的事实。而卢祖常"先生轻财重人，笃志师古，穷理尽性，立论著方，其持脉也，有若卢扁饮上池水而洞察三因；其施救也，不假华佗剖腹剜肠而彻分四治。愚少婴异疾，因有所遇，癖于论医，先生每一会面，必相加重议，以两仪之间，四序之内，气运变迁，客主更胜，兴患多端，探颐莫至。"的论述，不但刻画了一个活灵活现的陈言，而且介绍了他与陈言的交往，是一则不可多得的史料。应当说，有较为确切的史料可以证实的陈氏弟子当系王硕其人，而卢氏与陈则是亦师亦友的关系。

近有刘时觉氏著《永嘉医派研究》一书，由中医古籍出版社于2000年5月出版，对以王硕为代表的陈氏诸弟子及其著作有着详细繁密的考证与介绍，他将陈氏有名有姓的弟子的范围略作扩大，虽有推测的成份，但也并非全无可能，现择其要点约略转录如下：

南宋淳熙至淳祐，大约公元1174～1244年间，正相当于北方刘完素、张子和、张元素、李东垣学术活动进入高潮，河间、易水两大学派形成之时，南方的浙江温州地区也形成了以陈无择为龙头，以陈氏弟子王硕、孙志宁、施发、卢祖常、王暐为骨干，以《三因方》为理论基石，以《易简方》为学术中心的"永嘉医派"（P1）。陈无择之所以成为永嘉医派的创始人，在于他临证施治、行医济世的同时，还著书立说，收徒授业，仅《三因方》成书之后就有70余人之多。永嘉医派诸医家大都出自陈氏门下，或私淑其学。卢祖常与陈无择交往颇深，二人长期切磋医学，义属师生，情同朋友（P27）。

"永嘉医派"的代表人物和著作还包括：王硕的《易简方》、孙志宁的《增修易简方论》和《伤寒简要》、施发的《续

易简方论》和《察病指南》、卢祖常的《易简方纠谬》、王暐的《续易简方脉论》等（P1～2）。

王硕继承了《和剂局方》由博返约的研究方向，而且求易求简，走得更远。但是，他并没有继承陈无择以"知要"来"削繁"的基本方法，"削繁"而不"知要"，缺乏执简驭繁的思想和手段，没有任何理论上的创新和方法上的改进。因此，他的《易简方》存在先天的方法论的缺陷（P28～29）；孙志宁编著《增修易简方论》，撰写《伤寒简要》，为《易简方》问世传播做了大量的工作，成为永嘉医派诸医家中支持王硕的中坚（P31）；施发……于淳祐三年癸卯（1243年）作《续易简方论》，对于《易简方》的种种不足，规其过失，补其不逮。……施氏精通脉法，注重辨别疾病的虚实寒热，因此对于《易简方》的批评，主要集中于王硕不问脉象，不讲究辨证的弊端上；而在批评、辨证的基础上补充治法、方剂，则完善了整个辨证论治的认识。……这种不抱个人义气，客观冷静的学术争鸣完善了《易简方》的内容，也形成了永嘉医派的学术中心，促进了当时医学的发展和进步（P35、37、39）；卢祖常言辞激烈而说理不足，远不如施发言辞平和，有理有据，"规其过失，补其不逮"。因此，尽管卢氏年长于施，人们却称施、卢，而《易简方纠谬》也只能作为《续易简方论》的附录，改题《续易简方论后集》行世（P42）；王暐《续易简方脉论》与诸多《易简方》著作着眼于方剂的整理运用相异，自成体系，自有特点，篇幅不大，但"麻雀虽小，五脏俱全"，形成完整的理法方药内容和以诊法、治法为主的理论体系（P43）。

以上引文为我们全方位地展现了以陈氏弟子为主组成的永嘉医派的代表人物及其著述特点等相关情况，这对于我们更加全面完整地了解陈无择的学术流传有着积极的意义。同时从上述极其简略的引文中我们也可以看出刘时觉先生在永嘉医派研究上所下工夫之深入。可以说没有刘先生的工作本文所提供给大家的将只是一些一鳞半爪的点滴信息，而不是一个全方位的概述。对于刘先生深入细致的工作我们表示敬佩和感谢！

二、陈无择及其《三因极一病证方论》的学术成就和理论建树

南宋医家陈无择的《三因极一病证方论》一书，是中医文献史上第一部较为系统成熟的专门论述病因分类及病因辨证论治方法的病因学专著。它的主要学术成就和理论建树，体现在下述四个方面：

①对中医病因学的贡献：《三因极一病证方论》创立的"三因学说"以致病因素为主，结合发病途径、发病部位等对中医病因进行了系统的分类，是中医病因分类学走向规范合理、完善成熟的重要标志，即《三因极一病证方论》奠定了中医病因学的基本理论体系和基本框架。②对中医辨证论治方法学的贡献。《三因极一病证方论》所创立的"医事之要，无出三因"。"分别三因，归于一治"。以因类病，因病辨证，随证施治的审因论治方法体系，是中医病因辨证论治方法的开端，即《三因极一病证方论》奠定了中医病因辨证论治方法的理论基础。③陈言《三因极一病证方论》与张仲景《伤寒杂病论》外感疾病辨证论治方法体系的比较研究。④陈无择方剂应用的初步研究。陈氏如何类分、使用《三因极一病证方论》所创制、选录的这大约900首上下的

医方，从而体现出其一贯的由博返约的治学理念很有意义。而在剂型上，以方名统计，汤剂最多；实际应用，煮散最多。剂型已变而方名未变，这一独特的现象，正反映了汤剂转化为煮散剂的一个时代特点。

下文即从这四个方面进行一些探讨和论述：

（一）《三因极一病证方论》对中医病因学的贡献

病因学是中医基础学科体系的重要组成部分或分支学科。中医病因学的发展经历了漫长的时期。从病因学知识的萌芽积累，到病因分类学说的纷争，再到病因学基本理论体系框架的形成和定型。经历了春秋战国之萌芽期；《黄帝内经》的奠基期；《金匮要略》、《肘后百一方》、《诸病源候论》的发展期；到南宋陈无择《三因极一病证方论》病因学专著的问世，宣告中医病因学基本理论体系框架形成，并以"三因学说"予以确定。"三因学说"形成以后，一直有效地指导着后世的临床实践，成为中医病因学理论的基石。所以我们认为，《三因极一病证方论》"三因学说"的形成，标志着以《黄帝内经》为渊薮之中医基础理论体系不断走向分化，中医基础理论的分支学科——《病因学》的雏形诞生。

1.《三因极一病证方论》以前的病因及病因分类法沿革

中医对致病因素即病因的体察认识、探索研究，历史悠久，源远流长。早在远古时期，就已经有了关于病因的认识，古人为了保护自己免遭风雨和野兽的侵袭，构木为巢，栖身树上，即传说中的有巢氏时期。后来人们又发现吃熟食可以防治许多消化系疾病。如《礼纬·含文嘉》："燧人氏始钻木取火，炮生而熟，令人无腹疾。"《韩非子·五蠹》："民食果瓜蚌蛤，腥臊恶臭，而伤肠胃，民多疾病。有圣人作钻燧取火，以化腥臊。"即传说中之遂人氏时期。

西周时期，随着生产力的发展和社会的进步，人们已观察到天象、季节、气候及某地区的特殊自然地理环境因素等与疾病的发生有着密切的关系。如《周礼》："春时有痟首疾，夏时有痒疥疾，秋时有疟寒疾，冬时有嗽上气疾"。指出因不同季节的气候特点，可造成不同的流行病和多发病。《礼记》还记载："孟春行秋令，则民大疫。""季春行夏令，则民多疾疫。"说明气候的反常，如不至而至，至而不至，至而太过，至而不及，是造成疫病流行的主要原因。

春秋时期，由于巫医的没落和医学分科的出现，逐渐出现了中医病因学说的萌芽。如郑国的子产认为，疾病乃"出入、饮食、哀乐之事也"，与鬼神无关；齐国的晏婴认为"纵欲厌私"每多致病；管仲也说："苛病，失也"，当"守其本，不能恃诸巫"（《吕氏春秋·知接》）。这一时期秦国名医医和提出"六气致病说"，即"阴、阳、风、雨、晦、明"为引起疾病的"六气"。他说："六气，曰阴、阳、风、雨、晦、明也。分为四时，序为五节，过则为灾。阴淫寒疾，阳淫热疾，风淫末疾，晦淫惑疾，明淫心疾"（《左传·昭公元年》）。这一学说，为后世的六淫致病和劳伤思虑致病等中医病因学理论的成熟与发展奠定了基础。

战国至秦汉时期，出现了人类认识史上的第一次大综合思潮的鼎盛时期，诸子百家，学术纷争，呈现出一派学术繁荣的景象，为医学的发展，提供了丰富的学术背景，中医学取得了长足的发展和突破性的成就，中医基本理论体系的奠基之作

《黄帝内经》就形成于这一时期。《黄帝内经》将中国古代哲学思想"阴阳学说"引入医学，作为中医学理论基础的重要组成部分，用于说明人体的结构，如脏腑经络。同时也用以分析归纳疾病的原因，即以"阴阳"为纲，对病因进行了分类，这就是《黄帝内经》的"阴阳二分法"。如《素问·调经论》曰："夫邪之生也，或生于阴，或生于阳。生于阳者，得之风雨寒暑；生于阴者，得之饮食居处，阴阳喜怒。"《黄帝内经》将发病原因与发病部位结合起来分析论述，把病因明确分为阴阳两大类，即凡来自于自然界气候的异常变化，且多伤人外部肌表的，归属于阳邪；凡源于饮食不节，居处失宜，起居无常，房事不节，情志过极等，多伤人体内脏腑气血的，归属于阴邪。同时，《黄帝内经》还提出了病因的"三部"分类法，如《灵枢·百病始生》曰："夫百病之始生也，皆生于风雨寒暑，清湿喜怒。喜怒不节则伤脏，风雨则伤上，清湿则伤下。三部之气，所伤异类。"这是最早的病因三部分类法，将人体分为上、下及中部内脏三部，根据病因作用于人体的部位选择性、亲和性，将两类病因，即外感淫邪与情志内伤，分属上中下三个部位，尽管有其局限性，但总属二因三部分类法的一个雏形，为后世病因分类法的发展奠定了一定的基础。

东汉张仲景在《黄帝内经》病因分类法的基础上，根据各种病因的致病途径、传变规律，并结合致病部位，将病因分为三类（三条），即"病因三条（三途径）说"。称："若五脏元真通畅，人即安和，客气邪风，中人多死，千般疢难，不越三条：一者，经络受邪入脏腑，为内所因也；二者，四肢九窍，血脉相传，壅塞不通，为外皮肤所中也；三者，房室、金刃、虫兽所伤。以此详之，病由都尽"（《金匮要略·脏腑经络先后病脉证》）。仲景将病因分为三条，是以客气邪风为主，不以外感、内伤分内外，而是以经络、脏腑分内外。认为由经络入脏腑的为深为内；从皮毛流入血脉的为浅为外；至于房室、虫伤等其发病既非客气邪风之类，又非脏腑经络之属，故列为不内外因。仲景的病因三途径说，这种"病因三条说"，实际上是一种"二因三途经说"，这种分类法，重在结合致病部位说明病因致病的不同途径。但究其病因的类别而言，仅涉及外感及他犯（不因外因）两大类，尚未涉及内伤情志类病因。这种病因分类法，对后世病因学的发展虽产生了较大的影响。但其本身并不就是后世"三因学说"的前身或雏形。

梁·陶弘景结合疾病分科归类，提出"病因三条说"，陶弘景在其《补辑肘后方·序》中言："案病虽千种，大略只有三条而已。一则藏府经络因邪生疾；二则四肢九窍内外交媾；三则假为他物，横来伤害……今以内疾为上卷，外发为中卷，他犯为下卷，具列之云：上卷三十五首为内病，中卷三十五首为外发病，下卷三十一首为物所苦病。"梁·陶弘景对东晋·葛洪《肘后备急方》进行了增补，并分内疾为上卷，外发为中卷，他犯为下卷，书名为《肘后百一方》，从各卷内容上看，其卷上为外感病及内科杂证，即所谓"内疾"、"内病"；卷中为外科疾病，及妇人妊娠、胎产、小儿诸病，即所谓"外发"、"外发病"；下卷为外伤、虫兽伤、中毒等疾病，即所谓"为物所苦"、"他犯病"。这种分类法初看似乎与仲景《金匮要略》三条分类法相近，但进一步观其三卷实际内容，则是一种以疾病分科与病因分类相混合的分类法，而不是专门的病因分类法。

隋·巢元方《诸病源候论》作为我国第一部病因、病理、证候学专著，全书以疾病为纲、证候为目，记载证候1700余条，每候分述病因、病机、症状。巢氏对于病因没有从性质上加以区分，而是根据病证给以类推。对于中医病因的学习和研究带来很大的便利。《黄帝内经》将病因以内伤、外感分内外，以阴阳为纲，将病因分为内、外两大类。《金匮要略》的病因虽分三条，实质上是两大类，一类是客气邪风，即相当于外感病因，一类是房室、金刃、虫兽所伤。以上两大病因分类学说实为纵向分类法。而巢氏却另辟蹊径，以临床各科疾病为纲，以各种证候为目，运用横向、逆向分类法论述病因，从内容和细节上丰富了病因学说，是对前人病因学说的一次大总结。尤其对传染病、地方流行病、寄生虫病等的病因学研究，颇有精辟的见解。如《诸病源候论·温病诸候》："人感乖戾之气而生病，则病气皆相染易，乃至灭门。"总之，《诸病源候论》病因说发展了《黄帝内经》和《金匮要略》病因学说，极大程度地扩充了中医病因学说框架中的具体内容，且创立了从证推因的病因学研究方法，为后世的"审证求因"、"病因辨证"奠定了一定的基础。

2.《三因极一病证方论》的病因分类法及其特点

（1）陈言"三因学说"的提出

南宋医家陈言在总结前人有关病因学知识的病因分类法的基础上，在其病因学专著《三因极一病证方论》中首先提出"三因论"即"三因学说"。陈氏将导致疾病的致病因素归纳为内因、外因、不内外因，统称为"三因"。他在《三因极一病证方论·五科凡例》中指出："凡治病，先须识因，不知其因，病源无目。其因有三，曰内、曰外、曰不内外。内则七情，外则六淫，不内不外，乃背经常"。并在《三因极一病证方论·三因论》中具体指出："六淫者，寒暑燥湿风热是；七情者，喜怒忧思悲恐惊是……然六淫，天之常气，冒之则先自经络流入，内合于脏腑，为外所因；七情，人之常性，动之则先自脏腑郁发，外形于肢体，为内所因；其如饮食饥饱，叫呼伤气，尽神度量，疲极筋力，阴阳违逆，乃至虎狼毒虫，金疮踒折，疰忤附着，畏压溺等，有背常理，为不内外因。""所谓中伤寒暑风湿、瘟疫、时气，皆外所因；脏腑虚实，五劳六极，皆内所因；其如金疮踒折、虎狼毒虫，涉不内外"（《三因极一病证方论·五科凡例》）。由此可见，陈氏"三因学说"，将六淫之邪、瘟疫、时气等归为外因；七情所伤归为内因；非六淫、七情之致病因素均归为第三类病因——不内外因。

（2）陈氏"三因论"与前人病因分类法的异同

中医病因分类法经历了《黄帝内经》时期的"阴阳二分法"、"三部分类法"；《金匮要略》时期的"三途径分类法"及《肘后百一方》时期的"三条分类法"。至南宋陈言《三因极一病证方论》，在继承前人病因分类法的基础上，结合当时的病因学研究成就及临床实践，创造性地提出"三因学说"即"三因分类法"，这一病因分类法是对中医病因学理论的重大突破与创新。它奠定了中医病因学的基本理论体系框架，对后世影响较大，乃至中医现代对病因的分类仍基本沿用陈氏的"三因分类法"。

《三因极一病证方论》及其以前各种病因分类法的分类原则、具体内容、贡献与局限及对后世的影响等，见下表之分析论述：

表1　各家病因分类法异同表

分类法	文献出处	分类原则	分类具体内容	贡献与局限及对后世的影响
阴阳二分法	《黄帝内经》《素问·调经论》	以阴阳为纲,将病因分为内伤(阴)、外感(阳)两大类	阳:风雨寒暑; 阴:饮食居处、阴阳喜怒	以阴阳为纲将病因分为外感、内伤两大类,内外分明。但将饮食居处与七情内伤归于一类,有失笼统,有待分化
三部分类法	《黄帝内经》《灵枢·百病始生》	病因与发病部位相结合	上:风雨寒暑; 中(脏):喜怒不节; 下:清湿	病因上只有外感、内伤七情,缺其他病因,部位划分亦不尽合理。因风雨寒暑清湿,不仅伤及上下,亦可伤及内脏即由外传内
三途径分类法	《金匮要略》	病因与发病途径相结合	内所因:经络受邪入脏腑; 外皮肤所中:四肢九窍、血脉相传; 其他途径:房室、金刃、虫兽所伤	将病因与发病途径相结合分为内、外、其他三大类,有其合理性。但就病因而言仅为"客气邪风"及"房室、金刃、虫兽"等两大类,缺"七情内伤"类病因,不能不说是一大缺憾
三条分类法	《肘后百一方》	病因与疾病分科相结合	内疾:外感与内伤杂病; 外发:外科及妊娠、胎产、小儿疾病; 他犯:外伤、虫兽、中毒等	本分类法看似内、外、其他三因分类,但除其他相当于不内外因病因外,内疾、外发以内科及外、妇、儿科分类,注重以疾病的分科分类,况将外感病与内伤内科杂病归于一类,不尽合理
三因分类法	《三因极一病证方论》	病因与发病途径、发病部位相结合	外因:六淫、瘟疫、时气; 内因:七情; 不内外因:饮食劳逸、跌仆金刃、虫兽所伤等	这种以致病元素为主,将病因、病位与发病途径三者相结合的病因分类法,特别是将七情内伤单独列为一大类,使病因分类更趋科学合理,奠定了中医病因学理论的基本框架,对后世影响较大。中医现代对病因的分类,仍基本沿用此法

（3）五种病因分类法的比较研究

如上述图表1所示,中医病因学病因分类法,从形成、发展、演变到基本定型。经历了由《黄帝内经》的"阴阳二分法"、"三部分类法",《金匮要略》的"三途经分类法",《肘后百一方》的"三条分类法",到南宋陈无择《三因极一病证方论》的"三因分类法",一千多年的发展时间。

五种病因分类法,就其分类依据和原则而言,虽各有特色和各有侧重,但不外以下两种分类法,即发病途径部位分类法与发病因素分类法两大类。我们把它分别叫做"三途径部位分类法"与"三因分类法"。前者如《灵枢》的"三部分类法"、《金匮要略》的"三途径分类法"与《肘后百一方》的"三条分类法";后者如《素问》的"阴阳二分法"与《三因极一病证方论》的"三因分类法"。

发病途径、部位分类法，一般认为始于张仲景《金匮要略》，但追溯其源应以《黄帝内经》为肇端。《灵枢·百病始生》曰："夫百病之始生也，皆生于风雨寒暑，清湿喜怒。喜怒不节则伤脏，风雨则伤上，清湿则伤下，三部之气所伤异类……喜怒不节则伤脏，脏伤则病起于阴也；清湿袭虚，则病起于下；风雨袭虚，则病起于上，是谓三部。"此为最早且明言"三部"的病因三部分类法。这种分类法依据不同病因对人体内外上下不同部位的亲和性，将天之气风雨寒暑伤人致病归于上部病因，其犯人多侵袭人体上部之肌表头面；源于地之清（寒）湿邪气伤人致病归于下部病因，其犯人多侵袭人体下部；由人体本身情志失调致病者，其伤在内脏，因内脏在人体居中，故为中部。此上、中、下三部分类法是以病因的来源及侵犯人体的好犯部位为依据，充分体现了《黄帝内经》天人相应的病因观。为以后的病因分类演进奠定了一定的基础。

张仲景从病邪的发病传变途径和病变部位为依据，将病因分为三大类，如其《金匮要略·脏腑经络先后病脉证》所言："客气邪风，中人多死，千般疢难，不越三条：一者，经络受邪入脏腑，为内所因；二者，四肢九窍，血脉相传，为外皮肤所中也；三者，房室金刃虫兽所伤。以此详之，病由都尽。"从"客气邪风，中人多死"来看，下文所指的内因、外因皆指外感六淫邪气。因此，仲景的"三途径、部位分类法"，实际上从纯粹病因的角度看，只有两类，即外感六淫和其它病因两类。从所及部位来看，也是两大部位，即体表经络（外部）与体内脏腑（内部）。仲景这一病因分类法重在强调外感六淫的发病途径与犯及部位，虽然亦是三

分病因，为后世的病因分类奠定了基础，但与后世之三因分类法有着本质的不同。

继《金匮要略》"三途径分类法"之后，晋·陶弘景提出"三条分类法"，与"三因论"。他在《补阙肘后百一方·序》中说："案病虽千种，大略只有三条而已，一则脏腑经络因邪生疾，二则四肢九窍内外交媾，三则假为他物横来伤害。"又在《肘后百一方·三因论》中指出疾病的形成"一为内疾，二为外发，三为他犯"。陶氏三因或三条分类法，从表面上看，基本承袭了仲景三途径分类法，但结合其全书内容来看，内疾实指内科、内伤性疾病，即既包括因外感病邪引起的内疾（仲景的"经络受邪入脏腑，为内所因"），也包括由内伤病因如情志所伤引起的内疾。外发多指外科（含皮肤科）疾病，而外科疾病，虽然病证表现在外，但却可由多种病因引起，也不同于仲景的"外皮肤所中"，因"外皮肤所中"仍然是指外邪所中，并不含其他病因。至于"他犯"与仲景之"房室、金刃、虫兽所伤"虽均属其他病因，但仲景所指的其他病因范围较广，即指除"内所因"、"外皮肤所中"外的一切病因。而陶弘景的"他犯"多指意外伤害性病因，范围较窄，与其所著《补阙肘后百一方》以应急诊之著书本意有关。

发病因素分类法，即单纯病因分类法，一般认为源于南宋·陈无择《三因极一病证方论》提出的"三因学说"，但追溯其源，实则源自《黄帝内经》的"阴阳二分法"。《素问·调经论》言："夫疾病之生也，或生于阴，或生于阳。生于阳者，得之风雨寒暑；生于阴者，得之饮食居处，阴阳喜怒。"这种分类法以阴阳为纲，其实质是将病因按致病因素的外感与非外感分为两个大类，其中的非外感病因，即"饮食居处，阴阳喜怒。"实际上已暗含了

后世"三因分类法"中的"内因"和"不内外因"二类，故可视为后世"三因分类法"之雏形。

陈无择继承了《黄帝内经》、《金匮要略》、《肘后百一方》等的病因学成就，穷究病源，明晰病因，开创了以单纯病因分类法为主，结合发病途径与所涉部位的病因学系统研究方法之先河。陈氏"三因学说"首次将病因概括为外因、内因和不内外因。他在《三因极一病证方论·三因论》中说："六淫，天之常气，冒之则先自经络流入，内舍于脏腑，为外所因；七情，人之常性，动之则先自脏腑郁发，外行于肢体，为内所因；其如饮食饥饱，叫呼伤气……乃至虎狼毒虫，金疮踒折，疰忤附着，畏压溺等，有背常理，为不内外因。"即以外感六淫等病邪由外侵袭人体，或由体表经络传入脏腑，引起脏腑功能失调而发病者，统称为外因；七情内动，伤及脏腑，并外传于肢体肌表而发病者，统称为内因；饮食劳倦、跌仆损伤等其他伤害列为不内外因。并进一步说明"外因虽自经络而入，必应于脏；内因郁满于中，必应于经"。可谓对内外致病因素及其传变规律之精辟论述。

因此，陈氏的"三因学说"既吸取了《黄帝内经》"阴阳二分法"单从病因分类之长，又发展了其将内因七情与饮食劳倦、跌仆损伤等其它病因合为一类之缺陷；既吸取《金匮要略》"三途径、部位分类法"外感病邪传变规律之长，又弥补了仲景三途径说缺乏内伤七情类病因及

其传变途径之不足。从而使病因学的分类更加具体、更趋合理，明确指出不同病因有好犯人体不同部位和传变趋向、规律不同的特点。使中医病因学理论更加系统化，更趋完善，以致一直为后世所遵从和效法。

3. 陈氏《三因极一病证方论》"三因学说"对后世病因学发展的影响

（1）"三因学说"的提出，标志着中医病因学分化为一门分支学科

《三因极一病证方论》及其"三因学说"的提出，标志着中医病因学从中医基础理论中分化而出，作为一门分支学科雏形的形成，是中医学基本理论分化发展的一个典型例证。

陈言《三因极一病证方论》是中医病因学史上的一座重要的分水岭和里程碑。可以这样说，《三因极一病证方论》以前的中医病因学虽然积累了丰富的经验和大量病因学知识，但只能是经验的积累和分散的知识，尚不能构成一个完整系统的中医病因学理论体系，更谈不上病因学作为一门单独的分支学科的形成。但南宋陈无择《三因极一病证方论》中医病因学专著的出现，却改变了这种状况，它标志着中医病因学由中医基础理论体系分化而出，形成专门学科的开始。

如前文所述，《三因极一病证方论》作为一部重要的病因学专著，构筑了较为完整、系统的中医病因学理论体系及其基本框架，如下表所示：

表 2　"三因学说"病因分类体系表

```
           ┌ 外  因 ┌ 六淫：寒、暑、燥、湿、风、热
           │        │ 时气：四时气候异常
           │        │ 疫（气）：四时不正之气
三          │        └         天地间之害气
因          │
学   ┤ 内  因   七情：喜、怒、忧、思、悲、恐、惊
说          │
           │        ┌ 他犯：饮食饥饱、叫呼伤气、尽神度量、
           └ 不内外因 │ 疲极筋力、阴阳违逆、虎狼毒虫、金疮
                    └ 蹉折、疰忤附着、畏压溺等
```

上述"三因学说"的病因学分类体系框架，不但是对《黄帝内经》、《金匮要略》、《肘后百一方》、《诸病源候论》等病因学知识的继承、总结与提高，更为可赞的是这一学说形成后，一直得到后世的遵从，对中医病因学的发展产生了巨大的作用。

（2）"三因学说"是中医病因学基本理论走向成熟，并定型化的标志

如前所述，陈无择《三因极一病证方论》"三因学说"构建了系统的中医病因学理论体系框架。而且我们还认为，从这一体系对后世病因学发展的影响来看，实际上陈氏的"三因学说"已经是一个比较成熟而且定型化的中医病因学理论体系。现代的中医病因学体系，将病因分为四大类即外感病因（含六淫、疠气）、内伤病因（七情、劳逸饮食）、病理产物（痰饮、瘀血、结石）、其他病因。这种分类法仍然以陈氏三因分类法为基础，只是多了一个病理产物类。《三因极一病证方论·三因论》所述："三因分类法"，虽未明确提出病理产物致病因素。但《三因极一病证方论》在各科病证的脉病证治因论述中，常常论及三因在致病过程中必将影响脏腑经络之正常生理功能而造成病理变化，并由此产生病理性产物如痰饮、瘀血等。陈氏认为这些产物也是"病之所因"。如他在论及痰饮病时指出："人之有痰饮病者，由荣卫不清，气血败浊，凝结而成也。内

则七情泊乱，脏气不行，郁而生涎，涎结为饮，为内所因；外有六淫侵冒，玄府不通，当汗不泄，蓄而为饮，为外所因；或饮食过伤，嗜欲无度，叫呼疲极，运动失宜，津液不行，聚为痰饮，属不内外因。三因所成，证状非一，或为喘、或为咳、为呕、为泄、晕眩、嘈烦、忪悸、惧慄、寒热、疼痛、肿满、挛癖、癃闭、痞膈、如风、如癫，未有不由痰饮之所致也"（《三因极一病证方论·痰饮叙论》）。说明痰饮的形成原因是由外感六淫、内伤七情及饮食不节等原因，影响脏腑功能和气血津液运行而形成，且痰饮作为病因，会进一步引起脏腑功能的失调，而出现喘、咳、呕、泄、晕眩……风、癫等近 20 种病证。

痰饮因其所停留的部位和稠稀之不同表现各异。如《三因极一病证方论·痰饮论治》："所谓四饮者，即悬饮、溢饮、支饮、痰饮是也。悬饮者，饮水流在胁下，咳唾引痛；溢饮者，饮水流于四肢，当汗出而不汗，身体疼痛；支饮者，咳逆，倚息，短气，不得卧，其形如肿；痰饮者，其人素盛今瘦，肠间漉漉有声。又有留饮者，背寒如手大，或短气而渴，四肢历节疼，胁下痛引缺盆，咳嗽则转甚；又有伏饮者，膈满……"。说明痰与饮有许多不同的病名，这些疾病，由于痰饮停留部位之不同，又会引起各种各样的症状。可见，对痰饮作为致病原因，引起其

他病症，已有较为详细和明确的认识。

4.《三因极一病证方论》病因学说的主要内容

（1）《三因极一病证方论》对"六淫"的认识

①风为六淫之首，风为百病之长

《三因极一病证方论·外所因论》曰："夫六淫者，寒、暑、燥、湿、风、热是也。以暑热一气，燥湿同源，故《上经》收而为四……此乃因四时而序者，若其触冒，则四气皆能交结以病人。"又曰"以寒暑风湿（四气）互络而为病因，初不偏胜于暑也，咳论以微寒为咳，热在上焦咳为肺痿，厉风所吹，声嘶发咳，岂独拘于湿也。由是观之，则知四气本乎六化，六化本乎一气……所谓风寒、风温、风湿、寒湿、湿温，五者为并。风湿寒、风湿热，二者为合，乘前四单，共十一变，倘有所伤，当如是而推之。"陈氏认为六淫并不复杂，首先与季节气候有关，可根据春、夏、秋、冬四季，将六淫约为"四气"，即风为春之气，暑热为夏之气，燥湿为秋之气，寒为冬之气，所谓"四气本乎六化"。六气的变化，又都源于风邪一气，即所谓"六化本乎一气"。风邪既能单独致病。也常常兼挟它邪一种或两种而致病。六淫邪气的十一种致病组合（变化）中，竟有六种离不开风邪，所以风为六淫之首。

《三因极一病证方论·叙中风论》曰："夫风为天地浩荡之气，正顺则能生长万物，偏邪则伤害品类。"这里"风"与《金匮要略》之"风气虽能生万物，亦能害万物，犹水之能浮舟，亦能覆舟"之"风"相同。均泛指风寒暑湿燥热六气，它是人类生存不可缺少的东西，但在一定的条件下，则可变为致病因素而侵害人体。又"盖风性紧暴，善行数变，其中人也

卒，其眩人也晕，激人涩浮，昏人神乱。故推为百病长。圣人先此以示教，太医编集，所以首论中风也"（《三因极一病证方论·叙中风论》）。由于风为六淫之首，其致病有紧暴、数变之特点，又风邪常与它邪兼挟犯人致病，故《三因极一病证方论》也将"中风"列为全书各论的第一篇，正如其所论"中风"当"推为百病长"。

②首提"六淫"，用"热"不用"火"

"六淫"之名称，首见于南宋陈无择《三因极一病证方论·三因论》，曰："六淫者，寒、暑、燥、湿、风、热是"。是指自然界客观存在的六种不同的气候变化类型。即六种外感病邪的总称。《黄帝内经》中称之为"六气"。如《素问·至真要大论》中提出"六气分治"，指一岁之中，有风、热（暑）、湿、火、燥、寒六种气候"分治"于四时的意思。关于"六淫"的具体内容，《三因极一病证方论》与《黄帝内经》稍有出入，《黄帝内经》为："寒、暑、燥、湿、风、火"（《素问·天元纪大论》）。《三因极一病证方论·三因论》为："寒、暑、燥、湿、风、热。"除最后一淫有"火"、"热"之不同外，其余五淫顺序名称全同。由于《黄帝内经》被后人奉为中医理论之圭臬，故后世有些医家及近现代某些中医教科书多从"火"说。然陈氏"六淫"不言"火"而言"热"，是有其客观依据的。一方面与陈氏"分别三因，归于一治"的学术思想有关，即"热"较"火"更符合临床实际，而且，后世亦有遵从此说者。如施桂堂的《察病指南》及黄元御的《伤寒说意》中所述的六淫内容，均有"热"而无"火"。另一方面，从中医理论上讲，"火"与"热"的含义亦有所不同。热与温可以称为邪气，而"火"除邪气之外，还有正气

的含义，如属于人体正常概念范畴的火称为"少火"，"少火生气"，即指人体内正常的火是具有温煦生化作用的阳气。只有异常亢奋的"火"才是致病因素，即"壮火食气"。《类经·阴阳类》："火，天地之阳气也。天非此火，不能生物；人非此火，不能有生。"所以《三因极一病证方论》"六淫"用"热"而不用"火"，更符合"火"与"热"的本意。

③"六淫"约为"四气"，"四气"合于"四时"

《三因极一病证方论·外所因论》："夫六淫者，寒、暑、燥、湿、风、热是也。以暑热一气，燥湿同源。故《上经》收而为四。即冬伤寒，春温病；春伤风，夏飧泄；夏伤暑，秋痎疟；秋伤湿，冬咳嗽。此乃因四时而序者，若其触冒，则四气皆能交结以病人。"认为六淫之变化，具有一定的季节性，根据气候的春温、夏热、秋凉、冬寒。将六淫中之暑热归于夏之气，燥湿归于秋之气，因此，六淫根据四时可以约为"四气"，且引《上经》之文强调不同季节易感之邪，也有先感而不发病，伏邪而后发病之特点。

④六淫致病的"单"、"并"与"合"

《三因极一病证方论·外所因论》曰："夫六淫者，寒暑燥湿风热是也。以暑热一气，燥湿同源，故《上经》收而为四……此乃因四时而序者，若其触冒，则四气兼能交结以病人……所谓风寒、风温、风湿、寒湿、湿温，五者为并。风湿寒、风湿温，二者为合。乘前四单，共十一变。倘有所伤，当如是而推之"。认为六淫之中暑热可以合为一气，燥湿二淫，反映湿度，同出一源，故六淫可约而为四，即风、寒、暑、湿四气，各主四时一个季节。四气既可单独致病，即所谓"四单"。同时也可以两淫相兼致病，即所谓风寒、风温、

风湿、寒湿、湿温"五并"。甚至可以多因相兼为病即所谓风湿寒、风湿温"二合"。"四单"、"五并"再加"二合"，共为十一种情况，即所谓"十一变"。陈言认为，外感六淫邪气致病，如果从所感病因分析，总不出上述十一种类型。四单所致病证如伤风证、中风证、伤寒证、中寒证、伤暑证、中暑证、伤湿证、中湿证等。由"并"所致病证如寒湿证、风湿证等。由"合"所致病证如风湿寒证、风湿温证、痹证、历节病、脚气病等。

⑤三因致病的条件与发病途径

《三因极一病证方论·三因论》曰："夫人禀天地阴阳而生者，盖天有六气，人以三阴三阳而上奉之；地有五行，人以五脏五腑而下应之。于是资生皮肉、筋骨、精髓、血脉、四肢、九窍、毛发、齿牙、唇舌，总而成体。外则气血循环，流注经络，喜伤六淫；内则精、神、魂、魄、志、意、思，喜伤七情。六淫者，寒暑燥湿风热是；七情者，喜怒忧思悲恐惊是。若将护得宜，怡然安泰，役冒非理，百疴生焉。……六淫，天之常气，冒之则先自经络流入，内合于脏腑，为外所因；七情，人之常性，动之则先自脏腑郁发，外形于肢体，为内所因；其如饮食饥饱，叫呼伤气，尽神度量，疲极筋力，阴阳违逆，乃至虎狼毒虫，金疮踒折，疰忤附着，畏压溺等，有背常理，为不内外因。"陈氏认为人体总分内外，内则五脏五腑，与自然界五行相应；外则皮肉筋骨、经络血脉、四肢九窍等，为脏腑之蕃篱。体表与自然界直接接触，故喜伤六淫；体内脏腑则是人体精神意识思维活动之中心和本源，故喜伤七情。三因致病，特别是内伤七情与外感六淫致病，是有一定的条件和发病途径的。六淫，是自然界六种正常的气候变化；七情，是人体正常的情志活动；

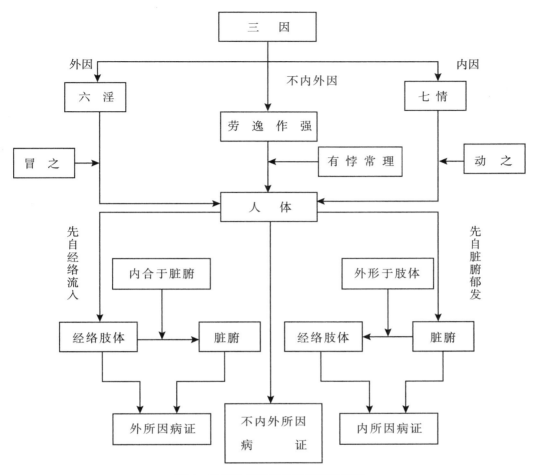

图1　三因致病的条件及机理示意图

饮食劳逸等，都是人体生命活动所不可缺少的。在正常情况下，亦即如陈氏所言在"将护得宜"，顺其自然的情况下，上述诸因素均不会导致疾病。只有在"冒"、"动"、"有悖常理"等的条件下，才能成为致病因素而导致疾病的发生。

如陈言对"风"的认识，《三因极一病证方论·叙中风论》曰："夫风为天地浩荡之气，正顺则能生长万物，偏邪则伤害品类。"陈氏所言的"风"与《金匮要略》所言之"风气虽能生万物，亦能害万物，如水之能浮舟，亦能覆舟"的"风"相同，均泛指自然界风寒暑湿燥火六气，它是人类生长不可缺少的东西，但

在一定条件下，如体虚冒风，或风气偏邪过急，再加防护不当等，才可成为致病因素。人的情志活动，也是一样，精神魂魄志意思，本是正常人体内脏的精神意识思维活动，也是人体正常情况下，不可缺少的，不会引起疾病，只有在情志过激或脏腑功能失调的情况下，才能引起疾病。

当三因成为致病因素的情况下，其致病，又有不同的发病途径和传变倾向。外感六淫，属于外来病邪，自然是首先侵袭人体的体表，病邪先从肌肤、经络侵入，引起一系列体表病证。若病邪进一步深入，会根据脏腑的气血阴阳失衡及寒热虚实的不同，表现出一系列脏腑功能失调的

病证。内伤七情，属于内生病因，由"七情交错，爱恶相胜"等情志变化异常而引起，七情"各随其本脏所生所伤为病，故喜伤心，其气散；怒伤肝，其气击；忧伤肺，其气聚；思伤脾，其气结；悲伤心，其气急；恐伤肾，其气怯；惊伤胆，其气乱。"情志内伤，首先引起相关的脏腑功能失调，然后再根据脏腑之间的生、克、乘、侮波及到他脏腑，此即"先从脏腑郁发"，随着疾病的发生，体内脏腑功能的失调及病变必然在脏腑所属的十二经络、十二皮部及相应的体表部位上有所表现，即所谓"外形于肢体"。

⑥六淫所致疾病有"渐、顿、浅、深"之不同。

《三因极一病证方论·（中风）料简类例》："人之冒风也，轻则为伤，重则为中。"《三因极一病证方论·叙痹论》："夫风湿寒三气杂至，合而为痹。……三气袭人经络，入于筋脉、皮肉、肌肤。久而不已，则入五脏……又六腑各有俞，风寒湿中其俞，而食饮应之，故循俞而入，各舍其腑"。《三因极一病证方论·历节论》："夫历节，疼痛不可屈伸，自体尪羸，其肿如脱，其痛如掣，流注关节……。皆以风湿寒相搏而成"。《三因极一病证方论·叙脚气论》："夫中风寒暑湿与脚气，皆渐、顿、浅、深之不同。中风寒暑湿，得之顿而浅；脚气，得之渐而深。以其随脏气虚、实、寒、热发动，故得气名。"

陈言认为外感六淫邪气致病，有久暂轻重之分，用陈氏的话说，即"轻则为伤，重则为中"。重中之轻者，"得之顿而浅"；重中之重者，"得之渐而深"。从《三因极一病证方论》构建的外感六淫疾病系统来看，陈言是将外感六淫所致病证按轻重浅深之不同划分为三个层次、三大类型分别加以介绍。如图2所示：

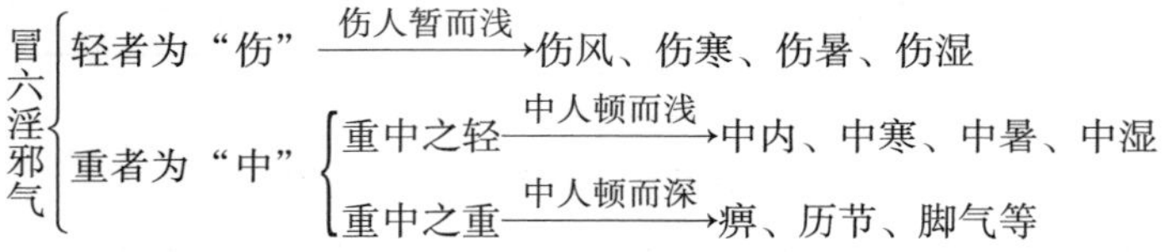

冒六淫邪气 {
轻者为"伤" ——伤人暂而浅→ 伤风、伤寒、伤暑、伤湿
重者为"中" {
重中之轻 ——中人顿而浅→ 中内、中寒、中暑、中湿
重中之重 ——中人顿而深→ 痹、历节、脚气等
}
}

图2　外感六淫之气所致疾病轻重分级示意图

（2）《三因极一病证方论》对疫疠之气的认识

对"疫疠之气"的认识，《三因极一病证方论·卷之六》专门有《叙疫论》、《四季疫证治》、《料简诸疫证治》、《凡例》四篇。《三因极一病证方论》称疫疠之气为"疫"、"天行"，疫疠之气致病为"疫病"、"天行之病"。对"疫病"的强烈传染性有深刻的认识，如其《叙疫论》曰："夫疫病者，四时兼有不正之气……一方之内，长幼患状，率皆相类者，谓之天行是也。""其天行之病，大则流毒天下，次则一方一乡，或偏着一家，悉由民庶同业所召……天地既有斯害气，还以天地所生之物而防备之。"其《凡例》曰："与夫一方相染，长幼同病，即当作疫治。"

对于疫疠的发病与流行原因，认为与气候异常因素、饮食卫生及自然界中一种特殊有害之气等有关。如《三因极一病证方论·料简诸疫证治》："凡春分以前，秋分以后，天气合清寒，忽有温暖之气折之，则民病温疫；春分以后，秋分以前，天气合湿热，忽有清寒之气折之，则民病寒疫……每年遇有不正之气……假如冬合寒，时有温暖之气，则春必患温疫；春合温，而有清凉之气，则夏必患燥疫；夏合热，而有寒气折之，秋必病寒疫；秋合清，而反淫雨，冬必病温疫。""疫之所兴，或沟渠不泄，畜其秽恶，熏蒸而成者，或地多死气，郁发而成者。"

《三因极一病证方论》对"疫病"病因的认识，由于历史之原因，仍停留在宏观水平，这与《黄帝内经》及《诸病源候论》对"疫病"、"疫疠"的认识同属一个水平，即虽对"疫病"的发病特点、强烈传染性有明确的认识，也意识到与"天地既有斯害气"有关，但并没有明确强调，此"害气"与自然气候因素如风、寒、暑、湿有何区别。所以，就疫病病因的特殊性而言，并没有超出《黄帝内经》、《诸病源候论》的认识水平。至后世吴又可的《温疫论》问世，才对"疫疠"的认识深入到微观层次，虽然当时亦无显微镜可资验证，但吴氏已认识到疫病病源并不单纯是由气候因素而致，而是另有一种病源，即如其《温疫论》所言："夫温疫之为病，非风、非寒、非暑、非湿，乃天地间别有一种异气所感。"

（3）《三因极一病证方论》对"七情"的认识

① "神静则宁，情动则乱"

陈氏认为"七情"即"七气"，原系人体五脏六腑正常生理功能的七种情志表现，在心平气和，即"神静"的情况下，是不会发病的，只有在情志过极，即"情动"的情况下，才会引起疾病。如《三因极一病证方论·七气叙论》："夫五脏六腑，阴阳升降，非气不生，神静则宁，情动则乱。故有喜怒忧思悲恐惊。"《三因极一病证方论·三因论》："七情，人之常性，动之，则先自脏腑郁发，外形

于肢体，为外所因"。

② "七者（情）不同"，各伤本脏为病

陈氏认为七情致病，各有其亲和性。"故有喜怒忧思悲恐惊，七者不同，各随其本脏所伤为病。故喜伤心，其气散；怒伤肝，其气击；忧伤肺，其气聚；思伤脾，其气结；悲伤心包，其气急；恐伤肾，其气怯；惊伤胆，其气乱。虽七诊自殊，无逾于气"（《三因极一病证方论·七气叙论》）。又《三因极一病证方论·五劳证治》曰："五劳者，皆用意施为，过伤五脏，使五神（即神、魂、魄、意、志）不宁而为病，故曰五劳。以其尽力谋虑则肝劳，曲运神机则心劳，意外致思则脾劳，预事而忧则肺劳，矜持志节则肾劳。皆不量禀赋，临事过差，遂伤五脏。"均说明情志过极可直接伤及内脏而发病。且不同的过量情志刺激所伤及的脏器也有所不同，即"七情"、"五志"伤及内脏具有明显的亲和性。

（4）《三因极一病证方论》对饮食劳逸、外伤虫兽所伤的认识

陈言《三因极一病证方论》在继承《黄帝内经》对病因的"阴阳二分法"和张仲景《金匮要略》"三途径法"的基础上，提出"三因学说"，即"凡治病，先须识因，不知其因，病源无目。其因有三：曰内、曰外、曰不内外。内则七情，外则六淫，不内不外，乃背经常"（《三因极一病证方论·五科凡例》）。将《黄帝内经》："其生于阴者，得之饮食居处，阴阳喜怒"分化为两大类并加以完善。其中将阴阳喜怒，发展为"内因七情"；饮食居处，发展为"不内外因"（除内伤七情，外感六淫以外的一切其它病因）。对《金匮要略》三途径分类法中："三者，房室、金刃、虫兽所伤。"加以具体

化，涵盖了内、外因以外的一切病因。从而使中医病因的分类法更趋科学合理和完善成熟。如其《三因极一病证方论·三因论》所言："其如饮食饥饱，叫呼伤气，尽神度量，疲极筋力，阴阳违逆，乃至虎狼毒虫，金疮踒折，疰忤附着，畏压溺等，有背常理。为不内外因。"

（5）《三因极一病证方论》对"痰饮"、"瘀血"、"结石"等病因的认识

痰饮、瘀血、结石等，既是疾病过程中所形成的病理产物。同时这些病理产物又可作为新的致病因素，引起新的病变发生。在现代中医病因分类法中，"病理产物"作为一个大类，被单独列出。如六版《中医基础理论》教材"病因"章的病因分类（一级分类）为四大类：（一）、外感病因；（二）、内伤病因；（三）、病理产物形成的病因；（四）、其他病因。"十五"规划教材《中医基础理论》"病因"章，将病因细分为七大类。其中"病理产物"单属一大类，即（一）、六淫；（二）、疠气；（三）、七情内伤；（四）、饮食失宜；（五）、劳逸失度；（六）、病理产物；（七）、其它病因。上述二教材"病理产物"的二级分类均为痰饮、瘀血、结石三类。《三因极一病证方论·三因论》中虽没有明确提出痰饮、瘀血、结石等病理产物致病因素。但陈氏在其病因学著作《三因极一病证方论》中的《痰饮叙论》、《痰饮证治》、《失血叙论》、《折伤瘀血证治》、《病余瘀血证治》、《淋闭叙论》、《淋证论》等篇中，不但对"痰饮"、"瘀血"、"结石"的形成原因、病变特点、辨治方法等有着详细的论述。而且对"痰饮"、"瘀血"、"结石"等作为新的继发性致病因素，即病理产物性致病因素的致病特点、临证表现及辨治方法等也有着较丰富的论述。

① 《三因极一病证方论》对"痰饮"的认识

对于"痰饮"的形成机理，陈氏认为系由荣卫不清，气血败浊凝结而成。究其病因，又有"内所因"、"外所因"与"不内外所因"等三种情况。如其《三因极一病证方论·痰饮叙论》指出："人之有痰饮病者，由荣卫不清，气血败浊，凝结而成也。内则七情泊乱，脏气不行，郁而生涎，涎结为饮，为内所因；外有六淫侵冒，玄府不通，当汗不泄，蓄而为饮，为外所因；或饮食过伤，嗜欲无度，呼叫疲极，运动失宜，津液不行，聚为痰饮，属不内外因。"

陈氏并认为，"痰饮"作为病理产物，影响脏腑气机，可进一步导致多种临床病证（症）。如《三因极一病证方论·痰饮叙论》指出："或为喘，或为咳，为呕、为泄，晕眩、嘈烦、忪悸、悭慓、寒热、疼痛、肿满、挛癖、癃闭、痞膈、如风、如癫，未有不由痰饮之所致也。"在其《三因极一病证方论·痰饮证论》中指出："治之之法，悬饮当下之，溢饮当发其汗，支饮则随证汗下，痰饮则用温药从小便去之。其间或随气上厥，伏留阳经，使人呕吐、眩晕、背寒，或一臂不随，有类风状，不可不知。"即已明确认识到痰饮随气上逆，是造成中风（内风）半身不遂的主要原因。而且"痰涎"不去，随气积聚，往往是导致某些危重精神疾病的重要原因。如《三因极一病证方论·七气证治》："夫喜伤心者，自汗、不可疾行，不可久立……怒伤肝者，上气，不可忍，热来鹜心，短气欲绝……七气虽不同，本乎一气，脏气不行，郁而生涎，随气积聚，坚大如块，在心腹中，或塞咽喉如粉絮，吐不出，咽不下，时去时来，每发欲死，如神灵所作，逆害饮食，

皆七气所生所成。治之各有方。"并有证
治方药，即"七气汤，治脏腑神气不守
正位，为喜怒忧思悲恐惊，忤郁不行，遂
聚涎饮，结积坚牢，有如坏块，心腹绞
痛，不能饮食，时发时止，发则欲死。半
夏汤洗去滑五两、人参、桂心、甘草炙各
一两。右剉散，每服四钱，水盏半，姜七
片，枣一枚。煎七分，去滓，食前服。"

②《三因极一病证方论》对"瘀血"
的认识

陈氏《三因极一病证方论》认为外
感六淫邪气、内伤七情及饮食、劳逸、外
伤等三因均可导致血流壅闭。甚至血不循
经流注，而致瘀血及各种出血症。如
《三因极一病证方论·失血叙论》曰：
"夫血犹水也，水由地中行，百川皆理，
则无壅决之虞。血之周流于人身荣、经、
府、俞，外不为四气所伤，内不为七情所
郁，自然顺适，万一微爽节宣，必至壅
闭，故血不得循经流注，荣养百脉，或
泣，或散，或下而往反，或逆而上溢，乃
有吐、衄、便、利、汗、痰诸证生焉。"
具体而言，有外所因而致者。如"病者
因伤风寒暑湿，流传经络，阴阳相胜，故
血得寒则凝涩，得热则淖溢，各随脏腑经
络涌泄于清气道中……皆外所因"（《三
因极一病证方论·外因衄血证治》）。有
内所因而致者，如"病者积怒伤肝，积
忧伤肺，烦思伤脾，失志伤肾，暴喜伤
心。皆能动血，蓄聚不已，停留胸间，随
气上溢，入清气道中，发为鼻衄，名五脏
衄"（《三因极一病证方论·内伤衄血证
治》）。有因不内外因致者，如"病者诸
血积聚，合发为衄，而清气道闭，浊道涌
溢，停留胸胃中，因即满闷，吐出数斗至
于一石者，名曰内衄。或因四气伤于外，
七情动于内，及饮食房劳，坠堕伤损，致
荣血留聚于膈间"（《三因极一病证方

论·三因吐血证治》）。"病者因坠闪肭，
致伤五脏，损裂出血，停留中脘，脏热则
吐鲜血，脏寒则吐瘀血，如豆羹汁，此名
内伤"（《三因极一病证方论·折伤吐血
证治》）。

上述为陈氏对瘀血形成的论述，瘀血
成因较为复杂，三因皆可导致瘀血产生，
并形成各种各样的病证。但瘀血一旦形
成，作为一种继发病因，有害的病理产
物，停留于体内，积久不去，又会引起各
种各样的病证。《三因极一病证方论》对
此已有明确的认识和精辟的论述。陈氏认
为，气血虚弱、气喘、狂闷、两胁疼痛等
证，是由吐衄不尽，瘀蓄在内，新血不
生，或由大怒而形成瘀血，瘀久不散所
致。如《三因极一病证方论·病余瘀血
证治》指出："病者或因发汗不彻，及吐
衄不尽，瘀蓄在内，使人面黄、唇白、大
便黑，脚弱，气喘，甚则狂闷。皆瘀血所
致。""因大怒，血著不散，两胁疼痛，
皆由瘀血在内。"又如："病者有所坠堕，
恶血留内，或因大怒，汗血淋漓，停蓄不
散，两胁疼痛，脚善瘈，骨节时肿，气上
不上，皆由瘀血在内"（《三因极一病证方
论·折伤瘀血证治》）。"凡伤寒阳毒，及蓄
血瘀血，皆发狂"（《三因极一病证方论·
狂证论》）。说明瘀血停留体内，蓄著而不
散，会影响脏腑气血功能，导致面黄、唇
白、大便黑、脚弱等气血亏虚及气喘、胁痛
甚至发狂等病证（症）。"若妇人七癥八瘕，
则由内、外、不内外因，动伤五脏气血而
成。古人将妇人病为痼疾，以蛟龙等为生
瘕，然亦不必如此执泥，妇人癥瘕，并属血
病……腹有一物，其状如鱼，即生瘕也，与
夫宿血停凝，结为癖块"（《三因极一病证
方论·癥瘕证治》）。对妇人所生癥瘕积聚，
《三因极一病证方论》以前古人多认为是怪
病，由蛟龙等所生。《三因极一病证方论》

给予大胆的否定，认为"不必如此执泥"，即不必拘泥于古论，并将其归属血病，是由于瘀血内停，与气血互结，形成的痞满痞块而成。再从方剂的角度看，《三因极一病证方论》所载小三棱煎、乌金散、当归汤、三圣圆及撞气阿魏圆、失笑散等方，均是在史载之方中最多应用三棱、莪术、川芎等活血化瘀药的方剂。这些都与陈言《三因极一病证方论》对瘀血可作为新的继发病因导致各种疾病的深刻认识有关。

③《三因极一病证方论》对"结石"的认识

《三因极一病证方论·淋证治》在论及"石淋"即肾、输尿管、膀胱等结石证治时指出："诸淋大率有五，曰冷、曰热、曰膏、曰血、曰石。五种不同，皆以气为本，多因淫情交错，内外兼并，清浊相干，阴阳不顺，结在下焦。""石燕圆，治石淋，多因忧郁，气注下焦，结所食碱气而成。令人小便碜痛不可忍，出沙石而后小便通。"又《三因极一病证方论·淋闭叙论》云："古方皆云，心肾气郁，致小肠膀胱不利，复有冷淋、湿淋、热淋等属外所因，既言心肾气郁，与夫惊忧恐思即内所因。况饮啖冷热，房室劳逸，及乘急忍溺，多致此证，岂非不内外因。"从上述对石淋病因病机及证候表现的论述来看，凡是造成肾虚和膀胱及下焦湿热的所有病因，包括外感六淫、内伤七情、饮食劳逸等因素及忍尿、常食碱性饮食、药物等，均可导致泌尿系统结石产生。结石不去，作为病理性继发因素，又可造成腰腹小便疼痛难忍，小便不通甚或癃闭等各种病证。

（二）《三因极一病证方论》对中医辨证论治方法学的贡献

辨证论治是中医学的主要特色与优势，它是运用中医学基本理论来观察分析诊断疾病，进而确立治疗处理疾病的原则和方法的理法方药诊疗过程。辨证和论治是诊治疾病过程中相互联系，不可分割的两个阶段，其中辨证又是论治的前提和依据，辨证就是根据脏腑、经络、病因、病机等中医基本理论，对四诊（望、闻、问、切）所收集的症状、体征以及其他临床资料进行分析综合，辨清疾病的原因、性质、部位以及邪正之间的关系，进而概括、判断属于何证，为论治提供依据。

中医辨证方法很多，具有丰富的科学内涵，在中医学发展过程中，历代医学家针对各类疾病的不同特点，创立了多种辨证方法，这些辨证方法各具特点，既自称体系，又互有联系。不同的辨证方法体现了不同的辨证内容。中医学中既自成系统理论体系且又切合临证实用的辨证方法主要有以下八种：即八纲辨证、脏腑辨证、病因辨证、气血津液辨证、经络辨证、六经辨证、卫气营血辨证、三焦辨证等。其中适用于外感疾病的辨证方法有三种，六经辨证是由东汉张仲景所创立的一种主要用于外感热病的辨证方法，代表著作为《伤寒论》；卫气营血辨证是清代叶天士所创立的一种主要用于外感温热病的辨证方法，其代表著作为《外感温热论》；三焦辨证是清代吴鞠通所创立的一种主要用于外感湿热病的辨证方法，代表著作为《温病条辨》。其余五种辨证方法作为中医辨证的基本方法，由历代渐次形成，一般认为非出自一家一著之手。但笔者通过《唐宋金元名医全书大成·陈无择》及其《三因极一病证方论》的整理研究，发现陈氏所著《三因极一病证方论》不仅是一部病因学专著，更是中医史上第一部以"审证求因，随因施治"为特色的集中医病因辨证方法于一书的自成体系的病因辨证论治方法专著。因此笔者以为，中医病因辨证方法系由南宋医家宋无择所创立的一种以病因为纲，脉、病、证、治为目的疾病诊治方法，其代表著作就是陈言的《三因极一病证方论》。

1. 病因辨证法沿革

病因辨证法，是指运用病因学的基本知识和基本理论，根据各种病因的致病特点，综合分析各种病因侵入人体的部位、途径及所致疾病的各种证候表现，推求患者之病因所在，从而为治疗提供依据的一种辨证方法。

导致疾病发生的原因是多种多样的，主要由六淫、疫疠、七情、饮食、劳倦以及外伤等，这些致病因素多在一定的客观条件下侵害人体而发病。不同的病因侵犯人体而致的不同病证变化，运用四诊合参的方法进行审察，都可以从其发病病史、症状、体征等方面，按照病因学原理，推断出其病变形成和发展的原因，这一辨证方法即"审证求因"或"辨证求因"，现代统称"病因辨证"。病因辨证的具体方法有：六淫证候辨证法，七情证候辨证法，疫疠证候辨证法，饮食劳逸及外伤疾病证候辨证法等。

病因辨证始于《黄帝内经》，《黄帝内经》提出了风、寒、湿、热、火、喜、怒、忧、思、悲、恐、惊等病因的致病特点。汉代张仲景在《黄帝内经》的基础上补充了痰饮、淤血的证候特征、治疗原则及具体方药。隋代曹元方《诸病源候论》在详细论述病机、推求病因的基础上，提出了"乖戾之气"等传染病病因的辨证要点。宋代陈无择《三因极一病证方论》将病因分为内因、外因、不内外因三类，在病因分类学上有所创新突破，是中医病因学分类趋于成熟完善的标

志，而且以病因为纲，统摄病、证、方、药等辨证论治全过程，奠定了中医学"审证求因、随因施治"的病因辨证方法及理论体系。陈氏的三因学说对后世的病因分类和病因辨证方法产生了重大影响。如元代医家朱丹溪的《脉因证治》一书强调辨析和治疗病因，其所述辨证论治方法与《三因极一病证方论》颇为一致，即每述一病，必先诊脉，次审因，次辨证，末论治法。与《三因极一病证方论》所述"五科"，即脉、病、证、治、因，"七事"，即"五科"中病因一分为三，以病因为纲，统领其余四科，审证求因，随因施治的方法是一脉相承的，只是朱氏的《脉因证治》在辨析气血痰郁所因方面有所侧重和创新而已。明代医家秦景明的《证因脉治》一书，继承陈言、丹溪之说，仍以病因辨证为主，只是强调审证求因时，宜以症状表现为主要依据，脉象为辅，使之更贴近临证实用，认为凭脉寻证，方法殊费揣摩，不利后人学习，不如以"症"为首，通过症状辨证，寻求病因，再切其脉象，最后综合分析症、因、脉三者以确定治则治法与方药，则可避免失误。秦氏的方法与现代中医临床辨证论治方法更为接近，但其注重审证求因、随因施治的精神，及病因辨证之方法仍为陈氏《三因极一病证方论》与朱氏《脉因证治》方法的继承与延续。

《三因极一病证方论》确立了病因辨证的辨证方法，并形成体系，本文将结合其原文试从下述几个方面对其病因辨证论治方法的特色与内容进行探讨。

2.《三因极一病证方论》病因辨证论治方法特色

（1）"分别三因、归于一治"的病因辨证思想

陈言在提出"三因学说"的同时，

十分强调病因探究对临床辨证施治的重要性，其分析辨别病因的直接目的就是为了指导临证治疗实践，这就是陈言所说"医事之要，无出三因"，"傥识三因，病无余蕴"（《三因极一病证方论·序》）。"凡治病，先须识因，不知其因，病源无目"，"究明三因，内外不乱"（《三因极一病证方论·五科凡例》）。"断其所因为病源，然后配合诸证，随因施治"（《三因极一病证方论·三因论》）"分别三因，归于一治"病因辨证论治思想之精髓所在。陈氏分析归纳三因是为了正确地辨证施治。如其所言："不知其因，施治错谬。""治之方法，当先审其三因，三因既明，则施治无不切中。"陈氏首创，论治疾病先别"三因"，以因类病，因病辨证，随证施治的辨证论治方法，实开"审因论治"，"病因辨证"之先河，为后世病因辨证方法的发展奠定了理论基础。

如果从对中医辨证论治方法学的贡献来看，可以说《三因极一病证方论》是宋以前唯一可以与东汉张仲景《伤寒杂病论》相媲美的中医辨证论治方法学名著。《伤寒杂病论》的主要贡献在于创立了以六经辨外感热病，以脏腑辨杂病的"六经辨证"、"脏腑辨证"方法，奠定了中医外感热病及内伤疾病的辨证论治方法体系。南宋陈无择《三因极一病证方论》，总结了前人的病因学成就，创造性地提出病因分类的"三因论"，同时结合临床实践，另辟新径，以病因类归疾病，创造性地建立了以因类病，因病辨证，随证施治的中医病因辨证论治方法体系。

（2）"医事之要，无出三因"；总别"三因"，首重脉息

陈言《三因极一病证方论·序》言："医事之要，无出三因"。何为"医事之要"，即学医行医的基本知识和要领。《三因极一病证方论·五科凡例》言："凡学医，必识五科七事，五科者，脉病证治及其所因，七事者，所因复分为三。"又言："凡学医，既明五科，每科须识其要，脉有浮沉迟数；病有风劳气冷；证有虚实寒热；治有汗下补吐。若于三因推明，外曰寒热风湿；内曰喜怒忧思；不内外曰劳逸作强，各有征候，详而推之，若网在纲，有条不紊。"陈言将学医的要领归纳为"五科""七事"，在脉病证治的辨证论治过程中，每个环节都要以三因为纲，即"每科须识其要……。若于三因推明……若网在纲，有条不紊"。陈言认为，学医的要领在于识别三因，脉、病、证、治四科，均可用三因统摄，然将脉置于四科之首，是陈氏病因辨证的一大特色，他认为脉诊在中医诊断学上具有重要的地位，特别是在病因诊断方面具有举足轻重的作用。如其《三因极一病证方论·序》云："医事之要，无出三因。辨因之初，无逾脉息。遂举脉经曰，关前一分，人命之主，左为人迎，右为气口。盖以人迎候外因，气口候内因，其不应人迎气口，皆不内外因。倘识三因，病无余蕴。"提出疾病虽然复杂，但均不出内因七情、外因六淫及不内外因有背常理等三因所致，辨别内、外、不内外三类病因总的方法是首先切诊其关前一分之脉位，这个脉位左手叫做人迎，右手叫做气口。若脉应在左手人迎，说明是外感六淫所致病证；若脉应在右手气口，则说明是由内伤七情所致的内所因病证；若切诊其人迎、气口均不应，则说明是不内外因所致病证。依脉总别三因，如表3所示：

表3　脉候三因表

脉应部位		反应	所候病因大类
人迎	左关前一分	应	外所因候
气口	右关前一分	应	内所因候
人迎气口	左右关前一分	不应	不内外所因候

（3）以"三因"总类病（证），依脉息再析细因

《三因极一病证方论》建立了以病因、脉象为纲的辨证论治方法体系，或者叫审因论治，即病因辨证论治方法体系。而辨别区分病因的首要方法就是脉诊，即如陈言所谓"医事之要，无出三因。辨因之初，无遇脉息"（《三因极一病证方论·序》）。陈言的序是这样讲的，那么从其《三因极一病证方论》全书的编撰内容与其体例结构来看，也基本印证了陈氏自序所言。全书共18卷，其中总论部分占1.3卷，即卷一与卷二部分；各论占16.7卷，即卷二部分至卷18。总论中脉学、脉诊内容为15篇，即全书第一卷全为脉学，占全部总论内容的70%。各论，即每一病之脉病证治系统，仍以脉诊为审因辨证之首要任务，即陈氏所言学医行医之四科"脉、病、证、治"中，脉居首位，作为审因论治中辨别病因的首要依据。

脉诊内容一般在各病的"叙论"及各病的"证治"中，如中风叙论、中风证治；痰饮叙论、痰饮证治等，均作为辨证求因的重要依据，详加论述。如《叙中风论》："然四气皆能中人，在证亦有缓纵拳急㖞僻瘈疭奄忽不知人者，不可不以脉别。故论曰：寒热诸痹所有征候，皆如风状，须得脉别可也，要知脉浮则为风，紧则为寒，细则为湿，数则为热。"以浮、紧、细、数分别为辨析"四气"病因风、寒、湿、热之纲脉。就风邪致病而言，其脉象必以浮为特点。在各论的诸病证治中，首先是审证求因，其次为治法方药，其中审证求因包括两部分内容，其一是由症状表现辨其病因，其二是以脉象特点审其病因，而且从论述次序上看，往往是先依脉辨因，后依症状辨因。

如《三因极一病证方论·五脏中风证》："肝中风者，人迎并左关上脉浮而弦。在天为风，在地为木，在人脏为肝。肝虚，喜中风为类相从，故脉应在左关。肝风之状，多汗，恶风，色微苍，头目瞤，左胁偏痛，嗜甘，如阻妇状，筋急挛痹不伸，诊在目，其色青。""心中风者，人迎与左寸口。脉洪而浮，在天为热，在地为火，在人脏为心。心虚，因中邪风，乃子母相因，故脉应在左寸口，心风之状，多汗，恶风，色微赤，翕翕发热，瘖不能言，欲饮食，食则呕，诊在舌，其色赤焦。"五脏中风，病因虽然均为风，脉象均以浮为特点，但因所中脏腑不同，其脉象及临床表现均不同，应先从脉象上辨证求因，然后运用五行及天人相应学说分析其病因病机，即所以形成此脉象的脉理机制。脉诊及脉理论述之后，才是依据临床症状表现进行辨证求因的内容。

五脏中风，究其病因，总为风邪所致，然风邪又有常常兼夹他邪共同侵袭人体而致病的特点，所谓风寒、风热、风燥、风湿等。又根据各脏腑对六淫邪气之亲和性的不同，故有风邪多中肝、风热多中心，风湿多中脾，风燥多中肺，风寒多中肾。或者从审证求因的角度看，也可以

这样说，肝中风者多表现为风，心中风者多表现为风热，脾中风者多表现为风湿，肺中风多表现为风燥，肾中风者多表现为风寒。既然风邪致病多所兼夹，风中五脏，从病因或审证求因的病因诊断上看，有风、风热、风湿、风燥、风寒相对应与肝、心、脾、肺、肾之不同，那么在风中不同脏腑之脉象表现上也一定有所区别。即如《三因极一病证方论·五脏中风论》言："肝中风者，脉浮而弦，在天为风，在人脏为肝。""心中风者，脉洪而浮，在天为热，在人脏为心。""脾中风者，脉浮而微迟，在天为湿，在人脏为脾。""肺中风者，脉浮涩而短，在天为燥，在人脏为肺。""肾中风者，脉浮而滑，在天为寒，在人脏为肾。"五脏中风，总为风邪所伤，故脉象总为浮象，由于挟邪与中脏的不同，脉象上就有浮而弦、浮而洪、浮而微迟、浮涩而短、浮而滑的不同。

（4）"因脉以识病，因病以辨证，随证以施治"

《三因极一病证方论·五科凡例》曰："凡古书所诠，不出脉病证治四科"。"凡学医，必识五科、七事。五科者，脉病证治及其所因；七事者，所因复分为三。故因脉以识病，因病以辨证，随证以施治，则能事毕矣。……究明三因，内外不滥，参同脉证，尽善尽美。"《三因极一病证方论》将医书、学医及诊断治疗疾病的全过程，高度概括为四个字，即"四科"：脉、病、证、治，再加一"因"字即病因，为"五科"，将病因一分为三，即"内因"、"外因"、"不内外因"，加上"四科"合为"七事"。脉病证治四科，是疾病诊治过程的四个步骤。脉即脉学、脉诊，病即审病、辨病，证即审证、辨证，治即治法、方药。前人医学文献浩瀚，要之，均不出上述四科。四科内容繁杂，虽各有其要，如"脉有浮沉迟数，病有风劳气冷，证有虚实寒热，治有汗下补吐"（《三因极一病证方论·五科凡例》）。但仍需要对其进行由博反约提纲挈领的整理与归纳，使学者面对汗牛充栋、繁芜杂糅的医籍及纷繁复杂的疾病证候能够执简驭繁，握其枢要，从而达到"一览无遗"、"病无余蕴"的学用境界。《三因极一病证方论》认为这个纲领、枢要即是"三因"。如其《三因极一病证方论·序》言："医事之要，无出三因"，"傥识三因，病无余蕴。"又如其《三因极一病证方论·五科凡例》所言："若于三因推明，外曰寒热风湿，内曰喜怒忧思，不内外曰劳逸作强，各有证候，祥而推之，若网在纲，有条不紊。"

举如《三因极一病证方论》对水肿病的脉病证治。水肿一病"原其所因，则冒风寒暑湿属外；喜怒忧思属内；饮食劳逸，背于常经，属不内外，皆致此疾。治之，当究其所因及诸禁忌而为治也"（《三因极一病证方论·水肿叙论》）。认为水肿病虽然复杂，但究其发病原因，不外外感六淫之邪，或内伤七情，或不内外因饮食劳逸所伤而致。水肿病从证候分类上讲又有正水"十水"，即"心水"、"肝水"、"肺水"、"脾水"、"肾水"、"胆水"、"大肠水"、"膀胱水"、"胃水"、"小肠水"；以及外证四水，即"外有风水、皮水、石水、黄汗"等。正水"十水"，各有其证候，如"短气，不得卧为心水，两胁疼痛为肝水……各随其经络，分其内外，审其脉证而甄别之。"外证四水中"风合归肝，皮合归肺，黄汗合归脾，石合归肾。"

不同的水肿证候，多系由不同的病因所致，然而临床上又如何依脉、据症辨别呢？《三因极一病证方论·水肿证治脉例》谓："风水，脉浮，必恶风；皮水，（脉）亦浮，按不没指，（但）不恶风；石水，脉沉，腹满不喘；黄汗，脉沉迟，发热多涩，久而不愈，必致痈脓。正水，寸口脉浮而迟，浮则热，迟则潜，热潜相搏，名曰沉；趺阳脉浮而数，浮则热，数则止，止热相搏，名曰伏。沉伏相搏名曰水。沉则络脉虚，伏则小便难，虚难相搏，水走皮肤，即为正水。""所以用寸口趺阳二脉者，盖水气不在一经也，大抵浮脉带数，即是虚寒潜止于其间，久必沉伏，沉伏则阳虚阴实，为水必矣，要知水脉必沉。"此节文字，祥述了"正水"（内脏十水）的脉象特点、形成机理及外证四水的脉症鉴别要点，外证四水脉象表现为两类，即风水、皮水，脉象均显浮脉；石水、黄汗，脉象均显沉脉。那么又如何区别风水与皮水或石水与黄汗呢？除了脉诊尚需结合临床主症，加以详细区别。如风水、皮水虽脉象均显浮脉，但风水必兼恶风，皮水则按不没指，（且）不恶风。正水脉象均显沉或沉伏的特点，那么又如何进一步区分鉴别十种内脏水肿之证候呢？同样，也必须结合其不同主症而加以鉴别。

《三因极一病证方论·水肿证治脉例》即有详细鉴别主症，即"以短气，不得卧为心水；两胁疼痛，为肝水；大便鸭溏，为肺水；四肢苦重，为脾水；腰疼，足冷，为肾水；口苦、咽干，为胆水；午虚、午实，为大肠水；腹急、肢瘦，为膀胱水；小便秘涩，为胃水；小腹急满，为小肠水。各随其经络，分其内外，审其脉证，而甄别之。"辨病辨证既明，则随病证施治，对证处方用药，自然水到渠成，药到病除。以外证四水为例，《三因极一病证方论·（水肿）料简》言："病有风水、皮水、石水、黄汗，皆

与正水同，为治则别。大豆汤，治风水，通身肿，骨节疼，恶风，自汗，眼合不得，短气欲绝，其脉浮……。五皮饮，治皮水，四肢头面悉肿，按之没指，不恶风，其腹如故，不喘，不渴，脉亦浮……。泽漆汤，治石水，四肢瘦，腹肿，不喘，其脉沉……。黄汗，依五疸法治之，用黄芪酒。"

再如《三因极一病证方论·咳嗽叙论》对"咳嗽"病的脉病证治。认为"世治嗽之药极多，而卒不能遍效者，盖其致病之因不一。世谓五嗽，且以五脏而言之。要之内因七情，外合六淫，饮食，起居，房劳，叫呼，皆能单复倚互而为病。故经云，五脏六腑，感寒热风湿，皆令人咳，又微寒微咳，厉风所吹，声嘶发咳，热在上焦，咳为肺痿，秋伤湿，冬咳嗽，皆外所因；喜则气散，怒则气激，忧则气聚，思则气结，悲则气紧，恐则气却，惊则气乱，皆能发咳，即内所因；其如饮食生冷，房劳作役，致嗽尤多，皆不内外因。其可一法而治之"。说明咳嗽一病，不论病因还是病证表现均较为复杂，咳嗽的病位虽表现在肺，但《黄帝内经》有言"五脏六腑兼令人咳，非独肺也。"世间治疗咳嗽的药虽多，但疗效往往不佳，究其原因，实为没有分析病因，即未审证求因，随因施治之故。

咳嗽证候虽然复杂，但要之不外内因七情，外因六淫，不内外因饮食、起居、房劳、叫呼等。三因既可单独致咳，又可多因相兼致咳。应详审病因，随因而治，只用止嗽止咳一法，岂能有效。在谈到咳嗽具体治法时，又进一步指出"治之，当推其三因，随脉证治疗，散之，下之，温之，吐之，以平为期。"强调治疗咳嗽，应首先审其三因，通过辨脉辨证，采取相应的治疗方法。

外感咳嗽，由六淫外邪侵袭所致，如何进一步辨别不同病邪所致的咳嗽证，《三因极一病证方论·外因咳嗽证》言："诊其脉，浮为风，紧为寒，数为热，细为湿，随其部位，与人迎相应，推其脏腑，则见病源也。"外因所致疾病，脉位应在人迎，如何进一步辨脉求因（六淫），应体测其脉象之浮、紧、数、细，脉浮为风邪所致，脉紧为寒邪所致，脉数为热邪所致，脉细为湿邪所致。再结合脏腑证候，则辨证自明。

内所因咳嗽，由七情内伤所致，涉及五脏六腑，即经言五脏六腑兼令人咳，其脏腑定位，通过咳嗽的相应症状不难判断，但如何辨别疾病的性质，即寒、热、虚、实、痰、淤，《三因极一病证方论·内因咳嗽证》言："诊其脉，随其部位，与气口相应。浮紧则虚寒，沉数则实热，弦涩则少血，洪滑则多痰，以此类推，无施不可。"认为内所因，即情志内伤的咳嗽，其脉位应在气口，进一步区分其寒热虚实痰淤，则脉浮紧为虚寒，脉沉数为实热，脉弦而涩为血虚血瘀，脉洪而滑为痰饮。

不内外因所致咳嗽，多因"房劳伤肾，饥饱伤脾，疲极伤肝，叫呼伤肺，劳神伤心"（《三因极一病证方论·不内外因咳嗽证》）所致，那么如何从脉象上加以鉴别，又曰："诊其脉，随其类，假如尺脉浮涩而数，则知伤肾，右关脉濡，则知饮食伤脾，左关脉弦短，则知疲极伤肝。但不应人迎、气口者，即是不内外因，皆类推。"判断不内外因致咳，应首先从脉象显现部位上排除外感、内伤情志二因，即先取人迎、气口，若不应，则可推断为不内外因所致。再进一步根据尺脉之浮涩而数，断其病伤在肾，右关脉出现濡脉，断其病所伤在脾，右关脉出现弦短，断其病所伤在肝。

审因辨证既明，则可根据咳嗽的不同证型，在治法所列众方中选择相应的方剂对证治疗，即所谓"随证以施治。"如伤风冷嗽，用款冬花散；外感寒邪，发热咳嗽，用太白丹；寒湿咳嗽用五味子汤；肺虚咳嗽用人参散；肾阳虚咳嗽用蛤蚧散等。

3.《三因极一病证方论》"脉病证治因"病因辨证论治方法体系

陈言《三因极一病证方论》既是一部中医病因学专著，同时更是一部将病因学基础理论运用于临证实践，以病因类归疾病，建立了以病因为纲，病证为目的疾病分类体系，在三因学说的统属下，系统论述了各种疾病的脉、病、证、治、因病因辨证论治方法的专著。其证治内容涉及外感疾病及内、外、妇、儿、五官等各科疾病。

全书十八卷，分 180 门，载方 1050首。其卷一至卷二的前三分之一内容为总论部分，主要论述"三因"学说、脉学及病因辨证在"脉病证治"中的重要地位和作用等。卷二部分至卷七为外所因疾病，首叙《外所因论》一篇，总述六淫致病特点，各论包括"中、伤风寒暑湿、瘟疫、时气，皆外所因"，属外感病邪所致，故合为一大类，约占全书内容的三分之一。依次讨论了中风、中寒、中暑、中湿、痹、历节、脚气、伤风、伤寒、阴毒、阳毒、结胸、胸痞、劳复、阴阳易、发斑、坏伤寒、狐惑、谵语、伤暑、伤湿、寒湿、风湿、风湿寒、风湿温、暑湿风温、时气、疫、疟、疝、厥、眩晕、痉、破伤风等 34种外感疾病的脉、病、证、治。建立了较为完整系统的外感疾病诊疗体系。

卷八始论述内所因疾病之脉病证治因。首立《内所因论》、《内所因治说》两篇，提出内所因疾病是"本藏十二官冷热盈虚而为病，非外感淫邪及故为背理者所比。"明确指出内所因疾病是十二脏腑功能失调，表现为寒热虚实的一类疾病。究其病因，非外感六淫邪气及有背常理（不内外因）所致，而是"内所因惟属七情交错，爱恶相胜而为病。"推其病机，即所谓"五脏为阴，六腑为阳，此十二官不得相失者，正由阴阳消息盈虚，当随四序而调养之，不可使其偏胜，偏胜则偏复，偏复则偏害，胜克流变，则真病生焉。夫阴阳虚实者，乃脏腑更相胜复也。"说明七情过胜，造成脏腑之间相乘、相侮，功能失调，是导致内所因疾病的根本病因病机。

对内所因疾病的治疗原则，指出"治伤寒有法，医杂病有方，方即义方，法即法令。外病用法令，犹奸邪外扰，非刑不除，内病用义方，犹父子兄弟不足，以礼格之而已。故内外之治，由是而分，外邪难辨，当以例明；内证易知，只叙方证。"说明外所因疾病，即外感病，病因病机较为复杂，病情变化多端，需要详加辨析，治法上当以祛邪为主；内所因疾病即内伤杂病，病因单纯，不涉外邪及他犯，治则上当以和解调理为主。在编辑体例内容上，外感病不但叙论多详，且方证之后多有随症加减用药及病因、病机、疾病传变转归等论述。而内所因疾病则叙论较为简明，治疗内容多为只列方证，略于辨难分析。

卷八均为内所因疾病，包括五脏六腑虚实寒热诸证、痼冷积热、五积六聚、息积、五劳、六极、七气、五隔等病证，另卷九的胸痞、健忘、狂证及卷十的惊悸均为单纯内所因所致。

至于不内外因及其所致疾病的脉、病、证、治，《三因极一病证方论》只是在总论即卷二《三因论》中概述了其所涉范围，即"其如饮食饥饱，叫呼伤气，尽神度量，疲极筋力，阴阳违逆，乃至虎狼毒虫、金疮踒折、疰忤附着、畏压溺等

有背常理，为不内外因。"由于不内外因，均为有背常理之事，病因较为明确，不像六淫、七情需要详加分辨，故在各论中并未设置详细的专论。只是从卷九开始多数疾病涉及不内外因，这些疾病包括内、外、妇、儿、五官等各科病证约160多种，除卷九的劳瘵、疰忤、中恶、中虫、五绝、卷十一的檗气，卷十二的九虫，卷十三的虚损等病为单纯的不内外因所致外，其余疾病从病因学的角度看，均较为复杂，非单纯某一类病因所致，大多涉及三因，或者三因中任何一因均可导致该病，或者三因中两因、三因相兼而导致该病。

这些可由多因导致的疾病，包括从九卷开始的虚烦、失血、症瘕、癫痫、九痛、自汗、消渴、五疸、胀满、霍乱、呕吐、哕逆、泄泻、滞下、秘结、脱肛、淋闭、遗尿、咳嗽、痰饮、喘、腰痛、水肿、阴癫、痈疽、瘰疬、附骨疽、瘿瘤、丁肿、肠痈、五痔、肠风、疮疡、癞风、癣、妬精疮、大风、斑疮、丹毒、胡臭漏腋、头痛、眼病、鼻病、唇病、口病、齿病、舌病、咽喉病、耳病、不孕、妊娠恶阻、漏阻、子烦、腹痛下利、小便病、胎水、滑胎、产难、产科二十一证、蓐劳、阴脱、乳汁不行、恶露、虚烦、虚渴、淋闭、产后杂病、妇科（杂病）、36病（七症、八症、九痛、十二带下）、蟨疮、小儿初生气欲绝、小儿初生大小便不通、小儿脐风撮口、小儿变蒸、夜啼四证、积热、急慢惊风、解颅、魃病、疳病、不行等150多种病证及被列入卷八之前外所因疾病中的疟、厥、眩晕等病证。

总观《三因极一病证方论》"脉病证治因"病因辨证论治方法体系，由以下几个特点：其一，以病因类归疾病，将复杂的疾病分为外所因病证、内所因病证及不内外所因病证三大类，建立了以病因为

纲，病证治为目的疾病分类学体系；其二，每述一病证，均有论有治，论即理法，治即方药。首列叙论，审其病因，依脉、症以识病，因病以辨证，随证以施治，确立了审证求因，以病因提挈脉病证治的中医病因辨证论治方法学体系；其三，《三因极一病证方论》在论及三因致病时，并非三因并重，而是根据外因、内因、不内外因三因辨证的难易程度及结合临证辨证施治的实际而有所侧重，有所详略，即详于外所因疾病的论述，略于内所因疾病的论述，至于不内外因，由于病因单纯明了，且各种不内外因多单一致病，互不相干，故对不内外因疾病并没有以专卷的形式列出，也没有"不内外因论"总论出现。只是在卷九以后间有部分不内外因所致疾病的论述，而且大多数情况是将不内外因作为某些病因较为复杂疾病的三因之一，加以介绍而已。

综上所述，《三因极一病证方论》奠定了中医病因辨证论治方法体系的基本结构框架。需要指出的是，《三因极一病证方论》作为中医病因辨证论治方法的奠基之作，虽然确立和构建了中医病因辨证论治体系基本框架，但这一体系的内涵结构尚嫌粗糙，主要表现在以下两个方面：

其一，总论与各论有所脱节，如总论特别强调脉诊在辨析病因中的首要作用，如《三因极一病证方论·序》言："医事之要，无出三因，辨因之初，无逾脉息。"《三因极一病证方论·五科凡例》言："凡学医，必识五科七事，五科者，脉病证治及其所因，七事者，所因复分为三，故因脉以识病，因病以辨证，随证以施治。"但在各论疾病中，除外感疾病叙论中有脉诊内容外，内所因疾病及不内外所因疾病的大多叙论中缺乏脉诊内容，在具体的方证论述中，就更少有脉诊内容，

大多方证只列主治症状、体征而缺乏脉诊内容，与总论刻意强调"因脉以识病"不太符合。

其二，《三因极一病证方论》虽然以因类证（病），建立了以病因为纲，病证为目的疾病分类体系，但这一分类体系尚不够严谨，如卷七之前的30余种外所因疾病中，有三种疾病，即眩晕、厥、疟，均涉及三因，而非单纯由外所因所致。又如卷八虽为专门的内所因疾病，但其中也有个别疾病，如瘤冷积热、五积等，实际事涉二因，即由内因七情与不内外因饮食二因相兼为病，亦非单纯的内所因为病。再如卷九以后的疾病，以三因及不内外因所致病证为主，但不内外因疾病，既没有总的叙论，又没有专卷集中介绍，而是散见于卷九之后的各卷之中。总之，卷九以后的疾病，病因分类较为混乱，虽大多疾病病因复杂，涉及三因，即内、外、不内外三因均可导致该病，或单独而为，或相兼而致，但也有部分疾病系由单一病因（三因之一）所致，但亦相间其中，因而显得较为混乱，如卷九的胸痹、健忘、狂证，卷十二的惊悸，卷十六的齿病等，均为内所因疾病。卷十五的癫风、癣证，卷十六的瘾疹等又为单纯的外所因病证等。

下文试从三个方面结合图示形式，对《三因极一病证方论》"脉病证治因"病因辨证论治方法体系的具体内容作一些粗浅探讨。

（1）"四科"、"五科"、"七事"与三因体系（表4）

《三因极一病证方论·五科凡例》言："凡古书所诠，不出脉病证治四科"。又言："凡学医，必识五科七事。五科者，脉病证治及其所因；七事者，所因复分为三。故因脉以识病，因病以辨证，随证以施治，则能事毕矣。"他认为古人著述虽多，

表4　"四科"、"五科"、"七事"与三因体系表

七事	四科	三因	各科要素
脉别三四 四科 五科	脉 因脉识病	人迎候外因 气口候内因 不应人迎气口 候不内外因	浮、沉、迟、数
	病 因病辨证	外感疾病 内伤疾病 不内外因疾	风、劳、气、冷
	证 随证施治		寒、热、虚、实
	治		汗、下、补、吐
三因		外因（六淫） 内因（七情） 不内外因（他犯）	寒、暑、燥、湿、风、热 喜、怒、忧、思、悲、恐、惊 饮食饥饱　叫呼伤气　尽神度量 疲极筋力　阴阳违逆　虎狼毒虫 金疮踒折　痓忤附着　畏压溺等

但归纳起来，不外讨论脉、病、证、治四个方面。大凡学医，都应该掌握"五科七事"。所谓"五科"，就是脉、病、证、治四科再加上病因，即脉、病、证、治、因五个方面；所谓"七事"，就是将五科中的病因一项，再一分为三，即脉、病、证、治、内因、外因、不内外因七个方面。这样在陈言看来，学医莫过于"七事"，"七事"之中，病因占其三事，可见，陈言特别强调病因在医学中的重要地位。如其"序言"中所谓"医事之要，无出三因"及"五科凡例"中所谓："若于三因推明，外曰寒热风湿；内曰喜怒忧思；不内外曰劳逸作强。各有证候，详而推之，若网在纲，有条不紊"。陈言确立了病因在疾病诊治中的纲领性地位，认为临证辨治疾病，应以病因为纲，病、证、治为目，强调首先要"别其三因"，以因类病，然后才能"因病以辨证，随证以施治"。

陈言所讲三因，一曰内因，二曰外因，三曰不内外因。其中内因即七情，如其所言："七情者，喜怒忧思悲恐惊是"；外因即外感六淫之邪，如其所言："六淫者，寒暑燥湿风热是"；不内外因指饮食劳倦、虫兽咬伤、金创压溺意外伤害等。他又说："六淫，天之常气，冒之则先自经络流入，内合于脏腑，为外所因；七情，人之常性，动之则先自脏腑郁发，外形于肢体，为内所因；其如饮食饥饱，叫呼伤气，尽神度量，疲极筋力，阴阳违逆，乃至虎狼毒虫，金疮踒折，痓忤附着，畏压溺等，有背常理，为不内外因……如欲救疗，就中寻其类例，别其三因，或内外兼并，淫情交错，推其深浅，断其所因为病源，然后配合诸证，随因施治，药石针艾，无施不可"（《三因极一病证方论·三因论》）。

（2）以因类病的疾病分类体系

如图3所示，《三因极一病证方论》以其所创立的病因分类"三因学说"为基础和依据，对所有疾病进行了分类归

纳，总分为外所因疾病（外感疾病）、内所因疾病（内伤杂病）、不内外所因疾病（其他病因所致疾病）三大系统。其中外感病系统，根据外感淫邪之不同，又分为外感六淫病系统、因四时气候反常所致的时气病系统与感四时不正之气或天地之害气的疫病系统三个子系统。内所因疾病系统，为七情内伤，相关脏腑功能失调所导致的各种脏腑寒热虚实病证系统。不内外因病系统，为各种有背常理性病因所致的各种有关病证，此类病证，由于病因各异，互不关联，故所见病证复杂散乱，可以类归，但难成体系。

（3）《三因极一病证方论》外感病病因辨证论治体系

《三因极一病证方论》建立了以"外感淫邪"为分类依据和研究对象的外感病诊疗体系。其病因与病证体系，即外感病病因辨证论治体系，如图4。

对该体系的特点，得、失、优、劣及其在中医外感病分类学和外感病辨证论治方法学方面的贡献等的探讨，详见前述有关各节及下文"陈言《三因极一病证方论》与张仲景《伤寒杂病论》外感疾病分类及辨证论治方法体系的比较研究"。在此不再赘述。

（三）陈言《三因极一病证方论》与张仲景《伤寒杂病论》外感疾病分类及辨证论治方法体系的比较研究

南宋·陈言之《三因极一病证方论》与东汉·张仲景之《伤寒杂病论》均为讨论辨证论治及其方法的著作。张仲景《伤寒杂病论》，原著16卷，是一部讨论伤寒（外感热病）与杂病（内伤杂病）辨证论治方法之专著，后经晋·王叔和编次整理，将伤寒部分与杂病部分一分为二，分为专论外感热病的《伤寒论》与专论内伤杂病的《金匮要略方论》二书。陈言《三因极一病证方论》依其所创立的病因分类学说——"三因学说"，以病因为纲，病证为目，对病证进行分类，分为"外所因"疾病（外感疾病）、"内所因"疾病（内伤杂病）与"不内外因"疾病（其他原因所致疾病）三大类。但原书三类一体（书），至今统于一书。由《伤寒杂病论》分出的《伤寒论》与《三因极一病证方论》中的"外所因"疾病，均属对外感疾病辨证论治的专门论述。从辨证论治方法学的角度审视，均创建了自己的独特的外感病辨证论治方法学体系，从所用方剂看，均用到了麻黄类方、桂枝类方、柴胡类方、承气类方、泻心类方、青龙类方、陷胸类方、四逆类方、附子类方、白虎类方、葛根类方等30余个常用方剂。

二书从表面上看虽然有上述种种相同之处，但究其内涵实质，即所论外感疾病的范畴、方法，却有着很大的差异，本文试从下述六个方面做一些粗浅的探索：

1. 以因类病（病因辨证）与以经类病（六经辨证）的不同

《伤寒论》创立了以六经辨伤寒的外感热病"六经辨证方法"体系。这种辨证方法将外感疾病发生、发展过程中具有普遍性的证候，以阴阳为纲，分为两大类病证，再依据人体经络脏腑的六经部位之不同，划分为六个大的疾病证候类型，或言六大证候群。即太阳病、阳明病、少阳病，合称三阳；太阴病、少阴病、厥阴病，合称三阴。并以此说明病变的部位、性质、邪正盛衰、病势趋向，以及六类病证之间的传变转归规律。

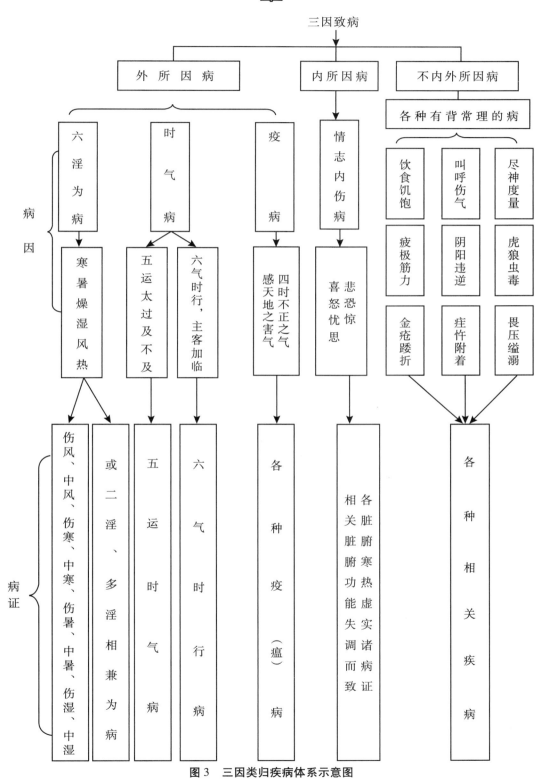

图 3   三因类归疾病体系示意图

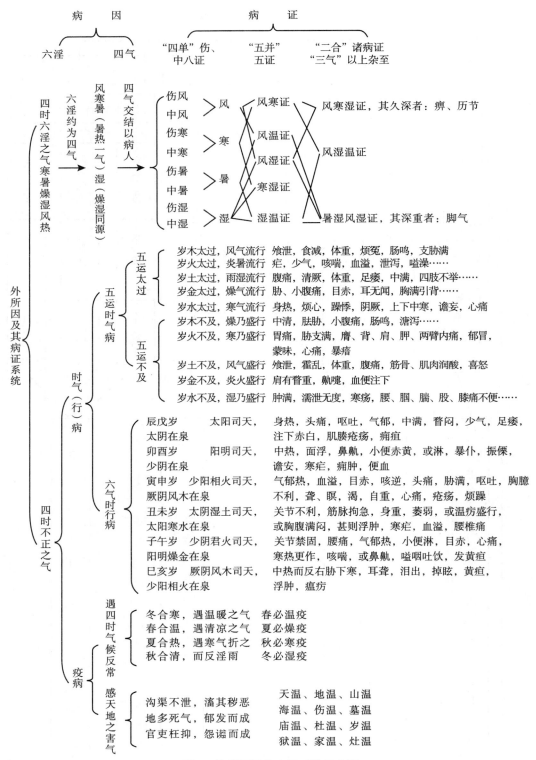

病　因			病　证		
六淫	四气	"四单"伤、中八证	"五并"五证	"二合"诸病证"三气"以上杂至	

伤风
中风 〉风 — 风寒证 — 风寒湿证，其久深者：痹、历节
伤寒
中寒 〉寒 — 风温证
　　　　　　　风湿证 — 风湿温证
伤暑
中暑 〉暑 — 寒湿证
伤湿
中湿 〉湿 — 湿温证 — 暑湿风湿证，其深重者：脚气

四时六淫之气寒暑燥湿风热　六淫约为四气　风寒暑（暑热一气）湿（燥湿同源）　四气交结以病人

五运太过
岁木太过，风气流行　飧泄、食减、体重、烦冤、肠鸣、支胁满
岁火太过，炎暑流行　疟、少气、咳喘、血溢、泄泻、嗌燥……
岁土太过，雨湿流行　腹痛、清厥、体重、足痿、中满、四肢不举……
岁金太过，燥气流行　胁、小腹痛、目赤、耳无闻、胸满引背……
岁水太过，寒气流行　身热、烦心、躁悸、阴厥、上下中寒、谵妄、心痛

五运不及
岁木不及，燥乃盛行　中清、胠胁、小腹痛、肠鸣、溏泻……
岁火不及，寒乃盛行　胃痛、胁支满、膺、背、肩、胛、两臂内痛、郁冒、蒙昧、心痛、暴瘖
岁土不及，风气盛行　飧泄、霍乱、体重、腹痛、筋骨、肌肉润酸、喜怒
岁金不及，炎火盛行　肩有瞀重、鼽嚏、血便注下
岁水不及，湿乃盛行　肿满、濡泄无度、寒疡、腰、腘、腨、股、膝痛不便……

六气时行病
辰戌岁　太阳司天，太阴在泉　身热、头痛、呕吐、气郁、中满、瞀闷、少气、足痿、注下赤白、肌腠疮疡、痈疽
卯酉岁　阳明司天，少阴在泉　中热、面浮、鼻鼽、小便赤黄、或淋、暴仆、振傈、谵安、寒疟、痈肿、便血
寅申岁　少阳相火司天，厥阴风木在泉　气郁热、血溢、目赤、咳逆、头痛、胁满、呕吐、胸臆不利、聋、瞑、渴、自重、心痛、疮疡、烦躁
丑未岁　太阴湿土司天，太阳寒水在泉　关节不利、筋脉拘急、身重、萎弱、或温疠盛行、或胸腹满闷、甚则浮肿、寒疟、血溢、腰椎痛
子午岁　少阴君火司天，阳明燥金在泉　关节禁固、腰痛、气郁热、小便淋、目赤、心痛、寒热更作、咳喘、或鼻鼽、嗌咽吐饮、发黄疸
已亥岁　厥阴风木司天，少阳相火在泉　中热而反右胁下寒、耳聋、泪出、掉眩、黄疸、浮肿、瘟疠

遇四时气候反常
冬合寒，遇温暖之气　春必温疫
春合温，遇清凉之气　夏必燥疫
夏合热，遇寒气折之　秋必寒疫
秋合清，而反淫雨　冬必湿疫

感天地之害气
沟渠不泄，滀其秽恶　天温、地温、山温
地多死气，郁发而成　海温、伤温、墓温
官吏枉抑，怨谪而成　庙温、杜温、岁温
　　　　　　　　　　狱温、家温、灶温

外所因及其病证系统　时气（行）病　四时不正之气　五运时气病　疫病

图 4　外所因及其病证系统示意图

一般的讲，三阳病属表，三阴病属里；三阳病以六腑病变为基础，三阴病以五脏病变为基础；三阳病邪盛而正不虚，故多热证、实证，三阴病邪恋而正已虚，故多虚证、寒证。在《伤寒论》外感病六经分证中，六种类型病证的关系非彼此孤立，而是相互联系，相互转变的。病变依太阳→阳明→少阳→太阴→少阴→厥阴的次序发展演变，反映了外邪由表入里，由阳入阴，正气由盛转衰的过程。六经病的传变，往往与正气的盛衰，邪气的强弱，治疗护理当否，患者体质的偏差以及疾病种类等因素有关。《伤寒论》所构筑的外感疾病六经病证证候系统如图5所示。

陈无择《三因及一病证方论》则在其所创立的病因分类"三因学说"的基础上，特别是在其外感病病因分类法，即六淫（寒、暑、燥、湿、风、热）、时气（五运时气、六气时行）、疫气（四时气候反常、感天地之害气）的分类框架下，对外感疾病进行了以因归类的系统化整理，建构了一个包括所有外感疾病在内的诊疗体系，即《三因及一病证方论》外所因及其病证治体系。其具体内容与结构详见前文图4。这一外感疾病病证治体系，涵盖了与外感疾病有关的一切病因，从病因学的角度讲，远较《伤寒论》只论寒邪，或风寒之邪致病要广泛的多。在陈言的外感疾病系统中，寒邪或风邪不过是六淫病邪中的一种，与它邪是处于平等地位的。这种以六淫统摄全部外感疾病的外感疾病分类方法，具有全面、客观、系统揭示外感病病因及其病证的优势，不但涵盖了全部"广义伤寒"，寓寒温于一体，而且囊括了时气、疫病等各种外感疾病，是一部既切合临床实际，又较为完备的外感疾病分类及病因辨证论治系统。参见前述图4"外所因及其病证系统示意图"。

由上述比较可知，《伤寒论》六经辨证重在讨论外感热病的病位、病性与病变趋势；《三因极一病证方论》病因辨证重在讨论外感病的病因及其病性。二者所创立的外感病辨证论治方法体系，一重病位、病势，一重病因、病性，是两个完全不同而又各具特色与优势的外感病辨证论治方法体系。

2. 六淫兼重与主论伤寒之不同

《伤寒论》与《三因极一病证方论》外所因病部分，虽然都以外感病为论述和研究对象，但其所论外感病范畴宽窄不一。《伤寒论》以讨论伤寒及外感热病为主，虽然一般伤寒学家均以《伤寒论》所述伤寒为广义伤寒，即如《难经》所言："伤寒有五：有中风、有伤寒、有湿温、有热病、有温病。"伤寒有五之"伤寒"，系指广义的伤寒；五种之中的"伤寒"，系指狭义的伤寒。《伤寒论》全书既以伤寒名，而且在《太阳病篇》中又分别论述了伤寒、中风、温病等证。由此可见，其所述"伤寒"似为广义伤寒。但总观《伤寒论》全书主要内容来看，其重点总属以论述人体感受风寒之邪所致的一系列病理变化及辨证施治为主。而略于伤风、伤暑、伤湿等的论述。至于有关温病的病因、病理及临床表现只是在论述狭义伤寒证时，扼要地作了一些鉴别比较。因此，《伤寒论》虽然是一部论述多种外感疾病的专著，但其重点仍然是以论述狭义伤寒为主。

陈言《三因极一病证方论》外所因疾病，涵盖范围较为宽泛。陈言论外感疾病，完全从病因出发，以外感六淫邪气立论，他认为寒邪作为六淫之一，与他邪处于平等地位，伤寒作为寒邪所致的较轻疾患，即使中风、中寒亦难于包含一切外感病邪。这种以六淫统率整个外感疾病的外

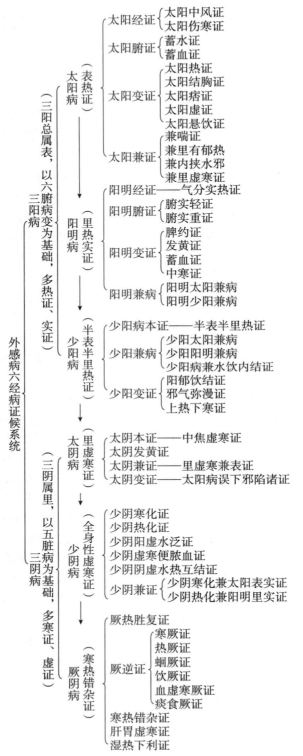

图 5 　《伤寒证》外感病六经病证候系统示意图

感病分类方法具有正确反映外感病病因之全面性与客观性的优势，是一种既能将寒、温融于一炉、统于一体，又切合外感病临证实际的较为全面完备的外感疾病分类系统之雏型。但遗憾的是，这一外感病学分类体系与诊疗方法系统，自陈言《三因极一病证方论》问世之后，并未引起所谓"永嘉学派"以及后世外感病学各家的重视，否则，就不会有学术界长期而无休止的关于伤寒广狭义之纷争，也不会造成后世伤寒学派与温热学派长期分立并存，至今无法统一的局面。

3. 对伤寒病传变次序的认识不同

《伤寒论》继承了《素问·热论》有关外感发热疾病传变规律的认识，如《素问·热论》曰："今夫热病者，皆伤寒之类也。或愈或死，其死皆以六、七日之间，其愈皆以十日以上者，何也？岐伯对曰：巨阳者，诸阳之属也，其脉连于风府，故为诸阳主气也……伤寒一日，巨阳受之，故头痛腰脊强。二日阳明受之，阳明主肉，其脉侠鼻络于目，故身热目痛而鼻干，不得卧也。三日少阳受之，少阳主胆，其脉循胁络于耳，故胸胁痛而耳聋……四日……。五日……。……十二日厥阴病衰，囊纵少腹下，大气皆去，病日已矣。"

仲景六经传变次序，基本与上述相同，只不过稍微灵活一些，不完全受固定时日拘束，并有越经、直中、表里传等变化情况而已。陈言对此质疑，并提出不同观点。如其《三因极一病证方论·伤寒传变次序》言："《素问·热论》论伤寒云：太阳为诸阳主气，伤寒必先自太阳始。至汉诸师。凡外所因，皆曰太阳病，未为了义。足太阳寒水，其位居辰，辰为六气化源，故丙辛遁起戊子，至辰为壬辰水，而太阳正化居焉。在天为寒，在地为水，寒喜归水，故必首伤太阳，以此例

推，寒既自太阳入，风当自少阳入，湿当自阳明入。经曰：阴为之主，阳与之正，别于阳者，知病从来，别于阴者，知死生之期，此之谓也。或问传变次序，当如何邪？然阴阳流行，出入次序，固有定说，及其中病，或喜入，或成虚，或成两感，或守一经，其可拘也。但当以脉证分别阴阳、表里、盛虚为治，尤不可以日数期也。"

陈氏对"凡感外邪，例自太阳始"的看法进行质疑，认为外感六淫邪气，不一定兼自太阳而入，提出"风当自少阳入，湿当自阳明入，暑当自三焦入"。至于热与燥，因"暑热一气，燥湿同源"，故不别论。对于伤寒病的六经循日传变，提出不同看法，认为外感热病的传经次序与时日，因受各种因素的影响，会有不同的情况，不可拘泥于循经和时日。应当以临床脉象、症状、体征为依据，辨别疾病之属阴、属阳、在表、在里及邪正的盛衰情况，然后确定相应的治则。尤其不能拘限于固定的"以日数期"。

4. 对外感六淫所致病证轻重缓急的认识不同

《伤寒论》以六经论伤寒，以外感风寒邪气由表入里、由经络到脏腑的六经次弟相传及其不同阶段、不同部位所出现的不同代表性证候群为研究范畴，建立了外感热病的六经辨证方法体系。对外感病邪致病的轻重深浅，根据病邪的进退，脏腑气血的盛衰进行判断，认为人体感邪致病，有在表在里、经证腑证、在三阳与在三阴之不同。在表为轻，在里为重；经证为轻，腑证为重；病在三阳经，多属热证、实证，说明邪虽盛而正不衰，患病时间短暂，相对病情较轻，病入三阴经，多属寒证、虚证，说明邪虽不盛，但正虚明显，且患病时间较长，相对病情较重。

《三因极一病证方论》则以病因论外

感，以外感病的致病因素为研究范畴，建立了外感病的病因辨证方法体系。认为六淫致病，从病因的角度分析，有"渐、顿、浅、深"之区别。如其《三因极一病证方论·（中风）料简类例》："轻则为伤，重则为中"。轻者如"伤风证"、"伤寒证"、"伤暑证"、"伤湿证"等；重者如"中风证"、"中寒证"、"中暑证"、"中湿证"等。用陈言的话说，即"轻者，得之顿而浅；重者，得之渐而

深"（《三因极一病证方论·叙脚气论》）。从《三因极一病证方论》所建立的外感病系统来看，系将由外感六淫所致的病证，按轻、重、浅、深之不同划分三个级别，即轻、重、重中之重三类病证。另将因季节气候反常所致的五运时气、六气时行病，特别是感四时不正之气及天地之害气所致的具有强烈传染性，严重威胁群体生命健康的疫病等，单列门类，重点介绍，以示与一般外感病之区别。如图6所示：

外感病系统
- 外感四时六淫之邪
  - 轻者曰伤：如伤风、伤寒、伤暑、伤湿等
  - 重者曰中
    - 重中之轻：即中人顿而浅，如：中风、中寒、中暑、中湿等
    - 重中之重：即中人渐而深，且数淫兼中，如痹、历节、脚气等
- 外感四时不正之气
  - 时气
    - 五运太过不及诸病证
    - 六气时行诸病症
  - 疫病
    - 四时气候反常诸疫病
    - 感天地之害气诸疫病

图6　《三因极一病证方论》外感病范畴及病变轻重示意图

举如《三因极一病证方论》对风邪致病轻、重、缓、急的认识较之《黄帝内经》、《伤寒杂病论》确有新的突破。《素问·风论》谓："风者，百病之长"，并载有许多带有风字的病名，如五脏之风及胃风、首风、漏风、肠风飧泄、内风等。到张仲景《伤寒杂病论》则正式出现"中风"之病名。这一病名含义有二。其一如《金匮要略方论·中风历节病脉证并治第五》所述："夫风之为病，当半身不遂……中风使然"。其二为《伤寒论·辨太阳病脉证并治》所述："太阳病，发热汗出，恶风脉缓者，名曰中风。"

陈言则认为外感风邪致病有轻、重、缓、急之分，明确提出"轻则为伤、重则为中"并以此对中风病加以区别。如《三因极一病证方论·叙中风论》："其经络空虚而中伤者，为半身不遂，手脚瘫痪……"，并指出"人或中邪风，鲜有不毙

者。"此为"中风"病，病势急而病情重者，故列为"中风证"。而象《伤寒论》"太阳病"篇所述之"中风"，病势缓而病情轻，则应与中风不同，当另名之曰"伤风"。而且"伤风"与"伤寒"二病也不同，需将"伤风"从太阳病中分出，另立门类，加以专病论述，以示区别。如其《三因极一病证方论·叙伤风论》所言："表中风在经络中，循经流注，以日传变，与伤寒无异。但寒涩血，无汗，恶寒；风散气，有寒，恶风，为不同。仲景正以此格量太阳经伤寒、伤风，用药不同。而纂集者，不识门类，遂双编二证，使后学混滥，卒不知归。甚者，以伤风、暑、湿、时气、疫疹，凡太阳病者，皆谓之伤寒。晋人不经，类皆如此，固不足道，但名义乖错，惑于后世。不可不与之辨。今别立伤风一门与四淫之前，且依先哲以太阳为始，分注六经，学者当自

知。"陈氏认为"伤风"及"伤暑"、"时气"、"疫病"与"伤寒",均系各自不同的疾病,有着不同的病因、病情及病变规律,将其混合一同编入太阳病中,笼统地都叫做伤寒,实为"名义乖错",概念混乱不清。尽管陈氏认为这可能并非仲景《伤寒杂病论》原著原义,可能系后世整理编纂者所为。但因"名义乖错"已"惑于后世",并造成"后学混滥"、"不识门类"却是事实,到了需要重新分门别类,"不可不与之辨"的时候了。

故陈言在其所创立"三因学说"的基础上,采用以病因分类外感病疾的方法,对外感病系统重新加以分类归纳,其病因类归外感疾病体系,见前文图4。需要指出的是,陈氏首次将"伤风"(感冒轻证)单独列出,单立门类,对"伤寒"、"中风"(实指伤风)在概念上给予严格的区分。概念的分化与确立,标志着学术研究的深入和学术水平的提高。尽管外感病邪必须通过人体内在阴阳气血及脏腑功能的失调,才能导致各种各样的病证发生,但外感疾病,病因毕竟以来自外界自然气候的各种变化为主。以外感淫邪为主,对外感疾病进行分类研究,更符合外感病发病的客观规律。

因此,陈言从病因,即感邪不同导致疾病不同的角度,对外感疾病加以重新归纳整理并系统分类,且据此建立了以外感病邪为纲的外感病病因辨证论治方法体系。这种以病因类归外感疾病的外感病病因辨证方法较之以六经类归外感疾病的外感病六经辨证方法,更符合外感病的临床实际,使外感病的分类,更趋客观合理,更为完善全面,有其明显的合理性和先进性。可以说是中医外感疾病基本理论与诊疗方法发展史上的一次重大突破。

5. 对《伤寒论》中杂病方证的认识与归类不同

《伤寒论》是专论伤寒,仅为外感病的辨证论治而设?还是同时适用于内伤杂病,即讨论整个辨证论治规律,为整个辨证论治而设?换言之,既然明言《伤寒论》"六经辨证"是一种适用于外感热病的辨证方法,那么,对其中的许多杂病方证,又如何看待?是仲景原书原义?还是后人整理错简、妄加增删而致?是将其继续保留在外感疾病辨证论治方法之中?还是应该重新归类,将其归于适用于内伤杂证的有关辨证论治方法中去?

一般认为,东汉张仲景所撰写的《伤寒论》是我国第一部系统阐述因外感风寒之邪而导致发热疾病的外感热病专著。《伤寒论》所创立的外感热病辨证论治方法——六经辨证法,是在《素问·热论》六经分证的基础上,结合伤寒病的证候、病变特点与疾病传变规律而总结出来的,是一种主要适用于外感热病的辨证论治方法。

然而,《伤寒论》中却存在着大量的适用于内伤杂病的方证和辨证方法。如何看待这一现象?后世伤寒学派,乃至整个中医学术界对此长期争论不休,且至今未决。主要观点,不外下述两派。一派认为,《伤寒论》是论述外感热病的专著,外感热病从发生、发展到不同的转归,是一个极其复杂的过程,其间根据感邪的轻重、人体正气的强弱、脏腑气血的盛衰,以及治疗方法的恰当与否,会出现各种不同的证候及不同的病变趋势和演化过程。再者,在外感疾病过程中,《伤寒论》重点讨论的是"证","证"是一种在特定时相内反映疾病本质的疾病概念,中医"同病异治"、"异病同治"的着眼点就在于"证"。即"证"同治亦同,"证"是超越内、外、妇、儿各科的。"证"也是超越外感与内伤疾病的。所以，在外感热病过程中，出现许多似乎反映内伤杂"证"的方证及辨证方法，是很自然的事。不管这些方证有多少，其外感寒邪为主，病变由表及里，由浅入深，循三阳三阴（即六经）传变的规律及其传变过程中所伴随出现的一系列可以预见的证候表现，却是贯穿《伤寒论》全书始终的一条主线。总之，《伤寒论》六经辨证及其治疗方法（含所有方证）是适用于外感疾病特别是外感热病的辨证论治方法。持这一观点者，不在少数，甚至现代许多中医教科书、辞书均以这种观点为主。

另一派观点则认为，《伤寒论》所创立的"六经辨证法"，是普适于整个临床疾病诊断和治疗的方法，它不仅为外感病立法，而且能广泛地运用于各种内伤疾病。即所谓《伤寒论》为"医门之规矩"、"治病之宗本"、"方书之鼻祖"、"伤寒通治百病"等等。

持这种观点者如清代医家柯韵伯，他在《伤寒论翼》中说："仲景自序云：'虽未能尽愈诸病。'其留心诸病可知，故于诸病之表里阴阳，分为六经，令各得所司，清理脉证之异同，寒热之虚实，使治病者只在六经下手，行汗吐下和等法而无所失也。伤寒不过六经之一证，叔和不知仲景之六经，而非经络之经，妄引《素问·热论》作序例，以冠仲景之书，而混其六经之证治……夫仲景之六经，所该者广，虽以脉为经，而不专在经络上立说，凡风寒温热，内伤外感，自表及里，有寒有热，或虚或实，无所不包。所以六经提纲，各立一局，不为经络所拘，弗为风寒划定也。"柯氏还明确指出，"六经之为病，不是六经之伤寒，乃是六经分司诸病之提纲，非专为伤寒一病立法

也。"疾病"病名多端，不可以计数，故立六经以分司之，伤寒之中，最多杂病，内外夹杂，虚实互呈，故将伤寒杂病互而参之，正以合中而见泾渭之清浊，此扼要法也。"

明代医家方有执在其所著《伤寒论条辨》中说："六经之经与经络之经不同，若以六经之经断然直作经络之经，则不尽道，惑误不可胜言。后世谬误，盖由于此。"仲景自序和方、柯二家之说都明确指出，六经与六病不同，《伤寒论》讨论的是六病，而不是太阳伤寒一病。六病是辨证论治之总纲，是囊括百病的辨证论治方法论，不仅为伤寒（外感热病）一病立法。

上述两种观点，虽有《伤寒论》适用于外感疾病与伤寒通治百病之不同，但《伤寒论》中存在大量适用于内伤杂证之方证，却是双方不争之事实。然而早在南宋时期，陈无择即在其《三因极一病证方论》外所因即外感疾病的论述中，就多处对当时的通行本《伤寒论》（经晋王叔和整理的传世本）提出质疑。认为经晋人（王叔和）整理、编次的《伤寒论》由于错简或脱简等，已非仲景原书本义。

如《三因极一病证方论·叙伤风论》曰："晋人不经，类皆如此，固不足道，但名义乖错，惑于后世，不可不与之辨。""至晋不解其义，随行论集，遂行于世，此后蹈袭者，不可胜计……虽有意于广传，皆未明其义类，缘晋集不识偏正，以此类预备之方，杂于正治，而正治之方，多所简脱，故使典籍愈翳，后学固封，不削繁芜，罔知枢要"（《三因极一病证方论·伤寒辨正》）。故陈氏在继承《伤寒论》外感病证治方法，建立外所因疾病证治体系时，并未兼收并蓄，而是将《伤寒论》中与伤寒病，即外感疾病及其相关病证关系不大的杂病部分内容果断予

以剥离，将其归于内所因或部分不内外所因疾病诊疗体系之中，从而达到内、外不乱，泾渭分明的目的。如其《三因极一病证方论·（伤寒）料简》所言："凡伤寒中杂病，证状非一，当随门类，量酌施治可也。如发黄，则多用五疸中药，只依黄疸治之。发狂，已见阳毒门。吐衄、便利瘀血，见失血门。下痢，见滞下，奔豚，见五积，阴阳厥见厥论，呕哕、喘咳，各见本门。其他更不繁录。"

6. 太阳一经有伤寒、中风（伤风）与六经兼有伤寒、伤风之不同

《伤寒论》"辨太阳病脉证并治"第2条曰："太阳病，发热、汗出、恶风，脉缓者，名为中风。"第12条曰："太阳中风，阳浮而阴弱，阳浮者热自发，阴弱者汗自出，啬啬恶寒，淅淅恶风，翕翕发热，鼻鸣干呕者，桂枝汤主之。"第3条曰："太阳病，或已发热，或未发热，必恶寒、体痛、呕逆，脉阴阳俱紧者，名为伤寒。"第35条："太阳病，头痛发热，身疼腰痛，骨节疼痛，恶风，无汗而喘者，麻黄汤主之。"如上所述，《伤寒论》于太阳病篇重点讨论了"中风"（实则为"伤风"）与"伤寒"二病的主证、主方与加减诸法。

陈言《三因极一病证方论》则认为，根据《素问·热论》之本义，六经兼应有伤寒、伤风，而非指太阳一经。而且，在他看来，传世本《伤寒论》（经晋人王叔和等整理传世）只有足太阳膀胱一经有伤寒证，即"麻黄汤证"；伤风证，即"桂枝汤证"。而其余五经之"伤寒"、"伤风"证治，未见叙述。究其原因，可能有二：其一，仲景只列举了太阳经伤寒、伤风二证，并对之以麻黄汤、桂枝汤二方及其加减诸法治之，意在示人以法，即同属一经，有伤寒、伤风病证治之别，

余经类推，故略。如《三因极一病证方论·叙伤寒论》所言："至晋集仲景论，于太阳经出麻黄、桂枝二方，治伤寒、伤风，并录备救生加减之法，甚详。至阳明、少阳与三阴经伤风证治，则蔑闻矣。故知仲景只就太阳一经格量二病，令勿差互，编集既不诠辨，后学懵无所知，昏翳典坟，千有余载，略不加省，良可叹息，今辄提其六经伤寒，合用对治诸方，以为宗兆。"其二，仲景原作据《素问·热论》六经（足三阴三阳）伤寒传变立论，以伊尹《汤液经》汤方作治法，六经伤寒、伤风证治方药俱备，但因佚文脱简、错简等因，造成除足太阳一经有伤风、伤寒病外，其余五经有关内容脱失。如《三因极一病证方论·伤寒辨正》言："《内经》论伤寒，惟说足三阴三阳，六经传变……至张长沙以伊尹汤液作治法。兼述伤风、暑、湿等，详略各不同，格理互显，使后学举隅而反。至晋不解其义，随行编集，遂行于世。此后蹈袭者，不可胜计，所谓百问、证治、提纲、目录、撮要、备全、活人书、伤寒论乃至图形、指脉皆剥采晋集，初无反隅，虽有意于广传，皆未明其义类，缘晋集不识偏正，以此类预备之方，杂于正治，而正治方，多所简脱，故使典籍愈翳，后学固封。"

陈氏不但提出足经三阴三阳均应有伤寒、伤风病脉证并治，而不只限于足太阳一经的观点。而且将"伤风"、"伤寒"病均单列门类，详加论述；如在其"叙伤风论"中指出："今别立伤风一门于四淫之前，且依先哲以太阳为始，分注六经。"即根据《素问·热论》伤寒三阴三阳传变次序：足太阳→足阳明→足少阳→足太阴→足少阴→足厥阴。增补足太阳以下五经证治内容。在"伤寒叙论"中指出："今辄提其六经伤寒，合用对治诸

方，以为宗兆……初不敢取诸胸臆，盖有所本于圣经也。"即列伤寒一门，依《素问·热论》论伤寒，足三阴三阳六经传变次序立论，将仲景原文中涉及六经伤寒的病证及其相对应的治方（无相应治方者另增补之）提取出来，加以类归。经陈言《三因极一病证方论》"伤风证治"

（门）、"伤寒证治"（门），整理编撰的足三阴三阳六经伤风、伤寒证治系统，使外感风邪、寒邪导致的外感病系统，更加全面而系统。

《三因极一病证方论》新建的"伤风证治"、"伤寒证治"病证治系统如表5、表6。

表5　伤风证治

六经伤风证	证候表现	治方
足太阳膀胱经伤风	有汗，恶风，不恶寒，头项强，腰脊痛	宜桂枝汤
足阳明胃经伤风	口燥，烦渴，自汗，嗜卧，身重，小便难	宜杏子汤
足少阳胆经伤风	身热，恶风，自汗，项强，胁满	宜柴胡加桂汤
足太阴脾经伤风	自汗，胸满，腹痛，四肢倦怠	宜桂枝芍药汤
足少阴肾经伤风	口燥，舌干，咽痛，心烦，自汗	宜桂附汤
足厥阴肝经伤风	自汗，恶风而倦，小腹急满	宜八物汤

表6　伤寒证治

六经伤寒证	证候表现	治方
足太阳膀胱经伤寒	头项痛，腰脊强，无汗，恶寒	麻黄汤
足阳明胃经伤寒	身热，目痛而鼻干不得卧，不恶寒，腹满，咽干，口燥而渴	重证：大承气汤；轻证：大柴胡汤
足少阳胆经伤寒	胸胁痛，耳聋，口苦咽干，往来寒热，目眩	小柴胡汤
足太阴脾经伤寒	手足温，自利，不渴，腹满时痛，咽干	治中汤
足少阴肾经伤寒	口燥，舌干而渴，背恶寒，反发热倦怠	附子细辛汤
足厥阴肝经伤寒	烦满，发热，往来如疟，或囊缩，小腹急痛	麻黄桂枝各半汤

（四）陈无择方剂应用的初步研究

1. 分类特点

在继承《黄帝内经》的病因论的基础上，又对张仲景的内外因说作了补正，引申了仲景的不内外因观点。以三因来辨病施治，对方剂进行分类。

2. 由博返约的方剂研究方向

陈氏的三因分类只是手段，其主要目的在于走出一条方剂学的由博返约路径。因为经过唐宋医学经验的积累，陆续出现大批大部头方书，如《太平圣惠方》、《圣济总录》都收方逾万，但方多药众，浩如烟海，反而使临床无所适从，仍需通过实践重新检验，以致治疗成为检验疗效

的手段。因此，对众多方药进行筛选鉴别，确认疗效，使漫无边际的方书由博返约，以求规范化、实用化、普及化，则成为医学发展的必然趋势。在《三因极一病证方论》自序中陈无择指出："俗书无经，性理乖误"，"不削繁芜，罔知枢要"。因而削繁知要成为其著作本书的目的之一。其卷二《大医习业》更明确地指出，方书之盛，动辄千百卷，若《太平圣惠方》等，"岂特汗牛充栋而已哉"？"博则博矣，倘未能反约，则何以适从？予今所述，乃收拾诸经筋髓，其亦反约之道也"，这才是"大医习业"的路径。

当时的官修方书《和剂局方》就代表了这种由博返约的趋势，《三因极一病

证方论》主张以因辨病，按因施治，从脉象、病源、病候入手，使方药简约而有章可循，体现了其由博返约的方剂研究方向。尽管如此，《三因极一病证方论》仍不能避免有同名异方的现象，如附子汤曾出现在卷之二"四气兼中治法"和"不内外因中风凡例"中，清脾汤曾出现在卷之六"疟病不内外因证治"和卷之八"脾胃经虚实寒热证治"等等。

3. 用药特点

陈无择用药以辛香温燥为主，这种用药特点的产生既有历史渊源又有地土之宜，即一方面受当时官修方书《和剂局方》的影响，由于《局方》是官书，并极普遍，当时医家很受影响，几乎所有的医方都以"辛香温燥"为主要组成部分，另一方面受环境条件的影响，当时陈无择长期侨居温州，温州依山傍海，冬无严寒，夏少酷暑，四季湿润，属海洋性气候，湿之为患尤多，故用药偏于辛温燥热。如陈氏在平胃散的基础上增添藿香、茯苓、人参、附子、草果等药物，创制养胃汤，此方一出，即广泛流传，风行一时。在《三因极一病证方论》"脾胃经虚实寒热证治"中共列清脾汤、平胃散、补脾汤、养胃汤等四方，在这四方中多含有草果、人参、桂心或干姜、附子等温热香燥类药品。温州医生至今在临床上仍习用平胃散、藿香正气散和养胃汤之类芳香化湿理气和胃的方剂，自有其地土之宜和历史渊源。又如陈氏在"痈疽证治"中用治一切恶核、瘰疬、痈疽、恶肿等病的五香连翘汤中含有丁香、沉香、桑寄生、木香等温热药物。

虽然受到历史及地域的影响，陈无择用药偏于辛香温燥，但并不能否认陈氏也同时擅于辨证论治。如"圣散子"是由温热药物组成，用治寒疫的著名方剂，苏东坡曾著文推崇，一时天下通行。东坡说："时疫流行，平旦辄煮一釜，不问老少良贱各饮一大盏，则时气不入其门；平居无病，能空腹一服，则饮食快美，百疾不生"，盛赞其为"真济世卫生之宝也"，而陈氏目睹了"辛未年，永嘉瘟疫，被害者不可胜数。"且将此作为圣散子之害的事实证据收录于著作之中，并说"然不妨留以备寒疫"。时至今日，温州医家临床还忌用麻黄之类辛燥温热药物，推究其源，似可远及宋代的陈无择。

4. 方剂来源

陈无择序言，本书"得方一千五十余道"，但我们统计该书收载 872 方（无重复使用），即使将重复使用的方剂计算入内，在将正文所有方剂统计之后为 970 方，仍不足陈无择自序所言之"一千五十余"，其中的差别是如何产生，尚未可知。

在本书收载的方剂中，除陈无择自拟方之外，多源自《伤寒论》、《金匮要略》、《局方》、《千金要方》、《千金翼方》、《外台秘要》、《产科经验宝庆集》等。

5. 剂型特点

方剂的剂型，通常在方剂的名称中即有标识，《三因极一病证方论》也不例外，但深入研究发现，该书实际制成的剂型与方名所示剂型每有失符之处。详见表7。

表7　全书 872 方方名剂型及实际剂型对照表

	汤	散	丸	丹	膏	酒	煎	饮	饼	取汁	外治	不明
方名剂型	297	258	172	50	25	15	8	23	2	2	18	2
实际剂型	14	561	182	48	25	14	1	0	2	4	18	3

据此表可知，全书共涉及汤、散、丸、丹、膏、酒、饮、饼等 12 种剂型（还有一方未列明方剂类型），据方名所示剂型可知，使用频率由高到低依次是汤（34%）、散（30%）、丸（20%）、丹（6%）、膏（2.9%）；而实际制成剂型并非如此，使用频率由高到低依次是散（64%）、丸（21%）、丹（5.5%）、膏（2.9%）、汤（1.6%）、酒（1.6%）。可以看出其中散剂和丸剂应用较多，这可能与散剂、丸剂比较容易保存及携带有关。另外值得我们关注的是在方名所示为汤剂的剂型实际制成后仅有 14 例为传统汤剂，而绝大多数为按照既定要求制成粗末或细末，再加水煎煮或沸水点服，前者实为煮散，虽始创于仲景，但《伤寒论》中仅半夏汤一方用此，至《局方》则颇为常见，后者则类似现在的冲剂，这是《三因极一病证方论》用药的特点，如此煎服，有节省药材的优点。如《伤寒论》中大陷胸汤原方用量为大黄六两、芒硝一升、甘遂一钱匕，而《三因极一病证方论》中用量为大黄半两、芒硝四钱、甘遂半钱，用法为"右各为末，水三盏，先煮大黄至一盏，入硝煮镕，下甘遂末，煮一沸，分二服，得利止。"现代研究也表明，煮散较之饮片汤剂，既方便实用，节省药材，又可提高疗效，值得推广应用。

6. 后世误引举例

陈氏所选诸方，虽有吴澄氏在《易简归一·序》中："近代医方，惟陈无择议论最有根柢，而其药多不验"的评价，但从后世医家的不断应用与实践的情形来看，也不完全是"药多不验"之谓也。后世医家引用陈氏方时，偶然也出现误将他人之方归属于《三因极一病证方论》情况，为了达到不没其实，且是非有归的目的，特将此例拈出：

《本草纲目》卷 14 假苏条"发明"中时珍曰："许学士谓有神功……陈无择隐为举卿古拜散，夫岂无故而得此隆誉哉？按《唐韵》：荆字举卿切，芥字古拜切。盖二字之反切，隐语以秘其方也。"查今本《三因极一病证方论》中并无"举卿古拜散"一方，正如李时珍举例所说陈氏之前许叔微氏（1079～1154?）的《普济本事方》卷 10 "妇人诸疾"中的确载有此方，其文曰：

"治产后中风，口噤，牙关紧急，手足瘈疭，愈风散。

荆芥穗轻焙过一两，细末。

每服二钱，温酒调下。

《经验》、《产宝》皆有此方，陈选方中用举卿、古拜二味，盖切脚隐语以秘之也。此药委有奇效神圣之功。大抵产室但无风为佳，不可衣被帐褥太暖，太暖即汗出，汗出则腠理开，易于中风，便致昏冒。曾记有一妇人，产后遮护太密，阁内更生火，睡久及醒则昏昏如醉，不省人事，其家惊惶。医用此药，佐以交加散，属云服之必睡，睡中必以左手搔头，觉必醒矣，果如其言。"

许叔微所言"陈选方"暂不知其确指何书，但似非其后陈言《三因极一病证方论》之指。李时珍恐将此处的"陈选方"之"陈"误作"陈无择"理解了。此外，曾与陈无择有过切磋交往的卢祖常氏《易简方纠谬》卷 1 中也引用了该方："有若妇人新产中风，名曰蓐风，宜以荆芥一味，新瓦上焙干为末，温酒或豆淋酒调服，甚而角弓反张，亦能作效。古人秘惜其方，尚名为举卿古拜散，盖举卿，荆字；古拜，芥字，妙可见矣，因并著之"。亦未尝言此方出自陈无择氏。

综上所述，我们基本可以肯定，"举卿古拜散"非陈无择氏所选录之方。通过温习、讨论《三因极一病证方论》相关方剂之原文，可以纠正李时珍《本草纲目》的误引、误记一则，亦属研究陈氏诸方之一端。

附录一

陈无择医学学术思想研究参考文献
（1991～2003）

1. 长　青. 陈言. 山西中医，1991；（4）42

2. 李洪涛. 汇寒温之说立外感病学. 安徽中医学院学报，1994；13（2）2～4

3. 王建新，等. 对湿邪属性的分析补充. 安徽中医学院学报，1994；13（2）9～10

4. 丁　春. 论六淫. 福建中医学院学报，1994；4（2）38～40

5. 李洪涛.《三因方》外感病观浅析. 安徽中医学院学报，1994；13（4）2～4

6. 刘　扬. 中医学病因分类探讨. 中医药学报，1995；（1）3～5

7. 袁清思.《金匮要略》的辩证法思想初探（二）. 中医函授通讯，1995；（2）8～10

8. 寿小云，等. 浅谈中医七情心理脉象. 北京中医药大学学报，1995；18（3）22～25

9. 靳士英. 舌脉诊法考. 中华医史杂志，1995；25（4）199～203

10. 李孝刚. 良方荟萃，其功至伟-宋代医家方书初探. 上海中医药杂志，1995；（8）1～4

11. 刘文芳. 异病同治. 广东医学，1995；16（8）550～551

12. 梁永华，等. 失之毫厘，谬以千里——评说三因论. 中西医结合心脑血管病杂志，1996；（2）9

13. 徐兴国.《内经》情志病特点及治疗浅析. 四川中医，1996 年；14（2）16

14. 刘学锋. 孙思邈《大医习业》对后世的影响——兼论陈言的《大医习业》. 陕西中医，1996；17（2）93～94

15. 孟繁洁. 陈无择学术思想阐微. 天津中医学院学报，1997；16（2）2～3

16. 刘时觉.《易简方》系列著作考. 中华医史杂志，1997；27（3）126～180

17. 郑红斌，等. 中医病因古今演变的研究之一——《内经》七情内伤病因概论. 浙江中医学院学报，1998；22（1）5～8

18. 朱良春，等. 为"十八反"平反. 中国中医基础医学杂志，1998；4（4）16～17

19. 刘时觉，等. 孙衣言、孙诒让与"永嘉医派". 浙江中医杂志，1998；（12）555～556

20. 赵怀舟，等. 仲景佚方"人参汤"初考. 山西中医，1998；（5）46～47

21. 赵国平，等.《普济方》若干常用成方出处考证. 中成药，1999；21（2）106～107

22. 王东方. 调整三因意在创新. 辽宁中医杂志，1999；26（3）99～100

23. 黄广平. 六淫、气象与体质关系浅探. 山东中医药大学学报，1999；23（4）172～173

24. 刘庆林，等. 中医临床遣药组方形式浅探. 湖南中医学院学报，1999；19（4）

43～44

25. 刘时觉，等. 王硕《易简方》的特色和版本研究. 浙江中医杂志，1999；（5）221～223

26. 李卫成.《金匮要略》"三因"非因论. 北京中医药大学学报，1999；22（5）6～7

27. 郑红斌，等. 中医病因古今演变的研究之四——《内经》六淫病因学说概要. 浙江中医学院学报，1999；23（6）4～6

28. 单书健. 文人治医与中医学术发展. 中国中医基础医学杂志，1999；5（10）46～49

29. 刘时觉. 陈无择是永嘉医派的创始人. 浙江中医杂志，2000；（1）

30. 高美风，等.《易简方》医药学价值简介. 国医论坛，2000；15（1）42～43

31. 吴乘亮. 中医病因古今演变的研究——外伤病因概论. 浙江中医学院学报，2000；24（2）24～25

32. 刘时觉，等. 辟方剂研究蹊径开永嘉医派先河——陈无择学术思想及其在温州地区医事活动评述. 医古文知识，2000；（3）

33. 刘时觉，等.《续易简方脉论》和《王氏易简方》续考. 中华医史杂志，2000；30（4）197～199

34. 张前德，等. 滞气也是继发致病因素. 江苏中医，2000；21（4）40

35. 李成卫，等. 试论中医学病因概念形成于南宋. 北京中医药大学学报，2000；23（5）9～10

36. 萧永新，等. 浅谈中医病因学中的辩证法思想. 实用中西医结合临床，2001；1（2）61～62

37. 张光霁，等. 病因研究的现状与思路. 中国医药学报，2001；16（5）59～62

38. 李洪涛. 温病病因辨. 安徽中医学院学报，2001；20（5）3～5

39. 蔡民坤. 浅谈内源性病邪. 湖南中医药导报，2001；7（7）344～355

40. 李洪涛. 温病病因再辨. 安徽中医学院学报，2002；21（1）1～5

41. 王振国，等. 略论宋代名家集方成就，山东中医药大学学报，2002；26（1）53～55

42. 郑金生. 蔡西山《脉经》考. 中华医史杂志，2002；32（2）82～84

43. 邢玉瑞，等. 中医七情病因学说研究进展. 陕西中医学院学报，2002；25（4）63～65

44. 高宽明. 浅谈有毒中药中毒的预防方法. 广西中医药，2002；25（6）44

45. 汪安宁. 相反药物配伍初探. 安徽中医临床杂志，2002；14（6）508

46. 张瑞贤. 宋代疫情与圣散子方. 江西中医学院学报，2003；15（3）10～12

47. 邓磊. 控涎丹临床新用3则. 山西中医，2004；20（5）51～52

附录二

1991年新版《全国中医图书联合目录》
著录陈言、王硕著作细目

02959 三因极一病证方论十八卷　1174
又名三因极一病源论粹、三因极一病证方论
（宋）陈言（无择）撰
1. 南宋刻元配补本　7
2. 元刻本　17（有抄配）
3. 日本宽文二年壬寅（1662）刻本　251　421
4. 日本元禄六年癸酉（1693）越后刻本　1　7　139　651　677A　709　738A
（残）
5. 日本元禄六年癸酉（1693）平安书林橘枝堂刻本　541
6. 日本文化七年庚午（1810）平安书林尚书堂刻本　186
7. 日本文化十一年甲戌（1814）石田治兵卫刻本　3
8. 清道光二十三年癸卯（1843）石门蔡载鼎录青莲花馆刻书底稿本　139
9. 清道光二十三年癸卯（1843）青莲花馆刻本　1　2　139　186　202　433　491
541　677A　731　738B　851　891　907B
10. 清道光二十三年癸卯（1843）刻本　871　891
11. 清徐行抄本　139（残）
12. 清竹溪书屋抄本　251
13. 清长洲何钜抄本　7
14. 清瑞竹堂抄本　917A
15. 清抄本　139
16. 日本刻本　590　738　891
17. 抄本　589　590
18. 1920、1925、1930、1934、1935年上海文瑞楼石印本　21　139　152　185　186
202　251　270　279　301　303　361　381　391　412A　412B　433A　450　450B
461
19. 1927、1934年上海鸿章书局石印本　475A　541　800　939
20. 1934年上海锦章书局石印本　917A（残）

21. 1957 年人民卫生出版社铅印本
22. 见四库全书

03125 宋陈无择三因司天方二卷图说一卷　1797
（宋）陈言（无择）撰　　（清）缪问（芳远）释
1. 清嘉庆二年丁巳（1797）刻本　1　572　590
2. 清抄本　572
3. 问芝堂刻本　572
4. 抄本　709　907C

02964 易简方　　1191
（宋）王硕（德肤）撰
1. 日本宽延元年戊辰（1748）刻本　462
2. 日本文化十四年丁丑（1817）刻本　651
3. 清光绪十四年戊子（1888）瑞安集古斋刻本　677A
4. 清光绪二十四年戊戌（1898）孙诒让刻本　1　2　139　541　590　706　731
907B　940
5. 清刻本　186　901

后　　记

　　2003 年 5 月末中国中医药出版社将《唐宋金元名医全书大成》中的《陈无择医学全书》一书的编撰任务交由山西省中医药研究院基础理论研究所完成。这套丛书系国家新闻出版署"十五"规划重点选题，因此科室十分重视，成立了专门的课题组，由基础所所长王象礼先生领衔完成。虽然 SARS 的威胁尚未完全解除，6 月 21 日课题组成员赵怀舟即被派往北京辗转复制了宋版的《三因极一病证方论》，由于该本有三分之一的卷次系由元复刻本配补，所以确切一些说这是一个宋配元版的本子。然而即便如此，课题组得到的这个本子，已是目前所能见到的较好的本子了。版本问题的初步解决，拉开了《陈无择医学全书》的校勘整理与学术思想研究工作序幕。

　　《三因极一病证方论》18 卷虽然部头不大，但对于集体合作完成的项目来说分工合作至关重要，甚至是决定整个工作成败的关键。在全部书稿初步告竣之际，特根据实际操作过程将本书的任务分工约略述之如下，以便明确责任、加强团结、总结提高：王象礼负责全书统稿与校勘、体例之把关，并且完成书后"陈无择医学学术思想研究"中："《三因极一病证方论》对中医病因学的贡献"、"《三因极一病证方论》对中医辨证论治方法学的贡献"、"《三因极一病证方论》与《伤寒论》外感疾病辨证论治方法体系的比较研究"等核心内容的撰写；张玲负责本书卷一、卷二、卷三、卷六的校勘，并负责相关研究文献的汇总与梳理；张恒负责卷十二至卷十六等的校勘，并完成了全书大部分内容的电脑录入、核校工作；赵怀舟、赵聚峰、张德雄三人共同负责卷四、卷五、卷七至卷十一等的校勘；此外，赵怀舟还完成了书后所附《易简方》、《三因司天方》两个小册子的校勘，并"陈无择医学学术思想研究"中的生平述略部分之撰写；王红梅负责卷十七、卷十八的校勘，并且完成了"陈无择医学学术思想研究"中的方剂应用研究部分的撰写，同时承担全书后期统校的繁重工作。此外，工作初期郭晓霞同志还完成了部分卷次的录入及校勘工作。

　　《易简方》和《三因司天方》诸版本的搜求、调阅曾得到成都中医药大学医史博物馆和中浚教授、中华医学会上海分会、国家图书馆北海分馆等机构和个人的大力协助，在此深表谢忱。其中《三因司天方》的底本——问芝堂刻本是 2 个月前方由张恒、何晓明大夫专程去上海复制而得的。

　　总结一年多来的工作情况，感受最深的便是看似简单的事情实际操作起来并不都是那样容易，需要参与者的专心与投入；看似复杂的事情实际操作起来并非总是无处下手，需要参与者的无畏与执着。即如看似简单的文字录入、断句标点等基础工作便极费精力；而看似复杂的《三因司天方》12 张附图的辨识虽有刻版模糊的困扰，但在科室在读研究生王小芸等年青力量的参与讨论下，所有细节问题竟然都得到了较为满意的解决。

　　"看似寻常最奇崛，成如容易却艰辛"，可以这样说，通过该课题的曲折经历与最终完成，课题组成员经历了磨难，增长了才干，加强了信心，增进了团结。并且初步掌握了发现问题、解决问题的方法，其中查考相关文献固然重要，但更加重要的是相互讨论与不断切磋。在集体的事业中成长自己，这也许是课题组成员一年多紧张工作之后所得到的超越本书之上的更大收获。

《陈无择医学全书》课题组

2004 年 8 月 1 日